INGEBORG STADELMANN

DIE HEBAMMENSPRECHSTUNDE

*Dieses Buch möchte ich
all den Kindern widmen,
die im Moment geboren werden,
allen Eltern,
die ES annehmen
in seinem
So-Sein*

INGEBORG STADELMANN

DIE HEBAMMEN-SPRECHSTUNDE

Einfühlsame und naturheilkundliche Begleitung
zu Schwangerschaft, Geburt,
Wochenbett und Stillzeit
mit
Heilkräutern,
homöopathischen Arzneien und
ätherischen Ölen

erschienen
im Eigenverlag

11. Auflage 2000
Illustrationen (Umschlag S. 12, 148 und 204): Torill Glimsdal-Eberspacher, Betzigau
Lektorat: Klaus Becker, Frankfurt
Typographie & Herstellung: Julia Walch, Bad Soden

© 1994 Ingeborg Stadelmann Eigenverlag
Das Werk und seine Teile sind urheberrechtlich geschützt. Jede Verwertung in anderen als den gesetzlich zugelassenen Fällen bedarf deshalb der vorherigen schriftlichen Einwilligung der Autorin.

Druck- und Bindearbeiten: Kösel, Kempten

ISBN 3-9803760-0-1
Bestellungen: in Ihrer Buchhandlung oder bei
Ingeborg Stadelmann, An der Schmiede 1, 87487 Ermengerst
FAX 08370-8896
Bestellungen von ätherischen Ölmischungen sowie anderer angegebener Rezepturen im Buch: Bahnhof Apotheke, Bahnhofstr. 12, 87435 Kempten, Tel. (0831) 5226611 · Fax (0831) 5226626

INHALTSVERZEICHNIS

Einleitung 9

I SCHWANGERSCHAFT 12

DIE ERSTEN DREI MONATE (DAS ERSTE TRIMENON) 14
Begleiterscheinungen der Schwangerschaft 14
Vorsorgeuntersuchungen, Mutterpaß 19
Hausgeburt 20
Partnerschaft 21
Ultraschalluntersuchung 21
Der errechnete Geburtstermin 22
Fruchtwasseruntersuchung 24

DIE MITTLEREN DREI MONATE (DAS ZWEITE TRIMENON) 26
Körperpflege 26
Schwangerschaftsstreifen 26
Geburtsvorbereitungskurs 29
Natürliche Schwangerschaft 31
Natürliche Begleitmöglichkeiten 32
Naturheilkunde und Individualität 34
Schwangerschaftsbeschwerden 34
Gewichtszunahme 40
Partnerschaft, Sexualität in der Schwangerschaft 42
Hausgeburt 43
Geburtshaus 44

DIE LETZTEN DREI MONATE (LETZTES TRIMENON) 46
Entwicklung, Sinnesorgane 46
Arbeitsplatz, Mutterschutzgesetz 47
Geburtsvorbereitung 48
Veränderung des Frauenkörpers 49
Linea Fusca 50
Brüste auf die Stillzeit vorbereiten 51
Allgemeine Beschwerden 54
Vorsorgetermine 62
Risikoschwangerschaft, Klinikaufenthalt 70
Schwangerschaftsprobleme im letzten Trimenon 71
Steißlage 80
Natürliche Unterstützung zum Wenden der Steißlage 82
Partnerbeziehung, Elternschaft 87
Säuglingspflege 92

Hausgeburt ... 93
Ambulante Geburt ... 97
Fragen an die Eltern hinsichtlich eines Wochenbettes zu Hause ... 102
Hebammenerfahrungen zum ambulanten Wochenbett ... 102

DIE LETZTEN SECHS WOCHEN – VORBEREITUNG AUF DIE GEBURT ... 105
Stimmungsschwankungen und Pulsatilla ... 105
Die hochschwangere Frau ... 107
Der werdende Vater, Partnerbeziehung ... 107
Schwimmen gehen ... 108
Wahl des Geburtshauses oder der Geburtsklinik ... 108
Klinikkoffer ... 111
Hausgeburtssituation ... 116
Vorsorgeuntersuchungen ... 118
Probleme in den letzten Wochen ... 122
Blutungen ... 124
Natürliche Methoden zur Geburtsvorbereitung ... 125
Übertragung ... 134
Geburtseinleitung ... 139
Alternative Geburtseinleitungsmethoden ... 142

II GEBURT ... 148

GEBURTSEREIGNIS ... 150
Natürliche Geburt ... 150
Sanfte Geburt, Geburtsatmosphäre ... 155
Operative Geburten ... 158
Zwillings- und Mehrlingsgeburten ... 158

ZEICHEN DES GEBURTSBEGINNS ... 161
Wehen, Wehenschmerz, Wehenbeginn, Wehendauer, Wehenabstand ... 162
Blasensprung, Fruchtwasser ... 166
Das Erkennen von Fruchtwasser ... 168
Hygiene, Sauberkeit, Vorbeugende Maßnahmen bei einem Blasensprung ... 171
Schleimpfropf, Schleimabgang, Blutung ... 174
Geburtsbeginn ... 176
Übelkeit, Brechreiz, Durchfall ... 177
Eröffnungsphase, Übergangsphase, Austreibungsphase ... 178

DIE GEBURT DES KINDES ... 186
Hebammenhilfe ... 186
Aufgaben des Partners bei der Geburt seines Kindes ... 188
Naturheilkundliche Geburtsbegleitung ... 192
Nachgeburtsphase ... 200
Natürliche Unterstützungsmöglichkeiten ... 202

III WOCHENBETT 204

Hebammenhilfe 206
Bedeutung des Wochenbettes 206

DAS FRÜHWOCHENBETT 210
Das häusliche-, das klinische Wochenbett 210
Die Blutung, der Wochenfluß, Nachwehen, die Gebärmutterrückbildung 212
Die ersten Stunden 213
Der erste Tag 216
Der zweite Tag 218
Der dritte Tag 219
Der vierte und fünfte Tag 221
Der sechste Tag 223
Der siebte bis zehnte Wochenbettstag 224
Natürliche Maßnahmen zur Unterstützung eines normalen Wochenbettverlaufes 225
Kräftige Nachwehen 227
Störungen im Frühwochenbett 228
Der Wochenflußstau 233
Darmtätigkeit 234
Gebärmutterknickung (Retroflexio) 234
Krampfadernentzündung 236
Der Beckenboden, Wundheilungsprozeß und Wundversorgung 237
Beckenbodenverletzungen 239
Der Partner im Wochenbett 246

DAS NEUGEBORENE 251
Geburtsstrapazen 251
Die ersten Lebensminuten 253
Die ersten Lebensstunden, -tage und -wochen 256
Der erste Tag 258
Der zweite Tag 263
Der dritte Tag 268
Der vierte Tag 270
Der fünfte Tag 275
Der sechste bis zehnte Tag 278
Hebammenbetreuung nach der Klinikentlassung 280
Der Einsatz von ätherischen Ölen bei Neugeborenen 281
Nabelversorgung des Neugeborenen 282
Besonderheiten, nicht alltägliche Vorkommnisse beim Neugeborenen 286
Neugeborenengelbsucht (Ikterus) 286
Vorbeugende, naturheilkundliche Maßnahmen 288
Schmieraugen des Kindes 291

Wundsein beim Neugeborenen 293
Blähungen 296
Mund- und Windelsoor (Candidainfektion) 302
Schnupfen 304
Der erste Zahn 305

DIE STILLZEIT 306
Voraussetzung für ein erfolgreiches Stillen 307
Brustveränderung während der Stillzeit 309
Stillende Mutter sein 311
Praktische Stillinformationen 316
Die Zusammensetzung der Frauenmilch 320
Der Milcheinschuß 321
Trinkmenge und Gewichtszunahme des Stillkindes 324
Praktische Hilfen zur Beeinflussung der Milchmenge 326
Reduzierung der Milchmenge 330
Pflege der Brust in der Stillzeit 331
Ernährung der stillenden Mutter 333
Besonderheiten mütterlicherseits in der Stillzeit 335
Der Milchstau, die Brustentzündung (Mastitis) 339
Besonderheiten beim Kind während der Stillzeit 347
Zufüttern des Stillkindes 348
Muttermilch und Schadstoffbelastung 349
Abstillen des Kindes 350

DAS SPÄTWOCHENBETT 352
Familienalltag und Hausfrauensituation der Wöchnerin 353
Natürliche Erscheinungen im Spätwochenbett 355
Natürliche Maßnahmen 356
Das Abenteuer des Mutterseins 358

INFORMATIONEN ZUR NATURHEILKUNDE 359

GRUNDLAGEN ZUR HOMÖOPATHIE 362

GRUNDLAGEN DER AROMATHERAPIE 368

INFORMATIONEN ÜBER DIE ARBEIT DER HEBAMME 375

Danksagung 377

Literatur 378

Nützliche Adressen 380

Register 384

EINLEITUNG

Beim Suchen nach geeigneter Literatur als Nachschlagewerk für werdende Eltern mußte ich feststellen, daß es kein Buch von Hebammen für Eltern gibt. Seit Jahren werde ich danach gefragt: »Wo steht geschrieben, was Sie uns vermitteln?« Deshalb möchte ich den Bitten »meiner« Frauen nachkommen und alle meine Ratschläge, Tips und Hinweise in diesem Buch zusammenfassen. Es soll werdenden Eltern als Lesebuch und Nachschlagewerk dienen durch die Zeit der Schwangerschaft, der Geburt und im Wochenbett. Ich möchte Kolleginnen Einblick in die Freiberuflichkeit geben und ihnen mit den Ratschlägen Mut machen, andere Schwangere ebenfalls naturheilkundlich zu begleiten.

Zudem möchte ich damit auch den Beruf der Hebamme wieder bekannt werden lassen. Denn unsere Aufgaben sind: eine werdende Mutter in der Schwangerschaft zu beraten, sie auf die Geburt vorzubereiten, sie während der Wehen zu begleiten, ihr bei der Geburt des Kindes hilfreich zur Seite zu stehen, sie im Wochenbett zu versorgen und bei bestehender Notwendigkeit in den ersten acht Wochen nach Mutter und Kind zu schauen. Wie Sie aus der Aufzählung ersehen können, ist der Arbeitsalltag einer Hebamme sehr vielgestaltig.

Als wichtige Information sollten Sie wissen, daß fast alle Hebammenleistungen von der Krankenkasse übernommen werden, näheres dazu auch im zweiten Teil des Buches.

Dazu kurz einiges über mich: Ich übe meinen Beruf seit 1976 aus, im Angestelltenverhältnis arbeitete ich in einer kleinen Frauenklinik, in der es üblich war, als Hebamme auch die Wöchnerinnen und Neugeborenen zu versorgen. 1977 habe ich bereits als Nebentätigkeit Geburtsvorbereitungskurse angeboten. 1984 wagte ich dann den Schritt in die Freiberuflichkeit. Ich betreue die Frauen nun nach ihrer Klinikentlassung zu Hause. Auch kamen jetzt die ersten auf mich zu, die ihr Kind ambulant in der Klinik geboren hatten und dann ab dem ersten Wochenbettstag von mir zu Hause versorgt werden wollten. Bald gab es auch die ersten Anfragen nach Hausgeburten. Ein überzeugter Geburtshelfer und noch überzeugtere werdende Eltern machten mir diesen Schritt in die Hausgeburtshilfe zu einem nachhaltigen Erlebnis. Meine anfängliche Skepsis war bald vorbei. Intensive Vorgespräche und ein Kennenlernen der Eltern halfen, das Risiko so gering wie möglich zu halten.

1986 gründete ich gemeinsam mit einer Kollegin eine Hebammenpraxis, die durch Mitwirken einer dritten Hebamme auch einen Namen erhalten hat, »Erdenlicht«. Wir Hebammen wollen dort ein Licht auf Erden sein, das es den Kindern erleichtert, das Licht dieser Erde zu erblicken, und den Eltern einen Lichtblick bieten in ihrem Prozeß des Elternwerdens und -seins. Seit 1988 gibt es im »Erdenlicht« auch regelmäßige Hebammensprechstunden neben den Geburtsvorbereitungskursen, den Partnerabenden, den Naturheilkunde-Infos, den Wickelkursen, der Rückbildungsgymnastik, dem Babytreff, dem Babymassagekurs, der Stillgruppe, dem Ernährungskreis »Stillen und was danach«, den

Seminaren »Kinderkrankheiten homöopathisch behandeln« und den Vorträgen »Aromen und ihr Einsatz in der Familie«.

Ich selbst bin Mutter von drei Kindern. Meine beiden Söhne habe ich in der Klinik geboren, meine Tochter durfte zu Hause das Licht der Welt erblicken. Alle Kinder haben jeweils zu einem enormen Entwicklungsschritt für mich als Hebamme beigetragen. Das erste Kind brachte mir sowohl in der Schwangerschaft als auch bei der Geburt die Geburts-Medizin nahe – mit all ihren Problemen. Damals war eine programmierte Geburt üblich. Ich mußte erleben, daß ein Dammschnitt wirklich schmerzhaft sein kann, eine Verletzung darstellt, die mich bis heute verfolgt.

Meine zweite Schwangerschaft eröffnete mir, daß sogenannte Frühgeburtsbestrebungen, dieselben wie in der ersten Schwangerschaft, auch einfach normal sein können. Daß ein Tee auch helfen kann. Daß eine Zufuhr von Fremdeiweiß in der Schwangerschaft beim Kind extreme Hautprobleme hervorrufen kann, die das Kind möglicherweise lebenslänglich belasten. Die Geburt führte zu der Erkenntnis: kein timing, keine Dammverletzung, das ist Geburt! Ich durfte erleben, was »gebären« heißt und nicht »entbunden zu werden«. Ich bin meiner Kollegin heute noch dankbar und möchte bereits hier erwähnen, daß eine Klinikgeburt auch ein sehr schönes und nachhaltiges Erlebnis für eine Familie sein kann, wenn die Rahmenbedingungen erfüllt werden. Sehr gerne denken wir an das erholsame Wochenbett in der Klinik zurück. Durch meine zweite Schwangerschaft, die Geburt und das Wochenbett ist mir die Homöopathie und Kräuterheilkunde begegnet und seit dieser Zeit »meine« Medizin geworden. Ich konnte erleben, daß auch extreme Stillprobleme und wunde Brustwarzen mit naturheilkundlichen Methoden geheilt werden können. Wir konnten später in der Familie erfahren, wie wir mit Naturheilkunde und entsprechendem Bewußtsein Hautproblemen bei Kindern begegnen können.

Meine dritte Schwangerschaft einige Jahre später ermöglichte mir das Erlebnis, was es heißt, im Kreise der Familie zu gebären, was es bedeutet, wenn psychische Probleme oder etwaige Neuerungen unverarbeitet bei der Geburt im Raum stehen. Dieses Kind hat uns geholfen, aus einem starren Schema auszubrechen: Als Hebamme eine Hausgeburt zu erleben, als Frau und Mutter trotz Stillen voll berufstätig zu sein, einen Rollentausch in der Familie, dazu auf dem Dorf lebend, zu verwirklichen! Seit der Geburt unserer Tochter ist mein Mann zu Hause, betreut die Kinder, versorgt den Haushalt, unterstützt mich in meiner Schreibarbeit, stärkt mir den Rücken und hält ihn mir auch frei. Ohne meinen Mann wäre es mir nicht möglich, so umfassend als Hebamme tätig zu sein. Denn freiberufliche Hebamme sein bedeutet: rund um die Uhr, das ganze Jahr über in Bereitschaft zu sein für die nächste anstehende Geburt ebenso wie ständige Ansprechpartnerin für die Schwangeren und Wöchnerinnen mit all ihren Ängsten und akuten Problemen.

So bin ich als Hebamme zu der Kräuterheilkunde und der Homöopathie gekommen. Die Aromatherapie ist mir einige Jahre später begegnet. Auch diese Heilkunde ist mir in Verbindung mit der Geburt eines Kindes bewußt geworden. Ich durfte eine Frau, die mit ätherischen Ölen sehr vertraut ist, bei der Geburt ihrer Tochter begleiten. Es waren so nachhaltige Erlebnisse, daß ich mich seit dieser Zeit intensiv mit der Anwendung und Wirkung von ätherischen Ölen auseinandersetze.

Ich möchte dieses Buch bewußt schwangeren Frauen, Eltern und Kindern widmen, denn diese waren es, die mich auf diesen Wissensstand gebracht haben.

In den dann folgenden Abschnitten des Buches - Schwangerschaft, Geburt und Wochenbett- werde ich abwechselnd über meine Erfahrungen aus den Bereichen der Kräuterheilkunde, der Homöopathie sowie der ätherischen Öle berichten. Dies sollen Hinweise und Ratschläge, jedoch keine Verordnungen sein. Zu welcher Art von Therapie Sie sich als Schwangere hingezogen fühlen, werden Sie selbst erkennen. Die eine wird besser mit Teemischungen zurecht kommen, die andere mit der Einnahme einer homöopathischen Arznei, eine andere wieder mit den ätherischen Ölen in der Duftlampe, im Massageöl oder in der Badewanne.

Ich möchte darauf hinweisen, daß alle Menschen, also auch werdende Eltern, fähig sind, für sich selbst zu entscheiden und die Eigenverantwortung zu übernehmen. Letztendlich kann dies im ganzen Leben niemand für andere Menschen tun.

Im Anhang möchte ich grundlegende Information für den Umgang mit Heilkräutern, der Homöopathie und der Aromatherapie vermitteln. Bei der Anwendung einer dieser naturheilkundlichen Maßnahmen sollten Sie immer in diesen Kapiteln nachlesen.

Nicht ersetzen soll dieses Buch den Rat einer erfahrenen Hebamme, einer Ärztin oder einer anderen Therapeutin, die ausgebildet und befähigt ist in der Betreuung von schwangeren Frauen und Müttern. Bereits hier möchte ich darauf aufmerksam machen, daß die Naturheilkunde eine Erfahrungsheilkunde und nicht frei von Nebenwirkungen ist.

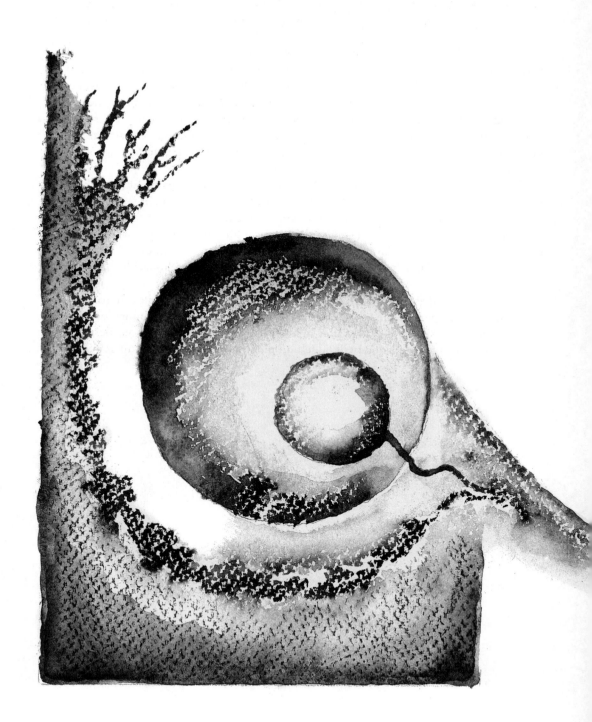

SCHWANGERSCHAFT

wir zwei – drei
warm
weich
unfaßbar
du in mir
wir

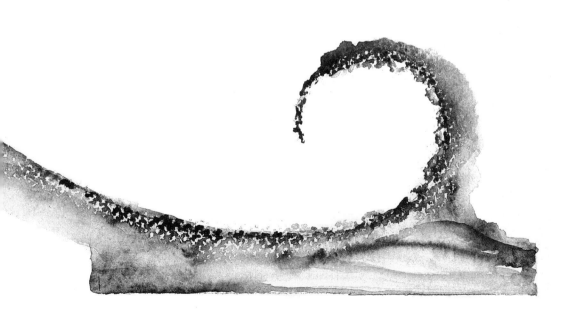

DIE ERSTEN DREI MONATE
(DAS ERSTE TRIMENON)

Die Zeit von der ersten bis zur zwölften Schwangerschaftswoche bezeichnen wir als eine Zeit der hormonellen Umstellung und des Neubeginns.

Die ersten Beschwerden, nach dem Ausbleiben der Regelblutung, die eine Frau überhaupt an eine Schwangerschaft denken lassen, sind meistens Übelkeit, Erbrechen, abnorme Gelüste und Brustspannen.

BEGLEITERSCHEINUNGEN DER SCHWANGERSCHAFT

ÜBELKEIT, ERBRECHEN

In meiner Praxis muß ich feststellen, daß sich viel mehr Zweit- und Mehrgebärende mit den Beschwerden von Übelkeit und Erbrechen melden. Ob dies daran liegt, daß sie bereits bei der Geburt des ersten Kindes oder im Wochenbett den Kontakt zu ihrer Hebamme gefunden haben, oder ob diese Beschwerden tatsächlich bei weiteren Schwangerschaften zunehmen, weiß ich nicht.

Sicher bin ich, daß die Kinder hier schon auf sich aufmerksam machen und sagen: Hier bin ich, ich brauche Zuwendung und Zeit, außerdem bin ich nicht meine Schwester und auch nicht mein Bruder. Ich bin ich, und ich bin jetzt da!

Dies ist für viele Frauen gut zu verstehen, doch was nützt es am Arbeitsplatz. Leider finden sie in diesem Stadium bei ihren Arbeitskolleginnen noch sehr wenig Verständnis für ihren Zustand, und auch den Partnern fällt es oft schwer, mit dieser veränderten Situation umzugehen. Die Frauen, die mich am Telefon oder in meiner Sprechstunde um Rat bitten, freuen sich, daß ich ihre Beschwerden ernst nehme. »Es gehört halt dazu«, diesen Satz können viele nicht mehr hören.

Viele Fragezeichen stehen am Beginn einer Schwangerschaft, am Neubeginn eines Lebens. Wie geht es weiter? Wie komme ich da zurecht? Schaffe ich das alles? Sicher, in anderen Lebenssituationen waren diese Fragen schon mal da, es hat hier eine Antwort gegeben und Hilfen wurden gefunden. Für viele Frauen aber wurden diese Fragen und Probleme geklärt über ein klares Denken, vernünftiges Handeln oder eindeutige Anweisungen von Mitmenschen, also meist durch eine aus unserem Kopf gesteuerte Antwort oder Handlung behoben. Zudem betrafen diese Entscheidungen bislang nur die eigene Person. Jetzt, mit dem Kind im Bauch, auch wenn es noch so winzig ist, geht das nicht mehr. Alle Entscheidungen werden von Anfang an für das Kind mit getroffen. Die sogenannte Verantwortung beginnt: »ES will eine Antwort haben, die ich selber noch nicht kenne!«, so empfinden die meisten Frauen in dieser Situation. Jetzt beginnt das Leben aus dem Bauch heraus, das solange fremd oder nicht erlaubt war. Mütter, die schon Kinder geboren haben, werden sagen: »Und ich? Weshalb ist mir jetzt so schlecht? Wieso komme ich jetzt morgens nicht mehr aus dem Bett, ohne zuerst den Eimer am Bett zu benutzen, oder kann meine Zähne nicht mehr putzen, ohne zu spucken?« Viele Männer erinnern ihre Frauen daran, daß es beim ersten Mal genauso war, doch Schwangere hören dies ungern, denn wie so oft im Leben sind hier vielleicht die positiven Erinnerungen an die erste Schwangerschaft im Vordergrund geblieben, und die Mehrfachmutter hat möglicherweise die Anfangsbeschwerden verdrängt. Die Mutter erinnert sich bestimmt zurück, doch das hilft ihr in dieser Situation nicht. Denn ich glaube, sie weiß und erkennt, daß dieses Kind ein ganz anderes Kind, mit ganz anderen Beschwerden für sie selbst, werden wird. Vielleicht fragt sich die Mutter unbewußt schon jetzt: »Wie schaffe ich das mit zweien?« Oder sie muß erkennen, daß sie Kinder zwar erziehen, aber in ihrem Wesen nicht verändern kann. Dieses »Neue« im Bauch wird ein anderes sein, aber was für eins, welche Charakterzüge wird dieses haben? Die Mutter würde vielleicht auch gern diese Symbiose, wie wir das erste Schwangerschaftsdrittel nennen, solange wie möglich aufrechterhalten, weiß aber, es wird aufhören, es wird ein ganz selbständiges Kind heranwachsen, das sie bald wieder hergeben muß.

So gibt es vielleicht viele Erklärungen psychischer Art für diese Übelkeit, zu diesen »neuen, anderen Umständen«.

Als Hebamme kann ich nur Denkansätze geben und vor allem erst einmal zuhören. Alle Fragen werde ich nie beantworten können, ich denke, dies ist auch nicht meine Aufgabe. Aber Zuhören und Bestätigung geben, daß es vielen Frauen am Anfang einer Schwangerschaft so geht, helfen schon weiter.

Die »Kleinschwangere« ist sehr erfreut zu hören, daß Sie nicht wie die Frau in der Werbung mit einem Strahlen herumlaufen muß, wenn sie die Botschaft der Frühschwangerschaft einfach nicht so empfindet. Weitaus häufiger kommt es nämlich vor, daß die Frauen ihren Zustand als übel und elend bezeichnen. Ich versuche, den jungen Müttern klar zu machen, daß sie bereits in dieser frühen Zeit ihr Umfeld auf ihre anderen Umstände aufmerksam machen dürfen und im Bedarfsfall auch wirklich einmal von der Arbeitsstelle zu Hause bleiben sollen. Bei Mehrfachmüttern muß dann entweder der Partner oder die Oma im Haushalt behilflich sein. Für die Beziehung zwischen der Mutter und dem »großen« Kind ist es oftmals das erste wirkliche Loslassen.

Leider leiden viele Frauen wirklich so sehr unter dieser Übelkeit, daß es schon krankhafte Ausmaße annimmt und manchmal wirklich nur noch ein stationärer Aufenthalt eine Besserung bringt. Dabei ist aber meistens »Tapetenwechsel« die einzige Therapie, also keine Medikamente, sondern nur der Ortswechsel ist erforderlich.

Viele Frauen klagen nicht nur über Erbrechen und Übelkeit, sondern auch über eine damit verbundene Gewichtsabnahme. Dies ist aber meist nicht zu vermeiden und wird fast immer spätestens ab der 12. Schwangerschaftswoche wieder vorbei sein und ins Gegenteil, nämlich ins Zunehmen übergehen. Sehen Sie doch in diesem Abnehmen die positive Seite: Sie haben noch schnell die Möglichkeit, abgelagerte Schadstoffe auszuscheiden, die ansonsten über die Muttermilch nur Ihr Kind belasten würden.

Am besten ist es natürlich, wenn die werdende Mutter sich schon in der Sprechstunde meldet, bevor sich ein akutes Stadium des Schwangerschaftserbrechens (Emesis) einstellt. Die Naturheilkunde kann dann eine Unterstützung sein, so daß die Frau dann nur noch in abgeschwächtem Umfang unter Übelkeit und Erbrechen leidet. Oftmals vergehen die Beschwerden sogar völlig.

❧ HOMÖOPATHISCHE ARZNEIEN
Aus der Homöopathie kennen wir einige Arzneimittel die sich sehr gut bei Schwangerschaftsübelkeit und -erbrechen bewähren: *Arsenicum album, Cocculus, Ipecacuanha, Magnesium carbonicum, Nux vomica, Phosphor, Pulsatilla, Sepia, Tabacum*. Über exakte Anwendungsweise homöopathischer Arzneien lesen Sie bitte im Anhang den Teil über Homöopathie nach (S. 362).

Sehr gut erinnern kann ich mich ...

... an eine Freundin, die mich in der siebten Schwangerschaftswoche angerufen und ihr Leid geklagt hat über ihre ständigen Beschwerden. Sie war zu dieser Zeit bereits in stationärer Behandlung. Nach der Entlassung aber war zu Hause die Situation genauso schlimm wie vorher, Erbrechen, Kreislaufschwäche, Appetitlosigkeit waren wieder da. Ich hörte mir ihre Beschwerden an, fragte nach ihrer Mutter. »Ja, weißt Du, das mit meiner Mutter ist so ein Problem. Sie versucht noch immer, mich zu erziehen, ich versuche ständig, mich von ihr zu lösen, aber es gelingt mir irgendwie nicht. Nun höre ich auch noch, daß es mir wohl genauso ergehen wird wie ihr in ihren Schwangerschaften. Ich werde also wieder mit ihr konfrontiert, genau dies möchte ich vermeiden. Ich will endlich ICH sein.« Auf die Nachfrage, ob sie gern Musik höre und gerne bade, erklärte sie: »Sonst schon, aber jetzt hilft nicht mal das«. Ich habe ihr empfohlen, die homöopathische Arznei Sepia in einer LM-Potenz einzunehmen. Daraufhin ging es ihr für zwei Tage noch schlechter, aber nach drei Tagen kam die erfreute Mitteilung: »Ich habe Appetit, kann schon Käse essen, war grad eben in der Badewanne. Ich fühle mich wie eine ganz normale Schwangere, morgens muß ich zwar brechen, aber damit kann ich leben!« Aus dem Hintergrund konnte ich klassische Musik hören. Es war eine deutliche Besserung eingetreten.

❧ ÄTHERISCHE ÖLE
Eine sehr angenehme Möglichkeit Übelkeit und Erbrechen in der Schwangerschaft zu behandeln sind ätherische Öle. Riechfläschchen bei auftretender Übelkeit sind eine uralte bewährte Methode und in historischen Filmen zu sehen. Die »frischschwangeren« Frauen verwenden gerne: *Bergamotte, Mandarine, Neroli, Pampelmuse, Pfefferminze* und *Zitrone*. Am besten wird es sein, wenn Sie bei diesen Beschwerden wirklich Ihrer Nase vertrauen und den Duft wählen, den Sie am ehesten riechen können. Für viele Frauen ist übrigens eine gesteigerte Geruchsempfindlichkeit das erste Anzeichen für eine eingetretene Schwangerschaft. Deshalb bin ich mir sehr sicher, daß eine schwangere Nase bestimmt den hilfreichen Duft schnell schnuppern kann. Zitronenöl lieben sehr viele junge Mütter in diesen »üblen« Momenten. Neroli als das »Erste-Hilfe-Öl« ist ebenso wie die erfrischende und belebende Pampelmuse sehr wertvoll, um den Magen am Rotieren zu hindern. Die Bergamotte wählen meistens diejenigen aus, die gleichzeitig unter Stimmungsschwankungen leiden. Einen Tropfen Pfefferminze auf die Schläfe einmassiert, oder wieder als Riechfläschchen, emp-

fehle ich aber nur, wenn die »Leidende« derzeit keine homöopathischen Arzneien einnimmt. Selbstverständlich können die Essenzen in die Duftlampe oder morgens ins Waschwasser gegeben werden. Vor allem in der Frühschwangerschaft wird dies hilfreich sein. Da viele aber berufstätig sind, oder auch unterwegs beim Einkaufen an der Wurstheke »übel« überrascht werden, wird es gut sein, das Aromafläschchen bei sich zu tragen, wie …

… Claudia, die sich auf Grund ihrer morgendlichen Übelkeit sicher war, wieder schwanger zu sein. Sie lehnte eine homöopathische Arznei ab, wollte aber wissen, ob sie ein ätherisches Öl verwenden könne, da sie wirklich unter dieser Übelkeit leide. Ich fragte sie, welche Öle sie denn besitze und daraufhin habe ich ihr geraten, durch Schnuppern an der Bergamotte, der Zitrone und der Minze sich »ihr« Riechfläschchen auszusuchen. Sie hatte sich für die Minze entschieden und es ab diesem Telefonat immer bei sich getragen, wie sie mir später erzählte. Sie hat es einige Wochen lang im Bedarfsfall angewendet und ist damit sehr gut zurecht gekommen.

GELÜSTE

In der Frühschwangerschaft erwähnen Frauen mit den eben genannten Beschwerden fast immer, daß sie eigenartige Gelüste an sich entdecken. Urplötzlich möchten sie spätabends noch Essiggurken essen oder zum Frühstück am liebsten schon Saure-Wurst (Wurst mit Zwiebel und Essig). Andere wiederum können ohne eine Packung Pralineé nicht einschlafen, obwohl sie bis dahin niemals Schokolade oder andere Süßigkeiten verzehrt haben.

Ich will Sie ermuntern, diesen Gelüsten und Signalen Ihres Körpers zunächst nachzugeben. Unser Körper weiß genau, was er ablehnt und was ihm gut tut. Dieses Nachgeben bedeutet, Vertrauen zu sich selbst zu haben. Es ist mir klar, daß dies für viele eine völlig neue Lebenssituation darstellt, insbesondere in der ersten Schwangerschaft. Bislang war im Leben alles klar darzustellen und zu erklären. Jetzt heißt es: »Hab Vertrauen, dein Körper weiß was er will.« Darin sehe ich eine der ersten, wichtigsten Vorbereitungen auf das Mutterwerden und Muttersein. Die Geburt soll natürlich ablaufen, als Wöchnerin müssen Sie es Ihrem Körper überlassen, daß er die richtige Milchmenge zur richtigen Zeit produziert, als Mutter müssen Sie erkennen ob das Kind genügend ißt, ausreichend schläft, vielleicht sogar krank ist.

Gelüste sind sicher nicht immer das Signal, sich nun nur noch von Schokolade zu ernähren, nein, es soll Ihnen vielleicht sagen: »Du wirst als Mutter dieses Kindes noch manches tun müssen, was du bisher abgelehnt hast.« Sei es aus Überzeugung oder Widerwille, das Kind wird die Mutter lehren, ihre Ernährung und ihre Lebensgewohnheiten zu ändern. Es wird ihr oft »übel« sein, sie wird es zum »Ko…« finden, aber auch (Ge-) Lust haben, alles mal auszuprobieren.

Sollten die Gelüste zu abnorm sein, habe ich doch einige kleine Ratschläge:
Bei typisch *sauren Gelüsten* auch Saures essen: wie Sauerkraut und Essiggurken.
Bei dem Verlangen nach *Süßem*: hochwertige Kohlehydrate wie Getreide zuführen, nicht durch Fabrikzucker sättigen. Auch Karotten oder Fenchel bieten sich an. Es muß alles gut gekaut werden, bis der süße Geschmack im Mund spürbar wird.

Sollte ausgeprägtes Verlangen nach Schokolade vorhanden sein, so kann dies ein Hinweis auf versteckten *Magnesiummangel* sein, der mit Magnesiumpräparaten ebenso ausgeglichen werden kann wie durch Trinken von magnesiumhaltigem Mineralwasser oder Kauen von fünf geschälten Mandeln mehrmals am Tag. Beim Einkauf und der Zubereitung von grünem Gemüse, das sehr magnesiumhaltig ist, sollte darauf geachtet werden, daß es Freilandgemüse ist, da nur dieses auch wirklich Magnesium enthält.

Bei morgendlicher Übelkeit hilft vielen Frauen vor dem Aufstehen das Kauen einer trockenen Scheibe Brot oder das schluckweise Trinken von einem Glas Milch. Andere machen gute Erfahrungen mit dem Lutschen einer Zitronenscheibe.

GERUCHSEMPFINDLICHKEIT

Ein interessantes Phänomen in der Schwangerschaft stellt die gesteigerte Geruchsempfindlichkeit dar. Ein Sonderproblem dabei ist das Rauchen. Es gibt ja noch immer Frauen wie Männer, die trotz Wissens über dessen Folgen die Sucht des Rauchens nicht aufgeben können. Daß es für das Kind im Bauch der Mutter schädlich ist, ist wohl bekannt. Daher können auch viele Frauen den Rauch »nicht mehr riechen«. Es wird ihnen bereits beim Mitrauchen schlecht. Dies scheint mir ein ganz toller Schutzmechanismus des Ungeborenen zu sein und wird hoffentlich viele werdende Väter zum Abgewöhnen bringen. Dabei möchte ich gleich noch erwähnen, was in Studien bewiesen wurde: Säuglinge, die mitrauchen müssen, leiden weitaus häufiger an Blähungen sowie Erkrankungen der Atemwege. Es gibt also überhaupt keine Entschuldigung für das Rauchen. Es ist meines Erachtens für die wehrlosen Kinder in der Schwangerschaft sowie im ganzen Kindesalter mit einer Vergewaltigung gleichzusetzen. Die krebserregende Wirkung von Nikotin ist längst erwiesen, ebenso wie die Wirkung auf das Kind über die Plazenta. Zigarettenrauch können Kinder übrigens an der Kleidung riechen, das ist dieselbe Wirkung auf das menschliche Riechsystem wie bei Düften.

BRUSTSPANNEN UND EMPFINDLICHKEIT DER BRUSTWARZEN

Zu den Beschwerden Brustspannen und Empfindlichkeit der Brustwarzen versuche ich den Frauen zu erklären, daß sich die Brust nun auf ihre bevorstehende Aufgabe vorbereitet: sie wird in einigen Monaten zur Nahrungsquelle des Kindes. Dies erfordert für viele von Ihnen ein Umdenken, nämlich die Brust nicht als ein »attraktives Anhängsel«, sondern als ein lebenswichtiges Organ zu sehen. Es scheint mir ganz offensichtlich zu sein, daß unser Frauenkörper überall dort auf sich aufmerksam macht, wo Veränderungen durch diese Schwangerschaft entstehen werden.

Sollten die Beschwerden unangenehm werden, hilft manchen Frauen vorübergehendes oder ständiges Tragen eines Büstenhalters. Damit will ich aber nicht sagen, daß alle schwangeren Frauen einen BH tragen müssen. Eigentlich ist die natürliche Reibung der Warzen an der Kleidung eine der besten Abhärtungsmethoden.

Sollte es aber mal ganz arg sein, hilft vielleicht ein warmes Lavendelbad oder ein warmer

Lavendelumschlag. Das beruhigt und entspannt die gereizten Warzen. Bei Spannungen in der ganzen Brust bewährt sich ein Massageöl aus *Lavendel* und *Neroli* emulgiert in einem kaltgepreßten Basisöl.

KREUZBEINSCHMERZEN

Manchmal klagen Schwangere über starke Kreuzbeinschmerzen. Diese Frauen haben meistens eine Gebärmutterknickung, das heißt, die Gebärmutter ist in Richtung Kreuzbein verlagert. Durch das Wachstum des Kindes und das zunehmende Gewicht der Gebärmutter entsteht dort nun ein starker Druck. Hier hilft am besten in der Bauchlage zu schlafen (mit einer Rolle oder einem kleinen Kissen unter dem Bauch, um die Bandscheiben zu schonen). Tagsüber so oft wie möglich die Knie-Ellbogenlage einnehmen. Eine weitere Ursache ist aber die ganz natürliche, hormonell bedingte Auflockerung des Ilio-sacral-Gelenkes (Darmbein-Kreuzbein-Gelenk).

ÄTHERISCHE ÖLE
Bei diesen Beschwerden eignet sich am besten eine Massage des schmerzhaften Bereiches mit ätherischen Ölen aus *Jasmin, Mandarine, Rosmarin* und *Wacholder* auf der Basis von *Jojobaöl*. Der Duft des Jasmin unterstützt die weibliche Hormonsituation und hilft der Frau besser klar zu kommen, mit dem »Kreuz der Weiblichkeit«. Das Öl der Mandarine eignet sich besonders für Massagen zur Muskelauflockerung. Die Rosmarin-Essenz hilft Ihnen, Beschwerden besser durchzustehen, und der Wacholder als kräftige Holz- und Basisnote eignet sich immer gut bei rheumatischen Beschwerden. Diese Ölmischung kann auch gut als warme Kompresse angewendet werden.

VORSORGEUNTERSUCHUNGEN, MUTTERPASS

WAHL DES FRAUENARZTES

Viele Frauen rufen mich an, weil sie auf der Suche nach dem richtigen Frauenarzt sind. Da kann ich nur empfehlen, nach einer Gynäkologenkartei zu fragen. Eine solche Sammlung von Erfahrungsberichten ist häufig im Frauenbuchladen oder im Frauenzentrum einer Stadt zu finden. Frauen haben hier ihre Erfahrungen mit Gynäkologen gesammelt, es werden hier unterschiedliche Aussagen zu finden sein, denn jede Frau hat andere Erwartungen an ihren Arzt.

Manche werdenden Mütter möchten die Vorsorgeuntersuchungen bei mir machen lassen. Es stimmt, daß ich als Hebamme bei einer regelrecht verlaufenden Schwangerschaft berechtigt und befähigt bin, die Vorsorgekontrollen durchzuführen. Sie werden aber für die Ultraschalluntersuchung doch hin und wieder einen Arzt oder eine Klinik aufsuchen müssen, und so ist es vielleicht doch gut, wenn die Termine im Wechsel mit dem Frauenarzt wahrgenommen werden.

Die werdende Mutter wird bei der ersten Untersuchung genauestens nach ihren vorausgegangen Erkrankungen befragt werden. Wir nennen das eine »Anamnese« erheben. Immer wieder muß ich feststellen, daß dies sehr oberflächlich gehandhabt oder beantwortet wird. Sie sollten die Anamnese sehr ernst nehmen und auch Ihren Partner einweihen in vorausgegangene Krankheiten, bzw. er selbst sollte sich Gedanken machen über häufig vorkommende Krankheiten in seiner Familie. Arzt und Hebamme werden Sie nicht aus persönlichem Interesse oder Neugierde befragen, sondern um Mutter und Kind optimal zu betreuen und dadurch frühzeitig Risiken zu erkennen und auszuschließen versuchen. Die Antworten auf die Fragen, Ergebnisse von Blutuntersuchungen und Ultraschall, sowie alle weiteren Untersuchungsbefunde in der Schwangerschaft werden im Mutterpaß eingetragen. Diesen Paß sollten Sie nun immer bei sich tragen und auch in die Hebammensprechstunde mitbringen. In diesem Büchlein können dann Hebamme und Arzt auch bei der Geburt nachlesen, wie die Schwangerschaft verlaufen ist. Normalerweise ist es die einzige Unterlage, die der Klinik zur Verfügung steht. Alle anderen Kartei- und Schwangerschaftsunterlagen liegen beim Frauenarzt, denn in immer weniger deutschen Städten gibt es ein sogenanntes Belegsystem. Dies würde bedeuten, daß ein und derselbe Arzt die Frau in der Schwangerschaft und bei der Geburt betreut. Stattdessen ist es heute meistens ein Arzt, der die Schwangerschaftsvorsorge durchführt, und ein anderer, an der Klinik angestellter, an diesem Tag diensthabender Arzt, begleitet die Geburt. Auch bei Hebammen gibt es dasselbe System: Beleghebammen und angestellte Hebammen. Die Gebärende steht also fast überall einer fremden Hebamme und einem unbekannten Arzt gegenüber. Für jede Frau, die zur Geburt in die Klinik geht, ist es deshalb erstrebenswert darauf zu achten, daß ihr Mutterpaß vollständig ausgefüllt ist und nicht zu Hause liegen bleibt. Er enthält Informationen, die bei der Geburt entscheidend für Mutter und Kind sein können, vor allem wenn keine Zeit mehr bleibt, mit dem betreuenden Personal ausführlich über den Verlauf der Schwangerschaft zu sprechen. Dies ist z. B. bei einer schnell verlaufenden Geburt der Fall, bei der die Mutter deshalb nicht mehr für solche Fragen ansprechbar ist.

HAUSGEBURT

Erfreulich für mich als Hebamme ist es, wenn die werdenden Mütter, die sich über eine Hausgeburt Gedanken machen, bereits innerhalb der ersten Monate der Schwangerschaft zu mir in die Sprechstunde kommen. So können wir gemeinsam besprechen, ob dies überhaupt in Frage kommt.

Prinzipiell müssen Sie sich selbst um einen Arzt bemühen, ich kann auch hier nur ratgebend zur Seite stehen. Denn auch der Geburtshelfer soll eine Person des Vertrauens sein, wie die Hebamme. Da Menschen aber verschiedene Ansichten und Empfindungen haben, wird es nie die Hebamme und nie den Arzt geben, die den Erwartungen aller Seiten entsprechen. Sehr häufig sind insbesondere die Frauen der Meinung, daß es doch gar nicht notwendig sei, einen Arzt zur Geburt zu rufen. Die Begründung lautet meistens: »Ich kann mich nur zu gut erinnern, daß bei der Geburt meines letzten Kindes der Arzt eh nur ganz zum Schluß kam und ich eigentlich nur die Hebamme benötigte, SIE hat mir geholfen. Außerdem weiß ich, daß Sie als Hebamme allein Geburten leiten dürfen«. Bei diesen Argumenten muß ich Ihnen recht geben, es stimmt schon, daß bei einer normal verlaufenden Geburt, auch in einer Klinik, der Arzt meistens im Hintergrund bleibt. Bei einer Hausgeburt wird es ebenfalls so sein. Tatsächlich ist bei vielen Hausgeburten überhaupt kein Arzt anwesend, da es medizinisch nicht erforderlich ist. Doch ihn telefonisch erreichbar zu wissen ist für mich als Hebamme ein beruhigendes Gefühl. Ein Grund dafür: wir Hebammen sind ausgebildet und befähigt, regelrecht verlaufende Schwangerschaften und Geburten allein zu betreuen und die Geburt selbständig zu leiten. Unser Berufsstand mußte aber 1987 erbittert um die Erhaltung der Hinzuziehungspflicht kämpfen. In diesem Gesetz ist verankert, daß zu jeder Geburt eine Hebamme hinzugezogen werden muß. Diese ist nur bei auftretenden Regelwidrigkeiten verpflichtet, einen Arzt zu rufen. Für Mutter und Kind möchte ich deshalb bei einer Hausgeburt einen Arzt rufen können, der die Gebärende kennt, uns gerne und mit Freude Geburtsbeistand leistet, wenn dies zur Unterstützung notwendig ist.

PARTNERSCHAFT

Für die Partner der schwangeren Frauen ist das erste Drittel der Schwangerschaft sicher eine schwierige Phase. Nichts ist vom Kind zu sehen, zu spüren, zu fühlen, und doch ist es da. Die Frau ist manchmal wie verwandelt. Sie riecht Dinge, die anderen verborgen bleiben, sie empfindet viel sensibler, sie weint und freut sich über ein und dasselbe Ding. Ein Mann erzählte mir einmal: »Mir kommt es vor, als wäre sie selber ein kleines Kind, freut sich über alles und ist beleidigt wegen nichts«. Diese Worte sprechen für sich. Ich bin selbst auch nicht in der Lage als Mann zu empfinden, und kann nur um Verständnis für die Frauen bitten und sagen: »Es sind halt andere Umstände«.

ULTRASCHALLUNTERSUCHUNG

Vielen Partnern hilft es bei der ersten Ultraschalluntersuchung dabei zu sein, die sicherlich nur für technisch orientierte Menschen einen »tollen« Einblick in das werdende Leben gibt. Die Messungen bei der ersten Untersuchung sind übrigens immer noch die sichersten Werte, um den Geburtstermin zu bestimmen bei völlig unklaren Regelblutungen. Ich möchte zu überlegen geben, daß ein »sich einstellen« auf die neue Situation des Mutter- und Vaterwerdens und »sich einfühlen« durch Technik nicht zu ersetzen ist. Für Eltern wird es noch häufige Momente geben, in denen es wünschenswert wäre, in das Kind hineinschauen zu können, doch es wird immer verborgen bleiben, was in diesem Kind vor sich geht. Auch später haben Eltern nicht die Möglichkeit, ihr Kind »schallen« zu lassen, um es besser zu verstehen. Damit will ich darauf hinweisen, daß die Technik nicht da ist, um Neugierde zu befriedigen, sondern um Probleme zu klären. Inwieweit allerdings

Erkenntnisse und Ergebnisse von Ultraschalluntersuchungen wirklich effektive Konsequenzen nach sich ziehen, möchte ich aus meiner Praxiserfahrung heraus immer wieder bezweifeln. Es wird wiederholt geschallt, um dann noch immer nur zu einem vermutlichen Ergebnis zu kommen. Im weiteren Schwangerschaftsverlauf oder gar erst bei der Geburt lösen sich sehr häufig alle Vermutungen und Beobachtungen in Wohlgefallen auf. Das Ergebnis lautet dann: Verängstigte Eltern, angespannte Geburtssituation, Angst vor dem vermuteten Krankheitsbild des Kindes und dann fast immer ein gesundes Neugeborenes. Bedenken zumindest Sie als Eltern, bzw. fragen Sie den Arzt, was eine auffällige Ultraschalluntersuchung für Konsequenzen nach sich zieht.

Außerdem kann ich es nicht lassen, darauf aufmerksam zu machen, daß es letztendlich noch nicht nachgewiesen ist, ob Spätfolgen auf Grund einer Fruchtwassererwärmung durch Ultraschalluntersuchung auftreten können, insbesondere in der Frühschwangerschaft, also in einem Zeitraum, in dem die Entwicklungsphase des Kindes bei weitem noch nicht abgeschlossen ist. Auf eine vaginale Ultraschalluntersuchung in den ersten Wochen sind zudem viele Frauen vollkommen unvorbereitet und empfinden sie oft als unangenehm bis vergewaltigend, wegen der Penis-Form des Sonographen, der verwendet wird.

Allerdings wird nicht in allen Arztpraxen diese Art der Untersuchung vorgenommen. Ein kurzes Informationsgespräch kann Aufschluß über die Notwendigkeit dieser Methode geben.

DER ERRECHNETE GEBURTSTERMIN

Zum Geburtstermin gibt es auch einiges zu erklären. Die Kinder richten sich nämlich fast nie nach diesem errechneten Kalendertermin. Nur vier von hundert Kindern werden tatsächlich an diesem Tag geboren. Der Termin wird nach dem ersten Tag der letzten Regel berechnet, und anschließend 280 Tage dazugerechnet. Sollten Sie aber den Tag des Eisprungs oder den Zeugungstermin genau wissen, so kann ab diesem Datum gerechnet werden, indem dann 266 Tage dazu gezählt werden.

Ein Beispiel:	letzte Periode war am	18.03.
	+ 280 Tage	
	ergibt den errechneten Geburtstermin am	24.12.
oder:	letzte Periode war am	18.03.
	Eisprung laut Temperaturkurve am	05.04.
	ergibt den errechneten Geburtstermin am	28.12.
oder	letzte Periode war am	18.03.
	vermutliche Zeugung am	27.03.
	ergibt den errechneten Geburtstermin	19.12.
	(der nächste Zeugungstermin könnte erst am 13.4. möglich gewesen sein, aber der erste U-Schall am 25.4. sagt eindeutig die 7. SSW aus)	

Mit diesen Beispielen will ich verdeutlichen, daß es sich lohnt, bei der ersten Vorsorgeuntersuchung genaue Daten anzugeben und nicht an den Mutterschutz zu denken, eventuell mit der Absicht, diesen zu verlängern. Denn wenn dann das Baby am angeblichen Termin auf sich warten läßt, wird es schwierig werden, das den Geburtshelfern zu erklären. Außerdem ist es immer die Mutter selbst, die dann eine intensive Überwachung über sich ergehen lassen muß. Von diesem errechneten Termin hängt es auch ab, ob die Geburt eingeleitet werden muß oder ob das Kind seinen Geburtstermin selbst bestimmen darf.

Eine Schwangerschaft dauert demnach 40 Wochen oder 10 Mondmonate oder 9 Kalendermonate. Es ist ratsam, auch als werdende Eltern in Wochen zu sprechen, um Mißverständnisse auszuräumen. Hebammen und Geburtshelfer teilen eine Schwangerschaft in drei Drittel oder sogenannte Trimenons auf:

1. Drittel / Trimenon   –   1. bis 12. Schwangerschaftswoche
2. Drittel / Trimenon   –   13. bis 28. Schwangerschaftswoche
3. Drittel / Trimenon   –   29. bis 40. Schwangerschaftswoche

Nach dieser Einteilung richtet sich übrigens auch die Gliederung des ersten Kapitels dieses Buches.

VORSORGETERMINE

Bei den Vorsorgeterminen, die jetzt alle vier Wochen wahrgenommen werden sollten, werden nun auch die *kindlichen Herztöne* für die Mutter hörbar, mittels eines kleinen Ultraschallgerätes. Dies ist etwas ganz Tolles für die Eltern. Auch als Hebamme freue ich mich immer wieder, denn bislang war dieses Kind eben nur für die Mutter wahrnehmbar. Bei der ersten Ultraschalluntersuchung ist zwar der Herzschlag sichtbar, aber auch unser Ohr ist wichtiges Sinnesorgan und sollte nicht unterschätzt werden. Immer wieder überrascht es mich, daß es sehr viele werdende Eltern gibt, die ihr Kind am Ende der Schwangerschaft zwar schon oft gesehen, vielleicht sogar Fotos und Videoaufnahmen besitzen, aber das Kind noch nie gehört haben.

Deshalb freut es mich, wenn die werdenden Väter zu den Vorsorgeterminen mitkommen und wir gemeinsam die kindlichen Herztöne hören können. Immer wieder benutze ich dazu das gute alte Holzhörrohr. Die Väter sind begeistert und freuen sich wie kleine Kinder, wenn es Ihnen gelingt, »ihr« Baby zu hören. Vor allem haben sie dann auch ein kleines Geheimnis: die Frau kennt allein das Fühlen, der Vater das Hören. Eine Mutter fragte einmal, ob es nicht so etwas wie ein Minialphorn gäbe, damit sie die Herzschläge ihres Kindes ebenfalls hören könnte. Mal sehen, vielleicht hat ein Vater Erfindergeist, so ein Hörrohr für werdende Mütter zu entwerfen.

Bei dem Hören der kindlichen Herztöne kann ich die Eltern auch darauf hinweisen, daß auch ihre Ohren sich auf das Elternwerden vorbereiten müssen. Kinder haben nämlich auch ein gutes kräftiges »Organ«. Schon in den ersten Lebenstagen und -wochen können sie die Ohren der Eltern sehr strapazieren. Daneben ist noch immer allen Eltern der erste Lebensschrei ihres Kindes ein Zeichen von Leben. Sehen können alle das neugeborene Kind, doch das genügt nicht, alle bei der Geburt anwesenden Personen möchten es schreien hören. Deshalb halte ich es für sinnvoll, dieses Angebot der modernen Technik zu nutzen und neben dem Sehen unbedingt so früh wie möglich, den Eltern auch das Hören auf ihr Baby zu vermitteln.

Für die Mutter kommt dann bald schon das erste Spüren der *Kindsbewegungen* dazu. Beim ersten Baby wird es so um die 21. Woche sein, bei den weiteren Schwangerschaften bereits ab der 18. Schwangerschaftswoche. Zunächst wird es für sie wie ein kleines zartes Krabbeln unter der Bauchdecke spürbar sein, das sie mit der über der Gebärmutter flach aufliegenden Hand am ehesten ertasten kann. Manche Frauen erzählen auch, daß sie das zunächst mit Blähungen verwechselt haben. Bald aber wird deutlich spürbar werden, daß es kleine Stöße des Kindes sind.

Wenn Ihnen davon das genaue Datum bekannt ist, teilen Sie es unbedingt Ihrer Hebamme mit, denn dies ist auch heute im Zeitalter der technischen Schwangerschaftsbetreuung noch immer eine gute Möglichkeit, auch ohne Geräte die Richtigkeit des errechneten Geburtstermins zu überprüfen.

Für die Mutter sind diese ersten Kindsbewegungen ein ganz einschneidendes Erlebnis – in der Bedeutung gleichzustellen mit anderen Entwicklungsschritten im späteren Kindesalter, wie den ersten Gehversuchen oder den ersten gesprochenen Worten des Kindes. Diese Bewegungen sind der erste fühlbare Kontakt, bzw. die erste spürbare Mitteilung des Babys, die dazu beiträgt, in der Frau das Bewußtsein zu stärken: ich werde Mutter, hier wächst ein Kind heran.

FRUCHTWASSERUNTERSUCHUNG

Immer häufiger kommen Frauen in die Hebammensprechstunde mit der Frage: »Soll ich die Fruchtwasseruntersuchung machen lassen oder nicht?« Der betreuende Frauenarzt ist verpflichtet, eine schwangere Frau, die 35 Jahre und älter ist, über diese Möglichkeit aufzuklären, bzw. sie auf ihr Recht hinzuweisen, daß sie diese Untersuchung durchführen lassen kann. Es gibt neuerdings auch Bestrebungen, die Altersgrenze zu senken.

Mit der Fruchtwasserpunktion (Amniocentese) und anderen Methoden versucht die moderne Wissenschaft, bestimmte Behinderungen bei Kindern zu erkennen. Unter vielen anderen ist das Down-Syndrom (Mongolismus) die wahrscheinlich bekannteste. Es werden z. B. bei 40jährigen Müttern 1% der Kinder mit dieser als Trisomie-21 bezeichneten Behinderung geboren, bei 35jährigen 0,20% und bei 25jährigen lediglich 0,08%. (Literaturhinweis: Schindele, Eva: Gläserne Gebärmutter. Fischer, Frankfurt 1990)

Manche Frauen, die zu mir kommen, fragen: »Kennen Sie Frauen, die in der gleichen Situation waren? Bin ich wirklich schon in diesem Alter, in dem Gebären ein Risiko darstellt?« Als erstes werde ich dann erklären, daß andere Frauen auch andere Partner haben, in anderen Lebensbedingungen leben und andere Kinder im Bauch tragen. Daher ist es unumgänglich, diese Fragen gemeinsam mit dem Partner zu besprechen, denn es ist die Eigenverantwortlichkeit der Eltern gefordert, wenn sie den Eingriff durchführen lassen wollen. Das Untersuchungsergebnis kann dann eine Antwort verlangen, die bedeutet: sich entscheiden für oder gegen ein behindertes Kind. Diese Entscheidung muß dann von beiden Elternteilen getragen werden. Gemeinsam mit den Eltern versuche ich folgende Fragen zu klären: Kann ich das »Anderssein« ertragen, kann ich mit Kindern und Menschen, die anders sind als wir »Normale«, umgehen, kann ich damit klarkommen, wenn mein Kind auch anders wäre? Ich gebe auch zu bedenken, daß ein ursprünglich gesundes Kind auch während der Schwangerschaft, während der Geburt oder später durch eine Krankheit oder einen Unfall »anders« werden kann als die Nachbarskinder. Dies sind alltägliche Vorkommnisse, die in der Situation des Erforschbaren und der kontrollierbaren Schwangerschaft vergessen werden. Sicher ist das für viele Eltern keine sofortige Entscheidungshilfe, aber es regt sicher zum Nachdenken an über die Realität des Lebens. Denn ein Jahr früher hätte kein Mensch an solche Kontrollen gedacht, da wäre die Schwangere ja auch noch nicht 35 Jahre alt und nicht in diese Risikostufe eingereiht worden. Damit möchte ich Eltern, die sich für diese Maßnahmen der Fruchtwasserpunktion entschieden haben nicht abwerten, denn ein Leben mit einem »anderen Kind«, einem behinderten Kind, ist nicht einfach, auch unsere Gesellschaft ist derzeit nicht immer in der Lage, Eltern in solchen belastenden Lebenssituationen hilfreich zu unterstützen. Beide Entscheidungen – für und gegen – haben ihre Berechtigung, aber niemand kann Eltern diese Entscheidung abnehmen.

Nicht zu vergessen sind die psychischen Belastungen einer Frau während des Wartens auf das Untersuchungsergebnis. Die meisten spüren die Bewegungen ihres Kindes schon sehr deutlich, bis die Nachricht des Labors eintrifft. Für viele bedeutet es also, daß sie in dieser relativ späten Schwangerschaftszeit, meist jenseits der zwölften Schwangerschaftswoche eine Abtreibung vornehmen lassen können. Hier stellt sich die Frage: Weshalb dürfen Frauen über 35 Jahren abtreiben und die jüngeren Mütter »können« das Schicksal eines behinderten Kindes ertragen. Wer spielt hier Richter über Tod oder Leben?

Mit der Entscheidung gegen ein behindertes Kind ist der Konflikt oft noch immer nicht beendet, denn nach dem Eingriff beginnt für viele Frauen erst der Beginn der Auseinandersetzung, es können jahrelang seelische Probleme folgen.

Sicher ist dies für eine Partnerschaft eine sehr schwierige Entscheidung, die in einer solchen Situation getroffen werden muß. Das Wichtigste dabei wird sein, in Ruhe, ohne Zeitdruck und von allen erdenklichen Seiten diese Fragen zu beleuchten; denn untersucht ist schnell, aber das Leben und die Partnerbeziehung werden hoffentlich noch lange andauern.

Bei allem Verständnis für die Sehnsucht und den Wunsch nach einem gesunden Kind, stellt sich für mich die Frage: Haben wir das Recht und den Anspruch auf perfekte Kinder?

DIE MITTLEREN DREI MONATE
(DAS ZWEITE TRIMENON)

Die Zeit von der 13. bis zur 28. Schwangerschaftswoche wird als die Zeit der Anpassung, des Wohlbefindens und der Umstellung bezeichnet. Es sind die Wochen des größten Wachstums.

Nach der Symbiose der ersten drei Monate, die durch die Aussage der Mutter deutlich wird: »Ich bin schwanger«, wird jetzt die erste Trennung vollzogen, hörbar in den Worten: »Das Kind wächst in meinem Bauch und nimmt schon viel Platz ein.« Den Frauen wird jetzt ganz deutlich, daß es wächst, daß sie ein Kind erwarten.

Nun ist die Schwangerschaft auch nach außen meist nicht mehr zu verbergen, der Bauch wächst unübersehbar, und auch die MitarbeiterInnen reagieren mit mehr Verständnis auf das Unwohlsein; denn es fällt den Menschen wohl leichter, mit einer schwangeren Frau umzugehen, wenn der Bauch sichtbar zu wachsen beginnt.

KÖRPERPFLEGE

Mit den zunehmenden Schwangerschaftswochen wird es den meisten Frauen zum Bedürfnis, die Körperpflege der Schwangerschaft anzupassen. Vielen werdenden Müttern fällt auf, daß sich neben den Körperformen auch Haut und Haar verändern. Auf Grund des gesteigerten Hormonhaushalts ist diese Veränderung ganz normal. Viele Frauen stellen eine stärkere Pigmentierung ihrer Haut fest, die im Gesicht als braune Flecken bezeichnet werden und im Volksmund immer wieder zu Spekulationen über das Geschlecht des Kindes Anlaß geben. In der Bauchmitte wird bei den Schwangeren eine braune Linie sichtbar, die Linea Fusca, die Mittellinie unseres Körpers. Alle Hautveränderungen verschwinden ganz bestimmt einige Wochen nach der Geburt wieder. Was die Veränderungen der Haare betrifft, so können diese verschiedener Form sein: Vom Haarausfall über enormen Haarwuchs bis hin zum Welligwerden des bislang glatten Haares. Lassen Sie sich überraschen! Auch hier habe ich noch nie krankhafte Veränderungen erlebt. Sollte aber der Haarausfall Sorgen bereiten, so hat die Homöopathie hier sicher ein passendes Arzneimittel, das aber individuell ausgewählt werden muß.

SCHWANGERSCHAFTSSTREIFEN

Um Schwangerschaftsstreifen vorzubeugen, empfehle ich, frühzeitig mit einer Bauch- und Brustmassage zu beginnen, auch das Gesäß und die Oberschenkel sollten mit einbezogen werden, denn auch hier bilden sich gern Streifen. Bei einer zu Grunde liegenden Bindegewebsschwäche wird sich deren Entstehung aber nicht ganz vermeiden lassen. Bereits vorhandene Streifen lassen sich nicht mehr wegzaubern. Gleich hier aber sei als Trost gesagt, daß fast alle Dehnungsstreifen in den Monaten nach der Geburt wieder verschwinden, vor allem die kleinen dünnen. Die breiten »Risse« werden wieder schmäler, verfärben sich zunächst bläulich und nehmen im Laufe von Monaten wieder eine normale Hautfarbe an.

ÄTHERISCHE ÖLE

Als Massageöl empfehle ich gern eine Basis aus *Borretschsamen-*, *Weizenkeim-* und *Mandelöl* mit den ätherischen Ölen *Lavendel extra* und *Neroli*. Diese Mischung eignet sich sehr gut, wenn Sie empfindliche Haut haben und von der Angst geplagt werden: »Ich bekomme bestimmt Streifen!« Denn hier gibt der Lavendel die Ruhe und Klarheit: »Es wird so kommen, wie es soll«, das Neroliöl ergänzt sich gut durch seine Frische und hilfreiche Wirkung bei Angstzuständen.

Eine andere Mischung wird Frauen gefallen, die im Alltagsstreß des Berufes oder der Familie stecken und gerne für sich etwas tun wollen. Hier ist die Basis eine Mischung aus *Jojoba-* und *Mandelöl* mit *römischer Kamille, marokkanischer Rose, Neroli* und *Zeder*.

Dabei fällt mir immer eine Begebenheit mit einer schwangeren Frau ein, die sehr gestreßt im »Erdenlicht« ankam mit den Worten: …

… »Ich habe nicht viel Zeit, aber muß Sie einiges fragen, wegen meinem Bauch, der spannt so oft«. Um ihr die Wartezeit zu verkürzen, habe ich ihr empfohlen, doch mal an unseren Ölen zu schnuppern, die sie auch gern ausprobieren dürfe. Es war ein unvergeßliches Erlebnis, als sie ins Sprechzimmer kam, mit den Worten: »Das ist was Tolles, so angenehm der Geruch, ich hab gleich ein bißchen meinen Bauch mit diesem Öl da eingerieben« (sie hielt ein Fläschchen fest in ihrer Hand, mit den oben erwähnten Ölen). Auf meine Frage, was ihr da so besonders gefalle, antwortete sie: »Ich bin so im Streß und hab doch keine Zeit für solche ›Schmierereien‹, aber dieses Öl nehme ich mit, das hat es mir angetan, ich muß dauernd daran riechen. Die Zeit gönne ich mir und meinem Kind jetzt bestimmt, das ist ja so wohltuend«. Es stimmte, auch auf mich machte die sonst immer eher gereizt wirkende Frau nun einen viel gelasseneren Eindruck. Allerdings mußte ich ihr erklären, daß sie sich das Öl schon selbst besorgen müsse.

Ähnliche Erlebnisse mit ätherischen Ölen habe ich sehr häufig. Für mich ist das der Beweis, daß auch streßgeplagte Zeitgenossinnen instinktiv zum richtigen Öl greifen, denn der Körper läßt sich nicht täuschen. Ich finde es wunderschön, daß ein Duft einen Menschen so positiv stimmen kann, ohne daß ich als Hebamme viel dazu beitragen muß. Helfen mit Essenzen bringt so viel Freude und strahlende Gesichter, daß es gar nichts mehr mit Arbeit zu tun hat, was ich an mir selbst immer wieder feststellen kann. Denn seit ich mit ätherischen Ölen arbeite, ist alles nur noch halb so anstrengend und meine Energien scheinen ständig zu wachsen. Dies möchte ich auch allen Müttern zukommen lassen. Denn Hebammen und Mütter haben viel Gemeinsames: immer da sein für die Familie, zuhören bei den Problemen in einer Familie, ausgleichen bei Unklarheiten, geben in allen Lebenslagen.

Deshalb ist es sicher ganz wichtig, als schwangere Frau auch mal Zeit für sich selbst zu haben und den eigenen Körper zu pflegen, denn wenn das Kind geboren ist, steht es meist im Vordergrund der Familie. Die Mutter kann sich an schöne Momente und Stunden zurückerinnern, in denen eben dieses Kind ihr die Zeit geschenkt hat, für sich selbst da zu sein. Außerdem bin ich mir sicher, daß durch eine Massage ein viel besserer Kontakt zum Kind entsteht und die damit verbundene Körperveränderung, der größer werdende Bauchumfang, die wachsende Brust, als positiv empfunden werden.

Ein anderes angenehmes Körperöl bei trockener Haut ist: *Haselnußöl* mit dem Zusatz von *Rosenöl* und *Rosenholzöl*.

❧ FETTE ÖLE

An dieser Stelle möchte ich noch eine Information weitergeben zum Thema Massage und Verwendung möglicher Basisöle.

Massageöle wirken durch verschiedene Mechanismen erfolgreich. Zum einen findet die werdende Mutter liebevolle Zuwendung. Die Hände der Masseurin behandeln bestimmte Energiebahnen (Meridiane), was durchaus rein intuitiv geschehen darf. Dadurch können Blockaden gelöst werden, und die Hilfestellung findet dann gleichzeitig auf körperlicher und emotionaler Ebene statt.

Zum anderen findet durch das Einmassieren eine Hauterwärmung statt, die ätherischen Öle gelangen schneller durch die Hautschranke und sind binnen zehn Minuten in unserer Blutbahn nachweisbar. Sie stehen unserem Körper also sehr schnell als Heilmechanismen zur Verfügung. Die Essenzen können innerhalb 60 bis 120 Minuten vollständig durch die Haut ins tiefer gelegene Gewebe dringen, je nach Beschaffenheit des Basisöles und der Intensität der Massage. Sehr wichtig ist hinsichtlich seiner Wirkungsweise und der Anwendungsmöglichkeit in der Schwangerschaft, neben dem bewußt ausgewählten ätherischen Öl, die richtige Wahl des Basisöls.

Es sollten nur fette Öle aus erster Kaltpressung verwendet werden, wenn möglich aus kbA-Qualität (kontrolliert biologischer Anbau). Sogenannte Mineralöle (Erdölauszugsöl) sind minderwertige Öle und sollten nicht verwendet werden. Sie können die Hautschranke des Menschen nicht passieren, also auch kein ätherisches Öl als Heilöl in unseren Körper eindringen lassen. Mineralöle verschließen die Hautporen und bilden eine Barriere. Mit reinen Essenzen wollen wir aber eine Heilwirkung erzielen, deshalb kommen ausschließlich hochwertige fette Öle als Basis für ein Körper- oder Massageöl in Frage. Denn nur diese können von der Haut vollkommen aufgenommen werden und gelangen dann ins Bindegewebe, die Lymphbahnen, die Muskulatur und in den Blutkreislauf. Sie dienen den ätherischen Ölen als Trägersubstanz, diese werden zu dem Organsystem transportiert, zu dem sie einen Bezug haben. Fette Öle können auch Heilwirkungen besitzen, sie weisen einen sehr unterschiedlichen Charakter auf und werden deshalb in verschiedenen Bereichen angewendet. Das eine Öl besitzt die Fähigkeit, Feuchtigkeit in die Haut einzubringen, ein anderes zieht sehr schnell ein, während wieder ein anderes lange Zeit einmassiert werden muß, dafür aber einen hohen Gehalt an Vitamin E aufweist.

Deshalb sollte bei trockener Haut, wie bei dem erwähnten »Schwangerschaftsstreifenöl«, ein Öl gemischt werden, das als Basisöl *Haselnußöl* enthält. Dieses erhöht die Hautfeuchtigkeit und kommt insbesondere bei trockener, strapazierter Haut zur Anwendung.

Über die Verwendung anderer Basisöle wie: *Mandel-, Jojoba-, Weizenkeim-, Aloe-vera, Haselnuß-, Walnußschalen-, Borretschsamen-* und *Nachtkerzenöl* lesen Sie bitte im Kapitel *Aromatherapie* nach.

GEBURTSVORBEREITUNGSKURS

Die allermeisten schwangeren Frauen suchen den Kontakt zu mir zwischen der 18. und 20. Schwangerschaftswoche. Es ist der ideale Zeitpunkt, um für den Kurs zur Geburtsvorbereitung einen Termin zu bekommen. Beginnen sollten sie damit in der Zeit von der 24. bis spätestens 28. Schwangerschaftswoche. Meistens werden die Kurse von uns Hebammen in geschlossenen Gruppen angeboten und dauern 8 und 14 Wochen. Es kann sein, daß eine Hebamme auch offene Gruppen hat, in die dann immer neue Mütter dazukommen.

Die Kurse werden ebenso wie alle Beratungen oder Schwangerschaftshilfen von der Hebamme direkt mit der Krankenkasse abgerechnet. Leider können wir Hebammen unser Informationsangebot häufig nicht in diesen 14 Stunden vermitteln, deshalb werden unabhängig vom Kurs oft noch Informationsnachmittage außerhalb der Gruppen angeboten. Diese müssen dann von den Müttern selbst bezahlt werden.

Für *Erstgebärende* scheint es mir besonders wichtig zu sein, daß sie einen Geburtsvorbereitungskurs besuchen, denn meistens war bislang der Beruf Lebensinhalt, und nun wird das Mutterwerden und -sein zum Beruf. Dazu geben wir Hebammen Unterstützung und in gewissem Sinne auch Hilfe. Die Zeiten sind vorbei, in denen eine junge Mutter aufwachsen konnte mit dem Beispiel des Schwangerseins, Gebärens und Stillens in der eigenen Familie. Selten gibt es Frauen, die als junges Mädchen ihre Mutter oder vielleicht eine Schwester in dieser Frauensituation als Vorbild erleben konnten. Ich als Hebamme versuche hier meiner Berufsaufgabe gerecht zu werden und mit meinen Erfahrungen den jungen Müttern hilfreich zur Seite zu stehen.

Aber auch viele *Mehrgebärende* gehen im »Erdenlicht« ein und aus. Sie sind in den Geburtsvorbereitungskursen eine große Bereicherung, da sie mit ihren Erlebnissen anderen Frauen helfen können, Ängste abzubauen. Sie können auch erzählen, daß so manche Vorstellung nicht eingetroffen ist. Diese Mütter bestätigen meinen Leitsatz:

Erstens kommt es anders, zweitens als Eltern denken,
drittens irgendwann ganz von allein!

Sie vermitteln den Erstgebärenden, daß es sich lohnt hinzuhören, sich vorzubereiten und vor allem, daß Atemübungen hilfreich sein werden. Diese Mütter freuen sich sehr auf die eine Stunde in der Woche, in der sie sich ganz diesem Kind widmen können. Sie nehmen viele Worte und Gedanken in dieser weiteren Schwangerschaft erst so richtig bewußt auf und mit nach Hause. Sie finden in der Gruppe Ruhe, Entspannung, Bestätigung, so manche Erklärung für die letzte Geburt, und sie schätzen den Austausch mit anderen Frauen. Die wöchentliche Stunde ermöglicht ihnen oft erstmals die Erfahrung, was es heißt, das ältere Kind zu Hause zu lassen und die Zubettgehenszeremonie dem Vater zu übertragen, denn sie wissen, spätestens im Wochenbett des zu erwartenden Kindes kommt eine Änderung in den Familienrhythmus.

PARTNERVORBEREITUNG

Viele Eltern haben den Wunsch nach einer Partnervorbereitung. Es gibt Hebammen, die solche abgeschlossenen Kurse anbieten, in denen die Partner an jeder Stunde teilnehmen. Erkundigen Sie sich, sicher gibt es in Ihrer Nähe eine Möglichkeit, wenn Sie so einen Paarkurs wünschen.

Ich habe in all den Jahren der Geburtsvorbereitung verschiedene Kursvarianten und Möglichkeiten ausprobiert und bin momentan bei der Erkenntnis angekommen, daß es am besten ist, wenn die werdende Mutter eine reine Frauengruppe besucht. In diesen Stunden kann ich die Gruppe viel mehr Körpergefühl spüren lassen und ihnen die Rolle als Mutter bewußter vermitteln. Eltern, die gerne eine gemeinsame Vorbereitung besuchen möchten, haben die Möglichkeit, an drei intensiven Vorbereitungsabenden teilzunehmen. Auf diese Weise können die Frauen ihre Übungen vertiefen, die Männer können an drei Abenden ihre Terminplanung gut überschauen. Eltern, die bereits Kinder haben, finden für drei Abende leichter eine Babysitterin als für acht, denn die meisten Paarkurse beinhalten acht oder zwölf Abende.

Mir gelingt es an drei langen Abenden besser, die Rolle des Mannes bei der Geburt darzustellen. Allein die zweistündige Dauer eines Abends kann vermitteln, daß Zeit, Ruhe, Ausdauer und Dasein neben einer massierenden Hand für die Gebärende die wichtigsten Hilfestellungen sein werden. Ich lege Wert darauf, daß der Begleitperson bewußt wird, daß allein ihre Anwesenheit eine große Hilfe ist. Die meisten Väter möchten lernen, was sie »machen« können bei der Geburt, um ihrer Frau zu helfen. Da muß ich immer alle sehr enttäuschen, denn »machen« können sie gar nichts. Sie werden nie in der Lage sein, einen Teil der Geburt zu übernehmen. Aber sie haben eine enorme Aufgabe, indem sie der Gebärenden vermitteln: »Du kannst es, Du schaffst es, Du kannst die *Geburtsarbeit* leisten!« Allen werdenden Eltern möchte ich in den Vorbereitungskursen zu erkennen geben, daß die Geburt eines Kindes eine enorme Arbeitsleistung unseres Frauenkörpers ist. Daß Frauen geboren sind zum Gebären, daß wir es der Frau zutrauen müssen, daß sie die Geburt leisten kann. Eine Frau sollte immer versuchen, mit dem Geschehen mitzugehen, wie in bewegtem Wasser auf den Wellen mitschwimmen, aber nicht dagegen ankämpfen, sonst geht sie unter. Wenn die Gebärende den Wehenschmerz annehmen kann, mit ihm mitgeht und sich nicht gegen den Schmerz und das Geburtsgeschehen wehrt, dann wird für sie die Geburt leistbar und erlebbar werden. Mit der richtigen Atmung wird ihr dies gelingen, insbesondere wenn die begleitenden Personen sie dabei unterstützen. Wir Hebammen sind bemüht, diese Atmung den werdenden Eltern nahezubringen. Eine Atmung, die bejahend ist und ihren Schwerpunkt im Ausatmen findet. Wenn es dem Partner gelingt, mit ihr mitzuatmen, ihr bei den kräftigen Wehen zu vermitteln, daß sie »Jaaaaaaaaaaaaaaaaaaaaaaa« sagen kann, daß sie es rauslassen darf, ihre Stimme, ihre Gefühle, ihr Kind, alles »raaaaaaaaaaaaaaauus« muß, ist es die beste Unterstützung, die sich eine Frau wünschen kann.

Für alle Begleitpersonen bei einer Geburt sollte die positive Unterstützung erstes Gebot sein. Es muß übrigens nicht immer der Partner sein, der die Schwangere zur Vorbereitung und zur Geburt begleitet. Eine vertraute Person, eine gute Freundin, die am besten selbst schon geboren hat, kann eine ebenso gute Hilfe sein.

INHALT DER GEBURTSVORBEREITUNG

Ein Geburtsvorbereitungskurs hat also nichts mit Schwangerschaftsgymnastik zu tun, diese bieten Krankengymnastinnen an. Ich aber bin Hebamme und versuche der werdenden Mutter in den zwölf Wochen alles zu vermitteln, was mir aus der Sicht meines Berufes wichtig zu sein scheint, dazu gehört das Erklären, Besprechen, Beschreiben, Einüben von:
- Schwangerschaftsbeschwerden, in Verbindung mit Ernährungshinweisen und entlastenden Körperübungen
- Inhalt des Mutterpasses
- Körperwahrnehmungs- und Haltungsübungen
- »Loslassen« und »Niederkommen«
- Kennenlernen und Üben von Atembewegungen
- Atemübungen für die Eröffnungsphase und die Geburt
- Geburtshaltungen bei der Austreibungsphase
- Geburtsphasen und -mechanismus
- Klinikaufenthalt und -alltag bei der Geburt und im Wochenbett
- Vorbereiten der Brust auf das Stillen
- Stillinformationen für die ersten Wochen
- Die Frau im Wochenbett
- Wickeln und Pflege des Kindes
- Anwendung von Naturheilmitteln in Schwangerschaft, Geburt und Wochenbett

Leider sind all diese Themen in den von der Krankenkasse bezahlten vierzehn Kursstunden nicht unterzubringen. Meistens wird deshalb den werdenden Eltern ein gesonderter Kurs angeboten für die Pflege des Säuglings oder für Anwendung von naturheilkundlichen Hilfen.

NATÜRLICHE SCHWANGERSCHAFT

Gleich zu Beginn der Kurse oder bei einer Beratung hört die werdende Mutter den Hinweis, daß eine Schwangerschaft ein physiologischer Vorgang ist, also etwas Natürliches. *Schwangerschaft und Geburt sind keine Krankheit,* sondern ein schöner und prägender Abschnitt im Leben einer Frau. Es ist ein immer wieder einzigartiges Erlebnis. Mit diesem Kind schwanger sein, das ist mit einer vorausgegangenen oder mit einer anderen späteren Schwangerschaft nicht zu vergleichen, da dies ein anderes Kind war bzw. sein wird. Eine Frau wird auch nicht die Schwangerschaft der Freundin, Nachbarin oder Mutter erleben, die ihr mit Tips und Ratschlägen versuchen, zur Seite zu stehen: »Bei meinen Schwangerschaften gingen die Wehen schon immer viel zu früh los und die Tabletten, die ich nehmen mußte, haben mir nie geholfen. Ich hab' dann einfach die Hebamme gefragt, die hat mir was Pflanzliches gegeben. Von dem Mittel hab' ich noch was, Du kannst es haben, daß Du es nehmen kannst, wenn es bei Dir auch los geht mit den zu frühen Wehen. Du wirst schon sehen, bei Dir kommt das auch noch, das haben heute doch die meisten Frauen.«

Von solchen gut gemeinten Erlebnisberichten erzählen mir die Frauen sehr oft. Die meisten Schwangeren wissen aber selbst und bekommen von mir die Bestätigung, daß es ein großer Fehler ist, diese Ratschläge zu beherzigen. Denn sie sind jetzt mit diesem Kind schwanger, müssen sich auf diesen Schwangerschaftsverlauf einstellen, der ganz anders werden wird, als es andere Frauen oder Mütter erlebt haben. Denn die haben ja auch andere Kinder geboren. Ganz wichtig ist mir auch, daß ein sogenanntes »pflanzliches Mittel« nicht immer unbedenklich hinsichtlich seiner Wirkungsweise angewendet werden darf, vor allem nicht in einer Schwangerschaft. Weil die Naturheilkunde ganzheitlich behandelt, also den ganzen Menschen betrachtet und nicht nur das erkrankte Organ, wird ein Arzneimittel bei einer bestimmten Frau, in einer bestimmten Situation, die richtige Wirkung erzielen. Es kann trotz ähnlicher Problematik bei einer anderen Frau aber überhaupt nichts bewirken oder einen Zustand sogar verschlimmern. Bitte seien Sie als schwangere Frau und Mutter immer sehr vorsichtig mit solch gutgemeinten Ratschlägen von Freundinnen und anderen Menschen. Erkundigen Sie sich immer bei Ihrer Hebamme oder Ihrer betreuenden Ärztin, ob Sie so ein »pflanzliches« Mittel wirklich nehmen dürfen.

Ich versuche immer wieder zu erklären, daß die allermeisten (90%) Schwangerschaften und Geburten regelrecht verlaufen und somit Normalzustand sind. Die werdende Mutter ist also keine Patientin – sondern eine schwangere Frau. Mir ist es wichtig zu vermitteln, daß viele der auftretenden Beschwerden nicht krankhaft sind, sondern daß das Kind auf diese Weise auf sich aufmerksam machen will. Somit wird es einer Frau auf ganz natürlichem Weg möglich, sich an die sich verändernde Lebenssituation anzupassen. Das eine oder andere Ziehen in der Leiste oder im Kreuzbeinbereich oder die Einschlafprobleme müssen sein, um sich immer wieder ins Bewußtsein zu rufen: wenn dieses Kind geboren ist, wird mein Alltag ein anderer werden. Damit es dann nicht so plötzlich kommt mit dem Anderswerden, gibt uns die Natur viele Wochen Zeit.

NATÜRLICHE BEGLEITMÖGLICHKEITEN

In den ersten Stunden der Kurse, am Telefon oder bei einem Sprechstundentermin fragen mich werdende Mütter oft nach einer Möglichkeit, wie sie die Zeit der Schwangerschaft mit natürlichen Anwendungen unterstützen können.

🌿 *KRÄUTERHEILKUNDE*

Bei solchen Anfragen rate ich dann als erstes zu einer *Teemischung*, die ich seit vielen Jahren den schwangeren Frauen empfehle. Ich selbst habe bei meiner letzten Schwangerschaft damit auch gute Erfahrungen sammeln können. Die Teemischung setzt sich zusammen aus:

Brennesselkraut, Frauenmantel, Himbeerblätter, Johanniskraut, Melissenblätter, Schafgarbenkraut, Zinnkraut.

Der *Frauenmantel* wird traditionell zur Unterstützung der hormonellen Situation getrunken. Die *Himbeerblätter* in der Rezeptur helfen allen schwangeren Frauen zur Auflockerung der Muskulatur, insbesondere im kleinen Becken. Der gesamte Stoffwechsel erhält Unterstützung, der Ausscheidungsprozeß über den Darm wird auch durch die Himbeerblätter angeregt. *Brennesselkraut* und *Zinnkraut* regen die Nierenausscheidung an. *Johanniskraut* wirkt nervenstärkend und die *Melissenblätter* beruhigend. *Brennesselblätter* verbessern die Eisenresorption im Blut, besonders wenn dem Tee einige Tropfen Zitrone zugefügt werden. Das *Schafgarbenkraut* unterstützt die Blutgerinnung, was für die Geburt sehr wichtig ist, denn alle Menschen kennen und fürchten die mögliche Blutungsgefahr bei einer Entbindung.

Ja, ich konnte es anfangs selbst nicht glauben, daß eine Kräutermischung solche Erfolge erzielen soll. Aber seit Jahren erzählen mir Frauen, daß sie keine Verdauungsprobleme mehr kennen, die Wassereinlagerungen in den Beinen abnehmen, daß der Eisengehalt im Blut ansteigt, auch ohne das Einnehmen von Eisenpräparaten. Dies ist sicher besonders dann eine angenehme Wirkung, wenn jemand bislang auf die Eisenpräparate empfindlich mit Verstopfung und Bauchschmerzen reagierte. Die Mütter beschreiben ihren Kreislauf als stabil und ihre Stimmung als ausgeglichen. Nun, nach sechs Jahren der Beobachtung behaupte ich: das ist die Wirkung der Teemischung. Gleichzeitig möchte ich aber darauf hinweisen, daß Wunder immer etwas länger dauern! Damit will ich sagen, wenn schon viele Körperfunktionen »entgleist« oder seit Jahren gestört sind, dann kann mit einem Kräutlein innerhalb von einigen Tagen auch nichts verändert werden. Wenn aber diese Teemischung ab einem möglichst frühen Zeitpunkt in einer Schwangerschaft begleitend getrunken wird, etwa drei Tassen täglich, dann werden die genannten Körperfunktionen frühzeitig positiv unterstützt und es kommt in der Schwangerschaft zu keiner Entgleisung.

ERNÄHRUNGSFRAGEN

Auf spezielle Ernährungsfragen kann ich keine endgültige Antwort geben, denn ich bin Hebamme und keine Ernährungsberaterin. Meiner Meinung nach dürfte eine gesunde, ausgewogene Hausfrauenkost die ideale Ernährung sein. Eine sogenannte abwechslungsreiche Mischkost mit Frischgemüse und Obst aus möglichst kontrolliertem biologischen Anbau. Mäßiger Verzehr von tierischem Eiweiß und Fleisch aus bekannter Schlachtung, aber Vermeidung von Leber wegen zu hohem Vitamin A Gehalt. Genügend Molkereiprodukte oder ihre Alternativen, um ausreichend Kalzium zuzuführen. All dies ist sicher eine gute Voraussetzung für eine gesunde Ernährung einer schwangeren Frau, für ihr Kind und ihre Familie. Daß Dosenkost und Fast food-Ernährung wertlos sind, dieses Wissen setze ich voraus.

Immer wieder muß ich betonen, daß der gesunde Körper einer Frau ausreichend Signale sendet und mitteilt, was ihm gut tut und was er im Moment benötigt. Ich bin der Meinung, daß die Schwangerschaft ein idealer Zeitpunkt ist, dem Körper wieder Vertrauen zu schenken, ihn beobachten zu lernen und seine normalen Reaktionen wahrzunehmen. Wenn eine Frau Durst empfindet, heißt dies: Bitte Flüssigkeit zuführen! Nicht warten, bis es zu Hause etwas gibt, sondern möglichst bald etwas trinken. Früher, zu meiner Ausbildungszeit, wurde behauptet, daß eine schwangere Frau nur einen Liter pro Tag trinken dürfe, doch dieses hat sich mittlerweile in vielen ernährungswissenschaftlichen Studien als falsch erwiesen. Auch werdende Mütter dürfen und müssen sich sogar *individuell* verhalten und den Bedürfnissen ihres Körpers nachgeben.

NATURHEILKUNDE UND INDIVIDUALITÄT

Ich möchte Ihnen an dieser Stelle etwas mehr erzählen über die Beziehungen zwischen Individualität, Naturheilkunde, Schwangerschaft, Geburt, Wochenbett und Hebammenberuf.

Ich bin der Naturheilkunde sehr dankbar, vor allem der Homöopathie, denn diese Lehre hat mich gelehrt meine Frauen individuell zu betreuen, alles so zu sehen wie es ist, zu hören, was sie wirklich belastet, und zu akzeptieren, daß andere Menschen andere Meinungen und Ansichten haben. Es ist mir gelungen, ganzheitlich zu denken. Jeder Mensch sollte so behandelt und betreut werden, wie es für ihn persönlich gut ist. Dieser Ruf nach Individualität wird nun in unserer Welt überall hörbar. Auch in der Schwangerschaft, bei der Geburt und im Wochenbett hat dieser Wunsch Berechtigung und bringt Erfüllung. Seit ich so denken, handeln und begleiten kann, erlebe ich viel mehr glücklichere Schwangere, von den Frauen selbst bestimmte Geburtsverläufe, zufriedene Mütter und Familien, die sich versorgt und geborgen fühlen. Es wäre mir sicher kein Bedürfnis gewesen, in einem Buch meine Erfahrungen mit der Naturheilkunde niederzuschreiben, wäre ich nicht auf dem Weg zur Individualität.

SCHWANGERSCHAFTSBESCHWERDEN

SENKUNGSBESCHWERDEN

In meine Sprechstunde kommen in den Wochen der mittleren Schwangerschaft viele Frauen mit Senkungsbeschwerden, insbesondere die Mehrgebärenden. Ich versuche sie darauf aufmerksam zu machen, daß sie so oft wie möglich ihren Beckenboden trainieren sollen, d.h. sie sollen bei bestimmten täglichen Verrichtungen ihren Beckenboden anspannen. Sie erhalten von mir dazu gezielte Übungshinweise. Außerdem rate ich den Müttern, wenn irgend möglich, ihre Kleinkinder nicht mehr zu tragen oder sie wenigstens zu bitten, zuerst auf einen Sessel zu steigen, und das Kind dann erst hochzunehmen, um den Hebeweg so kurz wie möglich zu halten. Bei Wickelkindern rate ich den schwangeren Müttern, ihre Kinder aufzufordern, selbst auf den Wickeltisch zu klettern. Diese Hinweise werden auch nach der Geburt oder im späteren Frauenleben immer hilfreich sein. Das Beckenbodenthema sollte lebensbegleitend sein.

HOMÖOPATHISCHE ARZNEIEN

Sollten aber die Beschwerden des Nach-unten-Drängens zu stark werden, ist hier das homöopathische Arzneimittel *Sepia* oft eine gute Hilfe.

Viele Frauen kommen auch direkt mit dem Wunsch nach einer Arznei zu mir in die Sprechstunde. Es ist nicht immer einfach, das passende homöopathische Mittel zu finden. Viel Zeit und viel Erfahrung sind hier gefordert.

ÄTHERISCHE ÖLE

Manche Frauen nehmen sich die Zeit und gönnen sich morgens ein Sitzbad mit den ätherischen Ölen: *Geranie, Myrte* und *Schafgarbe* in Meersalzbasis. Wie immer ist es wichtig, die Anwendungen zu beenden, wenn keine Beschwerden mehr vorhanden sind. Bei Verwendung dieser Essenzen möchte ich, daß die schwangere Frau mir bald von ihren Beobachtungen berichtet.

Sie soll dann allerspätestens fünf Wochen vor der zu erwartenden Geburt die Bäder absetzen. Wie bei allen naturheilkundlich orientierten Maßnahmen rate ich auch hier, bei irgendwelchen Veränderungen oder neu dazukommenden Beschwerden nachzufragen, ob die Anwendungen beibehalten werden darf. Es ist immer wieder schön zu hören, mit welcher Sensibilität schwangere Frauen ihren Körper beobachten. Darin liegt meines Erachtens der große Vorteil bei der Anwendung der Naturheilkunde in der Schwangerschaft, nämlich unerwünschte Reaktionen sofort zu erkennen.

MUTTERBANDSCHMERZEN

Ursache der Mutterbandschmerzen ist das starke Wachstum der Gebärmutter, weswegen die Mutterbänder sich dehnen und nachgeben müssen. Ich versuche den Frauen in der Geburtsvorbereitung das so zu erklären: die Gebärmutter ist wie ein »aufgeblasener« Fesselballon in unserem Becken an den Mutterbändern verankert. Wenn das Kind sich in diesem »Ballon« kräftig bewegt, die Bänder in ihren Verankerungen zerren, durch kindliche oder mütterliche Bewegungen, dann »knirscht« es in den »Halteseilen«. Dieses Ziehen und Zerren der Mutterbänder wird meistens im Kreuzbeinbereich oder in der Leistengegend als schmerzhaft empfunden, ähnlich einem Muskelkater oder einer Muskelzerrung.

HOMÖOPATHISCHE ARZNEIEN

In solchen Situationen können jedoch homöopathische Arzneien wie: *Aletris, Clematis* oder *Helonias* sehr hilfreich sein.

ÄTHERISCHE ÖLE

Angenehm empfinden Schwangere eine Massage im Leistenbereich mit ätherischen Ölen, wie *Kamille, Lavendel, Mandarine, Neroli* und *Rosenholz*. *Fenchelöl* paßt gut dazu auf Grund seiner enormen östrogenen Wirkung. Solch ein Hormon produziert der Körper in der Schwangerschaft selbst in hohen Mengen, denn es dient zur Aufrechterhaltung der Schwangerschaft.

KRAMPFADERN

Eine der häufigsten Schwangerschaftsbeschwerden sind sicher Krampfadern (Varizen): Hier ist es ganz besonders notwendig, darauf zu achten, daß sich die Beschwerden nicht verschlimmern, denn es kann schnell zu einer äußerst schmerzhaften Venenentzündung kommen.

Zur *Vorbeugung* und um bestehende Varizen nicht zu verschlimmern, gilt es verschiedene Hinweise zu beachten:
- *regelmäßige Gymnastikübungen* für die Beine in den Tagesablauf einbauen, um mit Muskelanspannungen den Blutfluß zu unterstützen. Diese Übungen werden in den Geburtsvorbereitungskursen gezeigt.
- *regelmäßiges Hochlegen* der Beine tagsüber. Nachts mit hochgestelltem Fußende des Bettes schlafen.
- in der *Ernährung* auf ballaststoffreiche Kost achten und tierisches Eiweiß reduzieren, für gute und regelmäßige *Verdauung* sorgen. Auch dies ist wieder eine Ernährungsfrage, wenn ich ansonsten auch der Meinung bin, eine gesunde Schwangere muß nicht auf ihr *Gewicht* achten, muß ich doch in bezug auf dieses Problem Einschränkungen machen: jedes überflüssige Kilogramm lastet auf den Beinen und somit auf den Krampfadern.

KRÄUTERANWENDUNGEN
Bei akuten Beschwerden hilft oft das Einreiben mit einer *Ringelblumensalbe* oder einem Gel, das *Roßkastanienextrakt* enthält. Generell wird der *Schwangerschaftstee* eine unterstützende Wirkung für die Venen besitzen.

HOMÖOPATHISCHE ARZNEIEN
Die Homöopathie kennt einige Arzneien, die gut helfen: *Arnica, Hamamelis, Pulsatilla, Lachesis, Lycopodium, Sepia* und *Zincum*. Wie immer wird es notwendig sein, eine homöopathisch erfahrene Hebamme oder Ärztin um Rat zu fragen.

ÄTHERISCHE ÖLE
Die besten Erfahrungen bei der Behandlung von Krampfadern kann ich aus der Aromatherapie berichten: Mit einem *Calendula-Mandel-Basisöl* und den ätherischen Ölen von *Lemongrass, Myrte, Schafgarbe, Wacholder* und *Zypresse*. Dieses Krampfadernöl ebenfalls nur unter Absprache der Hebamme verwenden, und am besten morgens von unten nach oben in die Beine einmassieren.

Bei akuten Krampfaderschmerzen oder einer beginnenden Entzündung hilft es sehr gut, wenn das *Krampfadernöl* mit *kühlem Quark* verrührt wird und auf die betroffene Stelle als Umschlag gelegt wird. Dieselbe Wirkung können Sie auch mit *Retterspitz Äußerlich* erzielen. Viele Frauen reagieren aber mit Hautreizungen auf diese Anwendungen, sicher liegt dies auch an der nicht sachgemäßen Handhabung. Lesen Sie den Beipackzettel genau durch.

Bei allen Anwendungen wird natürlich eine gut sitzende *Gummistrumpfhose* immer als eine wichtige Unterstützung zur Venenentlastung notwendig sein. Dabei müssen Sie unbedingt darauf achten, daß Sie die Maße nur morgens in der Apotheke oder einem Fachgeschäft nehmen lassen. Besser noch, Sie lassen sich einweisen im Maßnehmen und nehmen dies morgens im Bett liegend selbst vor. So haben Sie die Gewährleistung, daß die Strümpfe wirklich passen. Anziehen sollten Sie diese dann immer morgens nach zehnminütigem Beinehochlagern. Wenn dies nicht berücksichtigt wird, werden die Schmerzen noch schlimmer werden, weil die Adern schon gestaut waren.

An dieser Stelle könnte ich buchfüllende Krampfaderngeschichten erzählen, die immer mit der Aussage enden: »Ich hätte nicht gedacht, daß es hier etwas Naturheilkundliches gibt, was mir Erleichterung bringt, denn ich hab' schon soviel ausprobiert.«

Ich erinnere mich an eine Friseurin …

… die wohl allein schon auf Grund ihres Berufes Schmerzen in den Beinen hatte und nun in der Schwangerschaft sogenannte »Besenreiser« dazu entwickelte. Dies sind kleine oberflächliche Äderchen, die platzen. Sie bereiten keine Schmerzen, sind aber störend und sehen nicht schön aus. Die Schwangere berichtete mir einige Wochen nach der Anwendung des Krampfadernöls: »Stell Dir vor, meine Besenreiser werden sogar wieder weniger.« Es schien mir unglaublich, aber ich konnte es mit eigenen Augen überprüfen: es waren deutlich weniger geplatzte Äderchen da.

Oder …

… Ursula, mit dicken Krampfadern an einem Bein, die ihr jeden Abend sehr große Schmerzen bereiteten. Sie erzählte: »Du wirst es nicht glauben, bereits nach dem zweiten Abend hat mein Bein fast nicht mehr weh getan. Ich vergesse das Öl keinen Tag mehr anzuwenden, denn das muß ich abends büßen.« Nach einer Woche kam sie mit einer neuen Beobachtung: »Seit ich das Öl am Morgen anwende, bilde ich mir ein, daß mein Kreislauf viel stabiler geworden ist. Sonst waren da immer mal Tage, an denen ich müde und antriebslos war. Der Arzt meinte damals, es würde mit meinem niedrigen Blutdruck zusammenhängen. Jetzt ist das aber auch alles weg. Kann das mit dem Öl zusammenhängen?« Ich konnte Ursula bestätigen, daß ihr Problem sicher eine Kreislauflabilität gewesen war. Ob die Besserung mit dem Öl zu tun habe, konnte ich auch nicht sicher bestätigen. Mit meinem heutigen Wissensstand über den Wirkungsmechanismus der ätherischen Öle würde ich jetzt aber antworten: Ja, das ist die Wirkung des Krampfadernöls.

Deshalb sollten Personen, die unter zu hohem Blutdruck leiden, bitte diese Rezeptur nicht verwenden! Aber bei niedrigem Blutdruck wird es die Kreislaufregulation günstig beeinflussen.

Oder …
… Christine, eine Kollegin, sagte: »Inge, das Krampfadernöl sollten alle Hebammen von der Klinikverwaltung bekommen, denn seit ich das Öl verwende, kann ich nicht mehr über meine schmerzenden Beine klagen. Dies kommt doch auch den Frauen und Kolleginnnen zu gute, wenn ich ohne Beschwerden stundenlang am Kreißbett stehen kann.«

Ja, so könnte ich viele Erlebnisse berichten. Es freut mich immer wieder, wenn ich von solchen guten Erfolgen erfahre. Dadurch bekomme ich seit Jahren Auftrieb und Mut, mein Wissen weiterzugeben und noch mehr Wege zu finden, um mit Hilfe der Aromatherapie zu helfen, deren Möglichkeiten und Grenzen noch lange nicht bekannt sind, Linderung und Wohlbefinden zu schaffen.

HÄMORRHOIDEN

Über ähnlich positive Erfahrungen kann ich bei der Behandlung von Hämorrhoiden berichten. Sehr viele Frauen leiden in der Schwangerschaft darunter und kommen in die Sprechstunde, um Rat und Hilfe zu holen.

🌿 KRÄUTERHEILKUNDE
Bei diesen Beschwerden werde ich wieder auf den *Schwangerschaftstee* hinweisen, wie bei den Krampfadern auch. Denn beide, Hämorrhoiden und Krampfadern, stellen Stauungen von Gefäßen dar. Die Teemischung unterstützt den Gesamtstoffwechsel des Organismus und dessen Entgiftungsprozeß.
  Es helfen auch die *Hametumsalbe* oder kühle Sitzbäder mit *Eichenrinde*.
  Als weitere Hilfe kann ich den Schwangeren ein regelmäßiges Beckenbodentraining ans Herz legen, um die Durchblutung der Beckenregion anzuregen. Außerdem sind dieselben Ernährungshinweise wie bei Krampfadernbeschwerden zu beachten.

🌿 ÄTHERISCHE ÖLE
Noch bessere Erfahrungen konnte ich mit ätherischen Ölen sammeln. Am besten werden folgende Essenzen in eine Salbengrundlage eingearbeitet: *Myrte*, *Schafgarbe* und *Zypresse*. Sollten Sie eines der genannten Öle zu Hause haben, können sie ein bis zwei Tropfen Öl in Salz vermischen und damit ein kühles Sitzbad nehmen. Bei akuten Schmerzen verschafft ein Eiswürfel Linderung, der mit einer Prise Salz und einem Tropfen der Essenzen beträufelt, in eine Mullkompresse eingewickelt auf die Hämorrhoide gelegt wird.

🌿 HOMÖOPATHISCHE ARZNEIEN
Selbstverständlich gibt es auch homöopathische Arzneien, die helfen, wie: *Acidum muriaticum, Arnica, Collinsonia, Hamamelis, Lycopodium, Nux vomica*. Da es meist Beschwerden körperlicher Natur sind, empfehle ich meistens die tieferen Arzneipotenzen.

HARNWEGSBESCHWERDEN

Nicht selten werde ich um Rat und Hilfe bei Harnwegsbeschwerden gefragt. Diese Beschwerden müssen aber immer zuerst vom Arzt abgeklärt werden. Oft haben die ratsuchenden Frauen noch gar keine körperlichen Beschwerden, kommen aber zu mir in die Sprechstunde oder rufen wegen der vom Arzt gestellten Diagnose an: Bakterienausscheidung im Urin. Sie fragen dann: »Muß ich das verordnete Antibiotikum wirklich einnehmen? Was kann ich denn nun sonst noch tun?«
  Wenn es sich nicht um eine akute oder chronische Entzündung handelt, sondern um eine schwangerschaftsbedingte bakterielle Urinausscheidung, kann ich auf Anfrage schon einige Hinweise und Ratschläge mitgeben:
  Zunächst muß ich erklären, daß in der Schwangerschaft nämlich auch im Blasen- und Nierensystem »andere Umstände« herrschen. Aufgrund der veränderten hormonellen Si-

tuation kommt es nicht nur zu einer Weitstellung der Blutgefäße (Krampfadern und Hämorrhoiden), sondern auch der Harnleiter. Darum können Keime und Bakterien viel schneller in die Blase gelangen, so daß auch einige Hinweise zur Körperpflege und Urinkontrolle notwendig sind.

Bei der regelmäßigen Vorsorgeuntersuchung wird immer eine *Urinkontrolle* durchgeführt. Es ist ganz wichtig, daß Sie dazu den sogenannten Mittelstrahlurin abgeben, das bedeutet: die erste Portion Urin darf in die Toilette, die mittlere Menge gehört in den Becher, und dann kann die Blase noch vollends in die Toilette entleert werden. Auf diese Weise kann jede Frau ihren Beckenboden trainieren und hat zumindest am Tag der Vorsorge einen Grund, reichlich Flüssigkeit zu trinken. Durch das richtige Verhalten bei der Urinabgabe wird so mancher »positive« Urinbefund wieder o.B. (ohne Befund). Die Bakterien sitzen nämlich meistens noch am Anfang der Harnröhre und werden bei Mittelstrahlurinproben in die Toilette gespült und nicht in den Urinbecher.

Bei der *Körperhygiene* gilt es zu beachten, daß die Baumwollschlüpfer häufig gewechselt werden. Bei ständig wiederkehrenden Harnwegsentzündungen hilft es auch, Unterwäsche aus reiner Seide zu tragen, da Seide eine tierische Eiweißfaser ist und deshalb bakterienabtötend wirkt. Sehr wichtig ist auch, auf parfümierte Seifen und Intimwaschlotionen zu verzichten, da diese Konservierungsstoffe und desinfizierende Zusätze enthalten, die zu einer Verschiebung des gesunden Scheidenmilieus führen können, wodurch ein Bakterienwachstum begünstigt werden kann.

Regelmäßiges Wasserlassen hilft Blasenbeschwerden zu vermeiden. Eine Frau soll also nicht warten, bis die Harnblase voll ist und der Drang zu groß wird. In der Schwangerschaft ist wieder zu erkennen, daß der Körper sich selber schützt, denn jede Frau erzählt, daß sie nie so häufig auf die Toilette muß wie in der Schwangerschaft. Wissenswert ist auch, daß Wasserlassen nach dem Geschlechtsverkehr eine gute vorbeugende Maßnahme ist, um Blasenprobleme abzubauen oder gar zu vermeiden. Dadurch werden Keime sofort wieder ausgeschwemmt, die eventuell vom Rektum (After), dem umliegenden Gewebe oder vom Partner zur Harnröhre gelangt sind.

Nicht vergessen werden darf auch hier wieder die *Ernährung*. Bei einer stark zuckerreichen Kost wird den Bakterien das Klima »versüßt« und sie fühlen sich wohl. Wenn Sie aber reichlich säurehaltige Nahrung oder Vitamin C zu sich nehmen, wird der PH-Wert des Urins sauer, und die Keime verlieren ihren Nährboden.

Noch einmal möchte ich alle Frauen darauf hinweisen, daß eine ausreichende *Flüssigkeitszufuhr* in der Schwangerschaft unumgänglich ist. Eine Harnblase, die ständig gespült wird, erkrankt nicht so schnell, eine gesunde Harnblase verhindert zur Niere aufsteigende Infektionen. Immer wieder finden nämlich Nierenschäden ihren Anfang in einer Schwangerschaft, und dies gilt es zu vermeiden.

🌿 *KRÄUTERHEILKUNDE*

Eine Teemischung für akute Blasenbeschwerden könnte bestehen aus: *Bärentraubenblätter, Birkenblätter, Goldrute, Hauhechel, Kamillenblüten* und *Löwenzahnwurzel*. Davon mindestens drei Tassen täglich trinken.

❧ HOMÖOPATHISCHE ARZNEIEN

In der Homöopathie findet Verwendung: *Apis, Berberis, Cantharis, Equisetum, Pulsatilla, Sepia* und *Solidago*.

❧ ÄTHERISCHE ÖLE

Warme Sitzbäder könnten bereitet werden aus den Essenzen von *Bergamotte, Lavendel, Rose, Schafgarbe* und *Zeder*. Wie bei allen Teil- und Sitzbädern empfehle ich als Grundlage Totes-Meer-Salz zu verwenden, um eine noch bessere desinfizierende und heilende Wirkung zu erreichen. Sie ist von diesem Salz hinreichend bekannt, auch in der Schulmedizin. Ich bin überzeugt davon, daß ätherische Öle in Salz die beste Heilwirkung erzielen.

Diese Ratschläge und Hinweise haben schon viele Frauen angewendet und waren nach kurzer Zeit wieder beschwerdefrei. Inwieweit sie die vom Arzt verordnete Antibiotikagabe umgehen oder vermeiden konnten, ist mir im Einzelnen nicht bekannt, es ist auch gar nicht meine Absicht, darauf näher einzugehen.

Ich erinnere mich nur zu gut an eine Frau ...

... die mich in Tränen aufgelöst am Samstagmorgen angerufen hat. Sie klagte über sehr starke Schmerzen im Nierenbereich und enormes Brennen beim Wasserlassen. Ihren Arzt konnte sie nicht erreichen. Meinem Rat, im Krankenhaus oder bei einer ärztlichen Vertretung anzurufen, wollte sie nicht folgen. Sie fragte nach einer alternativen Möglichkeit. Ich habe aus lauter Besorgnis gleich mehrere Möglichkeiten erwähnt, die vielleicht Hilfe bringen könnten: Sie solle sich mit einer Bettflasche auf dem Schmerzbereich hinlegen, aber auf die nicht schmerzende Seite, die oben erwähnte Teemischung neben reichlich anderer Flüssigkeit trinken, die homöopathischen Arzneien Berberis und Cantharis stündlich im Wechsel einnehmen. Sobald ihr Ehemann die Salzmischung mit den ätherischen Ölen aus der Apotheke besorgt habe, damit dann noch ein ganz warmes Sitzbad nehmen. Außerdem habe ich ihr nochmal eindringlich ans Herz gelegt, wenn die Beschwerden nicht innerhalb eines halben Tages deutlich besser seien, unverzüglich einen Arzt aufzusuchen. Sie hat mich abends angerufen und zu unser aller Freude erzählt, das Brennen beim Bieseln (so sagen wir Allgäuer zum Wasserlassen) sei fast weg, und die Schmerzen in der Nierengegend seien nach dem warmen Bad und der Bettflasche innerhalb von zwei Stunden erträglich geworden und jetzt am Abend ganz weg. Ich war beruhigt und voller Dankbarkeit, daß unsere Natur solche Hilfsmittel für uns wachsen läßt.

GEWICHTSZUNAHME

Damit werdende Eltern verstehen, weshalb eine Frau soviel zunimmt, ist es mir ein Bedürfnis, die Kilo aufzuzählen, die allein durch das Kind und die wachsende Gebärmutter notwendig sind: Bis zum Ende der Schwangerschaft wird das Kind zwischen 3000 und 3500 Gramm schwer sein, es bewegt sich dann in einer Fruchtwassermenge von ca. 1000g. Das Ungeborene wird ernährt von der Plazenta, diese wiegt dann etwa 700g. Kind, Fruchtwasser und Plazenta sind eingehüllt von der Gebärmutter, deren Muskulatur von 70g auf 1500g zunimmt. Nach der Geburt soll das Kind von der Mutterbrust ernährt werden, auch sie nimmt an Größe und Gewicht in der Schwangerschaft zu, oft insgesamt bis zu 500g.

Eine Gewichtszunahme von ca. 6000 g erfolgt durch eine physiologische Wassereinlagerung im Gewebe und im Blut.

Eine Gewichtszunahme von 12 bis 14 Kilogramm in der gesamten Schwangerschaft ist also als völlig normal zu betrachten. Eine wöchentliche Zunahme von ca. 300 g ist in den ersten beiden Schwangerschaftsdritteln normal, im letzten Trimenon dagegen wird das Gewicht pro Woche etwa um 500 g ansteigen.

Eine gesunde, ausgewogene Ernährung in der Schwangerschaft ist sicher die beste Ausgangsposition. Ich möchte behaupten, daß eine gesunde schwangere Frau keine Gewichtsprobleme kennt. Freilich, ich weiß, daß es Frauen gibt, die viel mehr zunehmen. Bei der Nachfrage, ob Frauen zyklusabhängige Gewichtsschwankungen kennen, wird mir oft bestätigt, daß sie vor der Periodenblutung mindestens ein Kilogramm mehr wiegen. Das bedeutet: Frauen, die zu hormonell bedingten Gewichtsunregelmäßigkeiten neigen, werden auch in der Schwangerschaft mehr zunehmen.

In den letzten Jahren mußte ich feststellen, daß viele werdende Mütter arg leiden, wenn immer auf ihrem Gewicht »herumgehackt« wird, denn sie müssen sich nun schon selbst mit ihrem Dickerwerden anfreunden und ertragen es nicht, wenn es von anderen so kritisch betrachtet wird. Sie haben kein Verständnis, wenn schon jetzt auch noch der Hinweis kommt, wie schwierig es ist, nach der Geburt wieder schlank zu werden. Traurigerweise müssen sie das oft noch aus dem Munde von Männern hören. Das bringt sie dann nicht selten aus dem seelischen Gleichgewicht. Es wird alles nur noch schlimmer und auswegloser, und sie beginnen dann erst recht, ihren Frust über das Dickwerden »in sich hinein zu fressen«. Wenn eine Mutter klagt, daß der Arzt beim nächsten Vorsorgetermin wieder über ihre Gewichtszunahme schimpfen wird, so will ich sie damit aufmuntern, daß sie ja nicht für den Arzt schwanger ist, sondern ihr eigenes Baby austragen darf und selbst auf die eigene Gesundheit und die ihres Kindes achten sollte. Einige Kilogramm mehr an Gewichtszunahme können auch ein gutes Polster für die Stillzeit sein, denn gerade dann soll und darf sie nicht abnehmen. Eine zu schnelle Gewichtsabnahme würde in der Stillzeit die Ausscheidung von Giftstoffen, wie z. B. Schwermetallen, Pestiziden und Dioxinen fördern und somit eine zusätzliche Muttermilchbelastung darstellen. Häufig habe ich das Gefühl, daß sich unser Körper auf die kommende Zeit vorbereiten und selbst helfen will. Am wichtigsten ist sicher, kein allzu großes Problem aus der Gewichtszunahme zu machen. Essen Sie ausgewogen, und vertrauen Sie Ihrem Körper und Ihrem Kind; beide werden wissen, was sie brauchen und ausreichend Signale senden. Lernen Sie auf Ihren Körper zu hören, und reagieren Sie entsprechend.

Selbstverständlich ist dies aber kein Grund, nun für zwei zu essen! Es gibt Situationen in der Schwangerschaft, bei denen eine übermäßige Gewichtszunahme auch zu einer Krankheit führen kann. Eine davon ist der Bluthochdruck oder auch die erwähnten Krampfaderbeschwerden. Fast immer sind hier schwerwiegende Ernährungsfehler oder extrem einseitige Ernährung die Ursache.

Genau das gegenteilige Problem, zu *geringe Gewichtszunahme*, gibt es allerdings auch. Verständlicherweise leiden auch die davon betroffenen Frauen. Sie leben in der Ungewißheit, ob es ihrem Kind schadet, und haben Angst, daß ihr Kind schlecht versorgt oder untergewichtig geboren werden kann. Diese Sorgen kann ich aber sofort aus dem Weg räumen. Das Kind holt sich von der Mutter, was es benötigt, es wird höchstens ein bißchen weniger Fettpölsterchen haben als andere Neugeborene. Ich kann mich sehr gut an eine Frau erinnern, die nur 4 Kilogramm an Gewicht zugenommen hatte und ein Kind mit 4 Kilogramm Geburtsgewicht zur Welt brachte; während manchmal Frauen, die 25 Kilogramm zugenommen haben, Kinder mit »nur« 2500 Gramm gebären. Solche, in vieler Augen paradox erscheinende Phänomene sind also nicht unnormal.

HOMÖOPATHISCHE ARZNEIEN
Sollte die geringe Gewichtszunahme belastend oder besorgniserregend werden, könnte bei einer individuellen Beratung ein passendes homöopathisches Arzneimittel zu finden sein.

ÄTHERISCHE ÖLE
Bei vielen hat schon geholfen, sich morgens mit *Rosmarinwasser* zu waschen; das regt den Appetit an und steigert die Kreislauffunktion, sofern ein zu niederer Blutdruck die Ursache ist. *Bei zu hohem Blutdruck dürfen Sie niemals Rosmarin anwenden.*

Mit Fragen bei ungenügender Gewichtszunahme wurde ich bislang relativ selten konfrontiert und kann daher nicht viele Erfahrungen mitteilen. Ich bin mir sicher, daß in einem Einzelgespräch mit der Hebamme aber eine Möglichkeit gefunden wird. Auf alle Fälle sollten alle schwangeren Frauen, egal mit welchem Problem auch immer, Kontakt suchen und sich zumindest bei einer kompetenten Frau aussprechen können. Es passiert mir manchmal, daß die Frau ohne Therapievorschlag oder auf sie abgestimmtes Heilmittel mein Sprechzimmer verläßt, aber sagt: »Das Sprechen über mein Problem hat mir schon so gut getan, jetzt ist es schon besser«. Es muß nicht immer ein Tee, ein Öl oder ein Kügelchen sein, oft hilft einfach auch Zuwendung.

PARTNERSCHAFT, SEXUALITÄT IN DER SCHWANGERSCHAFT

Während den Beratungsgesprächen ergibt es sich, daß wir auch über Sexualität in der Schwangerschaft sprechen. In den Wochen der Schwangerschaftsmitte ist diese nämlich für die meisten Frauen sehr angenehm. Aufgrund der Gefäßweitstellung ist das Becken sehr gut durchblutet, und die Frauen haben Freude an der körperlichen Liebe. Die liebevolle Bindung zum Partner festigt sich, Zärtlichkeit und Zuwendung werden zu einem lustvollen Bedürfnis. Immer wieder jedoch haben Eltern Sorgen, daß »es« ihrem Kind nicht gut tut. Da kann ich nur beruhigen: wenn Vater und Mutter glücklich sind, freut sich das Kind mit. Das Baby liegt gut geschützt vom Fruchtwasser in der weichen Gebärmutter. Wenn Sie Lust und Liebe schön finden, dann schadet es dem Ungeborenen nicht. Ansonsten hätte hier die Natur sicher einen »Riegel« eingebaut, damit Geschlechtsverkehr in der Schwangerschaft nicht möglich wäre. Auch in diesem Bereich habe ich Vertrauen in den Körper einer Frau. Es kann also sein, daß eine ablehnende Haltung gegenüber dem Liebesakt ein ganz normaler Schutzmechanismus ist. Es könnten allerdings aber auch verborgene Beziehungsprobleme dahinterstecken; dann ist es ratsam mit dem Partner darüber zu sprechen oder eine erfahrene Therapeutin aufzusuchen. In einem Gespräch läßt sich erkennen, welche Ängste, Befürchtungen oder falschen Erwartungen sich hinter dieser Ablehnung verstecken. Im allgemeinen kann jedes Paar davon ausgehen, daß es keinen Grund gibt, enthaltsam zu sein, wenn die Schwangerschaft normal verläuft und bei den Vorsorgeuntersuchungen nichts Gegenteiliges erwähnt wird. Ich möchte einem Paar raten, mit Massagen auch neue, andere Wege der Zärtlichkeit und Zuneigung zu suchen, denn für Frauen und Männer kann es eine schöne Möglichkeit sein, den Körper wieder zu entdecken und seine Reaktionen zu erfahren. Intimität gehört zu unserem Leben, dieses Wort findet doch auch beim Gebären seine Berechtigung.

Sollten Probleme oder Fragen in bezug auf Sexualität und Partnerschaft aufkommen, möchte ich Ihnen Mut machen, sich vertrauensvoll an Ihre Ärztin oder Hebamme zu wenden.

HAUSGEBURT

Eltern, die sich für eine Hausgeburt entschieden haben, sollten sich allerspätestens etwa in der 26.–28. Schwangerschaftswoche mit einer Hebamme in Verbindung setzen. Immer wieder muß ich erleben, daß Eltern erzählen, es würde für sie seit Anfang der Schwangerschaft feststehen, daß das Kind zu Hause geboren werden soll. Aber an die Hebamme wird erst in den letzten Wochen gedacht, und ich muß dann die Eltern enttäuschen und mitteilen, daß mein Terminkalender ausgebucht ist. Ich kann als Hebamme nicht unbegrenzt Hausgeburtsbetreuungen annehmen, denn dies sind Intensivbegleitungen. Für die Hebamme bedeutet das nämlich: Eine Frau kennenzulernen, ihren Partner oder gar die ganze Familie einschätzen zu lernen, um erkennen zu können, ob es ihnen klar ist, welche Entscheidung sie für dieses Kind übernehmen. Anschließend dann die Eltern durch die Schwangerschaft zu begleiten, zur Geburt abrufbereit zu sein und hilfreich zur Seite stehen, im Wochenbett betreuend und beratend erreichbar und anwesend zu sein, und dann die junge Familie nach Wochen, wenn der normale Alltag mit dem Neugeborenen einkehrt, wieder zu verlassen. Oft wird mir als Hebamme das Gefühl vermittelt, zur Familie zu gehören, dies ist sehr schön für mich, aber auch anstrengend. Deshalb sehe ich mich nicht in der Lage, zuviele Frauen gleichzeitig zu betreuen. Ich möchte Ihnen als werdende Eltern raten, sich frühzeitig um eine Hebamme zu bemühen, denn wir sitzen nicht ständig zu Hause und warten. Wir betreuen viele andere werdende Mütter und Wöchnerinnen. Und schließlich sind Hebammen ganz einfach auch Menschen und möchten auch einmal einen Urlaub mit der Familie planen können.

DIE MITTLEREN DREI MONATE

VORAUSSETZUNGEN

Eine Hausgeburt kann natürlich nur dann gemeinsam angegangen werden, wenn optimale Voraussetzungen gegeben sind. Wenn nach intensiven Vorgesprächen feststeht, daß es sich um eine risikofreie, regelrecht verlaufende Schwangerschaft handelt. Es müssen evtl. mögliche Komplikationen gemeinsam besprochen werden, es muß den Eltern bewußt sein, daß jederzeit die Fahrt in die Klinik unumgänglich werden kann. Sie müssen sich auf eine Geburt im Krankenhaus ebenso vorbereiten wie auf die angestrebte Hausgeburt. Beide Elternteile müssen sich klar werden, wie groß ihr Sicherheitsbedürfnis in bezug auf die Geburt ist und ob sie dieser Verantwortung gewachsen sind; daß die Entscheidung – Hausgeburt – eine ganz persönliche sein muß und sie ihnen niemand abnehmen kann. Sie müssen sich überlegen, wie sie mit Leid und Behinderung umgehen können. Ich weiß, *alle* werdenden Eltern müssen sich bewußt sein, daß ein Kind auch krank, behindert oder tot geboren werden kann. Doch derzeit wird es von der Gesellschaft allenfalls akzeptiert, wenn dies in einer Klinik passiert, trotz Einsatz aller medizinischen und technischen Möglichkeiten. Wenn das Kind zu Hause krank, behindert oder tot geboren wird, wird das von der Gesellschaft nicht akzeptiert, da sie eine Unterlassung möglicher Hilfemaßnahmen unterstellt.

All diese Themen müssen mit den Eltern besprochen werden. Sicher wird es jetzt verständlich, daß dazu viel Zeit erforderlich ist neben den sonstigen notwendigen bzw. üblichen Kontrollen und Vorbereitungsmaßnahmen.

Der Wunsch nach einer Geburt in Geborgenheit und familiärer Atmosphäre hat auch in unserer heutigen angeblich planbaren Welt eine Daseinsberechtigung. Wenn alle Themen einer Hausgeburt gut abgewogen und vorbereitet sind, wird bestimmt auch diese Geburtshilfe wieder einen Platz in unserer Gesellschaft finden, denn auch diese Eltern haben ein Recht auf Verständnis und Betreuung. Hebammen, die Hausgeburtsbetreuung übernehmen, sind selbstverständlich gut ausgebildet und sich der Verantwortung bewußt, die sie tragen. Wir Hausgeburtshebammen sind ebenso wie Klinikhebammen darauf bedacht, das Risiko bei der Geburt so gering wie möglich zu halten und den Wünschen der Eltern und den Bedürfnissen der zu erwartenden Kinder so weit wie möglich gerecht zu werden.

GEBURTSHAUS

In vielen Städten der Bundesrepublik haben sich Hebammen zusammengeschlossen und ein Geburtshaus eröffnet, um darin verschiedenste Bedürfnisse von Eltern und Hebammen unter einem Dach zu vereinen. Unter der Leitung von freiberuflichen Hebammen wird eine familienorientierte natürliche Geburt in hausgeburtsähnlicher Atmosphäre praktiziert. Den Hebammen bleibt gerade in Großstädten die anstrengende Fahrzeit von Frau zu Frau erspart, und es ist eine einigermaßen überschaubare Dienstzeit möglich. Den werdenden Eltern wird außerhalb ihrer hellhörigen Großstadtwohnung eine selbstbestimmte Geburt ermöglicht. Sie haben die Gelegenheit, die zuständigen Hebammen kennenzulernen, die in dem zu erwartenden Geburtsmonat des Kindes Dienst haben. Sicher wird es notwendig sein, daß Sie sich in diesen Geburtsinstitutionen frühzeitig anmelden, da die Hebammen nur begrenzte Geburtenzahlen annehmen. Wie in der Hausgeburtshilfe kann unter Anderem ein frühzeitiges Kennenlernen zum Ausschluß von Risiken beitragen. Bei unerwarteten oder plötzlich auftretenden Risikosituationen im Schwangerschafts- sowie im Geburtsverlauf werden die Hebammen Sie an das von Ihnen ausgewählte, oder nächstliegende Krankenhaus einweisen. Die Geburtshäuser arbeiten meistens mit einem Ärzteteam zusammen, in manchen Einrichtungen wird auch der Beistand einer zweiten Hebamme angeboten. Als werdende Eltern muß Ihnen bewußt sein, daß das Geburtshaus ebensowenig »Sicherheit« bietet wie die Hausgeburtshilfe. Die Hebammen sind zwar für Notfälle mit Sauerstoff, Absauger und Notfallmedikamenten ausgestattet, werden Sie aber wie erwähnt bei Komplikationen in die nächste Klinik transportieren. Der Sinn eines Geburtshauses besteht nicht in der Konkurrenz zu Kliniken oder Hausgeburtshebammen, sondern um mit so wenig wie möglich medizinisch technischem Aufwand eine natürliche, selbstbestimmte Geburt in vertrauter Umgebung zu ermöglichen. Nach der Geburt verläßt die junge Familie das Geburtshaus und erlebt das Wochenbett zu Hause in ihren eigenen vier Wänden. Dort werden Sie von einer Hebamme weiterbetreut.

Diese Art der natürlichen Geburtshilfe hat sicherlich Zukunft und wird eine der besten Alternativen zu einer Hausgeburt sein. Es bleibt zu hoffen, daß auch politische Schritte zur Unterstützung solcher Projekte getan werden, denn bislang scheitern diese Vorhaben fast immer an finanziellen Mitteln, daß eine natürliche Geburtshilfe und freiberufliche Hebammen Unterstützung finden. Um die Existenz der Hebammen zu gewährleisten, müssen Eltern zur Zeit die Geburt Ihres Kindes selbst finanzieren, da die Krankenkassen derzeit sich nicht in der Lage sehen die entsprechenden Kosten zu tragen.

DIE LETZTEN DREI MONATE (LETZTES TRIMENON)

ENTWICKLUNG, SINNESORGANE

Die letzten zwölf Wochen dienen dem Kind zur Vorbereitung auf das Leben draußen, außerhalb des Mutterleibes. Die *Entwicklung* des Kindes ist soweit abgeschlossen. Es ist bald lebensfähig, bekommt noch ein schützendes Fettpolster, und seine *Sinnesorgane* reifen täglich. Das Baby nimmt regen Anteil am Leben der Mutter. Durch entsprechendes Verhalten teilt es ihr oft mit, daß es ihm gut geht oder daß ihm etwas unbequem ist, oft will es vielleicht mit seinen kräftigen Bewegungen auch mitteilen: mir ist das, was ich von da draußen *hören* kann, etwas zu laut! Der Mutter, die vielleicht soeben aufregende Dinge erlebt, kann es durch Stillsein eventuell signalisieren: »Ich halt mich da raus, das hat mit mir nichts zu tun!« Das Kind kann nun auch schon ganz deutlich Geräusche wahrnehmen, es hört mit, es lebt mit der Mutter und ihrer Umgebung mit. Es kann sich an Musik erfreuen, aber auch über laute Töne erschrecken. Die Forschung hat mehrfach bewiesen, daß Kinder Musik, die ihnen im Mutterleib regelmäßig vorgespielt wurde, wiedererkennen, wenn sie geboren sind. Wenn das Baby gerade geschlafen hat und plötzlich laute durchdringende Geräusche in der Umgebung der Mutter zu hören sind, wird es plötzlich wach werden und sein Mithören durch kräftige Bewegungen kund tun. Mit diesen Beispielen will ich sagen, daß die Einheit Mutter – Kind schon sehr intensiv geworden ist.

Die werdende Mutter lebt im Alltag nun schon ganz und gar mit ihrem Kind, sie spricht wohl mit ihm und reagiert auf seine Bedürfnisse. Nicht selten sind Bemerkungen zu hören, wie: »Du bist so unruhig in meinem Bauch, wir legen uns hin«. Die Grenze ihrer neuen Körperform allerdings kann die Mutter oft nicht mehr deutlich wahrnehmen. Sie stößt mit ihrem Bauch an und kleckert beim Essen auf ihre Bluse. Ihr wird immer deutlicher, sie hat zwar einen dicken Bauch, aber er gehört dem Kind. Häufig erzählen die Frauen mir dann: »Das Kind hat Besitz ergriffen von meinem Bauch. Es wird mir langsam unbequem«. Damit wollen sie aussagen, nicht der Umfang, sondern das Kind wird unbequem. Mit seinen Bewegungen übt es Einflüsse auf die Mutter aus, so daß sie sich z. B. hinsetzt, ohne es eigentlich zu wollen. Sie wird sich dem Kind zuliebe auf eine andere Seite legen, obwohl sie bislang nie diese Schlafstellung eingenommen hat. Das Kind kann mit seinen Signalen, seinen kräftigen Bewegungen, Fußtritten in die Magengegend oder den Nierenraum der Mutter mitteilen, daß die momentane Körperhaltung der Mutter einfach nicht gut ist, daß dadurch die Durchblutung der Plazenta, des Mutterkuchens, ungenügend ist, oder daß es ganz einfach andersherum besser Platz in der Gebärmutter hat.

Das Ungeborene kann sich jetzt nicht mehr wie ein Fisch im Wasser bewegen, diese Zeit ist vorbei. Es wird immer größer und schwerer. Am Anfang des achten Monats (von zehn

Mondmonaten) wiegt es ungefähr 1400 Gramm, am Anfang des neunten Monats schon 2100 Gramm und am Anfang des zehnten Monats schon 3000 Gramm. Auf Grund des Platzmangels, des zunehmenden Gewichtes und der zunehmenden Größe fällt es dem Kind schwerer, Purzelbäume zu schlagen. Etwa ab der 34. Schwangerschaftswoche ist diese Art der Bewegung für das Kind mit einer großen Anstrengung verbunden, und deshalb dreht es sich lieber nur noch von einer Seite zur anderen. Fast (!) alle Kinder nehmen zu diesem Zeitpunkt eine für die Geburt günstige Lage ein, nämlich die mit dem Kopf nach unten. Die Hebamme oder die Ärztin notieren dann im Mutterpaß: Kopflage = KL oder auch SL, das heißt Schädellage.

Das Baby im Mutterleib kann nun sogar schon *sehen*. Es ist nicht nachtschwarz in der Umgebung des Kindes, sondern leicht purpurrot bei Sonnenschein, sofern die Mutter die Sonnenstrahlen genießen kann, denn die Strahlen von Sonne und Licht durchdringen unsere Muskulatur. Bei bewölktem Himmel, Dämmerlicht oder in der Wohnung ist es sicher mehr eine blaurote Umgebung. Unter der Bettdecke ist es dunkel, auch beim Kind in der Gebärmutter.

In den letzten Wochen der Schwangerschaft kann das Kind im Mutterleib bereits am Daumen lutschen. Diese Angewohnheit ist also höchstwahrscheinlich nicht anerzogen, sondern angeboren. Es lernt auch bereits das Trinken, die schnappenden Bewegungen sind dem Luftschnappen eines Fisches sehr ähnlich. Während es versucht Fruchtwasser zu sich zu nehmen, verschluckt es sich häufig, und die Mutter kann den dadurch entstandenen Schluckauf als rhythmisches Klopfen an ihrer Bauchdecke wahrnehmen. Durch diese Saug- und Trinkbewegungen bereitet sich das Kind auf das Saugen an der mütterlichen Brust vor.

In diesen Monaten wird der Mutter eindeutig bewußt, daß ein kleiner Mensch mit all seinen Eigenschaften und Gewohnheiten spürbar heran wächst und seine Umgebung schon sehr deutlich beeinflußt. Das Baby lebt bereits in der Familie mit, es hört seine Geschwister reden, singen und schreien. Auch das Bellen des Hundes ist ihm sicher vertraut.

ARBEITSPLATZ, MUTTERSCHUTZGESETZ

Für die berufstätigen Frauen werden am Arbeitsplatz die Reaktionen auf die Schwangerschaft immer häufiger in den Mittelpunkt treten. Mitarbeiter, Frauen wie Männer, die bislang nie ein Wort des Grußes gekannt haben, bleiben stehen, streicheln über den Bauch und begrüßen das Kind mit einem fröhlichen »Guten Morgen, auch schon wach?« Darüber sind manche schwangeren Frauen sehr entsetzt, andere freuen sich über diese Anteilnahme. In den Geburtsvorbereitungskursen versuche ich zu diesem Verhalten zu erklären, daß es vielleicht immer noch so etwas wie einen Herden- und Beschützerinstinkt in unserer Gesellschaft gibt.

Ungeborene, Neugeborene und kleine Kinder können die größten Muffel freundlich stimmen. Sie öffnen sich dem Ungeborenen mit Freundlichkeit und Liebe in dem Wissen, daß Kinder der schönste Inhalt im Leben sein können und in Freundlichkeit und Frieden aufwachsen sollten.

Ich hoffe, daß jeder schwangeren Frau Verständnis und Rücksicht am Arbeitsplatz entgegengebracht wird. Anderenfalls sollte sie sich über das *Mutterschutzgesetz* informieren, um die dort verankerten Ruhepausen und Rechte auch wirklich wahrzunehmen. Es wurde geschaffen, um einen sozialen Schutz für werdende Mütter zu gewährleisten. Aktuellste Informationen dazu erhalten Sie bei Ihrer Krankenkasse.

Viele Frauen meinen zu Beginn der Schwangerschaft, daß sie solange arbeiten können und wollen, wie sie Lust haben, vielleicht sogar bis zur Geburt. Sie sagen: »Schwangerschaft ist keine Krankheit«. Ab etwa der 32. Schwangerschaftswoche warten dann doch die meisten Schwangeren sehnsüchtig auf die letzten Tage vor dem *Mutterschaftsurlaub*.

Jede Frau hat ein Anrecht auf diesen Urlaub, der sechs Wochen vor der zu erwartenden Geburt ihres Kindes beginnt. Im Beruf wird es dann doch anstrengend weiterhin »die Frau zu stehen«, mit dem Baby im Bauch, dem zunehmenden Gewicht und der aufkommenden ganz normalen Kurzatmigkeit. Diese entsteht dadurch, daß die Gebärmutter bis an den Rippenbogen hochwächst und auch die mütterliche Lunge immer weniger Platz hat. Das Kind beansprucht jeden Zentimeter Raum, den es gewinnen kann. Es mischt dann eben überall mit, beeinflußt und beeinträchtigt die Mutter in allen möglichen Situationen. Mit der Harnblase versucht das Baby Ping-Pong-Ball zu spielen, infolge dessen muß die Mutter ständig zur Toilette rennen und ihre Arbeit unterbrechen, was ihr oft lästig wird. Da durch das stetig wachsende Kind für den Magen nicht mehr viel Platz übrig bleibt, wird die Mutter immer wieder kleine Mahlzeiten zu sich nehmen müssen, was am Arbeitsplatz nicht immer auf das Verständnis der Kolleginnen und Kollegen trifft. Das Kind im Bauch schafft es, daß sich die Mutter von jedem Kinderwagen ablenken läßt, mit dem eine stolze Mutter am Fenster ihres Arbeitsplatzes vorbeispaziert. Eine schwangere Frau hält in ihrer Tätigkeit inne, wenn sie ein Kleinkind schreien hört und überlegt, wie es für sie sein wird, wenn dann einmal ihr eigenes Kind in einem Kaufhaus so einen Tobsuchtsanfall bekommt. In ihren Gedanken wird sie dann sicher viel vernünftiger handeln als diese Mutter, die eben als Kundin in ihrer Abteilung war und sogleich die Nerven verloren und dem Kind einfach nachgegeben hat. (In zwei Jahren wird sie sicher wieder anders denken, wenn sie selbst Mutter eines kleinen Trotzkopfes ist!)

GEBURTSVORBEREITUNG

Die werdenden Mütter, die sich zum *Geburtsvorbereitungskurs* angemeldet haben, finden nun in der Gruppe Bestätigung. Sie hören, daß andere berufstätige Schwangere am Arbeitsplatz dieselben Erfahrungen machen. Sie bestärken sich dann gegenseitig, mit ihrem Arbeitgeber zu sprechen, daß manche Situationen im Arbeitsalltag für sie nun zu anstrengend sind, oder bekommen den Mut, sich auch mal für eine Woche krankschreiben zu lassen, wenn die Belastungen einfach zu groß werden. In vielen Berufsgruppen, insbesondere dem Pflegedienst, ist es nicht zu vermeiden, daß eine schwangere Frau den körperlichen Belastungen und Anforderungen nicht mehr Stand halten kann. Es ist auch schön zu beobachten, wie sich in den Geburtsvorbereitungskursen die anfangs gespannte Atmosphäre in neuen Gruppen bald verändert in Heiterkeit und Wiedersehensfreude. Oft entstehen dauerhafte Freundschaften. Viele Krabbelgruppen und Müttertreffs haben in unseren Kursen ihren Anfang gefunden und bestehen heute noch.

VERÄNDERUNGEN DES FRAUENKÖRPERS

KINDSBEWEGUNGEN

Für manche werdenden Eltern ist die Veränderung des Frauenkörpers verbunden mit einer Ängstlichkeit, die mit Fremdsein und etwas Unbekanntem zu tun hat. In den letzten zwölf Wochen der Schwangerschaft wird der Bauch kugelig rund und wächst hoch bis unter den Rippenbogen.

Das Kind stemmt sich oft mit aller Kraft unter den Rippen der Mutter ab, so daß sie sagt: »Ich glaube, unter meinen Rippen ist alles blau, es fühlt sich wund an.« Alle Schwangeren können die Kindsbewegungen nun deutlich wahrnehmen. Sogar für andere Menschen, die der werdenden Mutter gegenüber sitzen, sind die Bewegungen deutlich sichtbar. Manchmal wird der kindliche Bewegungsdrang nicht mehr nur als spielerisch erlebt, sondern als schmerzhaft empfunden.

Es ist schon vorgekommen, daß Frauen in der Sprechstunde förmlich über die allzu schmerzhaften Kindsbewegungen klagen. Speziell sehr schlanke und zarte Frauen leiden häufig unter der Dehnung der Bauchdecke und den kräftigen Kindsbewegungen.

So wie damals Frau S. ...

... eher schüchtern kam sie, mit Tränen in den Augen, und klagte: »Ich trau mich es fast nicht zu sagen, aber mein Kind tut mir so weh. Ich fühle mich innerlich wund und gequetscht. Ihnen kann ich das doch erzählen, oder? Wissen Sie, zu Hause versteht mich niemand. Alle sagen, ich dürfe so etwas nicht denken, denn ein Kind könne seiner Mutter mit Bewegungen nicht weh tun, das würde ich mir einbilden. Aber glauben Sie mir, es ist wirklich schlimm, ich halte es bald nicht mehr aus.« Ich habe Frau S. *Arnica Globuli* gegeben. Daraufhin berichtete sie einige Tage später, daß nur eine kurze Besserung eingetreten sei. Jetzt aber sei es alles noch schlimmer geworden, denn es tue ihr um den Bauchnabel herum so weh, daß sie es wirklich nicht mehr aushalten könne, aber es gäbe wohl doch nichts, was ihr Linderung bringen könne. Sie machte nun einen sehr ungeduldigen, fast hysterischen Eindruck. Ich dachte, sie könne jeden Augenblick die Fassung verlieren und gab ihr *Cimicifuga*. Bereits am nächsten Tag hat Frau S. angerufen und erleichtert mitgeteilt, daß die Schmerzen weg seien und es ihr so gut gehe wie schon lange nicht mehr. Nach zwei Wochen bekam sie eine weitere Arzneigabe und war dann aber bis zur Geburt von ihren heftigen Nabelschmerzen befreit.

Ja, wenn es das richtige Globuli ist, dann freue ich mich über den Erfolg einer homöopathischen Behandlung. Aber es ist eben nicht immer leicht, gleich die richtige Arznei zu finden.

BAUCHNABELEMPFINDLICHKEIT

Manche Frauen machen sich Sorgen, weil sich ihr Bauchnabel nach außen stülpt. Dies sieht manchmal recht witzig aus, wenn er durch die Kleidung wie ein kleiner Knopf zu sehen ist. Oft schmerzt der Nabel aber. Zumindest ist er sehr empfindlich, denn er war ja seit Jahren nach innen gezogen, war im Verborgenen, und nun reibt die Kleidung daran. Zum Trost kann ich allen Schwangeren mit diesem lustigen vorwitzigen Bauchnabel sagen, daß er nach der Geburt ganz schnell wieder in die alte Position zurückgehen wird.

In einzelnen Fällen kann es allerdings zu einem Nabelbruch kommen. Fast immer ist keine besondere Behandlung oder gar Operation erforderlich. Der Arzt wird in diesen Fällen selbstverständlich ein beratendes Gespräch anbieten.

Bei Nabelschmerzen hilft *Lavendel* sehr gut. Entweder geben Sie das ätherische Öl des Lavendel extra pur auf den Nabel, oder sie machen sich eine feuchte kalte Kompresse.

BAUCHUMFANG

Das Wachstum des Kindes ist in der 28.–34. Schwangerschaftswoche enorm, und fast täglich wird sichtbar, wie der Bauchumfang zunimmt. Am Ende der Schwangerschaft erreicht er oft 100cm und mehr. Allen Eltern gebe ich den Tip, den Bauchumfang kurz vor der Geburt zu messen. Für die Mutter sowie später für das Kind ist es eine witzige Erinnerung, mit dem Maßband um den Bauch diesen Umfang zu rekonstruieren. Leider ist es nämlich bei den Vorsorgeuntersuchungen nicht mehr üblich, den Umfang zu notieren. Lohnenswert ist es auch Fotos zu machen. Für die Eltern ist es später ein eindrucksvolles Erlebnis, wenn nach der Geburt der Bauch weg ist und an Hand solcher Fotos die Schwangerschaft nochmal nachzuvollziehen ist. Interessant ist es, in den Vorbereitungsgruppen zu erleben, wie die Mütter ihre schwangeren Bäuche vergleichen. Große Freude haben die Eltern, wenn wir Hebammen mit einer Puppe demonstrieren, wie die Kinder sich im Bauch der Mutter zusammenrollen müssen und manchmal auch Dehnübungen machen, oder versuchen sich im Mutterleib zu strecken. Diese Kindesübungen werden dann als unförmige Ausbuchtungen am Bauch der Mutter sichtbar.

LINEA FUSCA

Eine bemerkenswerte optische Veränderung während der Schwangerschaft stellt die *Braune Linie* oder *Linea fusca* dar. Die Körpermittellinie wird bis zum Ende des letzten Schwangerschaftsdrittels sehr stark pigmentiert und erhält eine braune Farbe. Die Linie ist mit dem größer werdenden Uterus bis an den Rippenbogen hochgewachsen. Für viele Frauen wird sie allerdings erst nach der Geburt so richtig deutlich. Durch die enorme Dehnung der Bauchdecke wird die intensive Färbung erst wieder bei der erschlafften Bauchdecke sichtbar. Alle braunen Linien werden aber nach der Geburt im Laufe von einigen Monaten wieder verblassen. Die Hautpigmentierung läßt sich weder vermeiden noch beeinflussen, nicht in der Schwangerschaft und auch nicht im Wochenbett. Weder Öle noch Massagen können diesen ganz natürlichen Vorgang verhindern, er gehört bei vielen Frauen einfach zur Schwangerschaft.

BRÜSTE AUF DIE STILLZEIT VORBEREITEN

Eine enorme Veränderung erfahren die *Brüste* der schwangeren Frau. Die anfängliche Empfindlichkeit der Brustwarzen ist vielleicht etwas zurückgegangen, dafür hat sich aber inzwischen die Pigmentierung des Warzenhofes sehr verstärkt. Er ist dunkler und auch größer geworden. Die Größe und das Gewicht der Brüste haben sich verändert. Bei den meisten Frauen ist eine enorme Gewichtszunahme der Brüste festzustellen. Dies ist der Grund dafür, daß manche Frauen glauben einen BH tragen zu müssen, was aber nicht für alle zwingend notwendig ist. Meines Erachtens kann und wird eine Schwangere selbst entscheiden, was sie benötigt und was hilfreich für sie ist. Daß dieser Schwangerschafts-BH elastisch, gut sitzend und am besten aus einem atmungsaktiven Material wie Baumwolle oder Seide sein sollte, versteht sich von selbst.

Wie wichtig eine Massage für den Körper ist, habe ich schon im Kapitel Schwangerschaftsstreifen erwähnt, das gilt natürlich erst recht für die wachsenden Brüste. Verwenden Sie am besten Ihr Lieblingsöl, das Sie auch für den Bauch benutzen. Massieren Sie die Brüste kräftig und mit gleichmäßigem Druck von außen in Richtung der Brustwarzen, stern- und kreisförmig. Dies ist der erste Weg um die Brust auf die Stillzeit vorzubereiten. Durch diese regelmäßige Massage kann jede Frau ihre Brüste kennenlernen und wird sich bewußt werden, daß sie ein ganz wichtiges Organ sind, und nicht nur ein Symbol der Sexualität.

Zum Abhärten der Brüste im Hinblick auf die Stillzeit hier einige Tips:
– Waschen Sie sich regelmäßig mit kaltem Wasser und rauhem Lappen.
– Trocknen Sie sich mit einem rauhen Handtuch ab.
– Rubbeln Sie dabei mit dem flachen Handteller die Brustwarzen.
– Bürsten Sie mit einer weichen Bürste die Haut stern- und kreisförmig vom Brustansatz in Richtung Brustwarze, auch die Warzen zart miteinbeziehen.
– Fassen Sie die aufgerichteten Warzen mit Daumen und Zeigefinger und rollen sie kräftig zwischen den Fingern.
– Drücken Sie die Warzen am Warzenhofrand einige Male kräftig zusammen, wie es später durch den Kieferdruck des Kindes geschieht.
– Massieren Sie dann die Brust mit einem gutem Massageöl (*Weizenkeim/Jojoba - Rosenholz, Lavendel, Neroli*).
– Versuchen Sie einen Tropfen Vormilch auszustreifen, indem Sie eine Brust mit einer Hand umfassen und mit leichtem Druck nach vorne streifen, dabei dann am Warzenhofrand kräftig zusammendrücken. So können die Milchgänge freigelegt und aktiviert werden. Somit können Sie einen möglichen Milchstau am Anfang der Stillzeit vermeiden.

– Zum Schluß können Sie eine Scheibe Zitrone auf die Warzen legen, um die Haut derb und widerstandsfähig werden zu lassen.
– Genießen Sie nach Möglichkeit öfter ein Sonnenbad mit bloßer Brust, und versuchen Sie einige Stunden am Tag das BH-Tragen zu vermeiden, denn die normale Reibung der Warzen an der Kleidung ist die simpelste Art der Abhärtung.

Bitte fangen Sie langsam und vorsichtig mit dem Abhärten an, gehen Sie im Abstand von einigen Tagen immer einen Punkt vor und machen solange weiter, wie Sie es gut ertragen können. Es hat schon Frauen gegeben, die mir nach einer Woche »Hauruckverfahren« erzählten, daß die Warzen jetzt bluten würden. Das ist natürlich eine vollkommen falsche Art der Brustvorbereitung. Bitte gehen Sie mit Gefühl und Vorsicht mit dieser empfindlichen Haut um. Bedenken Sie aber, daß auch bei einer zweiten und weiteren Schwangerschaft die Warzen wieder neu vorbereitet werden sollten, denn es hat wieder ein Hormonwechsel stattgefunden, der verantwortlich ist für das Empfindlichwerden der Brustwarzen.

Ich weiß, daß viele Frauen diese Art der Abhärtung als zu übertrieben oder gar brutal empfinden mögen. Da ich als Hebamme aber seit Jahren beinahe täglich mit Stillproblemen konfrontiert werde und die meisten von diesen Frauen erzählen, sich darauf nicht vorbereitet zu haben, kann ich jeder Schwangeren nur raten: Fangen Sie nicht zu früh an, aber bereiten Sie Ihre Brüste auf die Stillzeit vor! Ihr Kind wird keine Rücksicht nehmen, ob Sie sie abgehärtet haben oder nicht. Und es gibt nichts Unangenehmeres, als mit wunden, empfindlichen Brustwarzen die Stillzeit zu beginnen.

Sollte die Prozedur tatsächlich schmerzhaft sein, trotz der Vorsichtsmaßnahmen, dann geben Sie einen Tropfen *Lavendel extra* auf die Warze, das wird sehr beruhigend und heilend wirken.

FLACH-, SCHLUPF-, HOHLWARZEN

Mit dieser Abhärtungsmethode werden häufig auch sogenannte Flach- oder gar Schlupfwarzen anfangen, sich aufzurichten. Seien Sie bereits in der Schwangerschaft überzeugt, daß das Kind mit Ihren Warzen zurechtkommen wird. Schließlich ist es Ihr Kind. Aber arbeiten Sie an der Form Ihrer Brustwarzen, Sie sollten sich nicht seelenruhig darauf verlassen, daß sich mögliche Probleme bis zur Stillzeit von alleine lösen werden. Oder, wie leider viele Frauen denken: »Die Hebamme oder die Kinderschwester werden mir dann schon helfen.« Klinisches Fachpersonal kann über nacht leider keine Wunder geschehen lassen. Um aus Flach- oder Schlupfwarzen eine ideale Brustwarzenform für das Stillen eines Kindes zu erhalten, müssen Sie viele Wochen lang Vorbereitungsmaßnahmen treffen. Vielleicht macht es sogar Ihrem Partner Spaß, dabei mitzuhelfen, schließlich sollte er als Vater des Kindes daran interessiert sein, daß sein Kind die optimale Ernährung bekommt. Und das ist nun mal Muttermilch, die ist nicht nur billiger und praktischer als Fläschchennahrung, sondern das einzige, was für ein Menschenkind wirklich verträglich ist. Schließlich werden Tiere auch nicht mit Menschenmilch großgezogen und auch nicht mit einer anderen artfremden Milch. Kein Kaninchen kann mit Stutenmilch gefüttert werden, aber Menschenkinder werden mit Kuhmilch gefüttert, die doch für Kälbchen gedacht ist.

Ich bin mir sicher, daß sich Flach- und Schlupfwarzen mit diesen Anwendungen verändern lassen. Sollte sich aber innerhalb von Wochen keine Formveränderung abzeichnen, oder handelt es sich tatsächlich um sogenannte echte *Hohlwarzen*, also richtig nach innen anstatt nach außen gestülpte Brustspitzen, so müssen Sie unbedingt einige Wochen vor der Geburt anfangen, sogenannte *Brustschilder* zu tragen. Diese können Sie in jeder Apotheke erhalten. Am besten fragen Sie aber nochmal Ihre Hebamme, ob Sie sich diese Brustschalen besorgen sollen. In den ersten Tagen bis Wochen der Stillzeit sollten die Mütter diese Schalen kurz vor dem Stillen tragen und erst in dem Augenblick abnehmen, wenn das Kind bereits die Warzen sucht und fassen will.

Ich kann mir gut vorstellen, daß einmal täglich ein Tropfen *Salbei-Essenz*, auf die Warze geträufelt, den Effekt noch unterstützen wird.

Manchmal berichten Frauen, daß sie nach dem Abhärten der Brustwarzen eine verstärkte Anspannungsbereitschaft der Gebärmutter feststellen. Dies sollte Anlaß sein, die Abhärtungsprozedur zu beenden, wenn die Kontraktionen rhythmisch oder gar schmerzhaft werden. Kurzes Anspannen, das durch Bauchatemübungen, unterstützt durch Hinlegen und Entspannen sofort nachläßt, muß nicht weiter beachtet werden.

VORMILCH IN DER SCHWANGERSCHAFT

In der Schwangerschaft kommt es übrigens häufig vor, daß einige Tropfen Vormilch aus den Brustdrüsen abgesondert werden. Es kann sein, daß nur einzelne Tropfen oder gar große gelbe Flecken auf der Kleidung sichtbar werden. Einige Frauen müssen deshalb bereits in der Schwangerschaft Einlagen tragen, während andere vergeblich auf einen Tropfen warten.

Die Absonderung von Vormilch wird von jeder Frau und in jeder Schwangerschaft unterschiedlich erlebt. Die Menge der austretenden Flüssigkeit hat aber überhaupt keine Aussagekraft hinsichtlich der späteren Milchmenge.

Zum Thema »zuviel Vormilch« fällt mir eine interessante Begebenheit ein:

••• Angelika war mit ihrem zweiten Kind schwanger und begrüßte mich eines Tages mit einem Lächeln. Sie hatte ein winzig kleines Döschen dabei und fragte mich, ob sie mir ihre neue Schwangerschaftsstreifencreme vorstellen dürfe, mit der sie seit Tagen eine ganz geschmeidige Bauchhaut erhalten habe. Zunächst konnte ich ihr Schmunzeln überhaupt nicht verstehen. Sie bestand darauf, daß ich eine kleine Probe auf meiner Hand anwenden solle. Ich war erstaunt über die goldene Farbe und die Geschmeidigkeit dieser Creme. Mein Kommentar war: »Die ist sehr angenehm, aber weit wirst du mit dieser Menge nicht kommen.« »Wieso, diese Creme stelle ich täglich neu her, damit sie nicht ranzig wird.« Nun war ich doch neugierig und wollte wissen, was denn das für eine Eigenkreation von Salbe sei. Mit amüsiertem Stolz teilte sie mir dann mit, daß sie seit einiger Zeit reichlich Vormilch habe. Diese Milch sei einfach zu wertvoll, um sie in die Kleidung fließen zu lassen. Sie verwende die Milchauffangschalen, die sie aus der Stillzeit ihrer ersten Tochter noch besitze, sammle die Vormilch und vermische diese mit Weizenkeimöl. Das Ergebnis dieser Mischung wäre eben diese Salbe. Nun mußte auch ich lachen und freute mich mit Angelika über ihren Einfallsreichtum und ihre einzigartige, wertvolle Schwangerschaftsstreifencreme.

DIE LETZTEN DREI MONATE

ALLGEMEINE BESCHWERDEN

EISENMANGEL

Die allermeisten schwangeren Frauen fragen mich wegen ihrem Eisenmangel um Rat. Fast alle Frauen sind sehr besorgt und verunsichert, da der Hämoglobinwert (Hb-Wert) schon rot gekennzeichnet im Mutterpaß eingetragen wurde. Diese sogenannte Eisenmangelanämie wird am einfachsten durch eine Blutuntersuchung festgestellt. Bei jeder Vorsorgeuntersuchung werden durch einen Stich in die seitliche Fingerkuppe des Mittel- oder Ringfingers Blutstropfen entnommen. Daraus wird der Hämoglobinwert bestimmt, in dem Eisen den zentralen Teil darstellt.

Die werdenden Mütter nehmen meist schon längere Zeit Eisenpräparate ein, die ihnen der Frauenarzt verschrieben hat. Wenn bei der Therapie kein Erfolg zu sehen ist oder die Begleiterscheinungen, wie Verstopfung, Magenbeschwerden und Unwohlsein zu unangenehm werden, kommen die Frauen zu mir und fragen um Rat.

Zunächst erkläre ich den Müttern, daß ein Absinken des Hb-Wertes normal ist um die Zeit der 28.–32. Schwangerschaftswoche, weil in dieser Zeit das Kind seinen größten Wachstumsschub hat. Dies kann die Mutter meist gut bestätigen, denn ihr Bauchumfang wächst ständig. Durch dieses Wachstum holt sich das Kind alles, was es von der Mutter bekommen kann. Das bedeutet, daß der mütterliche Kreislauf, also auch die Blutbildung, bis aufs äußerste mobilisiert werden muß. Zudem weiß die Medizin, daß in dieser Schwangerschaftszeit vermehrt Flüssigkeit in der Blutbahn eingelagert wird, also eine physiologische Volumensteigerung stattfindet und sich somit eine gewisse Blutverdünnung ergibt. Auch das erklärt ein Sinken des Hämoglobinwertes.

Der Hk-Wert (Hämatokrit-Wert) dagegen bleibt erstaunlicherweise fast immer konstant. Mit diesem Wert wird der prozentuale Anteil der roten Blutkörperchen gemessen. Diese sind zuständig für den Sauerstofftransport, während der Eisengehalt das Blut befähigt, Sauerstoff aus der eingeatmeten Luft aufzunehmen. Solange also dieser Wert nicht absinkt, kann auch davon ausgegangen werden, daß weder die Mutter, noch das Kind in einen Mangelzustand geraten.

Um aber einen Mangel, bzw. eine Anämie (Blutarmut) zu vermeiden, müssen diese Werte regelmäßig kontrolliert werden. In jedem geburtshilflichen Lehrbuch ist nachzulesen, daß eine Behandlung einsetzen sollte, wenn der Wert unter 11,2 mg% (bei einem Normalwert von ca.14 mg%) liegt. Nicht vergessen werden darf aber auch hier die Individualität. Jeder Mensch hat seine eigenen Werte, es kann also davon ausgegangen werden, daß eine Eisensubstitution (Eisenzufuhr) einsetzen muß, wenn beide Werte absinken oder wenn entsprechende körperliche Symptome erkennbar sind.

Zunächst möchte ich aber noch darauf aufmerksam machen, daß es auch *Blutabnahmefehler* und *Laborfehler* geben kann. Für die Frau ist es wichtig, darauf zu achten, daß die Finger beim »Fingerpicksen« ganz warm und gut durchblutet sind. Bei einem auffallend schlechten Wert sollten Sie darauf drängen, daß die Untersuchung an einem anderen Tag wiederholt wird. Insbesondere dann, wenn Sie an sich selbst keinerlei Symptome feststellen, die auf einen Mangel hinweisen, wie: Müdigkeit, Antriebslosigkeit, Konzentrationsschwäche und allgemeine Schwächezustände.

Sollte eine Behandlung notwendig werden, kann dies sehr gut auf natürlichem Weg erfolgen.

🌿 KRÄUTERHEILKUNDE UND ERNÄHRUNG

Meine Tips zur Vorbeugung einer Eisenmangelanämie: wieder muß ich den *Schwangerschaftstee* ermpfehlen. Wie ich bereits erwähnt habe, reicht diese Teemischung bei vielen Frauen aus, um den Hb-Wert ansteigen zu lassen. *Ampfer-* und *Petersilienwurzeln* können noch ergänzend verwendet werden. Diesen beiden Wurzeln, sowie den *Brennesselblättern*, die in der Mischung enthalten sind, wird ein sehr hoher Eisengehalt nachgesagt.

An dieser Stelle möchte ich eindringlich darauf hinweisen, daß der Tee mit einigen Tropfen Zitrone getrunken werden sollte. Unser Körper benötigt *Vitamin C* (Ascorbinsäure), um das Eisen bei pflanzlicher Eisenzufuhr besser verwerten zu können. Nicht vergessen dürfen Sie, daß der Körper einer Frau in der Schwangerschaft ein Drittel mehr an Vitamin C benötigt.

Es ist unter anderem auch zuständig für die Anregung der Knochenmarksfunktion, dort wiederum werden rote Blutkörperchen gebildet. Ausreichend bekannt ist, daß ein Vitamin C-Mangel auch zu Blutungen führen kann. Sollten Sie abnorm starkes Zahnfleischbluten in der Schwangerschaft haben, so überprüfen Sie Ihre Zufuhr an Vitamin C. Gleichzeitig aber möchte ich vor einem übertriebenen Genuß warnen: dies kann zu Durchfall führen, und somit eine zu frühe Wehentätigkeit ausgelöst werden. Denn der Darm liegt direkt an der Gebärmutterwand an, und eine Überaktivität des Darms kann schnell auch die Gebärmuttermuskulatur mit derselben Tätigkeit anregen; aus den Schwangerschaftswehen könnten dann plötzlich Geburtswehen werden. Auch bei Vitaminen gilt der Spruch: »In Maßen konsumiert ist es hilfreich, im Überfluß wird es schädlich.« Dies trifft auf fast alle naturheilkundlich orientierten Hilfestellungen zu.

Im Bereich der *Ernährung* ist weiter darauf zu achten, daß alles im Speiseplan enthalten ist, was in der Erdkruste gedeiht und wächst, denn nur dort ist Eisen im Boden vorhanden, und nur von dort kann es aufgenommen werden. Der höchste Eisengehalt wird nachgewiesen in der Roten Beete und der Gelben Rübe. Der Verzehr dieser beiden Gemüse, als Rohkost oder schonend zubereitet als Gemüse oder Gemüsesaft verwendet, wird sicher bald zu einem nachweisbaren Erfolg führen. Denken Sie dabei an das Vitamin C, das für die Eisenverwertung nötig ist.

Alle dunklen Beeren, insbesondere Holunder, aber auch Himbeeren und schwarze Johannisbeeren sind sehr eisenhaltig und auch als Säfte sehr beliebt.

Viele Frauen erzählen mir auch, daß sie eine Flasche Kräuterblutsaft in der Apotheke gekauft haben und daß dadurch die Blutwerte wieder rapide angestiegen seien.

Einen sehr hohen Eisengehalt weisen auch *Nüsse* auf, insbesondere Paranüsse. Sie haben 34mg Eisen bei 100g Frischsubstanz – die Mandel, die an zweiter Stelle genannt werden kann, dagegen nur 4,1mg. Sonnenblumen- und Kürbiskerne, die gut als kleine Zwischenmahlzeiten gekaut werden können, finden immer mehr Beliebtheit. Da Nüsse bekannterweise auch einen hohen Fettgehalt aufweisen, sollten sie immer bewußt als Nahrungsmittel gegessen und nicht als Alternative zu Kaugummi, Bonbons oder Zigaretten verwendet werden. Sehr wertvoll macht sie auch der hohe Anteil an ungesättigten Fettsäuren, sowie ein hoher Vitamin E-Gehalt. Nüsse sind enorme Energielieferanten und sollten in der Schwangerschaft ein wichtiger Bestandteil der Ernährung sein. Aber denken Sie daran: 50g Paranüsse (gut gekaut) und dazu ein bis zwei Äpfel ersetzen eine Mittagsmahlzeit. Achten Sie bitte auch hier beim Einkauf auf kbA-Qualität, da sonst eine zu hohe Zufuhr an Schwermetallen und anderen Umweltgiften stattfinden kann.

Am wichtigsten aber scheint mir in diesem Zusammenhang zu sein, daß Sie als werdende Mutter auf den Genuß von Schwarztee verzichten. Denn dieses Getränk macht all Ihre Bemühungen zunichte, die Sie unternommen haben, den Hämoglobinwert ansteigen zu lassen. Schwarztee kann als ein Eisenräuber bezeichnet werden.

HOMÖOPATHISCHE ARZNEIEN

Natürlich gibt es auch homöopathische Arzneien, die verordnet werden können, wie: *Ferrum metallicum*, *Ferrum phosphoricum*, *Phosphor* und *Pulsatilla*. Wie immer, fragen Sie bitte bei einer homöopathisch ausgebildeten Hebamme oder Ärztin nach, welches Mittel für Sie in Frage kommt.

SODBRENNEN

Als sogenanntes kleines Problem im letzten Schwangerschafts-Drittel wird das Sodbrennen bezeichnet. Frauen, die diese Beschwerden kennen, leiden allerdings sehr darunter. Denn meistens hindert das Sodbrennen die Schwangere an der Mittagsruhe, beim Einschlafen, ja oft bei jeder Körperabwärtsbewegung. Es gelangt dann Magensäure in die Speiseröhre und verursacht dieses lästige Brennen, das zwar unschädlich, aber äußerst unangenehm ist. Ursache dafür ist die hormonelle Situation der Schwangeren, sowie der ständig größer werdende Druck der wachsenden Gebärmutter. Der Magen wird regelrecht in die »Ecke gedrängt«. Deshalb ist es sinnvoller, lieber viele kleine Mahlzeiten, gut gekaut, einzunehmen, als sich mittags den Bauch »vollzuschlagen«.

KRÄUTERHEILKUNDE UND ERNÄHRUNG

Zudem kann Sodbrennen verhindert werden, wenn die Betroffenen beachten, ob es durch süße Speisen oder durch *Reizstoffe* wie Kaffee verursacht wird. Dann ist es ein leichtes, diese Speisen konsequent zu vermeiden.

Bewährt hat es sich in dieser Situation, ausreichend *Magnesium* zuzuführen oder genügend geschälte Mandeln zu kauen.

Wenn Sie nach dem Essen *Fencheltee* in kleinen Schlucken trinken, können die Beschwerden vermieden oder gemildert werden.

Sollte das Sodbrennen gleich morgens beim Erwachen auftreten, hilft es häufig, etwas *Milch* zu trinken oder *trockenes Brot* zu kauen. Allerdings kann auch Milch Sodbrennen verursachen. Wenn Sie mit diesen Vorschlägen keine Wirkung erzielen, versuchen Sie es doch einmal mit der bewährten Methode aus der Naturheilkunde: »Gleiches mit gleichem behandeln«. Säurereiche Nahrung bei überschüssiger Magensäureproduktion! Also *Orangen*, *Ananas* oder *Tomatensaft* essen bzw. als Saft trinken.

Gisela erzählte mir, daß ihrer Cousine, die unter Sodbrennen gelitten hat, von ihrem Arzt empfohlen wurde, nach jeder Mahlzeit einen Teelöffel *Senf* zu essen. Diese Kur hat tatsächlich zur vollständigen Besserung geführt.

Die sicher wirksamste Methode, um Sodbrennen zu heilen, ist das Trinken von *Kartoffelsaft*. Leider ernte ich mit diesem Rat immer am meisten Ablehnung. Die Frauen können sich nicht vorstellen, daß der Saft einer rohen Kartoffel genießbar ist. Die Zubereitung macht natürlich auch einige Arbeit. Auf einer Reibe soll eine frische, ungeschälte möglichst rote Kartoffel geschabt werden. Der Kartoffelbrei wird in einem sauberen Tuch ausgepreßt. Diese zwar schlecht schmeckende kleine Menge zwei- bis dreimal täglich getrunken hilft ganz sicher, die überschüssige Magensäure zu binden.

Sehr häufig werden vom Arzt säurebindende Mittel verordnet, diese Arzneien binden aber auch Eisen, Magnesium, Mineralien und andere Arzneien, somit wird also ihre Aufnahme in den Körper verhindert. Achten Sie bitte darauf und fragen gegebenenfalls in der Apotheke oder bei Ihrem Arzt nach.

Als Teemischung kann ich Ihnen *Maishaartee* empfehlen, einigen Frauen verhalf dieser Tee zu einer Linderung. Am besten wirkt er morgens nüchtern und vor den Mahlzeiten.

HOMÖOPATHISCHE ARZNEIEN
Natürlich hat die Homöopathie auch kleine Arzneien zur Verfügung, die helfen können: *Magnesium phosphoricum*, *Natrium phosphoricum*, eventuell *Mercurius solubilis*.

Zum Thema Sodbrennen fällt mir immer ein nettes Erlebnis aus meinen ersten Berufsjahren ein. ...

... wenn werdende Mütter über Sodbrennen klagen, werden sie oft von ihren Freundinnen oder Müttern getröstet, daß sie bestimmt ein Mädchen mit vielen schwarzen Haaren gebären werden. Im Volksmund wird hier die Ursache für Sodbrennen gesehen.
Vor vielen Jahren eben war eine Mutter strahlend und glücklich über ihr hübsches Mädchen, das ganz lange schwarze Haare hatte. Verwundert und etwas ungläubig fragte sie mich bald nach der Geburt: »Wissen Sie, daß es ein Mädchen mit vielen Haaren ist, das wußte ich schon, denn ich hatte immer so schlimmes Sodbrennen, aber eines muß ich sie als Hebamme nun doch fragen: sagen Sie mal, wie können diese langen Haare von da unten (sie zeigte zu ihrem Schambein, denn das Kind war ja mit dem Kopf nach unten im Mutterleib gelegen, wie fast alle Babys) hier oben an meinem Magen gekitzelt haben?« Darüber mußten wir dann beide herzhaft lachen, und wir freuten uns über das Märchen von dem Mädchen mit den schwarzen Haaren.

WADENKRÄMPFE

Ein ebenso unangenehmes, meist harmloses aber schlafraubendes Problem können Wadenkrämpfe in der Schwangerschaft darstellen. Wenn diese Krämpfe auftreten, dann meistens nachts. Sie können dann so unangenehm sein, daß Schwangere aufstehen und umhergehen müssen. So mancher Vater kann auch ein Liedchen von Wadenkrämpfen in der Schwangerschaft singen, denn oft werden sie von ihren Frauen geweckt und um eine Wadenmuskelmassage gebeten. Das ist natürlich auch eine hilfreiche Möglichkeit. Außerdem hat der Mann so das Gefühl, mit in die Schwangerschaft einbezogen zu werden. Sollte gerade kein Partner zur Verfügung stehen, kann das Fußteil des Bettes oder die Wand helfen: Mit der ganzen Sohle und durchgestrecktem Bein fest dagegentreten. Sollten Sie es trotz Schwangerschaftsbauch noch schaffen, hilft es auch die Zehen zum Körper herzuziehen. Diese Streck- und Dehnübungen lockern den Krampf ganz sicher.

Sie können auch mit der Ernährung wieder unterstützend reagieren, denn wieder liegt ein *Magnesiummangel* zugrunde. Sie wissen ja aus den vorausgehenden Kapiteln, daß vor allem magnesiumreiches Mineralwasser und geschälte Mandeln sehr gut helfen. Nicht vergessen, reichlich grünes Gemüse aus Freilandanbau auf den Speiseplan zu bringen.

HOMÖOPATHISCHE ARZNEIEN
Homöopathisch kommt wieder *Magnesium phosphoricum*, *Cuprum aceticum*, vielleicht auch *Sepia* und *Viburnum opulus* in Frage.

ÄTHERISCHE ÖLE
Aromatherapeutisch eignet sich *Kamille römisch, Lavendel, Majoran, Rosenholz*. Mit diesen ätherischen Ölen können Sie sich am Abend eine Mischung zum Einreiben Ihrer Wadenmuskulatur mischen, oder damit ein warmes Fußbad nehmen. Viele Frauen haben erzählt, daß auch seit der Verwendung der Krampfaderölmischung (siehe Seite 36) weitaus weniger Wadenkrämpfe aufgetreten sind.

SCHLAFPROBLEME
Bei den bis jetzt erwähnten Schwangerschaftsbeschwerden habe ich immer wieder davon gesprochen, daß oft über Schlafprobleme geklagt wird. Schwangere erzählen sich sehr häufig, wie oft und wie lange sie in den vergangenen Nächten in der Wohnung unterwegs waren. Sehr oft fangen sie in der Nacht an zu arbeiten oder räumen ihre Wohnung um. Wenn sie sich dann in den Geburtsvorbereitungsgruppen über ihre schlaflosen Nächte unterhalten, kann ich ein Lächeln nicht unterdrücken. Die Frauen fragen mich dann natürlich, weshalb ich das so lustig finde. Worauf ich Ihnen zu erklären versuche, sie sollten sich doch mal überlegen, was das Kind ihnen damit denn sagen will.

Ich bin der Meinung, daß die Kinder im Bauch versuchen, ihre Mutter auf die kommenden unruhigen Nächte vorzubereiten. Es ist doch eine schöne Geste des Kindes, bereits in der Schwangerschaft daraufhinzuweisen, daß das mit dem Durchschlafen für die nächsten Jahre vorerst vielleicht vorbei ist. Für mich ist es ziemlich klar, daß nicht der Organismus der Mutter nachts Probleme hat, sondern das Kind sich solange »aufführt«, bis die Mutter ihre Position verändert, vielleicht sogar aufsteht. Durch dieses Verhalten wachsen Mutter und Kind zusammen und nehmen sich gegenseitig in Schutz. Die Mutter bekommt vielleicht keine Wadenkrämpfe oder Blasenprobleme, weil sie aufsteht. Das Kind wird wieder besser von der Plazenta versorgt, weil deren Durchblutung durch die mütterliche Bewegung gesteigert wird.

Viele Frauen erzählen im Wochenbett, daß die Kinder tatsächlich einige Wochen lang zu der gewohnten Nachtzeit wach werden und gestillt werden möchten. Mein Rat an die werdenden Mütter ist dann, zu diesen Zeiten auch mal den Mann zu wecken und ihm mitzuteilen, daß das Kind soeben wach ist und vielleicht in einigen Wochen er, der Vater, dran ist mit Aufstehen und Wickeln. Auf diese Weise wird der Vater auf die kommende Wochenbettzeit und die Rolle des Vaterseins mit vorbereitet. Gerade aber die Väter sind auch manchmal diejenigen, die klagen, daß sie nicht mehr schlafen können, weil ihre Frau eine ganz neue Eigenart entwickelt hat: Sie schnarcht. Dies ist den Schwangeren sehr peinlich, aber ich kann sie schnell beruhigen, daß diese vermeintliche Unart schwangerschaftsbedingt und weit verbreitet ist. Es ist ein ganz natürliches Geschehen, denn das Kind beansprucht soviel Platz, daß die Lunge in ihrem Volumen eingeschränkt wird. Schwangerschaftshormone sind eine zusätzliche Ursache, die dazu führen, daß die Frau zur Mundatmung übergeht. Ich sehe auch darin eine sehr große Verbindung zu einem natürlichen »sich Öffnen«. Den Zusammenhang zwischen Mund und Beckenboden, sowie beider Zusammenwirken bei der Geburtskanalsöffnung, lernt die Frau in der Geburtsvorbereitung deshalb sehr intensiv.

Selbstverständlich rate ich den Frauen aber, alles zu versuchen, um schnell wieder weiter- bzw. einzuschlafen, egal warum sie wach wurden oder geweckt worden sind. Denn das Kind kommt später so oder so, wann es will und so oft es will. Die natürlichen Störungen müssen ja nicht bis ins Detail in der Schwangerschaft ausprobiert werden.

Sehr hilfreich sind zum Einschlafen dann *Atem- und Entspannungsübungen*, die ebenfalls in der Geburtsvorbereitung geübt werden. Dauert das Wiedereinschlafen sehr lange, hilft oft ein warmes Fußbad oder das Trinken eines heißen Kräutertees.

KRÄUTERHEILKUNDE
Sollten Wadenkrämpfe die Ursache des nächtlichen Wachwerdens sein, dann eignet sich eine *Teemischung* aus: *Baldrian, Hopfen, Majoran, Melisse* und *Thymian*. Wiederholt sich das nächtliche Wachsein regelmäßig, empfiehlt es sich, den Tee zusammen mit dem Magnesiumpräparat vom Arzt oder der homöopathischen Arznei abends vor dem Zubettgehen heiß zu trinken.

ÄTHERISCHE ÖLE
Sehr angenehm und unterstützend ist sicher am Abend ein entspannendes Bad mit Honig oder Sahne zusammen mit den ätherischen Ölen: *Kamille römisch* (wenn Ärger vorausgegangen ist), *Geranie, Lavendel, Mandarine, Rose, Sandelholz* und *Zeder*.

TRÄUME UND ÄNGSTE
Schlafstörungen haben jedoch häufig gar keine organischen Ursachen, sondern sind seelischer Natur. Die Nächte sind bestimmt oft wegen unangenehmer Träume unruhig. Die

schwangeren Frauen erzählen gerade in den letzten zehn Wochen der Schwangerschaft von ihren Geburtsträumen und Ängsten, die sie des nachts durchleben. Angst ums Kind, Angst vor der Geburt, Angst vor einer Behinderung, Angst einem mißgebildeten Kind das Leben zu schenken, ja, Angst dem Tod zu begegnen oder einfach Angst vor dem Muttersein, Angst überfordert zu werden … all diese oft unausgesprochenen Ängste müssen die Frauen, sicher auch die werdenden Väter, häufig nachts verarbeiten. Tagsüber können diese Sorgen eine Frau oder die werdenden Eltern ebenso beunruhigen. Interessanterweise aber sind es fast nur Mehrgebärende die offen und ehrlich über ihre Ängste sprechen. Vielleicht haben sie es mit den vorausgegangenen Geburten gelernt, darüber zu sprechen. Sehr häufig bestätigen die Mütter aber, daß sie tatsächlich in den anderen Schwangerschaften diese Sorgen nicht kannten. Nun aber, nachdem sie bereits zwei oder drei Kinder geboren haben, wächst die Angst zusehens, denn die Möglichkeit ein behindertes Kind zu gebären wächst. Sehr schlimm finden diese Frauen, daß sie immer nur zu hören bekommen: »Sie haben sicher keine Fragen, denn Sie wissen ja Bescheid, sie haben doch schon Kinder.« Es ist für sie, als wenn niemand auf ihre Ängste und Probleme eingehen will. Ich selbst kann mich sehr gut an diese Situation bei meiner dritten Schwangerschaft erinnern, dazu kam dann noch, daß eine Hebamme selbst doch alles genau weiß. Aber schwangere Frauen möchten in jeder neuen Schwangerschaft ernst genommen werden. Jedoch Themen wie Angst, Tod, Behinderung, Anderssein, möchten viele Menschen in unserer Gesellschaft aus dem Weg gehen, sie können aber in einer Schwangerschaft nicht mehr verdrängt werden. Doch darüber zu reden fällt oft sehr schwer besonders mit Männern, die jahrhundertelang dazu erzogen wurden, Ängste nicht zur Kenntnis zu nehmen – oder sie als Zeichen von Schwäche zu deuten. In den Vorbereitungsgruppen ist ein Gespräch über Ängste und ihre Gründe immer wieder eine heikle Situation, der viele Frauen, aber auch Hebammen gern aus dem Weg gehen. Ich meine, daß es aber sehr wichtig ist, darüber zu sprechen, auch auf die Gefahr hin, daß längst verdrängte Erlebnisse wieder aufgewühlt werden. Denn bei der Geburt kann eine nicht verarbeitete Angst zum Geburtshindernis werden, sogar zum Geburtsstillstand führen.

Ich möchte allen schwangeren Frauen und Männern Mut machen, ein Gespräch mit der Hebamme, dem betreuenden Arzt oder einer Psychotherapeutin zu suchen, wenn solche unverarbeiteten Ängste zur Qual werden, z. B. in Form von nächtlichen Träumen. Als mich zum erstenmal Eltern wegen dieser Problematik aufsuchten, war das für mich als Hebamme ein Vertrauensbeweis. Ich mußte natürlich erst lernen, damit umzugehen, habe aber erkannt, daß ich häufig die einzige Person bin, die Zugang zu den Eltern findet. Allen Kolleginnen möchte ich Mut machen, Eltern das Gefühl zu geben, daß wir auch für seelische Probleme ein offenes Ohr haben. Über die eigenen Grenzen sollte sich jede Kollegin dabei klar sein und es den Frauen dann mitteilen, wenn das Gespräch ihre psychotherapeutische Kompetenz überschreitet. Die werdenden Mütter und Väter möchte ich darauf aufmerksam machen, daß Hebammen mit psychologischen Gesprächen überfordert sein können, aber trotzdem der Hebamme ihre Probleme mitteilen sollten, insbesondere dann, wenn sie auch die geburtsbegleitende Hebamme sein wird. Offenheit und Vertrauen sind die wichtigsten Voraussetzungen für einen guten Geburtsverlauf. Die Hebamme wird auf jeden Fall gemeinsam mit Ihnen besprechen, auf welche Weise und auf welchem Weg die Ängste abgebaut werden können, insbesondere wenn es länger zurückliegende Ereignisse sind, die zu diesen Sorgen und unbewältigten Problemen geführt haben. Vielleicht kann die Hebamme Vermittlerin zu einer weiteren Beratungsstelle oder einer Therapeutin werden. Bei Ängsten über die zu erwartende Geburt oder Unsicherheiten über den Umgang mit dem Kind ist die Hebamme selbst sicher die beste Ansprechpartnerin für Sie. Denn schon immer sind es Hebammen gewesen, die Frauen während ihren Geburtsverläufen zur Seite stehen, gemeinsam mit ihnen die Stunden der Wehen verbringen und deshalb mit den Ängsten einer Gebärenden eng vertraut sind.

DARMFUNKTION

Eine erfreuliche, ja sogar notwendige Begleiterscheinung bei den vorhergehend erwähnten Möglichkeiten zur gesunden Vorbeugung einer Anämie ist eine gesunde Darmfunktion. Fast alle Frauen berichten, daß sie, seit sie Schwangerschaftstee trinken und Rote Beete essen, eine absolut normale Darmtätigkeit haben. All die Kräuter und anderen Nahrungsmittel regen die Darmschleimhaut an, eine gesunde Darmflora wird wieder aufgebaut, und das lästige Thema Verstopfung gehört der Vergangenheit an. Wie wichtig dies für die Gebärmutterfunktion ist, habe ich ja beim Kapitel ›Durchfall‹ erwähnt. Bei einer angeblichen Schwangerschaftsverstopfung – die meist keine echte ist (Darmträgheit), aber der Darminhalt durch den mangelnden Platz oder die Lage des Kindes in seinem Volumen beeinträchtigt ist – versucht der Darm durch verstärkte Peristaltik (Darmbewegung) seine Funktion aufrecht zuerhalten. Dadurch wird aber die Uterusmuskulatur (Gebärmutter) angeregt und reagiert mit einer vermehrten Kontraktionstätigkeit (Muskelkrämpfen). Aus diesen zunächst falschen Wehen können bald echte Frühgeburtsbestrebungen werden.

Auch hier fällt mir ein Erlebnis ein ...

... Frau Ü. wurde mit kräftigen Schmerzen in der 32. Schwangerschaftswoche von ihrem Arzt zur Tokolyse (wehenhemmende Infusion) in die Klinik eingewiesen. Ich war zu dieser Zeit noch angestellte Hebamme und hatte Dienst. Nachdem es mir nicht gelungen war, eine regelmäßige und effektive Wehentätigkeit auszuschließen, die Schmerzen aber unerträglich zu sein schienen, kam ich auf die Idee, die Frau nach ihrer Darmtätigkeit zu befragen. Sie war sichtlich erleichtert, als ich ihre seit Tagen andauernde Verstopfung ernst nahm. Nach einem erfolgreichen Einlauf und einigen Stunden Wehenkontrolle durfte sie am Abend die Klinik wieder verlassen. Die Schmerzen waren weg, die Gebärmutter hatte sich beruhigt, die ganze Sorge einer drohenden Frühgeburt war verschwunden.

HÄMORRHOIDEN

Das Thema Hämorrhoiden habe ich bereits im Kapitel DIE MITTLEREN DREI MONATE beschrieben. Hier möchte ich nur nochmals darauf hinweisen, wie wichtig es ist, alle Körperfunktionen zu beobachten, denn bei einer Darmträgheit sind oft Hämorrhoiden die Folge. Auch das zeigt, daß Sie mit einer gesunden Ernährung die genannten Probleme alle vermeiden können.

VORSORGETERMINE

Ab der 28. Schwangerschaftswoche finden die Vorsorgetermine nun im Abstand von drei Wochen statt. Für die Frauen wird die Kontrolluntersuchung bald zur Gewohnheit: Das Urin abgeben, Blutdruck messen, Blut abnehmen zur Hb-Kontrolle (Eisenwert), auf die Waage steigen zur Gewichtskontrolle, ans CTG (Herzton- und Wehenschreiber) angeschlossen werden, ins Arztzimmer gebeten werden zum Gespräch, zur vaginalen Untersuchung und Ultraschallkontrolle, »alles in Ordnung, bis in drei Wochen oder in 14 Tagen?«

VAGINALUNTERSUCHUNG

Immer wieder kommen Schwangere und fragen, warum denn diese routinemäßige Vaginaluntersuchung bei den Vorsorgeuntersuchungen sein muß, die ihre Ärztin regelmäßig durchführt. Denn die Freundin, die manchmal bei der Hebamme zur Vorsorgeuntersuchung geht, würde das nicht erleben. Auch die Nachbarin, die bei einem anderen Gynäkologen zur Vorsorge gehe, berichte ihr, daß sie recht selten untersucht werde.

Darauf versuche ich ihr zu erklären, daß viele Hebammen und Geburtshelfer es als eine zwingende Notwendigkeit sehen, um Veränderungen am Muttermund festzustellen. Manche sind auch der Meinung, daß »es eine gute Gewöhnung für die Stunden der Geburt wäre, denn da seien häufige Vaginaluntersuchungen unumgänglich«. Viele Frauen seien dann wegen der fehlenden Routine angeblich sehr verspannt und empfinden die Prozedur als äußerst schmerzhaft.

SELBSTUNTERSUCHUNG

Ich weiß aber, daß sehr viele Frauen da anderer Meinung sind und die Muttermundsuntersuchung durch die Scheide als äußerst unangenehm empfinden, sich nie daran gewöhnen werden und daher keine »Vorübungen« brauchen und wünschen. Erstaunlich ist tatsächlich, daß es betreuende Gynäkologen und Ärztinnen gibt, die regelmäßig diese Untersuchung vornehmen, andere jedoch nur bei Bedarf. Meines Erachtens hat jede Frau ein Mitbestimmungsrecht, das sie wahrnehmen sollte. Ich versuche den Frauen immer wieder zu erklären, daß sie sich entsprechend äußern müssen, da der Arzt nicht an ihrer Nasenspitze erkennen kann, wie sie sich die Vorsorgeuntersuchungen wünschen. Selbstverständlich kann eine Frau, die es bislang schon gewohnt war, weiterhin ihren Muttermund in Selbstkontrolle abtasten. Ich weiß, daß dies schon immer viele Frauen tun, es aber aus Scheu oder Scham der betreuenden Ärztin nicht mitteilen. Viele Frauen kennen eine Selbstkontrolle, weil sie schon mal eine Spirale als Verhütungsmittel hatten. Dann muß geprüft werden, ob sie noch richtig sitzt, somit ist ihnen ihr Muttermund nicht fremd. Eine noch weit größere Anzahl hat bislang aber nie versucht, den Muttermund zu tasten. Ich möchte ihnen aber Mut machen, ihren Körper kennenzulernen. Meines Erachtens spricht absolut nichts dagegen, wenn eine Frau ihren Körper selbst beurteilen kann. Alle, die seit Jahren mit der sogenannten NFP-Methode (Natürliche-Familien-Planung nach Rötzer) ihre Familienplanung kontrolliert haben, wissen sicher ihren Muttermund am besten zu beurteilen. Wichtig ist, eine Veränderung oder Unklarheit ihrer Hebamme oder der Ärztin unbedingt mitzuteilen, damit eine kompetente Kontrolle und Aussage möglich wird. Jede Frau erhält durch kontrollierte Selbstbeobachtung ein verstärktes Gefühl der Eigenverantwortlichkeit, und der Arzt ist nicht der Alleinentscheidende. So kann die Vorsorgeuntersuchung zu einem angenehmen »miteinander Betreuen« werden. Es kann sich aber während eines Vorsorgetermins eine Auffälligkeit beim Tastbefund ergeben. Im Gespräch wird die betreuende Person darauf achten, wie sich die Schwangere fühlt und was sie von ihrem wachsenden Bauch berichten kann. Beim Abtasten der Gebärmutter (um festzustellen, ob die Größe dem Schwangerschaftsalter entspricht) und beim Ertasten der Kindslage werden die Hebamme oder der Arzt eine Übersensibilität der Muskulatur gut erkennen, die z. B. eine zu frühe Wehentätigkeit darstellen kann. Dann wird sicher jede werdende Mutter mit einer vaginalen Kontrolle einverstanden sein und sich später freuen, wenn ein Untersuchungbefund des Muttermundes zu einer beruhigenden Nachricht wird.

VERKÜRZTER GEBÄRMUTTERHALS

In meiner Hebammentätigkeit höre ich allerdings sehr sehr häufig besorgte Erzählungen über die Muttermundsbefunderhebung. Fast täglich kommen beunruhigte Frauen in die Geburtsvorbereitung und erwarten Antworten von mir auf Fragen wie: »Darf ich jetzt wirklich nicht mehr mitmachen in der Gymnastik? Ich soll jetzt nämlich viel liegen, da mein Muttermund verkürzt ist. Stimmt es, daß das Baby sonst zu früh geboren wird?« oder: »Bei mir sei die Portio (Gebärmutterhals) verkürzt, was soll ich bloß tun, wie schlimm ist das denn?« Ja, von solchen Fragen können wir Hebammen Bände erzählen. Frauen, die nicht mehr wissen, wie sie sich verhalten sollen, die ganz verspannt und ängstlich vor uns im Stuhl sitzen oder am Telefon in Weinkrämpfe ausbrechen. Sie wissen im Moment vor lauter Aufregung und Angst weder ein noch aus, sind traurig darüber, daß sie nicht mehr zu uns in die Gruppe kommen dürfen. Als erstes versuche ich die Frauen dann zu trösten und erzähle, daß es vielen Frauen in der Schwangerschaft genauso geht. Ich erkläre, daß die Ärztin es sicher gar nicht so drastisch dargestellt hat, daß es sicher nur eine Vorwarnung sein soll, im Alltag kürzer zu treten. Die Frauen sollen sich gut überlegen, ob all die beruflichen und privaten Termine wirklich eingehalten werden müssen. Vielleicht kann die eine oder andere Festlichkeit auch abgesagt werden. Das Kinderzimmer muß eventuell doch noch nicht neu tapeziert werden. Mit dieser Diagnose kann ja auch gemeint sein, daß sich die Schwangere einfach etwas mehr schonen solle und wirklich jeden Mittag eine Pause auf dem Sofa machen sollte. Zu guter Letzt berichte ich von anderen Schwangeren, die vor zehn Wochen in derselben Situation waren und nun sehnsüchtig auf ihr Kind warten, weil es schon fünf Tage überfällig ist. Ich erkläre dann anhand von Zeichnungen und unserem »gestrickten Gebärmuttermodell«, wie sich der Muttermund im Laufe der Schwangerschaft verändern darf und muß, um sich auf die Geburt vorzubereiten. Nach diesen Erklärungen sind die meisten werdenden Mütter wieder beruhigt und fragen dann nochmal nach, ob sie nicht doch den Geburtsvorbereitungskurs besuchen können. Wenn die Frau noch nicht mit einem Kurs angefangen hat, beschreibe ich, was sie bei uns im »Erdenlicht« lernen wird: nämlich dasitzen und sich auf das Kind konzentrieren, atmen und entspannen, mit einigen leichten Übungen sich selber helfen bei schmerzendem Rücken, Ischiasbeschwerden oder Atemnot. Mütter, die schon in der Gruppe waren, sollen selbst entscheiden, ob sie weiterhin kommen wollen oder nicht. Fast immer sagen sie dazu: »Ja, ich muß doch mein Kind auch gebären, und daheim auf dem Sofa lerne ich nicht das richtige Atmen. Außerdem, wenn ich zur Vorsorge zum Arzt fahren muß, dann kann mir die Stunde bei Ihnen auch nicht schaden, im Gegenteil, ich würde die Stunde vermissen«. Dagegen kann ich natürlich nichts mehr einwenden, ich kann einfach nur zustimmen. Der ärztliche Rat, nicht mehr teilzunehmen, ist auch längst überholt und stammt aus der Zeit, als wirklich noch mit den schwangeren Frauen geturnt und in einer Halle herumgerannt wurde. Wir Hebammen versuchen seit Jahren darüber aufzuklären, daß unsere Kurse sicher nicht schädlich sind und bestimmt keine wehen- oder gar geburtsauslösenden Übungen beinhalten.

CTG – HERZTON-WEHENSCHREIBER

Ab der 28./30. Schwangerschaftswoche wird von vielen Ärzten regelmäßig bei jeder Vorsorgeuntersuchung auch das CTG (= Herzton- und Wehenschreiber) angewendet. Dieses Gerät dient der Überprüfung einer vorzeitigen Wehentätigkeit und dem Verlauf der kindlichen Herztöne. Es ist eine für Mutter und Kind schmerzlose Untersuchungsmethode, bei der mittels Ultraschallwellen die Herztöne und eventuell vorhandene Wehen aufgezeichnet werden. Viele schwangere Frauen berichten allerdings, daß sich das Ungeborene sehr wohl gegen den Schall wehrt, und sich sehr kräftig bewegt. Was es für das Kind tatsächlich bedeutet, werden wir wohl nicht erfahren. Für den Arzt ist es eine gute Möglichkeit, ohne personellen Aufwand Wehentätigkeit und Herztöne des Kindes schriftlich und damit nachweislich zu überprüfen. Eine Hebamme würde sich daneben setzen und mit ihrer Hand, die auf dem Bauch der Mutter ruht, prüfen, ob Veränderungen in Form und Härte der Gebärmutter zu fühlen sind. Der Zeitaufwand ist der gleiche wie bei der Ultraschallmethode. Leider müssen heutzutage viele Untersuchungen mit schriftlichem Nachweis durchgeführt werden, um jeglicher juristischer Überprüfung und Nachfrage Stand halten zu können. Eine Hebamme mit ihrer Methode kann dies allerdings nicht. Diesen Hintergrund bitte ich zu bedenken, wenn kritische Eltern meinen, daß solche technischen oder mechanischen Hilfsmittel nicht notwendig sind. Sprechen Sie mit ihrem Arzt darüber, wenn Sie die Eigenverantwortung selbst übernehmen und sich bewußt sind, daß es immer nur kurze 15-Minuten-Kontrollen sind. Als Hebamme versuche ich zu vermitteln, daß Sie während der drei Wochen bis zum nächsten Vorsorgetermin 24 Stunden am Tag allein mit ihrem Kind sein werden. In dieser Zeit gibt es auch niemanden, der den Gesundheitszustand des Kindes überprüfen kann. Ich kann den Wunsch nach Bestätigung und Kontrollmöglichkeiten gut verstehen. Frauen möchten die Zusicherung hören: »Ihrem Kind geht es gut, es ist gesund«. Aber es existiert überhaupt keine Möglichkeit, womit die Kinder im Bauch der Mutter oder nach ihrer Geburt ständig überwacht werden könnten.

Ich fühle mich verpflichtet, die Mütter darauf aufmerksam zu machen, daß sich irgendwann jede Frau – im Hinblick auf ihr Kind – auf sich selbst, ihre Gefühle, ihren Instinkt und ihren gesunden Menschenverstand verlassen muß. Sie sollte ihrem Kind Vertrauen schenken dahingehend, daß sie spürt, ob es ihm gut geht. Eines Tages wird sie erkennen, daß sie immer Angst haben könnte um ihr Kind, egal ob als Ungeborenes im Bauch, als Neugeborenes in der Wiege, als Krabbelkind mit Zielrichtung auf die Treppe, als Kleinkind im Sandkasten oder dann als Kindergartenkind sowie später auf dem manchmal gefährlichen Schulweg. Es gibt keinen Automaten, der unsere Kinder behütet und überwacht. Allein Zuversicht, Vertrauen und eine positive Denkweise können helfen. Denn ansonsten wird das Muttersein viel zu anstrengend und gar nicht leistbar, wenn wir immer nur an die möglichen Gefahren denken, die im Leben auf uns lauern. Wenn eine Mutter positiv denkt, dann kann sie sich viel mehr über jede Begebenheit mit ihrem Kind freuen, ob es sich noch in ihrem Bauch befindet oder schon geboren ist. Das Kind empfindet ganz deutlich mit, ob die Mutter zuversichtlich ist oder voller Ängste. Es kann noch viel intensiver wahrnehmen als wir Erwachsene, von welchen Gefühlen es umgeben ist. Gerade in den ersten Lebensjahren ist der Gefühlssinn des Menschen am stärksten ausgeprägt und auch lebensnotwendig. Dieser Sinn hilft dem Baby intuitiv wahrzunehmen, ob es sich geborgen und wohl fühlen kann, oder ob es sich in Gefahr befindet. Es dauert viele Jahre, bis das Kind durch logisches Denken erkennen kann, daß von einer Person oder einer Situation Gefahren drohen.

FRÜHZEITIGE WEHENTÄTIGKEIT, SCHWANGERSCHAFTSWEHEN

Jegliche Überwachungsmethode hat auch eine Kehrseite. Nicht immer wird ein positives Ergebnis festgestellt werden können, auch Probleme können bei einer Überwachung deutlich werden. Eben dieses geschieht mit dem CTG häufig, wenn eine frühzeitige Wehentätigkeit erkannt wird. Immer wieder kommen Frauen verängstigt und aufgeregt zu mir und klagen: »Stellen Sie sich vor, ich habe schon Wehen und merke gar nichts davon. Was ist, wenn es mir beim Geburtsbeginn auch so geht, dann hab ich wohl eines morgens mein Kind zwischen den Beinen liegen und weiß von nichts«. Da muß ich die Frau dann erst mal aufklären, daß Schwangerschaftswehen und Geburtswehen in der Empfindung ein Unterschied sind wie Tag und Nacht. Schwangerschaftswehen werden häufig überhaupt nicht subjektiv wahrgenommen. Die Frauen erzählen, daß sie sie nur als ein Hartwerden des Bauches oder ein Ziehen in der Leiste empfinden. Viele verwechseln sie auch mit kräftigen Kindsbewegungen. Es kann tatsächlich sein, daß sich die Gebärmutter durch sehr heftige Kindsbewegungen verkrampft und damit »das Kind zur Ruhe auffordert«.

GEBURTSWEHEN

Geburtswehen dagegen wird jede Frau deutlich erkennen können. Sie kehren in einem ständigen Rhythmus wieder, der Bauch wird für mindestens 40 Sekunden hart und spannt, wobei dies anfangs mit periodenartigen Schmerzen verbunden ist. Sobald die Wehen effektiv werden, d.h. die Kraft besitzen, den Muttermund zu öffnen, wird die Frau sich daran erinnern, was es heißt, eine Wehe bejaaaaaaaaaaaaaaaaaaaaaaaahend zu beatmen. Es ist völlig unmöglich, die Geburt eines Kindes zu verschlafen. Außerdem gibt unser Frauenkörper noch genügend andere Signale, die der Mutter deutlich werden lassen, »jetzt sind es keine Schwangerschaftswehen mehr, sondern Geburtswehen«. Dazu möchte ich später im Kapitel »Geburtsbeginn« mehr berichten.

KONTRAKTIONEN

Diese am CTG zu beobachtenden Wehen werden auch *Kontraktionen* genannt, das heißt zu deutsch: Zusammenziehungen. Ich versuche der werdenden Mutter zu erklären, daß die Gebärmutter in der ganzen Schwangerschaft bis hin zur Geburt von sich aus »Wehenübungen« durchführt. Sie zeigt durch Zusammenziehen und Hartwerden der Muskulatur dem Kind: » So wird es sein, wenn du mir zu groß wirst und dich auf den Weg nach draußen machen mußt.« Die Mütter erinnere ich, dabei fleißig Atemübungen zu machen. Diese Wehenübungen dienen der Gebärmutter zur Aufrechterhaltung einer guten Durchblutung, denn nur dann wird der Mutterkuchen (Plazenta) gut versorgt werden, damit das Kind wachsen und gedeihen kann. Sicherlich gibt es aber auch Gebärmütter, die »über die Stränge schlagen« und zuviel üben.

Als normal kann ein zehnmaliges Üben am Tag bezeichnet werden. Spätestens, wenn 20 solcher Kontraktionen oder mehr pro Tag auftreten, sollte eine schwangere Frau ihren Arzt aufsuchen und es ihm mitteilen. Es muß dann kontrolliert werden, ob die Wehentätigkeit Veränderungen am Muttermund bewirkt hat und möglicherweise eine Frühgeburt droht. Häufig bestätigt sich das nicht. Sie können sehr gut feststellen, ob Sie solche frühzeitigen Wehen haben, denn der Bauch fühlt sich dann immer ganz kugelig und hart an. Dieses Gefühl bleibt ungefähr 40 Sekunden, dann wird der Bauch wieder weich.

Leider hält der Muttermund diesen Übungen nicht immer Stand und fängt sachte an sich zu öffnen. Oft lautet der Untersuchungsbefund: »Portio (Gebärmutterhals) verkürzt«. Oft sogar auch schon: »weich und leicht geöffnet«. Dann ist natürlich größte Vorsicht geboten, denn dies darf eigentlich laut Lehrbuch immer erst in der 36. Schwangerschaftswoche stattfinden. Viele Gebärmütter halten sich aber nicht daran und drängen das Kind zu früh nach draußen. Eine Frühgeburt droht.

FRÜHGEBURTSBESTREBUNGEN, TOKOLYSE

Eine echte Frühgeburt kann nur mit einer medikamentösen Infusionstherapie (Tokolyse) mit wehenhemmenden Mitteln, sogenannten Fenoterolpräparaten, aufgehalten werden. Im Sommer 1992 veröffentlichte Studien zeigten allerdings, daß meist nur ein Aufschub von 48 Stunden erreicht werden kann.

Die Wirkung, bzw. der Erfolg von sogenannter oraler Medikation, also Tabletteneinnahme, ist heute allerdings immer stärker umstritten, da vor allem die Nebenwirkungen bei der Mutter nicht ganz unerheblich sind. Bereits 1985 bewies eine Studie aus Herdecke,

»Bryophyllum – ein neuer Weg in der tokolytischen Therapie, Haug-Verlag«, daß das pflanzliche Mittel Bryophyllum (Keimzumpe) eine hervorragende nebenwirkungsfreie Methode ist, Frühgeburtsbestrebungen zu therapieren.

Diese klinischen Aspekte würden hier aber den Rahmen sprengen.

NATURHEILKUNDLICHE METHODEN BEI »ÜBUNGSWEHEN«

Sehr viele werdende Mütter sind sehr beunruhigt über das häufige »Üben« ihrer Gebärmutter oder leiden sogar unter diesen verstärkten Schwangerschaftswehen. Bei diesen »Frühgeburtswehen«, die leider häufig mit einem Fenoterolpräparat behandelt werden, das aber, wie oben beschrieben, nur bei echten Frühgeburtsbestrebungen angezeigt ist, gibt es zum Glück aber auch aus dem naturheilkundlichen Bereich Hilfe.

KRÄUTERMISCHUNG
Wenn diese falschen Wehen oder Kontraktionen auftreten, bietet es sich an, folgende *Teemischung* zu trinken: *Baldrian, Hopfen, Johanniskraut, Majoran, Melisse* und *Thymian*. Von dieser Mischung sollte die Betroffene den ganzen Tag über zwei Tassen schluckweise trinken und am Abend zusätzlich ein Magnesium-Präparat einnehmen.

HOMÖOPATHIE
Die Homöopathie verwendet sehr häufig *Caulophyllum, Kalium carbonicum, Pulsatilla, Sepia, Viburnum opulus*. Wieder möchte ich darauf hinweisen, daß in solchen Situationen nur Hebammen und Ärzte mit homöopathischem Wissen zu Rate gezogen werden sollten, denn ein umfassendes Wissen in diesem Fachbereich ist hier unbedingt erforderlich, um mit dem passendsten Arzneimittel den Erfolg zu erzielen!

ÄTHERISCHE ÖLE
Von den ätherischen Ölen bietet sich als »Tokolytikum« an: *Majoran, Lavendel extra* und *Rosenholz*. Wenn diese ätherischen Öle, vermischt mit einem Basisöl, mit einer sanften Bauchmassage oder einem warmen Umschlag aufgetragen werden, können sie zur Entspannung der überaktiven Gebärmuttermuskulatur beitragen.

Majoran hat eine sehr angenehme und schnell krampflösende Wirkung auf die Uterusmuskulatur. Im seelischen Wirkungsbereich wird dem Majoran zugeschrieben, daß er das verlorene Gleichgewicht wieder stabilisiert und eine starke Wirkung bei emotionalen Ausnahmezuständen besitzt. Ich meine, daß dieses Kraut gerade deshalb so gut bei sogenannten verstärkten Kontraktionen hilft. Eine Schwangerschaft mit zu befürchtenden Frühgeburtsbestrebungen ist sicherlich ein solch emotionaler Ausnahmezustand. Dieser Umstand wird oft bei der CTG-Kontrolle verstärkt durch oberflächliche Aussagen wie: »Oh, Sie haben ja schon Wehen.« Oder: »Ihr Muttermund ist sehr verkürzt, Sie müssen aufpassen, daß das Kind nicht zu früh geboren wird.« Dadurch entstehen Verspannungen aus Angst und Nervosität, die dann irgendwann tatsächlich zu echten Wehen werden können.

Sehr gut kann ich mich erinnern an Stefanie ...

... sie kam in der 32. Schwangerschaftswoche in die Sprechstunde mit der Frage: »Was sagen Sie dazu, auf dem CTG sind regelmäßige Wehen zu erkennen, und nun soll ich wehenhemmende Medikamente nehmen. Ich weiß aber noch zu gut von meiner ersten Schwangerschaft, daß diese Tabletten mich vollkommen zittrig machen. Einerseits will ich die Tabletten nicht nehmen, andererseits aber möchte ich keine Frühgeburt riskieren. Sie haben doch bestimmt noch einen anderen Tip.« Auf meine Nachfrage, ob sie denn diese Wehen spüre, meinte sie: »Ja, freilich wird der Bauch oft hart und hin und wieder zieht es dann schon im Kreuzbeinbereich«. Zunächst wollte ich den Mutterpaß sehen, wegen dem Muttermundsbefund. Er war in Ordnung. Ich habe ihr geraten, morgens und abends regelmäßig das »Tokolyticum«-Bauchöl sanft einzureiben und vielleicht sogar ein lauwarmes Bad mit dem Öl zu nehmen, außerdem tagsüber immer wieder von der Teemischung mit Hopfen, Baldrian, Thymian, Johanniskraut, Majoran und Melisse zu trinken. Sie mußte mir versprechen, sich so oft wie möglich hinzulegen und die Tochter auch mal mit der Oma allein spazierengehen zu lassen. Sehr eindringlich versuchte ich Stefanie nahezulegen, daß sie, sobald sie erkennen könne, daß diese Schwangerschaftswehen schmerzhaft und rhythmisch werden, unverzüglich ihre Tabletten schlucken müsse. Eine Woche später kam eine wieder strahlende lustige Stefanie in den Geburtvorbereitungskurs. »Also ich muß schon sagen, das Öl ist ein wahres Wunder! Das ist so angenehm, ich pflege meinen Bauch mit Liebe, was mir bislang nie ein Bedürfnis war, und die Gebärmutter ist weich wie ein Gummibärchen. Sobald ich mal zu aktiv war oder das Öl nicht mehr angewendet habe, war der harte Bauch wieder da. Heute bei der CTG-Kontrolle war nur eine einzige Kontraktion festzustellen. Ich hab es meinem Arzt aber nicht gesagt, daß ich die Tabletten nicht nehme.« Daraufhin freute ich mich erst mal mit Stefanie, meinte aber, sie solle ihrem Frauenarzt unbedingt reinen Wein einschenken, sonst wird die Naturheilkunde nie Anerkennung finden. Außerdem lohnt sich Offenheit immer.

Mittlerweile bestätigen viele Klinikhebammen diese verblüffende Wirkung des »Tokolyticum's«. Häufig können Fenoterol-Infusionen reduziert werden, bzw. sind gar nicht erforderlich.

ZU VERMEIDENDE KRÄUTER, GEWÜRZE UND ÄTHERISCHE ÖLE

Noch viel mehr Einblick in den Wirkungsmechanismus und Achtung vor der Heilkraft von Kräutern habe ich erhalten, als mir Sabina erzählte: ...

... »Ich weiß gar nicht, was mit meiner Gebärmutter los ist, ständig wird sie hart. Gott sei Dank hat sich bei der letzten Vorsorge aber nichts an Wehenwirkung am Muttermund erkennen lassen. Ich war sehr in Sorge, daß das richtige frühzeitige Wehen sind.« Kurze Zeit später, als wir in der Geburtsvorbereitung von verschiedenen Kräuteranwendungen sprachen, fragte Sabina: »Eine Nachbarin hat mir empfohlen in der Schwangerschaft regelmäßig Verbena zu trinken, dann sei die Geburtsdauer nicht so lang. Was halten Sie davon?« In meinem Kopf machte es »klick-klick«, und ich fragte: »Trinkst Du den Tee etwa schon eine zeitlang?« »Klar, diesesmal tue ich alles, daß es nicht wieder so eine Mammutgeburt wird«, antwortete Sabina. Daraufhin habe ich ihr geraten, den Tee bitte gleich abzusetzen, denn ich könne da einen Zusammenhang erkennen mit ihrem ständig harten Bauch. Verbena ist nämlich der lateinische Name von Eisenkraut, und mir ist aus dem Aromatherapiebereich bekannt, daß dieses Öl wehenanregend wirkt, und deshalb in der Schwangerschaft nicht verwendet werden darf. In der nächsten Woche lächelte Sabina wieder: »Mein harter Bauch ist weg! Gleich zwei Tage nach Absetzen des Tees war es besser. So langsam glaube ich, daß ich mich doch mit der Wirkung von Kräutern auseinandersetzen muß.« Zur Erläuterung muß ich sagen, daß Sabina Krankenschwester von Beruf ist und die Wirkung von Kräutern und homöopathischen Arzneien immer etwas angezweifelt hat.

Für mich sind solche Erfahrungen immer wieder ein Beweis dafür, daß die Naturheilkunde total unterschätzt wird und viel mehr Beachtung finden muß. Ich bin mir mittlerweile sehr sicher, daß vor allem Schwangere und Kleinkinder sehr sensibel auf Kräuter und Essenzen reagieren.

Seit einigen Jahren werde ich deshalb immer vorsichtiger und wage es, häufig klare Warnungen im Umgang mit bestimmten Kräutern oder ätherischen Ölen auszusprechen. Insbesondere dann, wenn die schwangeren Frauen schon seit Jahren naturheilkundlich behandelt werden und entsprechend sensibel reagieren.

Um *vorzeitige Wehen*, sogenannte Trainingswehen, wilde Wehen oder Kontraktionen zu *vermeiden*, rate ich den werdenden Müttern bis zur 36. Schwangerschaftswoche folgende Kräuter *nicht zu verwenden*, auch nicht als ätherisches Öl, weder in der Duftlampe noch in Massageölen: *Basilikum, Ingwer, Nelke, Verbena (Eisenkraut)* und *Zimt, Campfer, Japanische Minze* und *Thuja*. Die deutsche Minze kann unter vorsichtiger Anwendung ausprobiert werden.

Vor allem mit den Gewürzen *Ingwer, Kardamom, Nelke, Oreganum* und *Zimt* sollten Schwangere vorsichtig sein, denn diese sind campferhaltig und somit wehenauslösend. In der Adventszeit sind diese in vielen Teemischungen und Lebkuchen zu finden. Alle Jahre wieder erlebe ich in diesen Wochen massive Bestätigungen meiner Theorie, daß nämlich die Frauen sagen: »Ja, stimmt, mein Bauch ist jetzt oft hart.« Oder sie erzählen: »Vielleicht habe ich deshalb dieses Jahr keine Lust auf Glühwein, Punsch und Lebkuchen, weil ich vorsichtig sein muß wegen frühzeitigen Wehen.«

Mittlerweile bin ich überzeugt davon, daß so manches Verlangen oder eine Abneigung gegen Speisen in der Schwangerschaft, vermutlich im ganzen Leben, das beste Signal unseres Körpers ist. Ebenso möchte ich auf Grund der vielen Jahre Beobachtung und Erfahrung behaupten, daß viele früh- und vorzeitige Wehen durch Gewürze und Kräuter ausgelöst werden oder aber ein Hinweis für Magen-Darmerkrankungen sein können. Allen werdenden Müttern kann ich nur raten: »Nehmen Sie nichts ein, ohne sich bei einer kräuterheilkundigen Person Rat geholt zu haben.« Leider ist die Meinung weitverbreitet: »Das ist etwas pflanzliches, das schadet nicht!« Diese Meinung scheint mir fahrlässig und oberflächlich zu sein. Eine Tollkirsche ist auch eine Pflanze, aber alle lernen schon in der Schule, daß dieses Kraut giftig ist.

Sicherlich werden wir mit Kräutern nicht innerhalb kürzester Zeit eine Fehlgeburt auslösen können, aber bestimmt werden durch Fehlverhalten oder Unwissenheit wie bei einem Puzzle viele Elemente irgendwann ein komplexes Geschehen bilden. Außerdem sollten dem Ungeborenen und der Mutter selbst die leichtesten Schwangerschaftswehen erspart werden. Eine optimale Durchblutung der Gebärmutter bleibt aufrechterhalten und viel Angst und Sorge können vermieden werden. Dieses zusammen ist der Grundstock für eine gesunde Schwangerschaft und ein gutes Wachstum des Kindes im Mutterleib.

Sollte trotz aller naturheilkundlichen oder medizinischen Anwendungen Ihr Kind zu früh geboren worden sein, wenden Sie sich an einen Erfahrungskreis betroffener Eltern. Dort finden Sie Hilfe und Verständnis für Ihre Situation.

RISIKOSCHWANGERSCHAFT, KLINIKAUFENTHALT

Plötzlich kann sich aber die Routine der Vorsorgeuntersuchungen schnell ändern. Es sind kontrollbedürftige oder auffällige Ergebnisse aufgetaucht. Vielleicht wird aus der normalen Schwangerschaft von heute auf morgen eine Risikoschwangerschaft. Die Hebamme wird die Frau dann zur Ärztin weiterschicken, bzw. der schon betreuende Gynäkologe wird die werdende Mutter häufiger zu sich bestellen.

In der Mitbetreuung habe ich als Hebamme meist die Aufgabe, der Schwangereren als aufklärende, tröstende Frau zur Seite zustehen. Fast immer ist die Bemerkung »Risiko« halb so schlimm, manche Personen munkeln, es sei aus abrechnungstechnischen Gründen notwendig, so viele Frauen zu Risikoschwangeren zu stempeln.

KLINIKAUFENTHALT

Selbstverständlich gibt es aber tatsächlich in einer Schwangerschaft Situationen, in denen ein stationärer Klinikaufenthalt für die Frau unumgänglich wird. Wenn z. B. eine Frühgeburt droht, wird es nur mit einer wehenhemmenden Infusion möglich sein, die frühzeitige Geburt so lange wie möglich zu vermeiden. Trotz unserer modernen Technik und medizinischen Möglichkeiten wird es nicht immer gelingen, die Natur zu überlisten. Die Rate der Frühgeborenen ist bislang nicht zurückgegangen und wird wohl auch nie bis auf Null sinken. Viele Kinder wissen offenbar, daß sie außerhalb der Gebärmutter bessere Chancen haben zu überleben und werden trotz aller Versuche von außen, die Geburt aufzuhalten, einfach zu früh zur Welt kommen.

Gerne würde ich mehr eingehen auf die Themen Risiko, drohende Frühgeburt, Krankheiten bei Mutter und Kind, aber das würde den Rahmen und Inhalt dieses Buches sprengen. Ich möchte über einen normalen Schwangerschaftsverlauf, eine natürliche Geburt und über einen guten Wochenbettverlauf berichten unter Berücksichtigung von naturheilkundlichen Aspekten. Bei einer Frühgeburt oder krankhaften Schwangerschaftsverläufen verlassen wir den natürlichen Weg, und die Moderne Medizin kommt mit all ihrem hilfreichen Wissen und Können zum Einsatz. Diese ist dann bestimmt notwendig und die einzige Chance für eine Mutter und ihr Ungeborenes, um das Bestmögliche aus einer bedrohlichen Situation zu machen. Dadurch besteht vielleicht die Möglichkeit, einer Mutter und einem Kind das Leben zu erhalten. Damit will ich sagen, daß ich mich nicht für die Naturheilkunde um jeden Preis einsetze, sondern für ein gesundes Miteinander bin. Natürlich orientierte Methoden sollten so lange wie möglich verwendet werden, und medizinisch-technisch orientierte Hilfe sollte zum richtigen Zeitpunkt einsetzen.

Wenn Sie als werdende Mutter vorübergehend für einige Wochen oder frühzeitig in die Klinik eingewiesen werden, bedeutet das für Sie nicht, auf Hebammenhilfe verzichten zu müssen. Wenden Sie sich an eine Hebamme im Krankenhaus oder suchen Sie per Telefon Kontakt zu einer freiberuflichen Hebamme, die bereit ist, Sie mitzubetreuen und die Sie nach Ihrer Entlassung auch zu Hause besucht.

Begleitend zu den medizinischen Maßnahmen kann ich als Hebamme einer Frau so manche seelische Stütze geben, ihr die eine oder andere naturheilkundlich orientierte Hilfe anbieten – ergänzend zur Schulmedizin.

SCHWANGERSCHAFTSPROBLEME IM LETZTEN TRIMENON

Viele Schwangere müssen erkennen, daß eine Schwangerschaft auch mit kleinen Beschwerden oder Problemen behaftet sein kann. Es muß nicht gleich ein stationärer Aufenthalt drohen, aber schon kleine oder beginnende Probleme sollten beachtet werden. Die Naturheilkunde hat dann eine gute Möglichkeit zu helfen. Um den Selbsthilfemechanismus unseres Körpers zu unterstützen, ist es immer wichtig, bereits bei den ersten aufkommenden Anzeichen mit einer hilfreichen Maßnahme zu beginnen.

URINBEFUND

Wird der Urinbefund bei einer Vorsorgeuntersuchung auffällig, sollten Sie nicht die nächste Kontrolle abwarten, sondern gleich überlegen, wo die Ursache liegen kann und Ihr Verhalten überprüfen und gegebenenfalls verändern. Lesen Sie noch mal den Abschnitt »Harnwegsbeschwerden« (S. 38) und überprüfen Sie zu allererst Ihre Trinkmenge. Wurde im Urin eine Zuckerausscheidung festgestellt, so streichen Sie sofort jede Art von Zucker und Süßigkeit aus Ihrem Speiseplan und trinken Sie reichlich Wasser. Es ist wichtig zu wissen, ob in Ihrer Familie ein sogenannter Alterszucker oder ein richtiger Diabetes bekannt ist. Teilen Sie dies Ihrem Arzt bitte mit. Wenn der Urinbefund bei weiteren Kontrollen trotz Zuckereinschränkung positiv bleibt, wird Ihr Arzt Sie zu einer Blutuntersuchung, meist zum Hausarzt schicken, um den Blutzuckerspiegel zu überprüfen. Ihr Arzt wird dann weiteres mit Ihnen besprechen.

Ernsthafte Zuckerausscheidung in der Schwangerschaft erfordert dann eine gute, regelmäßige medizinische Überwachung. Vermutlich wird dies dann von einem Internisten mit überwacht.

ÖDEME (WASSEREINLAGERUNGEN)

Sollten Sie beobachten, daß sich bereits vor oder um die 30. Schwangerschaftswoche Wassereinlagerungen, sogenannte Ödeme, an Ihrem Körper bemerkbar machen, ist es unbedingt notwendig, grundsätzliche Überlegungen anzustellen: Wie sieht es z. B. mit der Alltagsbelastung aus, ist beruflicher Streß oder eine andere Belastung vorhanden? Viele Sprechstundengespräche zeigen mir immer wieder, daß das Beziehungsorgan Niere auf diese Weise eine Belastung aus Beruf oder Alltag widerspiegelt. Wenn Frauen mit starken Wassereinlagerungen stationär aufgenommen werden, zeigt sich eines: allein Bettruhe genügt schon, um eine Reduzierung der Ödeme und eine erhöhte Flüssigkeitsausscheidung zu gewährleisten. Das bedeutet, Normalisierung tritt ein, sobald die Frau aus ihrem Streß herausgenommen wird. Es muß aber gar nicht erst zur stationären Aufnahme kommen, wenn die Schwangere selbst erkennt, daß eine Pause notwendig ist, und sie ihre Arbeitsbelastung auf ein Minimum reduziert. Die berufstätige Frau muß dann aus dem beruflichen Alltag heraus; die Mutter und Hausfrau sollte ihren Ehemann, eine Oma oder eine Freundin um Hilfe bitten, oder einfach mal weniger bügeln, putzen, backen und kochen. Die Familie darf und sollte bei einer schwangeren Mutter erkennen, daß sich im Haushalt durch das zu erwartende Kind bald etwas verändern wird.

Wassereinlagerungen können dadurch gut selbst erkannt werden, daß die Füße und Unterschenkel anschwellen, die Schuhe zu eng geworden sind, alle Strümpfe Einschnürungen hinterlassen, die Haut an den Beinen oder auch am Bauch spannt und vielleicht sogar mit Juckreiz reagiert. Häufig schmerzen die Beine auch am Abend, so wie auch die Einlagerungen abends meistens massiver sind als in den Morgenstunden. Auch die Hände spannen und kribbeln und die Schwangere kann Wasseransammlungen an den Händen oft dadurch feststellen, daß die Fingerringe nicht mehr passen. Ebenso können im Gesicht Einlagerungen erkennbar sein. Freundinnen und Bekannte werden äußern: »Du hast aber ganz schön zugenommen, Du siehst von Kopf bis Fuß richtig rund und füllig aus.«

DIE GESTOSE

Auf alle Fälle müssen Ödeme ernst genommen und entsprechend behandelt werden, denn sie sind häufig der Beginn einer Schwangerschaftserkrankung: der Gestose, einer schwangerschaftsspezifischen Erkrankung, die sich bemerkbar macht mit Wassereinlagerungen und/oder erhöhtem Blutdruck und/oder Eiweißausscheidung im Urin. Es gilt, die für Mutter und Kind gefährliche Gestoseerkrankung mit allen zur Verfügung stehenden Maßnahmen zu verhindern, denn dadurch kommt immer wieder das Leben von Mutter und Kind in Gefahr. Die Gestose ist die häufigste Ursache von Frühgeburten. Die Schwangerschaft muß meist rapide durch einen Kaiserschnitt beendet werden, um das Kind zu retten und die Mutter vor der gefürchteten Eklampsie (Schwangerschaftskrampfanfälle) zu bewahren.

Deshalb sollten Sie bereits im Anfangsstadium auf Ödeme reagieren und mit naturheilkundlich orientierten Methoden wirksam den Ausscheidungsmechanismus der Niere, sowie den gesamten Stoffwechsel unterstützen.

❧ *KRÄUTERANWENDUNGEN*

Meine Ratschläge sind folgende: Bei der Zubereitung des Schwangerschaftstees, den Sie hoffentlich schon längere Zeit trinken, nun die doppelte Menge von *Brennesselkraut* und *Zinnkraut* verwenden und zusätzlich noch *Birkenblätter* zugeben. Trinken sie mindestens drei Tassen täglich. Der Tee kann mit Zitrone angereichert oder ganz leicht mit Honig gesüßt werden.

❧ *HOMÖOPATHISCHE ARZNEIEN*

Homöopathische Arzneien helfen in diesen Situationen sehr gut, es erfordert wie immer jedoch etwas mehr Zeit und Erfahrung, das richtige Arzneimittel zu finden. In Frage kommen kann: *Apis, Natrium muriaticum, Pulsatilla, Solidago.*

ÄTHERISCHE ÖLE

Beste Erfahrungen kann ich wieder weitergeben mit ätherischen Ölen. Ein Fußbad mit *Wacholderöl* als Zusatz, selbstverständlich wieder mit Salz vermischt, wirkt sehr gut. Kritische und informierte Leserinnen werden sofort nachdenklich werden und sagen: »Aber Wacholder darf doch eine schwangere Frau gar nicht verwenden!« Hier muß ich wieder antworten, daß ganz klar unterschieden werden muß, ob die Frau aus Lust und Laune einfach mal Wacholder einnimmt oder ein Fußbad macht, ob sie in den ersten Wochen schwanger ist oder bereits in der 32. Schwangerschaftwoche. Das alles muß klar unterschieden und genau betrachtet werden und ist selbstverständlich eine Frage der Konzentration. In der Frühschwangerschaft ist es verboten, Wacholderbeeren-Aufguß zu trinken oder das ätherische Öl als Badezusatz oder im Massageöl zu verwenden, da es eine abtreibende Wirkung haben kann. In der Spätschwangerschaft einer gesunden Frau ohne jegliche Neigung zu Ödemen kann die Verwendung von Wacholderöl zu einer massiven Nierenreizung führen, während bei vorhandenen Krampfadern Wacholderöl im Massageöl den Leberstoffwechsel so positiv unterstützt, daß keine massiven Wassereinlagerungen entstehen werden. Die Leber ist ein der Niere übergeordnetes Organ und ganz wesentlich am Ausscheidungsprozeß beteiligt. Bei vorhandenen Ödemen, denen oft eine Leberproblematik zugrunde liegt, wird ein Wacholderfußbad unter reichlicher Flüssigkeitszufuhr eine baldige Besserung und eine Ausscheidungsförderung bewirken. Dem Wacholderöl wird auf der psychischen Ebene nachgesagt, daß es hilft Dinge, bzw. Emotionen loszuwerden, die uns abhängig machen. Unter einer Pflanzenbotschaft habe ich den Ausspruch gefunden: »Die eigene Kraft erwecken«. Damit könnte auch gemeint sein, den Stoffwechsel wieder ankurbeln und mit eigener Kraft den Ausscheidungsprozeß in Gang bringen.

Ich möchte noch einmal darauf hinweisen: Wenn das richtige naturheilkundliche Mittel zum richtigen Zeitpunkt bei entsprechenden Beschwerden zum Einsatz kommt, dann wird es helfen. Sogenannte Kontraindikationen (Gegenanzeigen) werden häufig von berufsfremden Personenkreisen ausgesprochen. Bitte wenden Sie sich immer erst an eine erfahrene Hebamme mit der Frage, ob Sie wirklich behandlungsbedürftige Ödeme haben und welches Öl, welche Arznei Sie anwenden dürfen. Seien Sie als schwangere Frau kritisch und suchen Sie bei erfahrenen, kompetenten Personen Rat, um unangenehme Nebenwirkungen zu vermeiden.

ERNÄHRUNG

Weitere gute Hilfsmittel zum Ausschwemmen überflüssiger Gewebswasseransammlungen werden Sie durch entsprechende *Ernährung* finden: Nach dem Genuß einer großen Portion Salatgurken werden Sie in kürzester Zeit die entwässernde Wirkung erleben – Sie müssen nämlich ständig zur Toilette gehen und Wasser lassen. Ein ebenso gutes Ergebnis zeigt der Verzehr von gekochten Kartoffeln. Kaufen Sie aber bitte kbA-Qualität, bürsten Sie die Kartoffeln sorgfältig und essen Sie sie mit der Schale – morgens, mittags und abends - soviel, bis Sie wirklich satt sind. Dazu dürfen Sie reichlich frische Petersilie und Schnittlauch essen. Auch andere Küchenkräuter verfeinern den Geschmack und können in etwas Meerrettichsoße dazu gegessen werden.

Viele Frauen reagieren auch mit einer vermehrten Wasserausscheidung, wenn Sie eine frische Ananas essen. Beachten Sie aber, daß das manchmal zu Sodbrennen führen kann. (siehe S. 56)

Am bekanntesten ist wohl die Reis-Kur. Sie sollten von morgens bis abends gekochten Vollreis essen, soviel Sie können, mindestens 250 - 300g. Dabei kommt es allerdings zu einem großen Kaliumverlust, der unter Umständen mit frischen oder getrockneten Aprikosen auszugleichen ist. Dies ist aber nicht ganz ungefährlich und führt zu großer Schwäche. In wieweit hier auf die Fruchtwasserproduktion Einfluß ausgeübt wird, ist derzeit unbekannt, aber es wird vermutet, daß eine unkontrollierte und übermäßige tagelange Reisdiät zu einem Blasensprung führen kann. Deshalb rate ich lieber zu Kartoffeln, damit wird unser Körper nicht aus dem Gleichgewicht gebracht, bzw. der Wasserhaushalt viel besser reguliert.

In der Küche sollte Liebstöckl (auch als Maggikraut bekannt) als Gewürz nicht vergessen werden, denn auch dieses Kraut mit seinem intensiven Geschmack fördert den Ausscheidungsprozeß.

Zu dem Thema Ödeme fällt mir wieder eine Geschichte ein …

••• Frau G. war mit ihrem dritten Kind schwanger und kurz vor dem errechneten Termin. Ganz aufgelöst hat sie eines Spätvormittags angerufen: »Ich komme soeben vom Arzt. Meine Beine sind so stark mit Wasser angefüllt, daß er sagt, es sei gefährlich für mein Kind. Außerdem war heute auch noch mein Blutdruck zu hoch. Er meint, wenn das Kind in den nächsten Tagen nicht geboren wird, kann er es einfach nicht mehr verantworten. Was soll ich bloß machen, wissen Sie einen Rat für mich? Medikamente, die mir der Arzt verordnen wollte, nehme ich nicht. Er drohte, daß die Geburt morgen eingeleitet werden müßte, wenn sich die Situation bis dahin nicht geändert hat. Und dabei habe ich mich so gefreut, daß dieses Kind seinen Geburtstermin selbst bestimmen darf.« (Frau G. hatte ihre ersten beiden Kinder zu einer Zeit geboren, in der die programmierte Geburt üblich war. Sie wollte endlich einmal ohne Einleitung ein Kind gebären, dieses letztemal, wie sie sagte, alles ganz normal erleben). Als erstes erkundigte ich mich nach der Flüssigkeitsmenge, die sie täglich zu trinken pflege und wie häufig sie denn Wasser lassen könne. Daraufhin erklärte sie mir, daß sie zwar sehr durstig sei, aber den Rat des Arztes befolge und nicht mehr als einen Liter Flüssigkeit am Tag trinke. »Ja und zum ›Klo‹ spring ich immer nur für zwei Tropfen, wo soll auch was herkommen, wenn ich nichts trinke und nachts auch noch enorm schwitze«, das war ihre Antwort. Ich habe die Bedenken des Arztes bestätigt, aber vorgeschlagen, es noch für kurze Zeit mit »alternativen Methoden« zu versuchen. Ich habe ihr geraten, sofort soviel wie möglich von der oben genannten Teemischung zu trinken, reichlich Kartoffeln mit Schale und frischen Kräutern und auch Quark dazu zu essen. Ich habe ihr nahe gelegt, nichts zu arbeiten, sondern nur auf dem Sofa zu liegen. Sie mußte mir versprechen, ihren Mann oder die Oma für die Kinder und den Haushalt zu engagieren. Nur mit Ruhe, Trinken und Kartoffelessen könnte sie etwas erreichen. Zusätzlich solle sie noch Pulsatilla einnehmen, das sie zufällig schon zu Hause hatte, denn ihre gesamte Stimmung sprach für diese homöopathische Arznei. Zu guterletzt habe ich sie gebeten, mich unverzüglich anzurufen, sobald irgendwelche körperlichen Beschwerden auftreten oder sie nicht reichlich ausscheiden könne. Da ich mir der Gefahr der Gestose bewußt war, die letztendlich für das Kind und die Mutter sehr schnell zu einer fast lebensbedrohlichen Situation ausarten kann, habe ich mich am Nachmittag auf den Weg gemacht, um Frau G. zu Hause zu besuchen. Ihr Mann hat mich begrüßt und erzählt, daß er soeben Urlaub beantragt habe. Frau G. lag auf dem Sofa mit einer Kanne Tee auf dem Tisch und einem Teller Kartoffeln. Sie strahlte voller Freude und berichtete sofort von ihren häufigen erfolgreichen Toilettengängen: »So viel hab' ich seit Wochen nicht mehr ›gebiselt‹, das tut richtig gut«. Mir waren auf den ersten Blick sogleich das auffällig aufgedunsene Gesicht und die dicken Beine aufgefallen. Ich war aber gleich etwas erleichtert, nachdem sie mir von ihrem Erfolg berichtet hatte. Der Blutdruckwert war auch im Bereich des gerade noch Erlaubten. In einem Telefonat mit ihrem Arzt, der erfreut war über meinen Hausbesuch, erklärte er sich einverstanden, daß bei intensiver Blutdruck- und Ausscheidungskontrolle von einer Geburtseinleitung noch abzusehen sei. Er kannte Frau G. recht gut und hatte Verständnis für ihren Wunsch. Mein Vorgehen mit der Kartoffeldiät belächelte er zwar, meinte aber: »Tun Sie, Frau Hebamme, was Sie nicht lassen können.« Am nächsten Morgen erwartete mich die strahlende Frau G. deren Gesicht ohne Ödeme wieder aussah wie früher, mit den Worten: »Sie werden es nicht glauben, aber ich bin drei Kilogramm leichter geworden. Das war vielleicht eine Nacht, die meiste Zeit hab ich auf dem Örtchen verbracht. Sagen Sie mal, kommt der vermehrte Schleimabgang, den ich jetzt habe, auch vom Trinken und den Kartoffeln?« Zunächst habe ich mich natürlich ganz riesig mit ihr gefreut über diesen Erfolg, auch der Blutdruck war etwas gesunken. Auf ihre Frage zu dem Scheidenschleim konnte ich sie erfreuen und sagen, daß das Kind sich wohl jetzt anmelde. Ich meinte: »Das häufige Wassergeplätscher ist dem Baby wohl zu laut geworden und es hat beschlossen, die Geburtstüre langsam zu öffnen – das ist durch den Schleimabgang zu erkennen.« Eine Untersuchung bestätigte anschließend meine Vermutung: der Gebärmutterhals war verstrichen, und der Muttermund begann sich leicht zu öffnen. Große Freude herrschte im Haus der Familie G. Die zweite Kontrolle an diesem Tag war wieder sehr erfreulich, der Blutdruck hatte sich in einen absolut normalen Bereich eingependelt, Frau G. speiste noch immer Kartoffeln und trank literweise Tee. Aber Wehen waren noch nicht zu erkennen. Am folgenden frühen Morgen hat mich aber der glückliche Vater G. angerufen, ich müsse nicht mehr zum Blutdruckmessen erscheinen, sondern bitte doch zur Nabelpflege kommen. Frau G. hatte in der Nacht eine gesunde Tochter geboren, die Geburt war im Schnellzugtempo verlaufen, und die Eltern waren eben im Begriff das Krankenhaus zu verlassen. Sie hatten schon vor vielen Wochen beschlossen, ambulant zu entbinden, also das Wochenbett zu Hause zu erleben.

Solche Erlebnisse sind natürlich sehr erfreulich, und ich denke, bei einer Frau, die ihren Körper immer schon naturheilkundlich orientiert unterstützt, sicher mit noch besseren Erfolgsaussichten verbunden. Ein Mensch, der seit Jahren mit Schmerzmitteln und anderen starken Medikamenten lebt, wird solche Erfahrungen nicht machen. Im geburtshilflichen Bereich ist es deshalb doppelt erfreulich mit natürlichen Mitteln zu arbeiten, denn viele Frauen, die Kinder gebären wollen, sind jung, gesund und wissen meist, daß viele Medikamente schädlich sind. Kolleginnen meinen, daß wir im Allgäu noch einen gesunden Menschenverstand besitzen und daß zu mir sowieso nur die Frauen in Betreuung kommen, die so eine gesunde Einstellung haben. Vielleicht muß ich das den Hebammen eingestehen, die noch nicht so gute Erlebnisse sammeln konnten.

Seit einiger Zeit erlebe ich gute Erfahrungen mit den Ratschlägen der »Arbeitsgruppe Gestosekranke Frauen«. Diese Gruppe empfiehlt, entgegen der derzeit noch geltenden medizinischen Überzeugung, dem Körper reichlich Flüssigkeit und vor allem reichlich Salz zuzuführen. Die Arbeitsgruppe sammelt und veröffentlicht in Fachzeitungen Studien und Untersuchungen, insbesondere aus den Vereinigten Staaten, in denen bewiesen wird, daß durch die derzeit übliche Salzreduzierung erst recht ein Mechanismus in unserem Körper in Gang gesetzt wird, der Wassereinlagerungen im Gewebe verstärkt. In akuten Situationen wird empfohlen, einen Teelöffel Salz in einem Liter Wasser aufzulösen. Diese Flüssigkeit soll dann schnellstmöglich getrunken werden. Ergänzend dazu wird geraten, ein Salzwasserfußbad zu nehmen. Mit dieser Methode wird dann innerhalb kürzester Zeit eine erhöhte Urinausscheidung beobachtet werden. Diese Hinweise und Ratschläge kann ich bislang aus meiner Erfahrung nur bestätigen. Anfangs waren es einige Frauen, die sich Informationsmaterial von der genannten Arbeitsgruppe besorgt hatten, sich entsprechend verhielten und mir ihre Beobachtungen dann mitgeteilt haben. Daraufhin habe ich mich selbst mit der Methode auseinandergesetzt und in Fortbildungsveranstaltungen mit Kolleginnen darüber diskutiert. Ich habe nun schon einige Frauen mit Gestose auf diese Behandlungsweise aufmerksam gemacht und kann nur von erfolgreichen Wirkungen berichten. Es waren Frauen dabei, die in einer vorausgegangenen Schwangerschaft wegen ihrer Gestose eine Frühgeburt durch Kaiserschnitt erlebt hatten. Diese Frauen waren natürlich berechtigterweise in der nachfolgenden Schwangerschaft sehr vorsichtig und hatten sich meist schon vor dem erneuten Schwangerwerden nach möglichen Therapien erkundigt. Um dieses Mal eine Gestose zu vermeiden, haben sie von mir Bestätigung erhalten, daß Salzzufuhr sicher eine gute Vorgehensweise ist, neben ausreichender Eiweißzufuhr und sättigender Ernährung. Die Gestose-Gruppe macht ausdrücklich darauf aufmerksam, daß strengstens darauf geachtet werden muß, eine sättigende Kost mit ausreichender Menge an tierischem Eiweiß zu sich zu nehmen. Am besten wird es sein, wenn sich die betroffenen Frauen direkt mit dieser Arbeitsgemeinschaft in Verbindung setzen. Ich gebe in solchen Situationen den werdenden Müttern gerne Informationsmaterial mit der Kontaktadresse weiter.

BLUTDRUCK ALLGEMEIN

An dieser Stelle möchte ich nun gleich noch etwas näher eingehen auf das Thema Blutdruck in der Schwangerschaft: Wie erwähnt, ist ein sehr enger Zusammenhang mit den Wassereinlagerungen und der Gestose zu sehen (siehe Seite 72).

Zunächst ist es immer wichtig, den individuellen Ausgangswert zu kennen. Es wäre schön, wenn alle Frauen sich auch außerhalb einer Schwangerschaft ab und zu mal den Blutdruck messen ließen. Es sind nämlich sehr viele beunruhigt über ihren angeblich zu hohen oder zu niedrigen Wert; dabei war der Blutdruck immer schon so hoch oder so niedrig, und trotzdem fühlten sie sich damit wohl und gesund. Damit will ich sagen, daß auch hier immer von einem individuellen Wert ausgegangen werden muß. Nur wenn dieser steigt oder abfällt, wird er behandlungsbedürftig.

HYPERTONIE (BLUTHOCHDRUCK)

Eine der Blutdruckunregelmäßigkeiten ist die angeborene Hypertonie, der Bluthochdruck. Inwieweit und mit welchen Medikamenten dieser Blutdruck behandelt werden muß, weiß Ihr Arzt, er wird Sie entsprechend betreuen.

Bei vielen schwangeren Frauen jedoch entsteht der hohe Blutdruck durch äußere Einflüsse, er wird dann gerne Streßhochdruck genannt.

Wenn mich Frauen hierzu um Rat fragen, erhebt sich als erstes die Frage: »Was, wer setzt Sie so unter Druck?« Daraufhin bekomme ich oft eine lange Leidensgeschichte zu hören. Für die Betroffenen ist das die Gelegenheit, einfach mal über ihre Alltags-, Berufs- oder Beziehungsprobleme zu sprechen. Ich habe das Gefühl, daß ich nicht nur Hebamme, sondern häufig auch noch Familienberaterin und Psychotherapeutin in einer Person bin. Nach so einem Gespräch gehen die werdenden Mütter fast immer beruhigt nach Hause, sehen ihr Problem unter einem anderen Gesichtspunkt und finden selbst einen Weg oder eine Möglichkeit, ihren Druck abzubauen.

KRÄUTERHEILKUNDE
Für die Teetrinkerinnen habe ich auch noch ein Rezept parat, sofern sie es wünschen: eine *Teemischung* aus: *Melisse, Mistelkraut* und *Weißdorn*.

HOMÖOPATHISCHE ARZNEIEN
Manche Mütter kommen ganz zielstrebig in die Sprechstunde und fragen nach einem hilfreichen Kügelchen – so werden bei uns die homöopathischen Arzneien genannt. Fast alle Arzneien sind nämlich in Alkohol gelöst, in Streukügelchen, auch Globuli genannt, oder in Tablettenform erhältlich. Wenn immer möglich, sollte auf Alkohol verzichtet werden, insbesondere in der Schwangerschaft. Aus diesem Grund verabreiche ich am liebsten Globuli, die leicht einzunehmen sind: sie sollten pur auf der Zunge zergehen.

Solche Kügelchen hat die Homöopathie auch gegen Bluthochdruck – natürlich unter Berücksichtigung des Ganzheitsaspektes: *Aurum, Apis, Belladonna, Plumbum* und *Pulsatilla* sind Arzneien, die hier zum Einsatz kommen könnten. Aber bitte nehmen Sie niemals in »Eigenexperimenten« eines dieser genannten Kügelchen ein. Denn dies sind große homöopathische Arzneimittel, die bei Problemen wie Bluthochdruck genauestens angezeigt sein müssen, gut beobachtet und auch in einer entsprechenden Potenz verordnet werden müssen. Alle homöopathischen Arzneien können in verschiedenen Potenzierungen eingenommen werden. Lesen Sie dazu bitte im Anhang unter »Grundlagen der Homöopathie« (Seite 362) nach.

ÄTHERISCHE ÖLE
Aus dem Bereich der Aromatherapie habe ich sehr gute Erfahrungen mit *Ylang-Ylang* machen können. Es fällt mir bei diesem Öl immer eine Pflanzenbotschaft ein, die in einem Buch zu lesen ist: »Laß dich fallen und genieße«, das wäre sicher die beste Therapie bei Bluthochdruck. Aus dem Alltagsstreß herauskommen und das Leben in Entspannung genießen lernen. Um dieses zu erreichen, kann der Pflanzenauszug des Ylang-Ylang helfen. Die Pflanze wächst übrigens auf den Philippinen. Diese Essenz kann allein oder in Verbindung mit Lavendel und der reinen (100%) Melisse in der Duftlampe, in einem Massageöl oder einem Duschgel angewendet werden. Die Duftlampe eignet sich sicher in Räumlichkeiten, in denen sich die werdende Mutter allein aufhält. Andere Personen lassen sich vielleicht nicht so gerne mit Ylang-Ylang mitbehandeln. Es kann sogar vorkommen, daß Mitarbeiterinnen sehr leiden, wenn sie selbst einen niedrigen Blutdruck haben und dann

natürlich zu überhaupt nichts mehr fähig sind oder gar Kreislaufprobleme bekommen. Also bitte denken Sie an Ihre Umgebung. Ideal ist sicher ein Körperöl, das Sie am Morgen benutzen und von oben nach unten (!) einmassieren sollten. Alle Frauen, die Krampfadern haben, sollten selbstverständlich die Beine nach oben einmassieren, und nur den Oberkörper abwärts von oben nach unten einölen.

Mit einer Mischung von *Muskatellersalbei, Vetiver, Ylang-Ylang* und ganz wenig *Zitrone* konnte ich auch schon anderen, nicht schwangeren Menschen helfen, ihren Bluthochdruck zu behandeln. Denn immer wieder werde ich von den Frauen so ganz nebenbei nach einem Rezept für die Großmutter gefragt.

HYPOTONIE (NIEDRIGER BLUTDRUCK)

Es gibt aber viele schwangere Frauen, die unter ihrem zu *niederen Blutdruck* leiden. Sie klagen, daß sie immer müde sind, bei langem Stehen Schwindelgefühle haben und sich dann schnell hinsetzen müssen, damit sie nicht umfallen.

Als erstes rate ich, fleißig *gymnastische Übungen* zu machen und häufig *schwimmen* zu gehen. Wieder einmal kommt auch mein Hinweis, daß sie mehr trinken sollen. Seit Jahren empfehle ich diesen Frauen, daß sie ihren Salzverbrauch nicht einschränken, sondern ganz normal beibehalten sollen. Ich schlage dann häufig noch vor, sich morgens beim Duschen zum Schluß mit einem *kalten Wasserstrahl* abzuduschen, der von unten nach oben geführt werden muß. Das hat eine sehr gute kreislaufstützende Wirkung, regt die Hautdurchblutung an, macht widerstandsfähig und aktiviert die Abwehrkräfte des Körpers. Ich weiß, daß es anfangs große Überwindung kostet, aber es macht sich wirklich positiv für den gesamten Gesundheitszustand bemerkbar. Es ist in unserem Wohlstandsdasein sehr wichtig, unseren Körper solchen Temperaturschwankungen auszusetzen. Früher waren wir ständig diesem Wärme-Kältewechsel ausgesetzt, da es keine Zentralheizungen und vorgewärmten Autos gab. Heute schlafen viele Menschen sogar in einem geheizten Zimmer, anstatt bei geöffnetem Fenster im kalten Raum, waschen sich in einem überwärmten Badezimmer, frühstücken in der über Nacht warmgehaltenen Küche, steigen ins Auto, das womöglich mit einer Standheizung vorgewärmt war, müssen viele Stunden in überheizten klimatisierten Arbeitszimmern ausharren, um dann abends über die mangelnde Abwehrkraft ihres Körpers zu klagen, der schon wieder von Schnupfen geplagt ist. Mit diesen Gedanken möchte ich einfach auf unser oft unüberlegtes Verhalten aufmerksam machen. Interessant ist für mich, daß dann plötzlich eine Schwangerschaft die Möglichkeit gibt, über unsere Lebensgewohnheiten nachzudenken. Es ist schon faszinierend, was Kinder bereits im Bauch ihrer Mutter für eine Aufgabe übernehmen. Immer wieder kann ich miterleben, wie Eltern erzählen: »Wenn unser Kind und Ihre zum Nachdenken anregenden Worte nicht wären, wir hätten uns wohl noch lange nicht über unsere Lebensweise und unsere Gesundheit Gedanken gemacht.« Ich kann das den Eltern gut nachfühlen, denn mir ist es auch so ergangen mit meinen Kindern und einer lieben alten Kollegin, die mir einmal mit erhobenem Zeigefinger sagte: »Ja, ja, Ihr jungen Hebammen und Mütter werdet schon noch sehen, wo das hinführt mit Eurem Denken und Eurem Handeln. Für jedes Weh-Wehchen muß eine Tablette her, anstatt einfach mal wieder kaltes Wasser zu benützen und dem Körper auch was zuzutrauen.« Für diese Bemerkung bin ich Thea heute noch dankbar, denn das hat mir damals sehr zu denken gegeben.

ÄTHERISCHE ÖLE

Die besten Erfahrungen konnte ich bei der Behandlung von niedrigem Blutdruck bislang mit dem *Rosmarinöl* sammeln: Einen oder höchstens zwei Tropfen Rosmarin morgens auf den Waschlappen geträufelt und zum Waschen oder Duschen verwendet, reicht oft schon aus, um den Blutdruck innerhalb von einigen Tagen zu stabilisieren. Manche Frauen mischen sich lieber ein Körperöl damit und massieren es in der Körperrichtung von unten nach oben(!) ein. Zu Hause kann die Duftlampe zum Einsatz kommen, denn hier gilt dasselbe wie bei zu hohem Blutdruck: Immer darauf achten, welche Personen dadurch passiv mitbehandelt werden. Rosmarin angewendet bei niederem Blutdruck ist ein hilfreiches Öl, es stärkt das Durchhaltevermögen und unsere ICH-Kräfte. Denn gerade diese sind häufig bei Schwangeren gesunken, wenn sie bereits morgens nicht auf die Füße kommen, mittags noch müde sind und am Abend noch geschwächter ins Bett sinken. Dann kommt schnell die Frage auf: »Wie soll ich das alles bloß schaffen, wenn das Baby geboren ist?« Rosmarin ist übrigens eine Pflanze der Wüste, das heißt sie wächst dort, wo fast kein Nährboden mehr vorhanden ist, nur noch Sand! Aber sie kann sich von den wenigen Tropfen Wasser, die vom Himmel fallen, ernähren und daran aufrichten und wachsen. Ich meine, daß es in unserem Leben sicher auch möglich sein wird, mit Rosmarinöl die letzten Kräfte zu mobilisieren, Willen und Antriebskraft zu wecken und durchzuhalten. Versuchen Sie es doch einmal. Es ist übrigens ein tolles Öl für Hebammen, die Nachtdienst leisten müssen, aber müde und kraftlos sind. Oder für Kolleginnen, die nach zehn Stunden heimgehen möchten, aber die nächste wehende Mutter klopft an der Entbindungstüre an. Eine nette Begleiterscheinung hat das Rosmarinöl auch noch: es weckt verborgenen Appetit. Mütter, deren Kinder kränklich und schlechte Esser waren, haben mir dies wiederholt bestätigt: Die Sorgenkinder entwickelten Hunger und waren bald wieder fit.

... Ein anderer Fall beispielsweise war die Großmutter, die in der Hausgemeinschaft mitlebt und sowieso bereits wegen Bluthochdruck in Behandlung war und aus zunächst unerklärlichen Gründen höhere Meßwerte feststellte. Interessanterweise hatte sie aber keine unangenehmen Begleiterscheinungen dabei, wie sie es sonst gekannt hatte. Nachdem die Tochter »ihren« Rosmarinvorrat in der Duftlampe verbraucht hatte, war bald wieder alles im Lot.

Ja, ätherische Öle wirken nachweislich und sollten tatsächlich nur bei wirklich angezeigten Indikationen eingesetzt und nie unbedenklich verwendet werden. Alle naturheilkundlichen Arzneien helfen dann, wenn ihre Verwendung sinnvoll ist, sollten aber dringend unterlassen werden, wenn *Gegenanzeigen* genannt oder bekannt sind. Auf Grund dieser genau einzuhaltenden Anwendungsbereiche gilt hier beim Rosmarin: -ja- bei niedrigem Blutdruck, -nein- bei normalem oder gar hohem Blutdruck. Wegen dieser Eigenschaften wird in vielen Büchern zurecht ein prinzipielles Verbot für die Zeit der Schwangerschaft angegeben. Ich hoffe aber, daß Frauen und Hebammen mit dem Vertrauen, das ich in sie habe, umgehen können und diese Hinweise wirklich ernst nehmen.

Alle werdenden Mütter bitte ich: »Fragen Sie lieber einmal zu häufig nach, als einmal zu wenig!«

Alle Kolleginnen, die erste Erfahrungen sammeln, bitte ich: »Nehmen Sie ätherische Öle ernst, halten Sie genauestens fest, was die Schwangere für Beobachtungen macht und setzen Sie sich mit der Materie auseinander.«

STEISSLAGE

Normalerweise begeben sich fast alle Kinder um die 32. Schwangerschaftswoche mit ihrem Köpfchen in Richtung des Geburtskanals, d. h. sie liegen mit dem Kopf nach unten im Mutterleib.

Einige Kinder allerdings sitzen in der 35. Woche immer noch putzmunter in der Gebärmutterhöhle. Bei der Vorsorgeuntersuchung wird dann festgestellt, daß es sich um eine Steißlage handelt. Im Mutterpaß wird immer eingetragen, welcher Teil des Kindes bei der zu erwartenden Geburt der vorangehende oder führende Teil sein wird. In diesem Fall wird ein »BEL« im Mutterpaß vermerkt werden. Dies ist natürlich für alle Hebammen und Geburtshelfer sehr wichtig, um nicht plötzlich vom Popo des Babys überrascht zu werden, sondern sich rechtzeitig auf eine Steißlagenentbindung einzustellen.

UNTERSUCHUNGSMETHODEN

Mit Hilfe der *Ultraschalluntersuchung* ist es keine Schwierigkeit, zu jeder Schwangerschaftswoche eine konkrete Aussage über die Lage des Kindes zu machen. Wir Hebammen, sowie einige wenige Ärzte versuchen jedoch mit unseren Händen von außen, durch Abtasten, die Kindslage zu erkennen. Diese sogenannten *»Leopoldschen Handgriffe«* lernen alle Hebammen in der Ausbildung, um so die Lage des Kindes im Mutterleib festzustellen.

Dies hat den Vorteil, daß wir ohne Technik und Strom in der Lage sind, uns ein Urteil über die Kindslage zu machen und auch gleichzeitig einen guten körperlichen Kontakt zur Mutter herzustellen. Bei der Geburt wird sie auch von Hebammenhänden und nicht von Geräten betreut. Bei dieser äußeren Untersuchung können wir der Mutter verdeutlichen (und sie kann gleichzeitig selbst versuchen mitzufühlen) wo der Rücken, der Po, der Kopf, die Beine und die Arme ihres Kindes zu tasten sind. Durch das Wachstum des Babys wird diese Untersuchung natürlich gegen Ende der Schwangerschaft immer einfacher. Bis ins Jahr 1975 war diese Methode häufig die einzige Möglichkeit, die Lage des Kindes zu erkennen, denn die ersten Ultraschallgeräte sind erst in dieser Zeit auch in allen kleineren geburtshilflichen Kliniken eingesetzt worden. In den Arztpraxen haben diese teuren Apparate erst einige Jahre später Einzug gehalten und sind seitdem ständig weiterentwickelt worden. Mit den Ultraschallgeräten waren die geburtshilflichen Abteilungen natürlich bald vertraut, denn Technik begeistert insbesondere Männer immer sehr schnell. Heute noch ist Ultraschall die sicherste Methode um einen unklaren Befund über die Lage des Kindes sofort zu klären.

Bei den routinemäßigen Vorsorgeuntersuchungen können die Mütter bei jeder Ultraschalluntersuchung auf dem Bildschirm sehen, in welcher Lage ihr Kind es sich gerade bequem gemacht hat. Dies ist bestimmt etwas Besonderes, aber tasten und sehen, das sind zweierlei Sinneswahrnehmungen. Es ist sicher für den ultraschallenden Arzt interessant, den Müttern Bildern von ihren Ungeborenen zu zeigen, doch viele Frauen erzählen mir dann später: »Wissen Sie, erkennen konnte ich eigentlich nicht viel. Ich stell mir mein Kind anders vor, nicht nur aus schwarzen und weißen Linien bestehend«. Das eigene Baby im Bauch zu tasten, zu wissen, daß hier der Popo und da die Beine sind, das ist bestimmt viel beeindruckender. Die Mütter lernen ihre Kinder durch das Anfasssen bestimmt besser kennen als durch das Anschauen von Ultraschallaufnahmen, die bei guten Geräten allerdings auch deutliche Konturen des Babys erkennen lassen. Für mich ist es immer wieder ein Erlebnis die Mutter und den Vater das Kind tasten zu lassen. Insbesondere die werdenden Väter sind hocherfreut und glücklich, wenn sie in der Partnergruppe oder bei der Vorsorgeuntersuchung ihr Kind mit ihren eigenen Händen richtig anfassen dürfen und merken: hier ist der Rücken, da der Kopf, hier sind Arme und Beine des Kindes. »Mein« Kind sehen, ist sicher beeindruckend; »mein« Kind tasten aber bedeutet: es begreifen, daß es da ist, da in meinen Vaterhänden und nicht auf dem Bildschirm des Apparates. Immer wieder kann ich erkennen, daß Väter einen enormen Respekt oder gar Scheu vor diesem Mutterbauch haben und sich nicht zutrauen, das Kind richtig anzufassen. Darin sehe ich schon die Verbindung zu den hochtechnisierten Überwachungsmöglichkeiten, denn, daß Hitech-Geräte Respekt und geradezu Ehrfurcht in uns hervorrufen, wurde schon mehrfach beobachtet. Es ist aber ein falscher Respekt, wenn der Bauch der Frau in den Augen der Väter zerbrechlich erscheint und mit der gleichen Übervorsicht behandelt wird, wie wir oft mit elektronischen Apparaten umgehen, voller Angst, es könne etwas kaputt gehen. Viele Frauen bestätigen, daß sie gar nicht verstehen, warum ihr Partner sie immer so behutsam anfaßt. Die werdenden Väter sind dankbar, wenn ich ihnen zeige, wie deutlich sie das Kind tasten und berühren können. Dieses richtige und feste Anfassen empfinden Frauen viel angenehmer und natürlicher, ja es vermittelt ihnen sogar Geborgenheit. Bei zu festem Anpacken kann es natürlich geschehen, daß die Schwangere ihren Mann darauf aufmerksam machen muß, daß es ihr Bauch sei und er doch bitte etwas behutsamer sein möge. Ein gesundes Mittelmaß wäre halt immer gut. Wenn die Eltern über ihre Wünsche, Empfindungen und Vorstellungen sprechen, läßt sich dieses Mittelmaß bestimmt finden.

SPONTAN- ODER KAISERSCHNITTGEBURT

Durch die Ultraschalluntersuchung konnten bestimmt eine Menge risikoreiche Steißlagengeburten vermieden werden. Zahlreiche Hebammen teilen aber meine Meinung, daß leider fast keine *spontanen Beckenendlagengeburten* mehr ermöglicht werden, somit auch nicht mehr erlernt werden können. Seit einigen Jahren ist erfreulicherweise wieder ein vorsichtiger Trend an einigen Universitätskliniken zu beobachten, daß die Geburtshelfer es einigen Erstgebärenden wieder ermöglichen, ihr Kind trotz Steißlage auf vaginalem Weg zu gebären. Es werden inzwischen nicht mehr gleich alle Schwangeren mittels *Kaiserschnitt* entbunden. Bei Mehrgebärenden hat sich der Trend, einen Kaiserschnitt vorzunehmen, gottlob nicht bestätigt. Sicher haben sich hier viele Frauen erfolgreich gewehrt und bemüht, eine Spontangeburt anzustreben.

Ich will hier nicht über Sinn und Notwendigkeit eines Kaiserschnittes bei einer Steißlage schreiben, denn sicherlich werden sich alle betroffenen Frauen am Ende der Schwangerschaft ausreichend mit ihrem Arzt auseinandersetzen. Übereinstimmend wird hoffentlich von allen Beteiligten die für Mutter und Kind beste und sicherste Lösung angestrebt werden. Selbstverständlich würde ich aber allen Frauen raten, alles erdenklich Mögliche zu unternehmen, um eine Schnittgeburt zu umgehen. Es ist schön, daß uns wieder bewußt wird, daß eine Schnittgeburt eine vollkommen falsche Angstbewältigung ist. Leider war es viele Jahre so, daß Frauen ihren Freundinnen geraten haben: »Laß Dir doch einen Kaiserschnitt machen, dann bekommst Du eine Vollnarkose und wenn Du aufwachst ist alles vorbei.« Es war tatsächlich viele Jahre kein Problem, einen Arzt von dieser Schnittentbindung zu überzeugen, insbesondere bei älteren Erstgebärenden. Heute wissen alle, daß eine Vollnarkose und eine Kaiserschnittoperation nur im Notfall durchgeführt werden sollte. Es ist und bleibt ein aufwendiger, großer operativer Eingriff, dessen Risiko weitaus größer ist als bei einer Spontangeburt.

NATÜRLICHE UNTERSTÜTZUNG ZUM WENDEN EINER STEISSLAGE

ZEIT UND RUHE

Die Schwangeren sind oft schon in der 30. Schwangerschaftswoche beunruhigt, weil ihr Kind in der Steißlage liegt und kommen deshalb zu uns in die Hebammenpraxis. Zu diesem Zeitpunkt beruhige ich die Frauen erst einmal dahingehend, daß das Kind ja noch viele Wochen Zeit hat, sich in die richtige Position zu begeben. Ich versuche, sie davon zu überzeugen, daß sie noch einige Wochen in Ruhe abwarten können: wenn das Kind Lust hat, wird es sich schon drehen. Wüßte die Mutter über die meist durch die Ultraschalluntersuchung festgestellte Steißlage nicht Bescheid, würde für sie zu diesem Zeitpunkt auch noch kein Anlaß zur Sorge bestehen.

Auf alle Fälle zeige ich den Frauen im Kurs an Hand unserer Praxispuppe, wieviel Platz das Baby noch hat. In ihren Gedanken soll sie dem Kind immer wieder gut zureden, sich doch mit dem Kopf nach unten zu begeben, und sich selbst immer vorstellen, wie das Kind im Bauch diesen Purzelbaum macht.

SEELISCHER HINTERGRUND DER STEISSLAGE

Kommen Frauen wegen der Steißlage zu mir in die Sprechstunde, spreche ich zunächst mit ihnen darüber, ob sie sich vorstellen könne, warum sich das Baby denn so hinsetzt, anstatt, wie es im Lehrbuch steht, sich mit einem Kopfstand im Mutterleib aufzuhalten. Es könne ja sein, daß es irgendetwas damit bezwecken möchte. Im Gespräch kommen wir dann oft gemeinsam zu Folgendem: dem Kind ist es mit seinem Sitzstreik doch gelungen, daß sich die Eltern gemeinsam Gedanken machen über die anstehende Geburt und über die neue Situation des Elternwerdens. Häufig entsteht die Erkenntnis, daß die Eltern bislang zu selbstverständlich mit der Schwangerschaft umgegangen sind, oder sich zu wenig gemeinsam um diese wirkliche Veränderung und Neuerung gesorgt haben. Immer wieder muß ich feststellen, daß es den Schwangeren gut tut, wenn ich mit ihnen solche Gespräche führe. Für viele ist es eine neue, aber sehr angenehme Art, bei anfangs besorgniserregenden Schwangerschaftsdiagnosen die Situation von der Seite des Kindes aus zu betrachten, bzw. das Kind in dieses momentane Geschehen wirklich mit einzubeziehen, es nicht einfach bei einer Diagnose zu belassen. Es geht dann plötzlich nicht mehr darum, etwas zu tun oder in Besorgnis zu sein, sondern mit dem Kind und seinen Hinweisen umgehen zu lernen. Allein so ein Gespräch hilft vielen Müttern.

In diesen Situationen frage ich immer nach, wie denn die beiden Omas des zu erwartenden Kindes ihre Kinder geboren haben. Darauf kommt sehr oft die Antwort: »Ja, meine Schwiegermutter hat meinen Mann als Steißlage geboren!« Diese Aussage wird fast immer von allen Anwesenden mit einem Lachen beantwortet, und wir stellen fest, daß das Ungeborene vielleicht jetzt schon etwas Gemeinsames mit seinem Vater hat.

INDISCHE BRÜCKE – VIERFÜSSLERSTAND – VENA-CAVA-SYNDROM

In der Geburtsvorbereitung bespreche und zeige ich ab der 33./34. Schwangerschaftswoche der Schwangeren, wie sie die *Indische Brücke* anwenden kann. Bei dieser Übung soll die Mutter am Boden liegend ihr Becken so hoch wie möglich lagern, dabei aber die Unterschenkel möglichst angewinkelt nach unten hängen, somit ergibt sich ein ausgeprägtes Hohlkreuz und dem Kind wird es unbequem werden, und es versucht vielleicht von alleine, eine andere Lage einzunehmen. Jede Frau soll selbst bestimmen, wie lange sie das aushalten kann. Immer wieder ist zu lesen, daß Schwangere eine ganz bestimmte Zeitdauer in dieser Stellung verharren sollen, doch solche Empfehlungen können wohl nur von Personen stammen, die selbst nie schwanger waren. Denn in dieser extrem schrägen Rückenlage kommt es häufig zu starker Atemnot, da das Kind bis oben an den Rippenbogen rutscht und somit die Lungenfunktion der Mutter zweifach beeinträchtigt: Einmal durch das Kind und zum zweiten durch die für Schwangere sowieso ungesunde Rückenlage der Mutter. Dadurch kommt es bei vielen Frauen zum *Vena-Cava-Syndrom*. Ausgelöst wird es durch die große Gebärmutter, die mit ihren bis zu sechs Kilogramm auf die untere Hohlvene (Vena Cava) drückt und somit den Blutrückfluß zum Herzen staut. Der Mutter wird es schwindelig und schwarz vor Augen, sie muß sich schnell zur Seite drehen. Aus diesem Grund ist es für Schwangere generell ratsam, immer auf der Seite zu liegen, um diesem Syndrom aus dem Weg zu gehen. Deshalb rate ich allen werdenden Müttern vorsichtig mit der Indischen Brücke anzufangen und mit gezielter langsamer Bauchatmung diese Lage einzunehmen solange es geht. Es ist ratsam, aus der Brücke in den *Vierfüßlerstand* überzugehen, um sich dann zu erholen und gut durchatmen zu können, denn in dieser Lage hat die

Lunge volle Entfaltungsmöglichkeit. Sie können diese Position einnehmen, solange Sie Lust haben, und weiterhin mit den Gedanken bei Ihrem Kind sein. Mit dieser Haltung, die dem Kind viel Spielraum verschafft, machen Sie es ihm eventuell noch leichter, sich zu einen Purzelbaum zu entschließen.

ÄTHERISCHE ÖLE

Für die Übung der Indischen Brücke rate ich den Frauen dann ihren Partner mit einzubeziehen, indem er das Becken der Frau stützt. Während sie die Übung macht, kann er ihr auch eine sanfte Bauchmassage zukommen lassen mit den ätherischen Ölen *Lavendel, Rose, Schafgarbe, Ylang-Ylang* und *Zeder.* Sinnvollerweise ist natürlich in der richtigen Richtung zu massieren, nämlich in der »Purzelbaumrichtung«, die ich den Eltern selbstverständlich zeige.

ANDERE METHODEN

Manche Frauen empfinden es auch als angenehm, wenn der Mann ihr dabei anstatt des Bauches, die Füße massiert. Ich würde aber empfehlen, dabei ganz behutsam vorzugehen, denn über Reflexzonen sollten nur ausgebildete Personen mit Schwangeren arbeiten. Sehr oft haben mir werdende Mütter schon berichtet, daß sie bei einem Masseur waren, der über *Fußreflexzonentherapie* oder *Akupressur* das Kind zum Drehen bewegt hat. Ich möchte aber nochmals darauf hinweisen, daß Sie sich vergewissern sollten, ob die Behandlung von kompetenten Personen durchgeführt wird. Dann ist dies eine sehr hilfreiche Möglichkeit, ein Kind, das in der Steißlage liegt, auf »den Kopf zu stellen«.

Es gibt seit einiger Zeit Kolleginnen, die den Rat geben, die Kinder mit einer *Taschenlampe* zum Drehen zu bewegen. Der Lichtstrahl muß dazu ganz langsam einige Male hintereinander auf dem Bauch der Mutter in »Purzelbaumrichtung« bewegt werden. Über diese Methode kann ich keine Erfahrungen weitergeben. Aber es kann wirklich für die Mutter eine schmerzfreie und angenehme Methode sein, dem Kind den Weg zu leuchten – im wahrsten Sinne des Wortes – denn der Lichtstrahl dringt durch die Muskulatur bis zum Kind. Durch eine äußere Untersuchung zeige ich der Mutter, an welcher Bauchseite sie dem Kind den Weg leuchten soll.

HOMÖOPATHISCHE ARZNEIEN

Immer wieder taucht in der Sprechstunde die Frage auf, ob das Kind nicht mit ein paar »Kügelchen« gedreht werden könne. Das ist nicht so einfach, denn die Homöopathie kann nicht direkt etwas bewegen. Die Hebamme muß sich bemühen, ein Arzneimittel zu finden, das die Mutter in dieser Situation unterstützen hilft, bzw. die Selbstaktivierung der Gebärmutter und des Kindes fördert. Eine *homöopathische Arznei* kann also als Unterstützung dienen, aber nicht ein Kind zum Drehen bewegen, das sich gar nicht drehen kann, egal aus welchen Gründen auch immer. Die folgenden Arzneien sollten also wirklich nur von homöopathiekundigen Hebammen und Ärzten verordnet werden: *Pulsatilla, Sepia* und *Tuberkulinum.*

MOXABUSTION

Sehr erfreulich ist es, wenn Frauen von ihrem Gynäkologen geschickt werden mit der Bemerkung: »Gehen Sie mal in die Hebammenpraxis, die Hebammen wissen da schon was, ich halt zwar nicht viel davon, was die machen, aber helfen tut es.« Damit meinen Ärzte die *Moxabustion–Methode*. Seit einigen Jahren wenden wir in unserer Praxis diese »Moxa« an und können bei etwa 50 - 70% der behandelten Schwangeren eine Drehung des Kindes erreichen. Diese Therapie ist der Akupunktur sehr ähnlich, es werden aber keine Nadeln, sondern Beifußzigaretten verwendet. Durch Erwärmen eines bestimmten Punktes an der kleinen Zehe der Frau wird der Blasen-Nieren-Meridian erwärmt. Dieser übt einen positiven Einfluß auf die Uterusmuskulatur und das kleine Becken aus und unterstützt die Schwangerschaft in ihrer Normalität. Und es ist bekanntlich normal, daß die Kinder sich am Ende der Schwangerschaft mit dem Kopf nach unten in die Gebärmutter legen.

Das Kind von Uschi hatte von dieser Normalität aber noch nichts gehört, denn ...

... ganz enttäuscht kam sie in der Praxis an: »Stell dir vor, mein Kind liegt in der Steißlage, und ich hab nur noch knappe vier Wochen zum Termin. Vorbei ist nun der Traum mit der normalen Geburt. Sag, muß ich das einfach so hinnehmen, oder kannst du was machen?« Erstmal beruhigte ich sie, daß noch gar nichts aus sei, sie weiter träumen dürfe, denn am Ende wird es eh anders als im Traum werden. Nach dieser, für mich üblichen Bemerkung, die sie schon zur genüge kannte, habe ich ihr gesagt: »Ich würde gern das Kind abtasten, um mir einen Eindruck zu verschaffen, wieviel Platz es noch hat und wie beweglich es ist in deinem Bauch«. Außerdem habe ich Uschi auch erklärt, daß ich nichts »machen« kann, sondern wir höchstens gemeinsam mit der Moxa das Kind unterstützen könnten. Bei der äußeren Untersuchung durch die sogenannten »Leopoldschen Handgriffe«, um das Kind und dessen Lage im Mutterleib zu ertasten, konnte ich die besorgte Mutter beruhigen. Ich teilte ihr mit, daß es auf alle Fälle einen Versuch wert sei, das Kind mit Moxen zu unterstützen. Denn beim Untersuchen war mir klar, daß das Kind noch ausreichend Platz hat und außerdem ganz bereitwillig mit meinen Händen mitging, ja ich hatte fast das Gefühl: so, nur noch ein bißchen Mut von meiner Seite und ein letzter Dreh, und der Purzelbaum ist vollendet. Aber in solchen Fällen sitzt mir dann meine Ausbildung doch zu sehr im Nacken und hält mich davon ab. Ohne jeden ärztlichen Hintergrund, ohne Ultraschallkontrolle, scheint mir das Risiko für das Kind zu groß zu sein, wenn ich mit meinen Händen diese Drehung mache. In vielen Kliniken wird ja mittlerweile wieder von Ärzten versucht, die Kinder manuell zu drehen, unter Narkosebereitschaft und Bildschirmüberwachung. Uschi und ich vereinbarten also für den nächsten Tag einen Termin an dem auch ihr Mann dabeisein konnte, damit er die Behandlung dann in den nächsten Tagen zu Hause selbständig weiterführen konnte. Es ist nämlich keine große Kunst, mit Beifußzigaretten zu arbeiten, wenn eine Freundin oder der Vater durch die Hebamme erst einmal richtig angeleitet wurde. (Ich persönlich bin dann immer sehr froh, wenn die Partner mir diese Aufgabe abnehmen, denn ich kann Rauch nicht besonders leiden, und dieser entsteht zwangsläufig bei Zigaretten, auch wenn sie mit Beifußkraut gedreht wurden. Dieser Rauch ist zwar anders im Geruch als Tabak, aber auch er hängt noch stundenlang in der Kleidung, den Haaren und am Körper.) Am nächsten Tag hatten wir unser Meeting, zu Hause bei den jungen werdenden Eltern. Wie besprochen kam mir angenehmer Lavendelduft entgegen, damit sich die Frau wohl fühlte. Peter hatte bereits fleißig ganz feste, dicke Beifußzigaretten gedreht, und wir konnten mit unserer Behandlung beginnen, nachdem Uschi es sich auf dem Sofa gemütlich gemacht hatte. Bei Kerzenschein fingen wir an: Peter am rechten kleinen Zeh, ich am linken Zeh, um Uschi im wahrsten Sinne des Wortes einzuheizen, denn der Punkt soll wirklich bis zur Rötung erhitzt werden. Uschi habe ich gebeten, sich ganz und gar auf ihr Kind zu konzentrieren und es gut mit Bauchatmung einzuhüllen. Es dauerte nur einige Minuten, bis sie sich an die Hitze gewöhnt hatte und uns erzählte, daß sie nun angenehme Wärme am ganzen Fuß verspüre. Nach weiteren drei Minuten konnte sie die Wärme am Unterschenkel nach oben steigend empfinden. Bald war sie ganz erfreut und sagte: »Schaut doch mal den Buzzel an (ein Allgäuer Ausdruck für Baby), wie der jetzt wach ist und turnt.« Tatächlich, der Bauch von Uschi beulte sich ganz stark aus und deutlich konnten wir sehen, wie sich das Kind unter der Bauchdecke bewegte. Darüber freuten wir uns sehr, war es doch ein positives Zeichen: das Kind reagierte auf die Therapie. Einige Tage später, nachdem nun die Eltern täglich moxten, rief Uschi an, und bereits an ihrer Stimme erahnte ich die freudige Nachricht: »Ich war heute beim Arzt, Inge, es liegt mit dem Kopf nach unten, toll gell, jetzt geht hoffentlich doch alles einen normalen Weg«. Ja, das war eines der ersten meiner vielen erfreulichen Moxa-Erlebnisse.

Eine sehr interessante Begebenheit mit der Moxa bei einer Zwillingsmutter möchte ich noch erzählen ...

••• Evi kam in Begleitung ihres Mannes in einem recht leidenden Zustand Freitagnachmittag in die Praxis. Ich war seit vielen Wochen ihre begleitende Hebamme, nun war bereits die 29. Schwangerschaftswoche erreicht und der Bauchumfang deutlich gewachsen. Evi war erst seit ein paar Tage wieder von der Klinik zu Hause. Dort wurde eine Cerclage vorgenommen. Ihr Muttermund war durch die Zwillingsschwangerschaft starker Belastung ausgesetzt und mußte deshalb zugenäht werden. Außerdem mußte sie wehenhemmende Tabletten einnehmen. Seit einigen Tagen war jetzt auch noch ein Nierenstau zu beobachten. Evi kam mit bittendem Blick und ich wußte gleich, daß sie wieder Nierenschmerzen hatte. Tatsächlich waren die werdenden Eltern deshalb gekommen, und zudem lagen die Zwillinge jetzt auch noch in der Steißlage. »Sag, Inge, was sollen wir bloß tun, weißt Du nicht einen Rat? Du hast doch so eine komische Methode«, fragte der besorgte Vater. Ich habe mit beiden über das Moxen gesprochen und erklärt, daß ich mir bei Zwillingen nicht viel von der Methode verspreche, aber Schaden könnten wir sicher keinen anrichten, höchstens die Nierenfunktion positiv unterstützen. Es gab mir sehr viel Mut, als sie zustimmten, und wir machten uns mit Eifer ans »Zehen-Räuchern«. Bereits während dieser ersten zehn Minuten ging es Evi erstaunlich besser. Sie entspannte sich, ihre Gesichtszüge wurden weicher, und am Ende der Behandlung war sie der Meinung, die Schmerzen jetzt viel besser zu ertragen, was für mich eigentlich kaum fassbar war. Am nächsten Morgen rief sie an und teilte mir fröhlich mit, daß sie seit Tagen nicht mehr so gut pinkeln konnte wie die letzte Nacht. Ihr Mann, der übrigens Mediziner ist, erzählte mir: »Du, die Evi war die halbe Nacht am Klo, also wenn ich das nicht selbst miterlebt hätte, ich würde es nie glauben, daß so etwas möglich ist«. Ich konnte die Freude und das Erstaunen der beiden teilen. Einfach toll, was die alten Chinesen schon alles wußten!

Die beiden Kinder ließen sich allerdings nicht bewegen sich in die Kopflage zu drehen, aber das hatten wir auch nicht wirklich zu hoffen gewagt. Die Nieren aber hatten Entlastung erfahren und das war mehr, als zu erwarten war.

GRÜNDE DER STEISSLAGE

Sehr viele Steißlagenkinder bleiben ganz eisern in ihrer Position, die dann durch nichts und niemand verändert werden kann. Nach dem Kaiserschnitt ist oft deutlich der Grund dafür zu erkennen: Dem Kind war es einfach nicht möglich, sich zu drehen, weil das mütterliche Becken für eine normale Geburt von Natur aus zu eng war. Manchmal sind Nabelschnurkomplikationen ein möglicher Grund dafür, daß das Ungeborene lieber sitzen bleibt. Die Kinder wissen halt selbst immer am besten, was gut für sie ist. Auch für die Mutter ist es nach der Geburt ganz wichtig zu wissen, alles denkbar Mögliche getan zu haben, um dem Kind zu helfen, sich vielleicht doch noch zu drehen. Spätere Selbstzweifel wegen möglichen Versäumnissen in der Schwangerschaft können oftmals zu schweren psychischen Störungen führen, die das Verhältnis zwischen Mutter, Kind und Partner stark belasten können.

PARTNERBEZIEHUNG, ELTERNSCHAFT

Die Partnerbeziehung wird in den letzten drei Monaten meist sehr intensiv, so daß jetzt noch bestehende Konflikte gelöst werden sollten. Nutzen Sie die Zeit so oft wie möglich, um miteinander über Gefühle zu sprechen und dem Partner zuzuhören. Es ist eine schöne Übung, sich – mit den Händen auf dem gemeinsam zu erwartenden Kind – gegenüber zu sitzen. Sehen Sie sich schweigend in die Augen, schließen Sie danach beide die Augen, und versuchen sich auf Ihr Kind zu konzentrieren. Nach einigen Minuten erzählen Sie sich gegenseitig, was dabei für Gefühle aufgekommen sind. Unterbrechen Sie sich nicht, und geben Sie einander die Möglichkeit, ihre Gefühle, Bedürfnisse und Erwartungen an diese Elternschaft mitzuteilen. Bemühen Sie sich, gute Zuhörer zu werden und ein Gespür für die Bedürfnisse des anderen zu entwickeln. Auf diese Weise erleben Sie die Elternschaft als Team. Für die bevorstehende Geburt und die ersten Monate danach sind dies wichtige Voraussetzungen, denn es kann sein, daß Ihnen eine so intensive Gefühlsebene neu ist, aber in der Schwangerschaft, bei der Geburt und im Wochenbett dies ein natürlicher Schutz für Mutter und Kind darstellt. Daß auch die werdenden Väter über ihre Empfindungen, Gefühle und Erwartungen an das Elternsein sprechen, ist für schwangere Frauen sehr wichtig, denn auf diese Weise werden sie mit den Gedanken an das Vaterwerden konfrontiert. Frauen neigen häufig dazu, vom Partner ständig Verständnis für ihre Situation als werdende Mutter zu erwarten, aber sich nie in die Rolle des werdenden Vaters zu versetzen. Oft habe ich das Gefühl, daß Frauen ihre Männer in ihren Erwartungen überfordern.

Für die werdenden Väter ist es eine gute Möglichkeit zu lernen, über Gefühle zu sprechen und sie äußern zu dürfen. Nicht immer nur der Mann zu sein, dessen angebliche Aufgabe darin besteht, die unbekannte Gefühlswelt einer werdenden Mutter zu verstehen. Meistens ist dies ja nur ein Erahnen-können, was in einer Frau vor sich geht, und was es bedeutet, hormonellen Gefühlsschwankungen ausgesetzt zu sein. Viele Männer sind in der Schwangerschaft häufig ebenfalls »anderen Umständen« ausgesetzt. Oft sehen sie sich mit neuen Herausforderungen im Beruf konfrontiert, wenn sie nun für die Familie allein zu sorgen haben. Diese Zwänge und der Streß des Vaterwerdens findet meiner Meinung nach in der Gesellschaft noch viel zu wenig Beachtung. Häufig erzählen mir die Väter, daß sie die Fragen aus ihrer Umgebung zwar als umsorgend, aber auch bedrückend empfinden: »Na, wie geht es Deiner Frau? Wächst und gedeiht das Kind?« Viele Männer würden sich freuen, wenn sie auch nach ihren Gefühlen als werdender Vater gefragt würden. Männer machen sich ebenfalls Gedanken um diese Veränderung, die auf sie zukommt.

Eltern werden heißt für Frauen und Männer eine Veränderung zu erfahren. Beide werden zu der Erkenntnis kommen, daß die Zeit, die sie jetzt gemeinsam verbringen, um ihre Vorstellungen über die Pflichten und Aufgaben als Eltern zu besprechen, später die Stunden sein werden, die sie gemeinsam benötigen, um die abendlichen Unruhephasen des Kindes zu bewältigen. In den Partnerkursen empfehle ich immer: Nehmen Sie sich mindestens ein Wochenende Zeit und proben Sie Elternsein. Das bedeutet, daß die werdende Mutter sechs- bis achtmal am Tag bis zu einer Stunde lang im Lehnstuhl oder auf dem Sofa sitzt, die Beine hochgelagert hat und »stillt«. Denn so lange und so häufig möchten Neugeborene umsorgt, also gestillt, gewickelt, getragen und geliebt werden. Für diese »Pflegeprozedur« benötigen Sie anfangs mindestens ein- bis eineinhalb Stunden Zeit oder auch länger, bevor das Kind dann endlich wieder zwei Stunden Schlaf findet. Die Mütter sind also in einem Vollzeitjob mit ihrem Kind beschäftigt. Für die Väter bedeutet dies, daß sie sich auf diese zeitweilige Vernachlässigung, ein Schicksal jedes frischgebackenen Vaters, einstellen sollten. Dazu gehört auch die ungewohnte Aufgabe, Mutter und Kind eine zeitlang intensiver zu umhegen. Daß die Mithilfe des Vaters im Haushalt erwartet wird, dürfte selbstverständlich sein. In den letzten Wochen vor und den ersten Wochen nach der Geburt wird von immer mehr Männern, soweit es der berufliche Alltag zuläßt, das Einkaufen und Kochen ganz übernommen. An so einem Probewochenende können beide üben, diese neuen Aufgaben zu übernehmen, bzw. als Frau bestimmte Tages- und Haushaltsgewohnheiten abzugeben und ihrem Partner zu überlassen.

Erst vor einigen Tagen erzählte mir Anita ...

... »also Inge, die Abende bei Dir waren so gut. Jetzt erst merken wir, wie notwendig es für uns war, uns auf dieses Kind einzustellen. Meinem Mann sind wohl erst jetzt alle Lichter aufgegangen, daß er Vater wird. Er sagt sogar schonmal ein Treffen mit seinen Kumpels ab, die Nachrichten sind auch nicht mehr so wichtig für ihn. Zwischen uns finden Gespräche statt, so wie es zu Beginn unserer Beziehung war, was jedoch inzwischen immer mehr verloren gegangen ist. Ich bin nun dabei zu lernen, ihm im Haushalt Arbeiten zu überlassen und fange an zu akzeptieren, daß er es anders anpackt als ich.«

In solchen Gesprächsrunden zu dem Thema Elternschaft kommt häufig von den Männern die Frage: »Gibt es auch etwas Positives zu hören über die ersten Wochen des Elternseins?«

Dabei fällt mir dann auf, daß ich zwar sehr bemüht bin, über den Alltag junger Eltern zu berichten, dabei allerdings sehr wenig von dem Bild dieser »Glücklichen jungen Eltern«, wie es von Prospekten »strahlt«, vermitteln kann. Es ist tatsächlich so, daß nach dem anfänglichen Glück ein paar Tage später Streß, Sorgen und Einstellungsveränderungen überwiegen.

Dabei bin ich aber sicher, daß diese Problematik viel weniger zum Tragen kommt und besser bewältigt werden kann, wenn werdende Eltern in den letzten Wochen der »anderen Umstände« sich eben dieses Begriffes bewußt werden. Es werden mit der Geburt des Kindes tatsächlich andere Umstände in der Familie herrschen. Mir als Hebamme ist es wichtig, die Eltern mit Tatsachen zu konfrontieren und ihnen den wirklichen Alltag der ersten

Wochen nicht zu verklären. Selbstverständlich sind viele angenehme und glückliche Augenblicke und Stunden mit dem Elternwerden verbunden, doch sie werden nicht immer überwiegen.

SEXUALITÄT

In der körperlichen Beziehung der Paare gibt es in der Schwangerschaft ganz unterschiedliche Erlebnisse, so wie Menschen und ihre Erfahrungen und Empfindungen eben unterschiedlich sein können. Wichtig ist, daß für die Sexualität dasselbe gilt, wie für die meisten anderen Bereiche auch: erlaubt ist, was Spaß macht und Freude bereitet. Sendet der Körper der Frau Signale wie Lustlosigkeit, anhaltende Bauchschmerzen nach dem Verkehr oder ähnliches aus, dann gilt es diese richtig zu deuten. Es gibt keinen Anhaltspunkt dafür, daß Geschlechtsverkehr irgendwann schädlich für das Kind sein könnte und deshalb verboten sein sollte. Selbstverständlich stellt auch ein Orgasmus keine Gefahr dar, bringt eher Vorteile, denn der Muskeltonus der Gebärmutter wird dadurch verbessert und der Körper gut auf die Geburt vorbereitet. Viele Frauen erzählen, daß die Schwangerschaft eine der schönsten Zeiten sexuellen Erlebens sei, und daß sie da erstmals erlebten, was »etwas zulassen und geschehen lassen« bedeutet. Vielleicht ist dies die schönste Art der Vorbereitung auf das »Loslassen« bei der Geburt, denn auch diese ist eine Art orgasmische Auf- und Loslösung. Sicher ist es wieder für beide Partner wichtig, gemeinsam über ihre Empfindungen zu sprechen. Es ist wichtig zu wissen, daß das Baby gut geschützt liegt und sich freut über diese liebevolle Umarmung. Bei der richtigen Wahl der Position können alle Freude am Miteinander-Schlafen finden, das Kind, die Frau und der Mann. Viele Paare berichten, daß es eine Bereicherung für sie ist, von »alten« Beischlafgewohnheiten abzukommen, daß es anregt, unter Mithilfe von vielen Kissen andere Möglichkeiten und Varianten zu finden, die Spaß und Lust bereiten.

Es ist jedoch nicht ungewöhnlich, daß Frauen auf körperliche Liebe in der Schwangerschaft keine Lust haben. Um aber zu erkennen, daß es kein tief verwurzeltes Problem ist, sollten Sie unbedingt miteinander sprechen. Ebenso gibt es Männer, die aus Sorge um das Kind nicht mehr mit ihrer Frau schlafen wollen. Dies führt leider häufig zu dem Mißverständnis, daß er ihren unförmigen Körper abstoßend finden könnte. Wieder geht es darum, dies gemeinsam zu besprechen und sich bei erfahrenen Menschen Rat zu holen.

Immer wieder fragen mich Schwangere, ob es stimmt, daß sie in den letzten Wochen keinen Verkehr mehr haben dürfen. Dies sind haltlose Aussagen, denen ich nicht zustimmen kann. Noch einmal möchte ich betonen, daß jedes Paar selbst bestimmen darf, ob, wann, wie und wie oft sie sich lieben möchten. Unser Körper signalisiert durch Lust oder Abneigung ganz von allein, was ihm guttut. Es stimmt allerdings, daß gegen Ende der Schwangerschaft, bedingt durch den enormen Bauchumfang, Kurzatmigkeit und ähnliche Beschwerden, bei einigen Frauen die Lust nachläßt. Es ist auch möglich, daß durch den Verkehr eine leichte Wehentätigkeit ausgelöst wird, der Bauch also meist unmittelbar danach mit Muskelspannung reagiert. Dies ist völlig normal und sollte Sie nicht hindern, sich der Entspannung nach dem Orgasmus zu widmen. Daß durch den Prostaglandinegehalt (wehenauslösendes Hormon) der Samenflüssigkeit Geburtswehen ausgelöst werden, ist äußerst selten. Dies kann erst geschehen, wenn der Geburtstermin erreicht oder gar überschritten ist. Dann kann es ja nur günstig sein, wenn die Geburt in Gang kommt. Erst wenn eine Geburtsbereitschaft besteht, reagiert der Körper auch auf diese Prostaglandine. Diese hormonelle Substanz wird ebenfalls in bestimmten Zellen des Muttermunds produziert und macht diesen weich und nachgiebig.

Manchmal kommt es vor, daß Frauen nach dem Geschlechtsverkehr eine ganz leichte Blutung bemerken, die, bedingt durch den Kontakt beim Koitus von kleinen Verletzungen an Gefäßen am Gebärmutterhals herrührt. Im Allgemeinen besteht kein Grund zur Besorgnis, Sie sollten aber mit der Hebamme oder dem Arzt darüber sprechen.

DAS GESCHWISTERCHEN

Wenn Sie schon ein oder mehrere Kinder haben, sollten Sie spätestens in den letzten Wochen der Schwangerschaft diese auf den neuen Familienzuwachs vorbereiten. Versuchen Sie die Kinder miteinzubeziehen, stellen Sie ihnen ihr Geschwisterchen vor, lassen Sie sie an Ihrem Bauch lauschen, ihn abtasten und darüber rätseln, wie es wohl da drinnen liegt. Kinder freuen sich, wenn das Baby im Bauch bereits ihre Stimmen hört und bestimmt nach der Geburt gleich wiedererkennt. Die größeren Kinder singen zuweilen gern Lieder für ihr Geschwisterchen im Bauch, geben ihm ein Gute-Nacht-Küßchen und beziehen es in die Zubettgehenszeremonie mit ein. Ob Kinder sich anhand von Ultraschallbildern etwas vorstellen können, mag ich bezweifeln. Bleiben Sie in der Vorstellungskraft der Kinderwelt, und besorgen Sie Ihrem Kind lieber ein gutes Buch zu diesem Thema.

Achten Sie darauf, den Kindern genügend Zeit zu lassen, mit der Neuigkeit klar zu kommen. Erwarten Sie nicht gleich Begeisterung. Ein fünfjähriger Bub gab nach der »erfreulichen Mitteilung« klar zu verstehen: »Ein Baby kommt mir nicht ins Haus!« Dieser Bub liebt seine Schwester heute heiß und innig. Giselas damals zehnjährige Tochter meinte: »Ein junger Hund wäre mir lieber!« Sie hat das neue Baby dann aber von Anfang an zärtlich geliebt. Seien Sie also darauf vorbereitet, daß Ihr »Großes« die Neuigkeit nicht immer gleich mit Freude aufnimmt. Ich habe den Eindruck, Kinder wissen instinktiv, vielleicht besser als wir Erwachsene, was Familienzuwachs bedeutet.

Lohnenswert ist es, die Kinder bald daran zu gewöhnen, daß Papa abends genauso schöne Gutenachtgeschichten vorlesen kann und das größere Kind Kontakt auch zu anderen Vertrauenspersonen findet. In einer Schwangerschaft kann von heute auf morgen ein Risiko entstehen, und Sie müssen für kurze Zeit in eine Klinik. Damit dann der Trennungsschmerz für das Kind nicht allzu groß wird, sollte schon eine Probetrennung geübt worden sein. Denn spätestens zur Geburt wird es notwendig, daß es mal zur Oma, Nachbarin oder einer lieben Freundin gebracht wird. Ebenso wichtig aber ist es, die Kinder nicht allzu früh mit der Geburt zu konfrontieren und ständig davon zu sprechen, denn für Kinder sind vierzig Wochen eine unbegreiflich lange Zeit. Zum Schluß ist das Warten auf das Geschwisterchen noch anstrengend und aufregend genug.

KINDERZIMMER VORBEREITEN

Eine schöne Vorbereitung auf das Elternwerden ist das Einrichten des Kinderzimmers. Sollten Sie schon größere Kinder haben, ist dies auch eine gute Gelegenheit, sie auf den Familienzuwachs einzustimmen. Dadurch lernen die Kinder, daß das Baby nicht nur in Mamas Bauch, sondern bald im Kinderzimmer oder im Elternschlafzimmer gegenwärtig sein wird. Für diejenigen, die noch im elterlichen Bett schlafen, ist dann oft der Zeitpunkt des Umzugs gekommen. Beginnen Sie aber mit diesem »Ausquartieren« nicht erst kurz vor dem Entbindungstermin, denn dies ist für die Kinder oft sehr schwierig zu verstehen: Im Kinderzimmer soll das Große, das ja oft selbst noch ein Kleinkind ist, Platz abgeben und dann soll es nachts nicht mehr in Mamas Bett kommen. Gehen Sie mit diesen Neuerungen für das größere Kind behutsam vor, denn das Neugeborene schläft anfangs vielleicht doch gern in seinem Körbchen. Ansonsten schläft es sich zur Not auch zu viert gut im Elternbett.

WICKELPLATZ

Bei den Vorbereitungen für Ihr erstes Kind sollten Sie am meisten darauf achten, daß der Wickeltisch gut durchdacht und praktisch wird. Dieser Platz wird nämlich Ihr »Arbeitsplatz« werden in den nächsten Monaten, ja vielleicht sogar für Jahre, wenn sich das nächste Kind auch bald ankündigt. Der Wickeltisch sollte so hoch sein, daß er einer gesunden Arbeitshöhe, also mindestens 95 cm entspricht. Durch eine falsche Wickeltischhöhe entstehen mit Sicherheit in kürzester Zeit Rückenschmerzen. Die Wickelfläche kann niemals zu groß sein, sollte aber unbedingt mit einem hohen Rand versehen sein, um die Sturzgefahr für das Baby so gering wie möglich zu halten. Es ist eine Erleichterung, wenn entweder eine Schüssel mit Wasser auf den Tisch gestellt werden kann, oder gar im Zimmer ein Wasseranschluß vorhanden ist. Über der Wickelkommode befestigen viele Eltern einen wärmenden Quarzstrahler. Dies finde ich sehr praktisch, denn dann muß das Zimmer nicht den ganzen Tag geheizt werden. Die Wärme steht dann bei Bedarf zur Verfügung und ist an heizungsfreien Tagen und vor allem in den Nächten sehr angenehm. Insbesondere in der Neugeborenenzeit ist es wichtig, daß es die Kinder beim Wickeln warm haben und nicht auskühlen. Unter der Wärmelampe wird das Wickeln für das Kind und die Eltern zum Vergnügen.

Allen Eltern kann ich nur raten, nur die nötigsten Ausstattungsgegenstände für das Kinderzimmer einzukaufen. Im Laufe der nächsten Monate werden noch viele Geschenke und Leihgaben ins Haus trudeln. Zudem stellen Sie bestimmt fest, daß Sie als Eltern diese Dinge mit anderen Augen betrachten als vorher. Für ein Neugeborenes ist es am wichtigsten, ein Bettchen mit einer Wärmflasche und einem weichen Fell an einem zugluftgeschützten Ort zu haben. Zu viele neue Möbel und Kleidungsstücke sind nicht ratsam, denn die Belastung durch abstrahlende Lösungsmittel steigt, und die Gefahr der Allergisierung ist sehr groß. Achten Sie beim Kauf der Kinderzimmereinrichtung unbedingt auf umweltverträgliche, formaldehydfreie Möbel. Lassen Sie sich von Fachleuten beraten, suchen Sie sich geeignete Literatur und setzen Sie sich mit erfahrenen Eltern zusammen. Auch ich als Hebamme werde sehr oft bei meinen Hausbesuchen um Rat gefragt. Leider ist es aber in vielen Fällen zu spät, denn bei meinem ersten Wochenbettbesuch kann ich riechen, daß hier neue Möbel im Zimmer sind. Bei unruhigen Kindern mußte ich dann schon des öfteren raten, das Kind nicht in diesem belasteten Zimmer zu pflegen und schlafen zu lassen.

Deshalb möchte ich allen Eltern empfehlen, sich frühzeitig mit dem Thema Kinderzimmereinrichtung zu beschäftigen. Viele Frauen meinen, das könnten sie dann alles erledigen, wenn sie im Mutterschutz sind. Davor würde ich abraten, denn wer weiß, was die Schwangerschaft noch für Überraschungen bereit hält. So manches Kind macht den Eltern einen Strich durch die Rechnung, weil es die Mutter auf das Sofa zwingt oder gar zu früh geboren wird. Außerdem ist es in den letzten Wochen vor der Geburt wirklich nicht mehr so angenehm, in den Kaufhäusern nach Möbeln zu suchen, oder zu Hause umzuräumen und zu tapezieren.

SÄUGLINGSPFLEGE

Außer den Geburtsvorbereitungskursen gibt es auch spezielle Säuglingspflegekurse. In diesen Kursen wird meist nicht nur Wickeln geübt, sondern alles »rund ums Baby« besprochen. Die verschiedenen Windelarten werden vorgestellt, Stoffwickeltechniken werden ausprobiert. Ebenso werden die alltäglichen Probleme besprochen, wobei die Thematik vom Windeleimer bis zum Waschpulver, vom Stubenwagen übers Tragetuch bis hin zum Baden und Pflegen reicht.

STOFFWINDELN

Hier noch eine Bemerkung zum Thema Stoffwindeln oder nicht: Entscheiden Sie sich frühzeitig für »Ihre« Wickelmethode, denn wenn das Baby erstmal geboren ist, werden Sie aus lauter Bequemlichkeit von den Plastik-Einmalhöschenwindeln sonst nicht mehr wegkommen. Haben Sie aber bereits die Wickelkommode mit angenehmen flauschigen Baumwollwindeln gefüllt, wird es hoffentlich selbstverständlich sein, das Kind so zu wickeln. Auch die Aussage der Werbung: »Für mein Kind ist mir nichts zu teuer!« läßt sich so auslegen: Wickeln Sie Ihr Kind mit Stoff! Der Zeitaufwand fürs Waschen, Trocknen, Aufhängen, Falten und das liebevolle Wickeln in Stoff; dieser Arbeitsalltag einer jungen Mutter ist tatsächlich nicht mit Gold zu bezahlen. Während andere Eltern schnell zum Einkauf in die Stadt fahren, im Stau stehen, die richtige Windelsorte dann noch vergriffen ist, dann abgehetzt nach Hause kommen - in dieser Zeit, sitzen Sie mit Ihrem Baby im Tragetuch auf dem Balkon oder im Garten und falten in Ruhe die Stoffwindeln. Einige Jahre später, werden Sie beim Fensterputzen durch die Stoffwindellappen an das schöne Babyalter mit Ihrem Kind erinnert. Sie verwenden die Windeln noch immer, zum Putzen und für Wadenwickel, falls ein Familienmitglied mal krank ist.

BABYARTIKEL

Das Angebot an modischen Babyartikeln ist inzwischen immer mehr auf rein modische Aspekte ausgerichtet. Achten Sie beim Kauf deshalb immer darauf: Ist dieses Warenangebot gut für mein Kind oder die anbietende Firma? Kaufen Sie nicht zu viele kleine Strampler ein, denn teilweise sind sie von vornherein zu klein. Bedenken Sie auch, daß erfahrungsgemäß viele Geschenke aus kleinen niedlichen Stramplern bestehen. Alle, Omas und Freundinnen, kaufen gerne Babykleidung ein. Leider ist der Handel mit Babyartikeln ein riesengroßer Zweig der Modeindustrie geworden.

Ein kleiner Tip einer Allgäuer Großmutter zum Wickelplatz: Früher wurden die Kinder alle in der Küche auf der Kommode gewickelt, da hatte die Mutter immer geheizt, warmes Wasser aus dem Ofen; gleichzeitig hatte sie die größeren Geschwister im Auge, ja sogar die Suppe konnte sie vor dem Überkochen retten. Damit will ich sagen, daß wir auch heute so manches ohne viel Geld möglich machen können, um einem Kind zu zeigen, daß es geliebt wird und in die Familie eingebunden ist. Dazu wird nicht das modernste und teuerste Möbel- oder Kleidungsstück benötigt, nur weil ein bestimmtes Firmenzeichen darauf zu sehen ist.

HAUSGEBURT

In den letzten drei Monaten der Schwangerschaft entsteht zwischen den Hausgeburtseltern und den Hebammen ein intensiver Kontakt. Die Frauen besuchen regelmäßig den Geburtsvorbereitungskurs, und die Partner nehmen an den Informationsabenden teil.

INFORMATIONSABENDE, EINSTIMMEN AUF DIE GEBURT

Sehr häufig gelingt es mir, reine Hausgeburtsgruppen zu betreuen. Dabei besteht für die Eltern die Möglichkeit zum Erfahrungsaustausch. Ich versuche, die werdenden Eltern auf das zu erwartende Kind einzustimmen. Das schätzen besonders die Väter, die bereits Kinder haben, denn das Kind im Bauch kommt zu Hause meistens zu kurz. Es freut mich, wenn sie dann beim Verabschieden sagen: »Das war schön, jetzt ist es mir bewußt, daß ich wieder Vater werde, meine Frau hatte schon recht, daß wir gemeinsam gekommen sind. Zu Hause wäre das nicht so gewesen, hier in Deiner Praxis ist die bevorstehende Geburt des Kindes deutlich spürbar geworden.«

Die Abende nutzen wir, um uns der Wehensituation und der Wehenatmung bewußt zu werden. Eltern, die ihr erstes Kind zu Hause zur Welt kommen lassen wollen, bekommen viel Information und Bestätigung von den Mehrfachvätern. So werde ich nie vergessen, wie eindrucksvoll Oliver die Wehenkraft als Erlebnisbild schildern konnte. Er verstand es, den Anwesenden ein Urlaubserlebnis mitzuteilen, bei dem er am Strand sitzend versuchte, einer Sturmflut auszuweichen, die immer näher und näher rückte und das aufgewühlte Meer den Steinstrand zum Grollen brachte. In dieser Situation des Ausgeliefertseins, ohne Rückzugsmöglichkeit, da sich eine hohe unüberwindbare Felsenwand in seinem Rücken befand, just da erinnerte er sich an die Geburt seines Sohnes. Solche von Vätern geschilderten Eindrücke sind manchmal viel eindrucksvoller, als von mir erzählte Wellen- und Wehenbilder.

An den Abenden üben wir gemeinsam, wie wir als begleitende Personen die Gebärende halten, stützen und massieren können. Sehr wichtig für mich ist, mit den Eltern den Geburtsablauf durchzusprechen: an Hand von Bildern zu erklären, was in den einzelnen Geburtsphasen geschieht. Selbstverständlich fehlt nicht das Üben und Probieren von verschiedenen Gebärpositionen. Es gibt der Mutter Sicherheit in meiner Gegenwart dabei bestätigt oder korrigiert zu werden, damit ich die Frau bei der Geburt an das Geübte erinnern kann. Beim Trockentraining der Austreibungsphase ist es mir möglich, sie auf ihre Schwächen und Stärken aufmerksam zu machen. Dem Mann wird durch das Training seine Position und Aufgabe bei der Geburt des Kindes bewußt, er kann erkennen, daß es eventuell ganz stark auf seine Mithilfe ankommt, damit das Kind schnell und gut geboren werden kann. Es gibt uns allen die Möglichkeit, uns in Worten und Haltung aufeinander einzustimmen. Selbstverständlich bekommen die werdenden Eltern immer wieder zu hören, daß wir bei der Geburt flexibel sein und vielleicht alles Geübte vergessen müssen. Immer wieder hören sie meinen Lieblingssatz: »Erstens kommt es anders, zweitens als Ihr denkt, drittens doch irgendwann von allein«. Allen werdenden Hausgeburtseltern muß klar werden, daß auch eine Geburt zu Hause nie im Detail vorausgeplant werden kann. Diese Erfahrung mußten schon viele Eltern machen. Denn vor lauter Eile war es dann nicht mehr möglich, eine Duftlampe aufzustellen, die Lieblingscassette einzulegen, eine Kerze anzuzünden oder ein entspannendes Bad in gemütlicher Atmosphäre zu genießen. Ja, sogar die Kinder haben bereits bei ihrer Geburt oft einen eigenen Willen und handeln ganz anders, als es die Eltern erwarten.

In der Gruppe sollten auch diesbezügliche Ängste und Sorgen von Seiten der Väter angesprochen werden. Für mich ist es wichtig, die Männer untereinander zu erleben, denn ich erfahre und sehe die Geburt eines Kindes naturgemäß aus einem anderen Blickwinkel als ein Vater.

VORBESUCHE

Natürlich ist es nicht für alle werdenden Eltern möglich, an diesen Informationsabenden teilzunehmen, dann wird all dies gemeinsam bei Ihnen zu Hause besprochen. Für die Eltern, sowie für mich als Hebamme sind diese Vorbesuche sehr wichtig. Sie schaffen eine Vertrauensbasis, und unklare Vorbereitungsmaßnahmen können vor Ort viel besser besprochen werden. Als Hebamme kenne ich dann am Tag der Geburt den genauen Wohnort und das Haus in dem die Gebärende auf mich wartet. Es gibt mir Sicherheit, den Weg zu kennen, gefährliche Kurven und Glatteisstellen oder schwierige Steigungen im Winter einschätzen zu können. Im Falle einer vielbefahrenen Ausflugsstrecke suche ich mir Schleichwege oder lasse mich von den Eltern beraten, welche Straße sicherer und schneller zu befahren ist. Bei uns im Allgäu sind die Väter im Winter erleichtert, wenn sie sehen, daß ich ein schneetaugliches Auto fahre. Ganz häufig höre ich dann: »Gott sei Dank hast Du ein vernünftiges Auto. Ich dachte schon, ich muß Dich mit dem Traktor abholen, so wie damals mein Vater die Hebamme bei meiner Geburt«.

VORBEREITUNGSLISTE FÜR DIE HAUSGEBURT

Gemeinsam besprechen wir bei einem Treffen oder an einem der Informationsabende dann die Vorbereitungsliste für die Hausgeburt. Für diesen Zweck habe ich eine Checkliste zusammengestellt. Sicherlich haben andere Hebammen andere Wünsche oder Vorschläge an die Eltern. Deshalb kann ich mit der folgenden Aufstellung nur für mich sprechen. Mit der Liste möchte ich Hausgeburtseltern eine Information geben und Hebammen, die neu in die Hausgeburtshilfe einsteigen, eine Ideensammlung und Gedankenstütze anbieten. Das Schöne an unserem Beruf ist nämlich die Individualität, die für uns Hebammen genauso zutrifft wie für die werdenden Eltern, die sich für eine Hausgeburt entscheiden.

Meine Tips für die Vorbereitung auf die geplante Hausgeburt lauten:
- eine Telefonnummernliste bereitlegen mit den aktuellen Nummern der Rettungsleitstelle - des Krankenhauses - des betreuenden Arztes (Privat und Praxis) – des eventuell in Frage kommenden Kinderarztes

Im Geburtszimmer:
- ein gut zugängliches Bett mit Kopfkissen, leichter Bettdecke, Kopfkeil oder verstellbarem Kopfteil
- genügend Platz vor dem Bett, um eine Hockergeburt zu ermöglichen
- ein stabiler Stuhl mit Rückenkissen als Stütze für den Vater, wenn eine Hockergeburt geplant ist
- ein Tisch oder andere Ablagemöglichkeit (kann der Wickeltisch sein)
- eine zusätzliche Heizquelle (Strahler, Radiator, Heizlüfter), um eine ideale Raumtemperatur (ca. 25°) zu erreichen
- eine Steh- oder Klemmlampe oder eine gute Taschenlampe
- eine genau gehende Uhr, um die Geburtsstunde festzuhalten
- eventuell eine Duftlampe mit den zur Geburtssituation passenden Essenzen und eine Kerze um eine angenehme Atmosphäre zu schaffen

Am Wickeltisch:
- eine Wärmelampe oder andere gute Wärmequelle (siehe oben)
- die Erstlingsaustattung mit Mütze, Einschlagtuch und Wickelband, Wolldecke, Badeschüssel, Seife, Babykamm, Handtuch und Waschlappen
- ein kaltgepreßtes gutes Babyöl (Mandel-, Jojoba-, Olivenöl)
- eine Teeflasche mit Feinlochsauger, Fencheltee und Traubenzucker

Für die Geburt bereithalten:
- den Mutterpaß
- einen Klinikkoffer mit Erstlingsaustattung und Kleidung der Mutter für einen Tag Klinikaufenthalt
- Flocken- oder Vlies- oder Endloswindeln

- eine weiche Unterlage vor dem Bett als Knieschoner, bzw. zur Wärmeisolation insbesondere bei hartem kaltem Boden (z. B. Isomatte, Schlafsack, altes Unterbett)
- zwei wasserfeste Unterlagen (Plastikplane oder Wachstuchtischdecke) davon eine für das Bett, die andere auf den Boden davor (Größe ca 1,50m x 1,50m)
- ein oder zwei Bettlaken (auf den wasserfesten Unterlagen)
- vier bis fünf mittelgroße (weiche) Handtücher, ideal in rot-, rosa oder ähnlichen Farbtönen
- einen großen Abfalleimer oder blauen Müllsack, eventuell auch zwei, um Papier und sonstigen Abfall zu trennen
- einen Behälter oder Tüte für die Plazenta
- eine oder zwei Bettflaschen
- ein Lagerungskissen mit Dinkelspelzfüllung (Sibela) oder mit Styroporfüllung (Corpomed®) Corpomed-Kissen (ein spezielles Lagerungskissen für Schwangere und Gebärende, das noch sehr gut für das Baby verwendet werden kann) oder ein anderes großes Kuschelkissen
- ein Stövchen für eine Schüssel, in der ich Watte feucht und warm halten kann für den Damm
- ein kleines Schälchen für das Massageöl
- eine Thermoskanne mit extrem starkem heißem Kaffee für den Dammschutz (nur nach Absprache) und dazu eine etwas größere Schale

Im Badezimmer:
- ca. ein Kilogramm Salz, sofern die Gebärende gern badet, denn Salz trägt und stabilisiert den Kreislauf und dient zudem als Emulgator für ätherische Öle
- für die Hebamme: Handbürste, Handtuch, Geschirrtuch

Im Gefrierschrank sichtbar deponieren:
- Eisbeutel und Kühlelemente
- Arnikaeiswürfel und Calendulaeiswürfel (je 125 ml Wasser + 1 Teelöffel Essenz)

Fürs Wochenbett:
- übliche Wochenbettwäsche (Nachthemden, große Schlüpfer)
- Fieberthermometer
- Sitzbadmöglichkeit (große Schüssel, Bideteinsatz)
- Sitzring zum Sitzen, wenn eine größere Dammverletzung vorliegt
- Weizenkleie, Leinsamen oder anderes, um gesunde Darmfunktion aufrecht zu erhalten
- genügend Quark im Kühlschrank, für die Zeit des Milcheinschusses.

Zu der Vorbereitungsliste gibt es natürlich immer vieles zu erklären und zu besprechen. Wie ich bereits erwähnte, werden andere Hebammen andere Gewohnheiten haben. Deshalb wird so eine Liste nie das Gespräch mit der betreuenden Hebamme ersetzen. Nur so kann geklärt werden, wozu der Babykamm, das Stövchen, der Kaffee, der Plazentaeimer, die Eiswürfel etc. notwendig sind.

An Hand all dieser Aufzählungen und Informationen auf den vorausgegangenen Seiten wird Ihnen sicher aufgefallen sein, daß eine Hausgeburt wohl überlegt und gut vorbereitet werden muß. Sie werden verstehen, daß es deshalb notwendig ist, so früh wie möglich mit der Hebamme Kontakt aufzunehmen, um genügend Zeit für diese Gesprächs- und Vorbereitungstermine zu finden. Neben diesen Vorbereitungsmaßnahmen muß natürlich immer der Kontakt in bezug auf das Kind und den Schwangerschaftsverlauf aufrechterhalten bleiben. Bis zur letzten Minute kann auf Grund eines sich abzeichnenden Risikos (oder auch aus irgendeiner Vorahnung oder Angst heraus) die Hausgeburt abgeblasen werden, bzw. der »Umzug« in die Klinik notwendig werden.

AMBULANTE GEBURT

Immer häufiger kommen Eltern in die Sprechstunde und erzählen, daß sie eigentlich eine Hausgeburt erleben möchten, aber doch noch einige Bedenken haben und diese mit mir klären möchten. Fast immer kommen wir dann zu dem Ergebnis, daß es sicher am besten wäre, eine ambulante Geburt im Krankenhaus anzustreben. Natürlich kommen viele Eltern bereits mit der Absicht sich über diese Kompromiß-Lösung beraten zu lassen, da sie dies für die beste Alternative halten.

Eine ambulante Geburt bedeutet für die Eltern: Das Kind wird in der Klinik geboren, die Mutter wird anschließend mit ihrem Neugeborenen innerhalb von vier bis vierundzwanzig Stunden das Krankenhaus verlassen und ihr Wochenbett zu Hause verbringen, um dann dort von einer Hebamme betreut und nachgesorgt zu werden.

Die Beweggründe der Eltern sind meist die gleichen wie bei einer Hausgeburt: Zum einen wollen die Mütter ihre Kinder nach der Geburt nicht dem Klinikpersonal überlassen, schon gar nicht räumlich von ihnen getrennt werden (leider ist es noch immer in vielen Wöchnerinnenstationen nicht üblich, daß die Mütter ihre Kinder rund um die Uhr bei sich haben). Zum anderen wissen Frauen sehr wohl darüber Bescheid, was es für die Kinder bedeuten kann, von der Mutter getrennt zu sein. Eine so innige, vierzig Wochen dauernde Bindung sollte nicht so abrupt unterbrochen werden. Diese Trennung bereitet sowohl der Mutter als auch dem Neugeborenen Schmerzen. Mittlerweile ist bekannt, welche Spätfolgen dies nach sich ziehen kann. Selbst Sigmund Freud hat bereits vom Mutter-Kind-Bonding und von den seelischen Traumata der Menschen berichtet, die eine Trennung erleben mußten. Ein Mutterherz blutet – diesen Ausdruck konnte ich erst nachvollziehen, als ich selbst Mutter war: das sind wirkliche Schmerzen. Ich stelle immer wieder fest, daß Neugeborene, die vom Tag der Geburt an in die Familie integriert sind, weitaus ruhiger und ausgeglichener sind. Daß es natürlich auch Ausnahmen gibt, versteht sich von selbst.

Die Väter klagen, daß es für sie schrecklich ist, nach der Geburt alleine heimzufahren und Mutter und Kind in der Klinik zu wissen. Beide Eltern haben Sehnsucht nach Nähe und möchten sich vieles mitteilen oder gemeinsam von den Geburtsstrapazen erholen. Doch diese Gemeinsamkeit läßt der Klinikalltag nicht zu. Der Vater muß heimfahren, die Mutter bleibt zurück, das Kind kommt ins Kinderzimmer. Die werdenden Väter möchten nicht nur an der Schwangerschaft teilnehmen, bei der Geburt aktiv und hilfreich sein, sie möchten von Beginn an Vater des Kindes sein …

… Ein Mann berichtet, daß er sich bei seinem ersten Kind im Krankenhaus vorgekommen ist wie das fünfte Rad am Wagen. Die Mutter war umlagert von anderen Besuchern, das Kind entweder schlafend im Bettchen oder bei einem Besucher auf dem Arm. Seine Aufgabe sei gewesen, den Notizzettel zu zücken, was er noch alles für morgen oder den nächsten Tag oder zu Hause besorgen müsse. Anstatt mit seinem neugeborenen Sohn eine schöne Stunde zu verbringen, war er unterwegs um einzukaufen, im Blitztempo zu Hause sein, den Haushalt zu versorgen, Blumen zu gießen, bei Muttern essen zu gehen. Als er dann abends seine Frau und sein Kind besuchen wollte, mußte er erst ewig im Flur warten, weil der Arzt im Zimmer zu tun hatte, dann sollte er bald wieder gehen, weil es dem »Neuzugang« im Bett nebenan nicht so gut gehe.

Solche Berichte höre ich reihenweise. Der Vater von heute möchte nicht erst nach sechs Tagen, sondern von Anfang an Kontakt zu seinem Kind haben.

Werner erzählte mir lachend in der Sprechstunde: »Wissen Sie, das soll mir nicht nochmal passieren, daß meine Frau am sechsten Tag nach Hause kommt und mir im Umgang mit dem Kind um vieles voraus ist. Das war vielleicht ein Frust, ständig bekam ich zu hören: »Du Schatz, ich hab das aber anders gelernt, ich hab das in den letzten Tagen immer so gemacht, schau …!«

Ein weiterer Grund für eine ambulante Geburt ist oft das große Geschwisterchen in der Familie. Die Eltern wollen, daß die beiden Kinder vom ersten Lebenstag an zusammensein sollen und das Größere nicht zu hören bekommt: »Wegen dem Baby ist die Mami jetzt nicht zu Hause«. Die Eltern wollen so wenig Eifersucht aufkommen lassen und möglichst schnell eine richtige Familie sein. Ich bin dann bemüht darauf hinzuweisen, das Kind vorsichtshalber dennoch darauf vorzubereiten, daß die Mami vielleicht doch einen oder zwei Tage im Krankenhaus bleiben muß.

Denn trotz unserer gutausgerüsteten Geburtskliniken, sowie allen medizinischen Wissens kommt es immer wieder vor, daß eine Geburt problematisch und besorgniserregend verlaufen kann. Weder ein problemloser Schwangerschaftsverlauf, noch gute Geburtsvorbereitung, noch eine gesunde und natürliche Einstellung zur Geburt, noch bemühte, freundliche personelle Betreuung oder familienorientierte Ausstattung eines Entbindungszimmers sind Garantien für einen guten problemlosen Geburtsverlauf. Trotz aller Überwachungsmethoden in unserer technisierten Welt kann eine Geburt für Mutter und Kind zur Gefahr werden. Auch ist es niemals voraussehbar, wie es der Mutter und dem Kind in den ersten Stunden nach der Geburt ergeht.

Deshalb sollten Eltern ihren »großen« Kindern nie versprechen, daß sie das Baby gleich begrüßen dürfen, sobald es »rausgeschlüpft« ist. Erklären Sie dem Kind immer wieder, daß es Geduld haben muß, vielleicht noch mehr als beim Christkind, bis das Baby nach Hause kommt. Denken Sie daran, daß Kinder ein Versprechen nicht so schnell vergessen wie Erwachsene.

VORINFORMATIONSGESPRÄCH MIT DEN ELTERN

Natürlich erfordert eine ambulante Geburt einige Vorinformationen sowohl für die Eltern, als auch für mich als Hebamme. Fast immer kommen die werdenden Eltern mit einer Fragenliste in die Hebammensprechstunde. Gemeinsam werden wir an Hand meiner Informationsliste, sowie der Fragenliste alles besprechen. Zunächst ist sicher eine Terminabsprache notwendig. Die Hebamme sollte in dieser Zeit für die Eltern erreichbar sein, also keinen Urlaub oder andere Abwesenheiten geplant haben, und wenn, sollte eine Vertretung bereits vorher bekannt sein.

Dabei ist die Anwesenheit des Vaters unbedingt nötig, denn sein späteres Verhalten in der Klinik, beim Nachhausegehen ist sehr entscheidend. Sobald der frischgebackene Vater den Eindruck von Sorge oder Angst vermittelt oder einen unbeholfenen Eindruck bei den Hebammen und Ärzten hinterläßt, werden diese den Eltern deutlich machen müssen, daß es doch besser wäre, stationär zu bleiben. Das Klinikpersonal muß natürlich erstmal davon ausgehen, daß dieses unsichere Verhalten sich zu Hause fortsetzt und deshalb Mutter und Kind auf Station besser versorgt sind. Daher muß der Vater in das Vorgespräch einbezogen werden, damit er weiß, worauf er sich bei einer ambulanten Geburt vorbereiten muß.

In der Klinik ist es zunächst immer ratsam, behutsam mit der Frage des Nachhausegehens zu sein. Es gibt noch immer Krankenhäuser, die von einer ambulanten Geburt abraten. Dem liegt allerdings keine Negativerfahrung des Personals zugrunde, sondern ganz einfach eine finanzielle Sorge der Verwaltungsabteilung, denn für ambulante Geburten sind mit den Kliniken häufig keine Pauschalen vereinbart. Sollte tatsächlich ein Arzt oder eine Hebamme der Meinung sein, eine ambulante Entbindung wäre grundsätzlich fahrlässig oder gefährlich, so ist dies schlichtweg Unerfahrenheit. Seit 1984 betreue ich eine stetig steigende Zahl von Eltern, die das Früh-Wochenbett zu Hause verbringen, und noch kein einziges Mal mußte ich eine schlechte Erfahrung machen. Keine Mutter und kein Neugeborenes mußten innerhalb des Frühwochenbettes wieder in die Klinik gebracht werden. Allerdings bin ich mir sicher, daß eben diese gefürchteten Gefahren vermieden werden, weil die werdenden Eltern sich in der Schwangerschaft kundig machen und dafür sorgen, daß eine Hebamme täglich nach Hause kommt und im Bedarfsfall ein Arzt bereit ist, die Mutter und das Kind ärztlich zu Hause zu betreuen. Wenn der Vater also im Geburtszimmer des Krankenhauses sofort den Eindruck hinterläßt, daß alles gut vorbereitet und abgesprochen ist, wird in fast allen geburtshilflichen Abteilungen akzeptiert, daß die Eltern einige Stunden nach der Geburt die Klinik verlassen.

Die meisten Eltern wissen bereits, wo die Geburt stattfinden soll, und ich kann ihnen dann schon Informationen über die Gepflogenheiten des Hauses mitteilen. Außerdem ist meist im Umkreis bekannt, welchen Ruf das Haus in bezug auf eine ambulante Geburt hat. Ansonsten würde ich allen Eltern raten, Informationsmöglichkeiten der Krankenhäuser wahrzunehmen, um entsprechende Auskünfte zu erhalten.

BEDINGUNGEN UND GEDANKEN ZUM HEIMGEHEN

Bei meinem Beratungsgespräch informiere ich die Eltern, unter welchen Bedingungen eine ambulante Geburt überhaupt möglich ist. Voraussetzung ist natürlich ein normaler Geburtsverlauf und ein gesundes, reifes Neugeborenes. Im Normalfall können die Eltern davon ausgehen, daß einer Fahrt nach Hause nichts im Weg steht, wenn die Mutter auf die Wöchnerinnenstation und das Baby ins Neugeborenenzimmer verlegt werden soll. Denn auf keiner Wochenstation halten sich der Arzt und die Krankenschwester vor der Patiententüre bereit, sondern müssen durch Klingeln gerufen werden. Dies kann unter Umständen auch lange dauern. In einem Notfall vergeht auf einer Wöchnerinnenstation meist einige Zeit, bis ärztliche Hilfe einsetzt. Dasselbe gilt für die Neugeborenen. Die Säuglingsschwestern müssen immer mehrere Babys gleichzeitig versorgen, sind in den Zimmern der Mütter unterwegs, während ein Frischgeborenes unbeaufsichtigt alleine im Kinderzimmer liegt. Die frischgebackenen Eltern werden aber zu Hause ihr Kind in den ersten Tagen niemals aus den Augen verlieren. In der Nacht schlafen die meisten Neugeborenen in den Armen der Eltern, zumindest im Körbchen neben dem Elternbett, während die Nachtschwester in der Klinik mehrere Kinder gleichzeitig füttern, wickeln und den Müttern bringen muß. Sicherlich hat sie mehr Routine, aber Eltern haben normalerweise eine ganz innige Verbindung und einen sicheren Instinkt für ihr Kind. Außerdem sind fast alle Frauen in der ersten Nacht nach der Geburt aufgedreht und topfit. Dies ist zu erklären durch die hohe Endorphinausschüttung, die im Frauenkörper durch den Geburtsablauf zustande kommt. Diese Hormone können als körpereigenes Schmerzmittel bezeichnet werden. Unser Körper hat also wieder eine ganz tolle Schutzfunktion für das Neugeborene, damit die Mutter sofort wach und achtsam für ihr Baby sein kann. Diese Hormonfunktion hält einige Tage an und fällt erst mit dem dritten Wochenbetttag ab, dann, wenn das Kind meistens ausreichend mit Milch versorgt wird und seine ersten Anpassungsprobleme gut überwunden hat.

KURZ NACH DER GEBURT, SITUATION IM KRANKENHAUS

Damit die Eltern schnell erkennen, ob alles normal ist und die Heimreise angetreten werden kann, rate ich dem Vater sich mehrmals zu erkundigen, ob mit seiner Frau und dem Neugeborenen wirklich alles in Ordnung sei. Denn bei besorgt klingenden Fragen von Seiten der Väter wird das Klinikpersonal immer eine der tatsächlichen Situation entsprechende Antwort geben. Es hört sich bestimmt »menschlich« an, wenn er fragt: »Ist die Blutung wirklich ganz normal?« Auf die Frage: »Was meinen Sie, wir möchten nun nach Hause gehen«, wird von Seiten des Arztes sicherlich eine Reihe von möglichen Risiken aufgezählt werden, aber am allerletzten der momentane Zustand der Frischentbundenen beurteilt. Es gibt noch relativ wenig Ärzte und Klinikverwaltungen die eine ambulante Geburt begrüßen. Leider zählen Statistiken, Belegungszahlen sowie der finanzielle Verlust, der der Klinik entsteht, viel mehr. Fragen Sie also ganz direkt nach dem momentanen Zustand von Mutter und Kind. »Ist wirklich alles mit meinem Kind und meiner Frau in Ordnung?« Meist lautet die Antwort: »Glauben Sie uns, es geht beiden gut. Sie dürfen gleich beide auf die Wochenstation.« Dann können Sie antworten: »Gut, dann gehen wir jetzt nach Hause.«

Das heißt also, wenn dem Vater bestätigt wird, daß alles in Ordnung ist, kann er mit dem Neugeborenen und der frischentbundenen Frau heimfahren. Es dürfte klar sein, daß er sich zuerst mit der nachsorgenden Hebamme in Verbindung setzten sollte, um sicher zu gehen, daß diese am selben Tag noch einen Hausbesuch machen wird. In vielen Kliniken ist dies die einzige Voraussetzung, damit die Eltern heimgehen können. Das Klinikpersonal weiß dann, daß für Mutter und Kind die notwendige medizinische Versorgung durch die Hebammen gewährleistet ist.

Ob die Frau sich durch einen Dammschnitt davon abhalten läßt, muß sie selbst entscheiden. Auf die Frage: »Ist denn ein Dammschnitt ein Hindernis für eine ambulante Entbindung?«, lautet meine Antwort:« Jede Frau muß die Schmerzen hier und dort selbst ertragen und sich selbst in ein Sitzbad setzen. Sie kann ihren Schnitt zu Hause vielleicht individueller pflegen, aber heilen muß die Wunde hier wie dort allein. Weder die Visite, noch mein Hausbesuch vermögen ein Wunder zu bewirken.

ZU HAUSE ANGEKOMMEN – DER VATER ALS WOCHENBETTMANAGER

Zu Hause angekommen, wird der Vater derjenige sein, der die Frau und das Neugeborene pflegt und versorgt. Er ist der erste Ansprechpartner der Hebamme, des Arztes, der besorgten oder fürsorglichen Großmütter, der Besucher und Nachbarn. Die Wöchnerin wird all ihre Freude, ihre Ängste, Sorgen und Muttergefühle zuerst ihrem Partner mitteilen. Dies bedeutet für den Mann: Vatersein ab der ersten Lebensminute des Kindes. Dies ist eine wunderbare Herausforderung für jeden Mann, und sollte nicht in ihrer Tragweite unterschätzt werden.

Ewald, der seine Frau im ambulanten Wochenbett versorgte, nannte sich damals: »der Wochenbettmanager«. Damit hatte er bestimmt den richtigen Ausdruck gewählt.

Den Vätern liegt es eigentlich immer am Herzen, ihre Kinder in den ersten Tagen zu wickeln, damit die Mutter liegen bleiben kann. Häufig ist dies wirklich notwendig, denn auf Grund von Kreislaufproblemen fällt das Stehen den frischentbundenen Müttern anfangs manchmal schwer. Eine Dammverletzung kann der Mutter im Stehen durch die statische Belastung größere Schmerzen bereiten als im Liegen.

Fast immer ist der Vater bemüht seiner Frau jeden Wunsch von den Augen abzulesen, einfach bei ihr zu sein und das Erlebnis der Geburt gemeinsam zu verarbeiten. Die jungen Eltern möchten in den ersten Tagen das Neugeborene gemeinsam wickeln, stillen, mit Tee füttern und schlafenlegen. Dem Vater ist es fast immer ein Bedürfnis, beim Besuch der Hebamme anwesend zu sein, um keine Fragen zu vergessen, keine Information zu überhören und keine Handgriffe der kompetenten Person zu übersehen. Die Anwesenheit der Hebamme ist für die Eltern täglich eine wichtige Frage- und Antwortstunde.

Zudem ist es während der Wochenbettzeit die Aufgabe des Vaters den Haushalt zu managen, also einkaufen, kochen, putzen und waschen zu müssen; den Besucherstrom zu lenken oder gar abzuwimmeln, die großen Kinder zu versorgen, zumindest sie zur Oma oder zu Freundinnen zu fahren und wieder abzuholen; den Postboten und den Gemüsemann abzupassen; Ämtergänge zu erledigen, denn das Kind muß beim Standesamt, der Krankenkasse und dem Arbeitsamt gemeldet werden, und der Antrag für das Erziehungsgeld muß ausgefüllt werden.

Wiederholt bin ich von Vätern gefragt worden, warum es denn noch kein Geburtsanmeldungsinstitut gäbe. Darauf gebe ich meist zur Antwort: »Das sind die Geburtswehen der Väter: vor den Amtszimmern zu warten und nicht wissen, wie lange es dauert«.

FRAGEN AN ELTERN HINSICHTLICH EINES WOCHENBETTES ZU HAUSE

Da, wie oben deutlich geworden ist, dafür eine gute Planung wichtig ist, sollten Sie sich folgende Fragen stellen:
– Wer versorgt den Haushalt?
– Wer kümmert sich um die größeren Kinder?
– Hat der Vater oder die betreuende Person darin Erfahrung?
– Wie war das Wochenbett bei vorausgegangenen Geburten?
– Erklärt sich der betreuende Arzt bereit, im Bedarfsfall einen Hausbesuch zu machen?
– Wissen Sie schon, welcher Kinderarzt das Kind betreut? Ist dieser bereit, einen Hausbesuch zu machen, vor allem um die anfallende Vorsorgeuntersuchung zwischen dem 3. – 10. Lebenstag zu Hause vorzunehmen?
– Sind Sie sich bewußt, daß Sie mindestens 23 Stunden am Tag alleinverantwortlich sind für Ihr Kind, daß Sie selbst entscheiden müssen: hat es Hunger, will es gewickelt werden, darf es schlafen, müssen wir es wecken?
– und daß die sogenannte Neugeborenengelbsucht so ansteigen kann, daß das Kind in die Klinik verlegt werden muß.

Diese Fragen erörtere ich übrigens ebenfalls mit den Hausgeburtseltern. Fast immer höre ich dann: »Was meinen Sie, weshalb wir das Wochenbett zu Hause verbringen wollen, genau deshalb: um selbst zu bestimmen, ob es zugefüttert werden muß, um das Kind den eigenen Lebensrhythmus finden zu lassen. Wir wollen ganz einfach ab der ersten Lebensminute unseres Kindes selbst verantwortlich sein.«

HEBAMMENERFAHRUNGEN ZUM AMBULANTEN WOCHENBETT

Als Hebamme war ich in meinen ersten Jahren der Freiberuflichkeit immer wieder erstaunt, von welchem Selbstbewußtsein und welcher Überzeugung diese Eltern waren, die sich für eine ambulante Entbindung entschlossen hatten. Sie haben mir entscheidend geholfen, meine Klinikroutine abzulegen und die daraus resultierende übertriebene Ängstlichkeit zu verlieren.

Das Wochenbett einer meiner ersten ambulanten Mütter, die ich betreuen durfte, wird mir immer in Erinnerung bleiben: ...

••• Frau E. F. erwartete ihr drittes Kind und fragte mich, ob ich sie als Hebamme betreuen würde. Bei meinem ersten Vorbesuch mußte ich feststellen, daß es sich um eine Medizinerfamilie handelt. Der betreuende Kinderarzt, den ich gut kannte, war der Opa des zu erwartenden Babys. Mir war recht mulmig zumute, aber Frau F. machte so einen selbstsicheren Eindruck und berichtete mir von ihren negativen Erfahrungen mit ihrer ersten Entbindung in einer Klinik. So etwas wolle sie nie wieder erleben. Es sei so unmöglich, wie mit den Neugeborenen in der Klinik umgegangen werde, deshalb werde sie diesesmal sofort nach Hause gehen. Nachdem sie schon nicht zu Hause gebären dürfe, mit den zwei »Medizinmännern« in der Familie, dann wenigstens ambulant. Ich konnte Sie sehr gut verstehen und ihr bestätigen, daß es sicher nicht angenehm für ein Neugeborenes sei, zu seiner Schlafenszeit geweckt zu werden und womöglich in seiner muntersten Stunde allein im Kinderzimmer liegen zu müssen, räumlich getrennt von der Mutter. Als ich dann Bedenken äußerte wegen der Neugeborenengelbsucht und dem vielleicht anstrengenden Wochenbett daheim, antwortete der soeben dazugekommene Vater: »Haben Sie eine Ahnung! Wenn meine Frau etwas vor hat, dann führt sie es auch aus. Die Untersuchungen des Babys speziell wegen der Gelbsucht wird unser Opa schon machen.« Frau E. F. hat dann bald ein Mädchen geboren und ging zwei Stunden nach der Geburt heim, gegen den Protest der Ärzte, denn damals (1984) war es oftmals unvorstellbar, vom Entbindungsbett direkt nach Hause zu gehen. Als ich einige Stunden später gleich zum ersten Hausbesuch kam, lag die Frischentbundene in ihrem eigens eingerichteten Wochenbettzimmer, hielt strahlend ihre Tochter im Arm und erzählte: »Ich glaub', die in der Klinik sind froh, daß ich heimgegangen bin, denn nachdem wir es ablehnten, daß die Fruchtblase geöffnet wird, wir es nicht erlaubt haben, daß eine Elektrode am Kopf unseres Kindes befestigt wird, da hatte ich meinen Ruf als aufmüpfige Mutter schon weg. Wahrscheinlich sind sie froh, mich nicht auch noch auf Station ertragen zu müssen«. Der erste Wochenbettstag verging problemlos, und ich freute mich daran, am nächsten Tag die beiden netten »Frauen« zu besuchen. Bis dann der große Schreck kam: die kleine Lisa war am zweiten Tag schon quittegelb! Jedenfalls für meine damalige Erfahrung. Der Kinderarzt-Opa nahm zur Sicherheit Blut ab, war aber recht zuversichtlich. Der Wert war im Beobachtungsbereich, und ich habe deshalb der Mutter zugestimmt, das Kind dem Sonnenlicht auszusetzen. Die kleine Lisa durfte nun im Kinderzimmer in der Sonne liegen, die erfreulicherweise schien. Für mich war diese Gelbsucht schon beunruhigend, aber Mutter, Vater und Großvater beruhigten mich (seit damals hat sich das geändert: jetzt beruhige ich die Eltern). Nachdem die Gelbsucht so langsam besser wurde und Lisa einen immer größeren Appetit bekam, meinten wir, es wäre alles gut. Aber gefehlt! Jetzt bekam Lisa richtige Schmieraugen. Frau F. fragte mich: »Wissen Sie nicht etwas Pflanzliches? Mein Schwiegervater gibt sonst gleich antibiotische Augentropfen. Er weiß zwar, daß ich da anderer Meinung bin, aber Sie wissen ja, wie das ist«. Ich gab dem Neugeborenen Augentrost-Augentropfen und habe der Mutter geraten, diese häufig ins Auge zu träufeln. Zwei Tage später kam dann noch ein Wochenflußstau bei Frau F. dazu. Gemeinsam konnten wir aber analysieren, daß das sicher psychisch bedingt war: erst war die Aufregung mit der Gelbsucht, dann mit den Augen, und nun wolle Opa morgen das Kind auch noch impfen. Gestern abend war dann noch das typische Wochenbettief, der Heultag da, und heute habe sie sich entschlossen, mindestens noch einige Tage im Bett zu verbringen. Wir kamen zur Erkenntnis, es habe sich wohl einiges angestaut, nicht nur der Wochenfluß. Durch Bauchmassage, Gymnastik, Ruhe und eine Bettflasche auf dem Bauch kam die Blutung am Abend wieder in Gang. So hat dann das Wochenbett einen guten Verlauf genommen, und ich habe Frau F. am zehnten Tag das letzte Mal besucht. Für mich war es ein Wochenbett mit vielen Erfahrungen geworden: auch Ärzte sind menschlich, die Gelbsuchtgefahr ist halb so groß wie meine Angst; mit Kräutern, Zeit und Zuwendung läßt sich so manches Wochenbettproblem daheim bestens beheben.

Nach einiger Zeit, ich glaube es waren zwei Jahre, habe ich Frau E.F. ein zweites Mal im ambulanten Wochenbett betreut. Ich war um einige Erfahrungen reicher geworden und in der Zwischenzeit selbst Mutter unseres dritten Kindes. Die gemeinsamen Gespräche mit dieser Wöchnerin, die selbst Psychologin ist, haben mir sehr viele Erkenntnisse mit auf meinen beruflichen Weg gegeben. Ja, sie ist mir beinahe eine Freundin geworden.

In diesem Buch möchte ich nochmals allen Müttern danken, die mir durch ihre Überzeugung und Offenheit in der Betreuungszeit geholfen haben, Erfahrung zu sammeln um damit in meinem beruflichen Werdegang Verständnis für andere Mütter zu entwickeln. Denn den Umgang mit Wöchnerinnen kann niemand aus einem Lehrbuch lernen, sondern nur in Gesprächen mit Müttern finden. Ganz bestimmt haben die Frauen, die vor vielen Jahren ambulant entbunden haben, dazu beigetragen, daß ich heute diesen Wissensstand erreicht habe und der Überzeugung bin: es gibt nichts Schöneres als das Wochenbett zu Hause im Kreise der Familie zu erleben. In all den Jahren konnte ich lernen, daß die im Lehrbuch beschriebenen kritischen oder beängstigenden Situationen daheim meist ohne Medikamente sehr gut behoben werden können.

Sicherlich werde ich nicht dogmatisch versuchen, Eltern davon zu überzeugen, ambulant zu entbinden, denn diese Entscheidung müssen die Eltern selbst fällen. Es wäre aber unehrlich, wenn ich negativ über die von mir betreuten Wochenbetterlebnisse berichten würde, denn es hat bislang kein einziges unangenehmes Erlebnis gegeben. Ich werde das Wochenbett immer von allen Seiten beschreiben; über die anstrengenden und besorgniserregenden Aspekte ebenso berichten wie über die schönen Stunden mit dem Neugeborenen daheim im eigenen Bett. Dieses Gefühl, das Kind gleich nach seiner Geburt an diesem Ort im Arm zu halten, wo es vielleicht in der Umarmung des Paares gezeugt wurde, das läßt sich nicht beschreiben, das müssen Eltern selbst erleben.

DIE LETZTEN SECHS WOCHEN – VORBEREITUNG AUF DIE GEBURT

Mit Beginn der 34. Schwangerschaftswoche beginnt für die schwangeren Frauen der Endspurt: Das Kind ist jetzt fast lebensreif, wächst und legt sich noch ein paar Fettpölsterchen zu. Es sollte sich langsam in Geburtsposition begeben. Spätestens in diesen Wochen entscheiden sich die meisten Steißlagen-Kinder zu ihrem Purzelbaum.

Die berufstätigen Frauen genießen ihren Mutterschutz und treffen die letzten Vorbereitungen. Mütter, die schon Kinder zu Hause haben, sollten langsam beginnen, den Stubenwagen zu entrümpeln und wieder gebrauchsfähig zu machen. Es ist Zeit, die Babywäsche zu waschen, einzuräumen und den Wickeltisch mit Windeln vorzubereiten.

Ich rate den Schwangeren in den letzten Wochen immer, doppelte Portionen zu kochen, damit sie die Hälfte einfrieren können. Dann haben sie in den Wochen nach der Entbindung, wenn der Vater nicht mehr kocht und die Großmutter wieder abgereist ist, ausreichend Vorräte in der Tiefkühltruhe. Dies bietet eine angenehme und praktische Sicherheit, denn es dauert lange, bis das Hausfrauendasein und Muttersein zu gleichen Teilen wieder aufgenommen werden kann.

Fast immer ist einige Wochen vor der Niederkunft Großputz angesagt. In den Monaten nach der Geburt kann dies lange nicht mehr geschehen. Viele Väter erzählen dann, so wie Otto damals: »Meine Frau fängt mit dem Putzen, Vorkochen und Räumen an, sie wird nestig. Mir scheint, ich werde bald wieder Vater.« Es ist sicherlich viel Wahres daran, daß Putzen und Vorbereiten auf die Geburt viel miteinander zu tun haben. Einige Tage vor der einsetzenden Periode kennen viele Frauen dasselbe Phänomen: In der Schwangerschaft beginnt einige Wochen früher, was im weiblichen Zyklus normalerweise einige Tage vorher stattfindet. Sinnbildlich ist zwischen Bluten, Gebären und Putzen viel Ähnlichkeit: Nämlich Abbruchblutung und frischer Schleimhautaufbau der Gebärmutter. Wieso dann nicht auch Putzen und Reinemachen der Wohnung?

Den Höhepunkt eines Räum- und Putzkollers erleben viele schwangere Frauen kurz vor der Geburt. Allen werdenden Müttern und Vätern möchte ich raten, so einen »Anfall« ernst zu nehmen und darauf vorbereitet zu sein, daß sich binnen 24 Stunden Zeichen des Geburtsbeginns bemerkbar machen können.

STIMMUNGSSCHWANKUNGEN UND PULSATILLA

In den letzten Wochen der Schwangerschaft berichten auf Nachfrage viele werdende Mütter von enormen Stimmungsschwankungen. Dieses Problem kennen fast alle Frauen, trauen sich jedoch oft nicht darüber zu reden. Noch immer meinen viele schwangere Frauen, sie dürfen nur die strahlende, sich freuende werdende Mutter darstellen. In der Geburtsvorbereitung versuche ich immer dieses Thema anzusprechen. Meistens gehen dann beschämte Blicke durch die Runde, und ich kann erkennen, daß es den Frauen schwer fällt, darüber zu reden. Wenn ich dann von vielen vergleichbaren Fällen berichte, gestehen viele werdende Mütter innerhalb kürzester Zeit, daß sie sehr wohl diesen Zustand der schwankenden Stimmung kennen: Das Stimmungshoch, sich auf das Kind zu freuen und das Stimmungstief, vor dem Mutterwerden Angst zu haben!

Solche hormonell bedingten Stimmungsschwankungen treten auch sonst häufig, kurz vor Periodenbeginn auf. Die Umgebung weiß dann: aha, sie bekommt wieder ihre Tage. Am Ende der Schwangerschaft heißt es dann: »Na ja, sie ist halt schwanger.« Während der Schwangerschaft haben die Partner meistens Verständnis für diese Stimmungsschwankungen. Manchmal erzählen die Väter allerdings: »Ich weiß überhaupt nicht mehr, was ich sagen soll. Sag ich, daß ich lieber zu Hause bleibe, anstatt zum Kegeln zu gehen, dann erklärt sie, ich würde sie ständig beobachten. Geh ich dann doch weg, dann bekomme ich zu hören, ich würde mich zu wenig um sie kümmern. Das heulende Elend ist sie so oder so. Da soll es einer recht machen!«

Eines ist sicher, eine Frau fühlt kurz vor der Geburt, daß sie machen kann, was sie will, sie wird der bevorstehenden Geburt nicht mehr entgehen. Sie fühlt sich ausgeliefert und oft unverstanden. Die größeren Kinder empfinden die Mama oft als gereizt und unausgeglichen. Die Mütter selbst leiden unter diesem Zustand sehr. Sie erzählen, daß sie sich als sehr wechselhaft in ihrer eigenen Grundstimmung erleben. Morgens freuen sie sich auf ihr Kind, am Vormittag kommen plötzlich die Tränen hoch, sobald sie beim Staubsaugen die Kliniktasche entdecken. Gegen Mittag sieht dann die Welt wieder aus wie ein strahlender Sonnenschein, und am Abend, wenn ihr Mann nach Hause kommt, genügt ein einziges kritisches Wort, um sie zum Weinen zu bringen.

Das alles können wir erklären mit dem weiblichen Hormonhaushalt, denn am Ende der Schwangerschaft steigen die Schwangerschaftshormone sehr stark an. Diese Erkenntnisse helfen aber relativ wenig. Wenn deswegen Frauen in die Sprechstunde kommen oder nach der Geburtsvorbereitung um ein Gespräch bitten, lautet die Frage immer: »Sagen Sie mal, ist das normal, daß ich manchmal so unausgeglichen bin? Können Sie mir da irgend etwas empfehlen?« Mit einem verständnisvollen Lächeln erklär ich der Schwangeren: »Klar gibt es da ein Kräutlein. Nämlich die *Pulsatilla*!« Dieses *homöopathische* Arzneimittel ist eine der passendsten Arzneien für diese Schwangerschaftszustände. Die Küchenschelle hat in ihrem Arzneimittelbild genau diese Wechselhaftigkeit bei hormonell bedingten Situationen beschrieben. Es ist das meist eingesetzte homöopathische Arzneimittel in der Schwangerschaft. Nach Gabe einer Hochpotenz (Seite 365) oder mehrtägiger Einnahme einer tieferen Potenz werden Sie wieder mit Sich und Ihrer Situation klar kommen. Sie werden Ihre Mitte wieder finden und zuversichtlich auf die Geburt zugehen können. Viele Therapeuten empfehlen jeder Schwangeren, vier Wochen vor dem zu erwartenden Geburtstermin Pulsatilla einzunehmen. Davon muß ich aber abraten, denn die Homöopathie ist eine individuelle Therapie und sollte immer genau auf die zu betreuende Person abgestimmt sein. Es gibt nämlich schwangere Frauen, die durchaus ausgeglichen und stabil sind.

Es sind zwar viele werdende Mütter, die Pulsatilla-Symptome entwickeln, aber eben nicht alle.

Bitte besprechen Sie als werdende Mutter mit Ihrer homöopathisch erfahrenen Hebamme, ob Sie Pulsatilla einnehmen sollen oder nicht.

DIE HOCHSCHWANGERE FRAU

Die nun hochschwangere Frau braucht und sucht aber neben allem Putzen und Vorbereiten auch Ruhe. Sie setzt sich gerne in den Schaukelstuhl und genießt den inneren Frieden mit ihrem Kind. Denn zwischen Mutter und Kind ist eine innige Freundschaft entstanden, sie sind zu einer Einheit zusammengewachsen. Die Schwangere weiß oft schon genau, wann das Ungeborene seine Wach- und Schlafphasen hat. Bei Außenstehenden kommt oft das Gefühl auf, die beiden kennen sich gut, sie reden miteinander und nehmen aufeinander Rücksicht.

Der werdenden Mutter wird immer deutlicher bewußt, daß diese Wochen der Zweisamkeit vielleicht bald zu Ende gehen. Die »Hoch«-zeit der Schwangerschaft ist für die Frau deutlich zu spüren und für alle sichtbar. Das Kind reicht bis weit oben an den Rippenbogen, der Bauch steht hoch und immer weiter nach außen. Die Körperhaltung der Frau ist aufrecht und mit »hoch«erhobenem Oberkörper. Das Kind nimmt den gesamten Bauchraum ein, was sich eben an der Haltung der Mutter sowie an der Bauchform abzeichnet.

DER WERDENDE VATER, PARTNERBEZIEHUNG

Auch dem werdenden Vater entgeht es nun nicht mehr, daß seine Frau ein Kind erwartet. Immer häufiger erzählen dann Schwangere: »Mein Mann reagiert seit kurzem auf die kleinsten Bewegungen und Äußerungen von mir. Ständig fragt er mich, ob alles in Ordnung wäre und ob es mir gut geht.«

Dieses Bemühen trägt dazu bei, daß die Partnerbeziehung sehr intensiv wird. In diesen letzten sechs Wochen kommen die Väter gern mit in die Hebammenpraxis, begleiten die Mütter zur Vorsorgeuntersuchung, erkundigen sich, wie das denn so ist mit der Geburt und dem Wochenbett. Je näher der Geburtstermin rückt, desto wichtiger wird es vielen Männern, immer erreichbar zu sein und in ständigem Kontakt mit ihrer Frau zu bleiben. Es ist schön zu beobachten, wie liebevoll und zärtlich die Paare in dieser Zeit miteinander umgehen. Sicherlich trägt es dazu bei, daß die Frauen diese zum Ende doch oft unangenehmen Wochen geduldig hinter sich bringen. Dietmar erzählte in einem der Paarkurse:

... »ich versuche mir immer vorzustellen, wie das ist: wenn das Baby mit seinen kleinen spitzen Fersen und knochigen Ellbogen sich im Bauch bewegt und meine Frau sich im Bett hinlegen will, dabei beim Umdrehen noch 15 Kilogramm von einer Körperseite auf die andere mitwälzen muß. Trotz aller Fantasie gelingt es mir nicht. Aber wenigstens Kissen kann ich unter, hinter und vor den Bauch legen, damit beide, meine Frau und das Kind, gut und bequem liegen.«

Dieses Umhegen und Pflegen tut bestimmt jeder Frau in den letzten Wochen der Schwangerschaft sehr gut und trägt dazu bei, daß eine innige Verbindung in der Partnerschaft entsteht. Die werdenden Eltern lernen sich und dem Kind nahe zu sein, füreinander da zu sein und auf die Bedürfnisse des Einzelnen einzugehen. Fast immer sind die letzten Wochen der Schwangerschaft in der Partnerbeziehung eine liebevolle, zärtliche Zeit. Die körperliche Liebe wird in dieser Zeit meist in den Hintergrund geraten, aber die emotionale Zuneigung wächst. Wie immer im Leben kann es auch anders sein und es wird bis zum letzten Tag vor der Geburt des Kindes viel Lust verspürt. Abneigung und Zurückhaltung in der Sexualität sind aber genauso häufig zu beobachten. Wie ich schon in den vorausgegangenen Abschnitten erwähnte, bleibt es immer der Paarbeziehung überlassen, wie sie mit ihrer Sexualität umgehen. Prinzipiell gibt es kein Gebot und kein Verbot für die Liebe. In den Tagen vor der zu erwartenden Geburt kann es allerdings schon sein, daß die Prostaglandine-Hormone in der Samenflüssigkeit des Mannes bei der Frau Wehen auslösen können. Voraussetzung dazu allerdings ist, daß der weibliche Hormonhaushalt bereits Geburtsbereitschaft signalisiert. In diesen Tagen kann es also nur von Vorteil sein, miteinander zu schlafen, um eine natürliche Geburt einzuleiten. Ich möchte aber noch einmal betonen, daß dies eine Entscheidung des Paares sein sollte und daß es für beide Partner Gründe geben kann, auf die Liebe zu verzichten.

SCHWIMMEN GEHEN

Manchmal ist immer noch die alte Vorschrift zu hören: »Eine schwangere Frau darf in den letzten sechs Wochen keinen Verkehr mehr haben und nicht mehr schwimmen gehen.«

Es gibt sehr viele Frauen, die beides genießen und auch das Schwimmen im Frei- oder Hallenbad bis an den Tag des Geburtstermins nicht missen möchten. Ich bin mir sicher, daß die angebliche Infektionsgefahr nicht höher ist als bei einer vaginalen Untersuchung. Schwangere fühlen sich wohl im Wasser, die häufig vorhandenen Rückenschmerzen bessern sich durch die Bewegung und eine gute Durchblutung wird unterstützt. Gisela erzählte, daß sie sicher war, daß es ihrem Baby im Bauch gut gefallen hat, denn es strampelte immer kräftig mit.

Sollten Sie Sorge haben, sich eine Scheidenpilzinfektion in einem öffentlichen Schwimmbad zu holen, so rate ich Ihnen, einen in Olivenöl getränkten Tampon zu benutzen, der Sie zuverlässig vor Pilzsporen schützen wird. Achten Sie darauf, daß Sie sich nach dem Baden schnell kalt abduschen und sich gut abtrocknen.

WAHL DES GEBURTSHAUSES ODER DER GEBURTSKLINIK

Spätestens in diesen Wochen kurz vor der Geburt suchen die Eltern das für sie geeignete Geburtshaus oder eine Geburtsklinik aus. Es ist ein beruhigendes Gefühl zu wissen, welche Straße, welche Ampel, welche Kreuzung auf der Fahrstrecke liegt. Sind Baustellen oder andere Hindernisse zu erwarten in der Stunde X? Es ist sicher sinnvoll, daß Sie sich kundig machen nach »Schleich- oder Umgehungswegen«. Stoppen Sie ruhig die Fahrzeit, die Sie benötigen, es kann äußerst beruhigend für die wehende Frau sein, wenn ihr mitgeteilt wird: »So, schau jetzt dauert es nur noch zehn Minuten, denn die Hälfte haben wir schon zurückgelegt.« Gibt es ausreichend Parkplätze in der Nähe der Klinik, darf der Vater bis zur Pforte vorfahren oder ist womöglich für die Entbindungsabteilung ein eigener Eingang vorgesehen? An welcher Glocke müssen die Eltern klingeln, wenn sie in der Nacht ankommen? Es ist von großem Vorteil, wenn Sie schon einmal in Ruhe im Krankenhaus den Weg zur Geburtsabteilung gegangen sind und wissen, welche Treppe und welchen Aufzug Sie benützen müssen und es ausreichend Möglichkeiten gibt, an einem Treppengeländer oder Fenstersims eine Wehe zu veratmen. Es ist beruhigend, von einer Hebamme der Klinik begrüßt zu werden und von ihr die Gewohnheiten des Hauses zu erfahren. Sie werden Vertrauen bekommen in die Umgebung und können Ihre persönlichen Fragen vor Ort mit einer Hebamme und eventuell einem Arzt besprechen. Viele Krankenhäuser bieten Informationsmöglichkeiten an, die Sie wahrnehmen können. Es scheint mir wichtig zu sein, daß Sie sich so früh wie möglich erkundigen, welche Routinemaßnahmen in dieser Entbindungsabteilung üblich sind. Später, während des Geburtsablaufes, ist es der ungünstigste Zeitpunkt, über Sinn und Notwendigkeit einer Rasur, einem Einlauf, einer Infusion, einem routinemäßigem Dammschnitt, einer frühzeitigen Abnabelung, dem ersten Anlegen des Kindes und vielen anderen Maßnahmen zu diskutieren. Welche Fragen auch immer es sein mögen, besprechen Sie sie, wenn irgendwie möglich vorher in der von Ihnen ausgewählten Geburtsklinik. Es geht darum, daß Sie bei Ihrer Ankunft mit Wehen und während des gesamten Geburtsverlaufs Vertrauen mitbringen sollen. Diskussionen in diesen Stunden sind deshalb fehl am Platz, weil die Gebärende sich dann nicht entspannen und sich nicht ganz und gar der Geburtsarbeit widmen kann. Kein Wunder also, wenn wegen »Banalitäten« dann ein Geburtsstillstand eintritt. Im voraus eingeholte Informationen machen es Ihnen möglich, sich die Geburtsklinik auszusuchen, die Ihren Erwartungen entspricht und tragen dazu bei, daß das Vertrauen in das diensthabende Personal wächst und somit eine gute Geburtsatmosphäre möglich wird. Diese wiederum ist Voraussetzung für einen guten Geburtsverlauf.

    Psychologen weisen immer häufiger darauf hin, daß während der Geburt lebensprägende Stunden für das Kind ablaufen. Immer wieder stelle ich fest, daß Eltern alles Mögliche auf die Beine stellen, damit das Kind zu Hause ein angenehmes Nest vorfindet, in dem es sich wohlfühlt. Für die Geburt selbst jedoch wird sehr wenig unternommen oder die Verantwortung für den Begrüßungsmoment in dieser Welt ganz einfach abgegeben. Ich gebe den Eltern zu bedenken, daß es für das Kind dasselbe Gefühl ist, geboren zu werden, wie vielleicht für uns die Ankunft am langersehnten Urlaubsziel. Viele Menschen berichten darüber, daß es enttäuschend und entmutigend war, wie lieblos und alleingelassen, ohne Erfüllung ihrer Wünsche, sie vom Hotelpersonal aufgenommen wurden. Was nützt das teuerste Zimmer, wenn die betreuenden Menschen unpersönlich sind. Für die Geburt eines Menschen sind die Gefühle und Erlebnisse bestimmt um ein Vielfaches prägender und unauslöschbar, wenn eine technisierte, kalte, laute und grelle Umgebung der erste Eindruck ist. Werden Sie sich in den letzten Wochen der Schwangerschaft bewußt, ob Sie eine sicherheitsorientierte, eventuell technisch geprägte oder eine nach natürlichen Gesichtspunkten orientierte Geburtsklinik auswählen.

Doch bei aller Planung und Vorausschau, ist es von größter Notwendigkeit flexibel zu sein, denn es gibt Kinder, die es sehr eilig haben das Licht der Welt zu erblicken. Erkundigen Sie sich deshalb sicherheitshalber nach dem Weg und den Gegebenheiten der örtlichen Klinik. Stellen Sie sich seelisch darauf ein, daß Sie auf Ihre Wunschklinik verzichten müssen und eventuell froh sind, das nächstgelegene Krankenhaus zu erreichen, denn wie lautet der Spruch:

> *Erstens kommt es anders,*
> *zweitens als die Eltern denken,*
> *drittens dann und dort wo ES will!*

Diese Erfahrung mußte Gerda machen ...

... Sie wollte in ein Krankenhaus ihrer Wahl fahren, das viele Kilometer von ihrem Wohnort entfernt ist. Zu den geburtshilflichen Methoden des örtlichen Hauses hatte sie kein Vertrauen. Bei einem Vortrag war sie von verschiedenen Bemerkungen eines Arztes so schockiert, daß sie jeden erdenklichen Weg auf sich nehmen wollte. Eines Abends rief sie mich aufgeregt an: »Inge was soll ich tun, ich habe schon stundenlang Wehen, deshalb waren wir schon im Krankenhaus, aber die Hebamme dort meinte, das sind noch Senkwehen. Moment mal ... (ich hörte, wie sie mit viel Mühe versuchte eine Wehe zu beatmen). Nun habe ich Angst wieder umsonst loszufahren. Könntest Du mich untersuchen?« »Selbstverständlich könnte ich das tun. Deine Wehen hören sich aber nicht mehr nach Senkwehen an, meinst Du nicht, daß es sinnvoller wäre gleich in die Stadt I. zu fahren? Das Dumme ist nämlich, daß ich hier im Moment nicht weg kann, Du müßtest zu mir in die Praxis kommen,« erwiderte ich. »Nein, ich traue mich nicht zu fahren, so waren doch die Wehen heute morgen schon, und ich sagte doch, die Hebamme meint, dies ist nichts zum Gebären. Ich möchte, daß Du mich untersuchst. Wir kommen gerne reingefahren zu Dir.« Kurze Zeit später waren die wehende Frau, der Vater und der große Sohn bei mir. Ich konnte sofort erkennen, daß die Gebärende mit großer Konzentration ihre Wehen zu verarbeiten versuchte, sich dabei aber erheblich verspannte. Der Untersuchungsbefund bereitete mir noch mehr Sorgen. Der Muttermund war leider noch immer nicht weit eröffnet, deshalb gab ich ihr als Hilfe erstmal ein passendes homöopathisches Arzneimittel und versuchte auf sie einzuwirken, damit sie sich entspannen konnte. Ein Gespräch mit dem Vater bestätigte mir, daß er ebenso wie ich der Meinung war, daß es in die Wunschklinik viel zu weit zu fahren sei. Für mich war klar: sie war verspannt, weil sie Angst hatte, die Hebamme könnte mit ihrer Leistung wieder nicht zufrieden sein. Wir beschlossen, den Sohn zur Oma zu bringen, während die Frau in meiner Obhut blieb. Nachdem ihr Mann wieder hier war, wollten wir dann sehen, was geschieht. In dieser angenehmen Umgebung fühlte sich die Frau sicherer, entspannte sich und der Muttermund wurde weicher. Doch war es klar, daß sie so kräftige Wehen nicht mehr stundenlang durchhalten konnte. Ich habe den beiden dann geraten, doch in das hiesige Krankenhaus zu fahren, dort eine Leitungsanästhesie anzunehmen, um hoffentlich bald ein gesundes Kind gebären zu können. Zunächst war es ihr sehr schwer gefallen, sich mit dieser neuen Situation abzufinden, denn genau dies wollte sie nicht: eine große Klinik, schon gar nicht diese, eine medikamentös gesteuerte Geburt. Ja, so ist das mit den Kindern: Ersten anders, zweitens als Mütter denken ...

REALITÄT

Es ist sehr ernüchternd, und fast brutal für die Frauen, wenn alles so anders kommt bei der Geburt des Kindes. Deshalb rate ich allen Eltern, insbesondere den Schwangeren: versteifen Sie sich auf gar nichts, nicht auf einen bestimmten Geburtsort, nicht auf eine besondere Geburtsmethode und schon gar nicht auf einen vorgeplanten Verlauf. Dies fällt meiner Erfahrung nach besonders Erstgebärenden sehr schwer, so offen und unvoreingenommen auf die Geburt zuzugehen. Ich kann das sehr gut verstehen, doch Sie sollten sich Mühe geben, sich mit allen Möglichkeiten auseinander zu setzen. Es wird Ihnen später im Leben mit Ihrem Kind sicher noch häufig so ergehen, daß alles ganz anders kommt, als Sie es sich gedacht haben.

KLINIKKOFFER

Zu den Vorbereitungen der letzten Wochen gehört unter anderem das Packen der Kliniktasche. Ich kann jeder Frau raten, dies so frühzeitig wie möglich zu tun, am besten sechs Wochen vor dem zu erwartenden Geburtsereignis. Spannend wird es nämlich, wenn das Kind sich überraschend drei Wochen vorher ankündigt und nichts gepackt ist. Die Väter wühlen ungern in Ihrem Wäscheschrank und packen dann doch das falsche Nachthemd ein. Ersparen Sie sich und Ihrem Mann solche unnötigen Aufregungen.

Beachten Sie beim Packen, daß in den wenigsten Krankenhäusern riesige Schränke zur Verfügung stehen, nehmen Sie lieber eine Reisetasche als einen sperrigen Koffer. Folgende Sachen sollten Sie mitnehmen:

Für die *Geburt:*
- *Ein bequemes kurzes Lieblingsnachthemd oder Herrenhemd.* Viele Kliniken bieten ein weißes OP-Hemd als Geburtshemd an; wählen Sie selbst und sprechen mit der Hebamme, wenn Sie lieber Ihr eigenes anziehen möchten. Sollten Sie ein Klinikhemd tragen, dann können Sie es vorne binden, um das Kind nach der Geburt gleich auf Ihren Bauch legen zu können.
- *Gut eingetragene Pantoffeln,* da die Füße in den letzten Wochen oft aufgedunsen sind. Für das Wochenbett eignen sich solche mit einem höheren Absatz, dadurch wird der Damm entlastet, falls es notwendig wurde ihn zu schneiden.
- Warme *Socken,* denn das Schlimmste für eine Geburt sind kalte Füße. Die Gebärende kann sich dann nicht entspannen, und die Wehenschmerzen werden viel schmerzhafter empfunden.
- Einen passenden *Bademantel,* der einfach zu schließen ist.
- Bei langem *Haar* eine *Spange* oder ein Band zum Zusammenbinden.
- Ein *Glas Salz mit Lavendelöl* für die Badewanne. Lavendel als Badezusatz eignet sich hervorragend zum Entspannen und Wohlfühlen. Viele Hebammen berichten über positive Erlebnisse mit Lavendelbädern. Die Frauen entspannen sich, der Muttermund wird weich, die Geburtswehen regelmäßig, und auch der aufgeregte Vater beruhigt sich.

- Das *Geburtsöl zur Wehenmassage*, sowie *Dammassageöl* für die Geburt.
- Ein *Rosenwasser* zum Erfrischen, da der Rosenduft am besten zum Geburtsgeschehen paßt.
- Vielleicht erfrischende kleine *Lutschbonbons*, um die Mundschleimhaut anzufeuchten.
- Einen Walkman mit *Entspannungsmusik* auf Ihrer Lieblingskassette, denn der wird nicht in allen Entbindungsabteilungen angeboten.
- Ihren *Fotoapparat* für die ersten Bilder vom Neugeborenen mit hochempfindlichem Film, um auf Blitzlicht zu verzichten!
- Eine Teekanne mit *Himbeerblättertee*, da dieser die Wehentätigkeit gut unterstützt.
- Eine *kleine Brotzeit* für den Vater, wenn die Geburt sehr lange dauert. Für die Mütter ist in den meisten Kliniken während der Geburt essen nicht erlaubt. Sollten Sie aber nachts auf die Station verlegt werden, haben auch Sie bestimmt Hunger und müssen dann nicht bis zum Frühstück warten.
- Ihr *Familienstammbuch*, die Heirats- oder Geburtsurkunde.
- Eventuell eine *Kostenübernahmeerklärung* Ihrer Krankenkasse, insbesondere wenn Sie privat oder zusatzversichert sind.
- Den *Einweisungsschein* Ihres Arztes.
- Ihren *Mutterpaß*! Kleben Sie ein Notizblatt auf den Koffer mit dem Vermerk »Mutterpaß«, denn es ist sehr ärgerlich, wenn Sie ohne diesen losfahren und Ihr Mann wieder nach Hause eilen muß um ihn zu holen. Dies ist manchmal der Grund, daß der Vater die Geburt nicht miterleben konnte, weil er zu lange danach suchen mußte, und das Baby schon geboren war, als er wieder in der Klinik ankam.
- Eine *Duftlampe* und ihr Lieblingsöl. Am passendsten sind: Rose, Jasmin, Muskatellersalbei, Ylang-Ylang und Lavendel. Genauere Hinweise über die ätherischen Öle finden Sie im Abschnitt »Geburt«.

Für das *Wochenbett* sollten sie einpacken:
- Etwa vier bequeme, vorne zu knüpfende kochfeste *Nachthemden* oder Schlafanzugoberteile.
- Bitte nehmen Sie ausreichend Nachtwäsche mit, die nicht zu warm sein sollte, da Sie im Wochenbett häufig schwitzen werden, und die Zimmer wegen der Babys zudem geheizt sind.
- Ca. acht große, warme, kochfeste *Baumwollschlüpfer*. Sie benötigen in den ersten Tagen große Binden für die Blutung, deshalb müssen die Schlüpfer groß genug sein. Außerdem ist es notwendig die Gebärmutter warm zu halten, um extreme Nachwehen zu vermeiden.
- Sicherheitshalber ca. zwanzig *Vlies- oder Flockenwindeln*, da es noch immer Kliniken gibt, die den Wöchnerinnen normale Damenbinden reichen. Diese bieten in den ersten Wochenbettagen viel zu wenig Saugfähigkeit und üben zudem unangenehmen Druck auf die vielleicht vorhandene Dammwunde aus.
- Ein leichtes *Bettjäckchen* oder eine Joggingjacke, wenn im Zimmer mal gelüftet wird.
- *Leggings oder eine Jogginghose*, wenn Sie im Krankenhaus spazieren gehen wollen. Achten Sie insbesondere als Mehrgebärende streng darauf, daß Sie in den Klinikgängen keine

Zugluft bekommen und nicht frieren, das würde Ihre Nachwehen nur noch verstärken. Nehmen Sie dann sogar einen Wollschal oder Nierenwärmer aus Wolle mit, und tragen Sie diesen in den ersten Tagen nach der Geburt.
- Einige *Handtücher* und *Waschlappen*, vor allem ein Duschhandtuch, die meisten Wöchnerinnen duschen lieber zweimal täglich. Durch die Umstellung des Hormonhaushaltes schwitzen sie enorm und haben ständig das Bedürfnis sich frisch zu machen.
- Ihr übliches *Waschzeug* (Zahnbürste, Zahnpasta, Seife, Haarschampoo, Wochenbettmassageöl) und *Kosmetika*.
- Einen *Haarföhn*, denn frisch gewaschene Haare tragen maßgeblich zum Wohlbefinden bei. Das alte Märchen, daß eine Wöchnerin keine Haare waschen darf, ist sicher darauf zurückzuführen, daß sich die Frauen früher mit nassen Haaren erkältet und dadurch Fieber bekommen haben. Eine Wöchnerin ist tatsächlich besonders empfindlich, weil durch die Geburt ihr Immunsystem sehr geschwächt ist.
- Mindestens zwei *Stillbüstenhalter*, die zwei Nummern größer sein sollten, denn der Brustumfang vergrößert sich beim Milcheinschuß erheblich.
- *Stilleinlagen* aus Wolle oder Wildseide, da diese Naturtextilien ein Wundwerden vermeiden, sehr saugfähig, bakterientötend und angenehm zu tragen sind.
- *Milchbildungsöl* und *Milchbildungstee*, da diese in vielen Krankenhäusern noch nicht angewendet werden, obwohl Tausende von Müttern diese beiden effektiven Hilfsmittel zur Steigerung der Muttermilch anwenden.
- Sind Sie von der Wirkung ätherischer Öle überzeugt, würde ich Ihnen raten, ein *Wundheilungssitzbad* auf »Totem-Meer Salz«-Basis mitzunehmen (Siehe S. 372). Bisher gibt es nur ganz wenige Kliniken, in denen Ihnen diese Heilmittel angeboten werden.
- Ihre *Adressenliste und Kleingeld*, damit Sie all Ihre Lieben anrufen können. Gehen Sie nicht davon aus, daß in jedem Krankenhauszimmer sofort ein Telefon zur Verfügung steht, vielleicht müssen Sie eine Telefonzelle benützen.

»FALSCHE« DÜFTE IM KLINIKKOFFER

Bereits jetzt möchte ich Sie darauf aufmerksam machen, daß Sie im Wochenbett vorsichtig sein sollten mit *Parfum*. Vielleicht werden Sie sich fragen, was dies im Kapitel »Schwangerschaft« zu suchen hat, aber meine Erfahrung zeigt, daß Sie sich bereits jetzt mit solchen Informationen auseinandersetzen sollten und nicht erst im Wochenbett. Denn dann ist der Klinikkoffer bereits in Benutzung, und Ihr Mann derjenige, der einkaufen laufen muß, anstatt bei Ihnen am Bett zu sitzen oder Ihnen das Wickeln abzunehmen.

Achten Sie darauf, Ihren Körpereigengeruch nicht mit fremden, womöglich synthetischen Düften zu verändern. Sie irritieren das Neugeborene, denn sein Geruchssinn ist bereits in den ersten zehn Lebenstagen sehr ausgeprägt. Es ist ein ganz natürlicher Vorgang, daß wir Frauen bei der Geburt viel Schweiß absondern: das Baby wird auf unserem Bauch sofort mit diesem Eigengeruch konfrontiert und ist daher in der Lage, seine Mutter sofort am Geruch wiederzuerkennen. Benützen Sie dagegen im Wochenbett reichlich parfümierte Duschlotionen oder Parfum, bleibt Ihr Geruch dem Kind fremd, und es hat Schwierigkeiten, die Mutter zu erkennen und zu akzeptieren. Bei der Verwendung synthetischer Duftstoffe, die über die Nase, in den Körper des Kindes gelangen, wird sein Kreislauf damit unnötig belastet. Bislang ist übrigens noch nicht bekannt, welche Wirkung synthetische Stoffe in unserem Körper haben, ob diese jemals wieder ausgeschieden werden können. Eine Pressemitteilung vom Sommer 1994 bestätigte, was in der Aromatherapie bekannt ist: künstlich hergestellte ätherische Öle sind nicht ungefährlich. In zahlreichen Muttermilchproben wurden Moschusölverbindungen entdeckt. Dieses Öl wird nur noch als synthetisches Öl verwendet und ist zahlreichen Parfüms und Waschpulvern zugesetzt. Mit diesen Untersuchungen haben Experten bewiesen, daß ätherische Öle zum Einen muttermilchgängig sind und zum Anderen sehr wohl im menschlichen Körper abgelagert werden. Wobei beim erwähnten Öl auch gesundheitsgefährdende chemische Verbindungen vermutet werden.

Ich bin sehr erfreut, daß Babies die Fähigkeit besitzen sich vor solchen künstlichen Düften zu schützen.

In meiner Klinikzeit konnte ich regelmäßig feststellen, daß Neugeborene die Mutterbrust dann ablehnten, wenn ihre Mütter frisch parfümiert im Bett lagen, während dasselbe Kind in der frühen Morgenstunde gut getrunken hatte. Denn morgens werden die Mütter meistens zum Stillen geweckt und sind noch nicht frisch geduscht, sie riechen einfach nach Mutter.

Beachten Sie also beim Packen, welche Kosmetika und Parfum Sie einpacken. Beim Einkauf und Vorbereitungen für das Baby sollten Sie dies ebenfalls beachten. Verwenden Sie beim Waschen der Babykleidung bitte keinen Weichspüler, denn hier sind ebenfalls synthetische Duftstoffe zugesetzt. Diese führen bei den Neugeborenen sehr oft zu Hautreizungen. In vielen Familien führt die Geburt eines Kindes dazu, daß endlich mit dem Einkauf und der Verwendung des Waschmittels bewußter umgegangen wird. Durch den Verzicht auf Weichspüler wird anfangs zwar die ungewohnte Rauheit der Wäsche bemängelt, aber innerhalb kurzer Zeit stellen selbst die Erwachsenen fest, daß Pickel und Hautunreinheiten verschwunden sind. Sollte die Babywäsche aber einmal zu rauh werden, hilft es, in das letzte Spülbad einige Tropfen Lavendel oder/und eine Tasse Essig zu geben oder aber doch wieder einmal zum altbewährten Bügeleisen zu greifen.

VORBEREITUNGEN FÜR DEN HEIMWEG

Folgende *Kleidung für den Heimweg für Ihr Kind und Sie selbst* sollten Sie zu Hause vorbereiten, damit Ihr Partner sie am Entlassungstag mitbringen kann. In der Klinik würde diese Kleidung wahrscheinlich keinen Platz finden.

Für die Mutter:
- *Weite, bequeme Kleidung*, entsprechend der Jahreszeit. Denken Sie daran, daß Sie zwar das Kind geboren haben, aber Ihr Bauchumfang sicherlich noch viel größer als vor Ihrer Schwangerschaft ist. Als stillende Mutter werden Sie auch einen beträchtlichen Brustumfang haben. Passen würde am besten Ihre Umstandskleidung, doch fast alle Mütter freuen sich, wenn diese Kleidung für's erste ausgedient hat.

- Einen *Sitzring*, den Sie bei der Heimfahrt auf den Beifahrersitz legen können, damit eine eventuelle Dammverletzung nicht zu schmerzhaft wird. Sie können diesen auch selbst basteln, in dem Sie ein großes Handtuch oder eine kleine Decke spiralenförmig rollen und damit dann einen Ring formen. Oder Sie benutzen einen Schwimmreif Ihrer größeren Kinder, bzw. leihen sich einen von Nachbarskindern aus.

Für das Neugeborene:
- Eine *Tragetasche*, in die Sie unbedingt das Babyfell hineinlegen sollten, hat sich als Transportmittel am besten bewährt. Sie muß laut Straßenverkehrsordnung mit einem Beckengurt auf dem Rücksitz befestigt werden. Ich müßte an dieser Stelle einen Babysafe empfehlen, kann dies jedoch nicht mit meinem Hebammengewissen vereinbaren. Es schmerzt mich die Vorstellung, ein Neugeborenes in dieser ungemütlichen nicht ausreichend vor Wärme und Kaltluft geschützten Tragehilfe den Heimweg antreten zu lassen.
- Eine *Wärmflasche*, die zumindest im Winter oder in kühlen Jahreszeiten trotz Felleinsatz unbedingt in der Tasche liegen sollte. Ein dickes Schafwollkissen erfüllt übrigens denselben Zweck.
- Eine Garnitur *Jäckchen, Hemdchen, Strampelhose*, am besten in zweierlei Größen, da Sie nicht wissen können, wie groß Ihr Kind bei der Geburt sein wird.
- Ein *Mützchen*, ein *Wolljäckchen* und *Stricksöckchen* aus Wolle oder Baumwolle.
- Eine *Woll- oder Baumwolldecke* zum Einschlagen unter dem Kissen der Tragetasche.
- Wenn Sie sich entschlossen haben, Ihr Kind mit *Stoffwindeln* zu wickeln, dann nehmen Sie davon eine oder zwei mit. Eine *Windelhose* bitte nicht vergessen. Lassen Sie sich nicht irritieren, ein Neugeborenes darf trotz vorhandenem Nabelschnurrest mit Stoffwindeln gewickelt werden. Ich finde es traurig, wenn Fachpersonal den Müttern erzählt, daß solange der Nabelschnurrest nicht abgeheilt sei, Neugeborene nicht mit Stoffwindeln gewickelt werden dürfen. Da frage ich mich immer, wie die Menschen anno 1930 die Neugeborenenzeit überleben konnten. Lassen Sie sich als Mutter nicht schon bei der Klinikentlassung von der besten Wickelmethode, der Stoffwindel abbringen.
- Für die Nabelpflege benötigen Sie nichts. Zum Nachhausegehen wird der Nabel noch von den Säuglingsschwestern versorgt, und zu Hause übernimmt die Nachsorgehebamme die Nabelpflege und stellt Ihnen die notwendigen Utensilien auf Krankenkassenrechnung zur Verfügung.
- Legen Sie die Kleidung und das Zubehör für die Entlassung zu einem Päckchen zusammen, oder am besten gleich in die Tragetasche, damit Ihr Partner in der Aufregung nicht die Hälfte zu Hause vergißt.

Sollten Sie eine ambulante Geburt planen oder die Hausgeburt abbrechen müssen, dann müssen natürlich all diese Kleidungsstücke für Mutter und Kind bereits bei der Fahrt zur Klinik ins Auto gepackt werden. Am besten lassen Sie diese dann aber im Fahrzeug liegen. Nach der Geburt des Kindes, wenn Klarheit herrscht, ob Sie tatsächlich die Klinik einige Stunden später verlassen können, bleibt Zeit genug, alles aus dem Auto zu holen. Für so einen Fall hat es sich übrigens sehr bewährt, wenn eine Wolldecke im Auto liegt, damit die Frischentbundene nicht friert. Auch eine zweite Bettflasche für die Mutter wäre bestimmt ganz angenehm.

HAUSGEBURTSSITUATION

LETZTE VORGESPRÄCHE, DER »UMZUG« IN DIE KLINIK

Beim Besuch der Hausgeburtseltern geht es in den letzten Wochen vorrangig darum, die letzten Vorbereitungen zu klären. Es wird nochmal die Situation des »Umzugs« besprochen, also das Aufbrechen in ein Krankenhaus. Wenn nun im folgenden Kapitel immer wieder über die abgebrochene Hausgeburt zu lesen ist, mag der Eindruck entstehen, daß dies wohl eine häufige Situation ist. Doch ich kann alle Hausgeburtseltern beruhigen: bislang liegt meine Statistik unter zehn Prozent. Trotzdem werde ich weiterhin mit allen Eltern dieses Thema intensiv besprechen, um im Ernstfall jede überflüssige Problematik zu vermeiden.

Wir müssen überlegen welches Krankenhaus am nächsten gelegen ist und uns die besten Möglichkeiten für eine akute Geburtssituation anbietet. Die Eltern haben sich fast immer schon im Voraus informiert und wissen, welche routinemäßigen Maßnahmen angewendet werden. Die Gebärende und der werdende Vater kommen meistens gut zurecht, daß aus der begonnenen »schönen« Hausgeburt nun eine Klinikgeburt wird. Sie sind ebenso froh wie ich, daß es im Notfall Möglichkeiten gibt, wie Leitungsanästhesien, Saugglocke oder sogar einen Kaiserschnitt. Wir alle wissen, daß es für das Kind und die Mutter die einzige Chance sein kann, daß beide gesund und lebend die Geburt überstehen. Für unser »Hausgeburtsteam« bedeutet dies, daß die natürliche Geburt zu einem so gewaltigen Naturereignis geworden ist, daß es nur im Schutz der Medizin möglich ist, ein gutes Ende zu finden. Dieses »Umziehen« in ein Krankenhaus fällt mir als Hebamme oft genauso schwer wie den Eltern, wir werden leider nicht immer freundlich empfangen. Noch immer gibt es Kolleginnen und Ärzte, die uns Hausgeburtsleute als »potentielle Mörder« bezeichnen. Dies tut uns allen sehr weh, denn ich bin mir sicher, daß insbesondere Hausgeburtseltern sehr gut über Eigenverantwortung, Geburtsrisiken und deren Folgen für Mutter und Kind aufgeklärt werden. In der Hausgeburtsszene ist es sehr wohl bekannt, daß Kinder behindert geboren werden können. Es ist selbstverständlich für alle Beteiligten, über Akut- und Notfallsituationen, über Behinderung und Tod zu sprechen. Bei diesen Vorbesuchen und vorbereitenden Gesprächen erzählen mir die Eltern sehr oft: »Sag mal Inge, werden Eltern, die eine Klinikgeburt anstreben auch so gut aufgeklärt?« Kolleginnen, die sich bei mir Informationen bezüglich eines Hausgeburtsverlaufes holen, sind immer wieder erstaunt, mit welcher Offenheit wir über mögliche Geburtsrisiken sprechen. Sie sind erstaunt, wenn Sie von Eltern, die sich in der Klinik vorstellen, hören, daß sie sehr wohl wissen, daß ein Kind behindert sein kann oder krank geboren wird. Sie planen gerade deshalb lieber eine Hausgeburt, weil dann das Kind in ihren Armen sterben darf und nicht unter vielen Apparaten. Für mich war es am Anfang meiner Hausgeburtstätigkeit auch sehr verwunderlich, daß Eltern viel besser mit Leid umgehen konnten, als ich. Viele der von mir betreuten Familien haben mir geholfen, daß ich heute selbstverständlich über diese Themen sprechen kann.

Was das »Umziehen« in eine Klinik betrifft, muß ich leider immer wieder feststellen, daß gerade die Eltern eine Krankenhausgeburt erleben müssen, die sich anfangs mit Händen und Füßen gewehrt haben, überhaupt über das Thema Klinikgeburt zu sprechen. Manchesmal habe ich den Eindruck, daß gerade deren Kinder die Aufgabe haben und zeigen wollen, daß die Klinikgeburtshilfe eine gute und notwendige Hilfe darstellt, wenn die häuslichen Möglichkeiten erschöpft sind. Für mich persönlich wäre es ein schönes Ziel, wenn beide Fronten: Klinikgeburtshilfe - Hausgeburtshilfe aufeinander zugehen und sich gegenseitig akzeptieren lernen könnten. »Beide gehören in unsere Gesellschaft und haben ihre Daseinsberechtigung«, diesen Satz hat ein erbitterter ärztlicher Gegner der Hausgeburtshilfe gesprochen, als er von mir über die ausführlichen Vorbereitungsgespräche erfahren hat.

Auch bei einer Hausgeburt ist es sehr wichtig, daß die werdende Mutter eine Kliniktasche mit den erforderlichen Utensilien für einen möglichen Krankenhausaufenthalt bereitstellt. Bei einer Hausgeburt müssen wir zu jedem Zeitpunkt bereit sein, ohne Verzögerung in das nächstgelegene Krankenhaus zu fahren. Frauen, die bereits mehrere Kinder zu Hause geboren haben sind darüber oft erstaunt. Ich erkläre dann, daß es nie eine Gewährleistung gibt, daß eine normal verlaufene Geburt zur Folge hat, daß es immer gut geht. So kommt es auch immer wieder vor, daß ich mit Mehrgebärenden ins Krankenhaus fahren muß.

Ganz deutlich ist mir die Geburt von Eva in Erinnerung ...

... Wir, d.h. der werdende Vater und ich waren schon einige Stunden dabei, die Gebärende bei der Geburtsarbeit zu unterstützen. Der hinzugezogene Arzt bestätigte meinen Verdacht, daß es zu schwierig würde für eine Hausgeburt; das Kind würde ohne technische Hilfe den Weg ans Licht der Welt nicht schaffen. Unser Entschluß zur Fahrt in die Klinik stand fest, wie besprochen wollte ich die Kliniktasche holen, doch die war nicht zu finden. Die Mutter hatte keine vorbereitet. Unnötiger Zeitverlust entstand und Aufregung herrschte im Raum. Ich konnte meinen Ärger darüber nicht verbergen, daß die Eltern meine Hinweise nicht beachtet hatten. Bei der Geburt von Evas Bruder, zwei Jahre später, zeigte mir die werdende Mutter als erstes die vorbereitete Kliniktasche. Erfreulicherweise benötigten wir sie diesesmal nicht. Die Geburt konnte zu Hause stattfinden.

Eine der schönsten Tätigkeiten für die Mütter nach einer beendeten Hausgeburt ist, die Kliniktasche unbenutzt wieder auszuräumen!

DOCH KEINE HAUSGEBURT?

Es ist möglich, daß Hausgeburtseltern in diesen letzten Wochen plötzlich mit ihrer Einstellung gegenüber der gewählten Geburt zu Hause ins Wanken kommen. Dies habe ich selbst allerdings noch bei keiner der von mir betreuten Schwangeren erlebt. Eher bin ich diejenige, die spürt, daß sie dieser Verantwortung möglicherweise nicht gewachsen sind.

Es kommt manchmal einfach ein ungutes Gefühl bei mir auf, das ich dann meist nicht medizinisch begründen kann. Ich versuche dann mit den Eltern noch einmal darüber zu reden, was es bedeutet, zu Hause zu gebären. Wir versuchen gemeinsam zu ergründen, woher diese Intuition bei mir kommt und überprüfen nochmals den Termin, die Untersuchungsbefunde und unsere Gefühle genauestens. Nach solchen Gesprächen kristallisiert es sich oft heraus, daß es besser sein wird, sich auf eine ambulante Geburt in der Klinik einzustellen. Für alle Beteiligten einer Hausgeburt gilt, daß es jederzeit erlaubt ist, einen Rückzieher zu machen. Egal, ob die Eltern, der mitbetreuende Arzt oder die Hebamme solche Gefühle der Unsicherheit oder Bedenken ankündigen. Sie sollten immer von allen akzeptiert werden. Dieses miteinander Entscheiden ist sicher die wichtigste Basis für das gute Gelingen der Hausgeburten.

Aber solche gemeinsamen Entscheidungen auf Grund eines aufgetretenen Risikos, kurz vor der Geburt oder bei Wehenbeginn, mußten glücklicherweise erst in etwa zehn Prozent meiner Hausgeburtsfälle getroffen werden.

VORSORGEUNTERSUCHUNGEN

Bei den Vorsorgeterminen, die ab jetzt meist zweiwöchentlich wahrgenommen werden, taucht ganz oft die Frage auf, wann denn nun *Senk- und Vorwehen* einsetzen.

SENKWEHEN

Da es sehr schwierig zu erklären ist, was eine schwangere Frau in solchen Momenten empfindet, möchte ich es Ihnen an Hand von miterlebten Beispielen erzählen.

Sehr gut erinnere ich mich an Andrea: ...

... »Jetzt habe ich nur noch knapp vier Wochen bis zum voraussichtlichen Geburtstermin, beginnen jetzt die *Senkwehen*?« Ich fragte die Schwangere, ob sie denn noch immer das Gefühl habe, das Kind stehe ganz oben am Rippenbogen an und sie deshalb schlecht Luft bekäme. Daraufhin antwortet A.: »Nein, eigentlich nicht, im Gegenteil, ich kann wieder besser durchatmen, und beim Essen haben wieder größere Portionen in meinem Magen Platz, dafür stehe ich jetzt aber nachts noch häufiger auf als bisher. Sag bloß Inge, das Kind hat sich schon gesenkt?« Ich konnte die Vermutung nur bestätigen: »Ja, so wie es aussieht, hast Du es jetzt selbst festgestellt, und wenn ich Deinen Bauch so anschaue, sieht das schon danach aus. Letzte Woche in der Geburtsvorbereitung schien mir Dein Bauch viel weiter oben. Anscheinend gehörst Du zu den Schwangeren, die ihre Senkwehen nicht spüren, oder sie vielleicht im Schlaf erleben.« Da wurde die werdende Mutter nachdenklich: »Oder –, wart mal, vor zwei Tagen hatte ich tagsüber so ein ständiges Ziehen im Kreuz, und am Abend wußte ich gar nicht mehr, wie ich mich hinlegen sollte, entweder war mein Bauch hart oder es schmerzte mich in den Leisten oder wieder im Rücken. Waren das dann also meine *Senkwehen*?« Diese Feststellung konnte ich wieder bejahen.

Es ist tatsächlich so, daß viele Frauen ihre *Senkwehen* nicht deutlich als solche empfinden. Insbesondere Erstgebärende haben oft Probleme, Senkwehen richtig zu erkennen. Diese können sich allerdings wirklich sehr unterschiedlich äußern. Entweder treten sie in einem rhythmischen Ablauf einen ganzen Tag lang auf oder sie werden nur als ein Hartwerden des Bauches empfunden, in kurzen Abständen während eines Abends. Manche Frauen berichten, daß sie einige Tage immer wieder starke Kreuzschmerzen hatten. Andere beobachten überhaupt keine Veränderungen und sind ganz erstaunt, wenn bei der Vorsorgeuntersuchung festgestellt wird, daß der vorangehende Teil des Kindes sich in das kleine Becken der Mutter fest eingestellt hat. Mit dem Geburtskanal Beziehung aufzunehmen, ist nämlich Sinn und Zweck der Senkwehen. Es gibt Kinder, die sich erst kurz vor Geburtsbeginn oder gar erst mit Wehenbeginn entschließen, ins Becken einzutreten. Dies beobachten Hebammen und Geburtshelfer allerdings fast immer nur bei Mehrgebärenden.

SENKWEHEN UND VORWEHEN DER MEHRGEBÄRENDEN

••• Simone kam an einem Montag in die Geburtsvorbereitung und wollte mich kurz allein sprechen. Wir hatten, wie bei ihren ersten beiden Kindern auch, vereinbart, nach Möglichkeit wieder eine Hausgeburt anzustreben. Sie teilte mir besorgt mit, daß sie am Wochenende so starke regelmäßige *Senkwehen* in zehnminütigem Abstand hatte, daß sie mich beinahe angerufen hätte. »Mach keinen Blödsinn, Simone, Du kannst das Kind so früh zu Hause noch nicht bekommen, in diesem Fall müßtest Du auf alle Fälle in die Klinik. Wir haben doch besprochen, daß es frühestens ab Mitte des Monats daheim geboren werden kann, und jetzt ist erst der dritte,« war meine spontane Reaktion. »Hattest Du denn irgendwelche anderen Geburtszeichen? Schleimabgang oder Blutungen?«, fragte ich sie. Mit Achselzucken antwortete sie: »Eben nicht, aber das waren richtige Wehen, ich kann mich doch nach zwei Geburten noch erinnern, was Wehen sind. Außerdem hab ich Dir doch erzählt, daß ich ständig der Meinung bin, dieses Kind wird früher geboren werden. Sag, kannst Du mich bitte mal untersuchen, Inge?« Der Untersuchungsbefund bestätigte meinen Verdacht: Simones Muttermund war überhaupt noch nicht geburtsbereit, nicht mal das Köpfchen hatte Kontakt mit dem Becken aufgenommen. An meinem Handschuh war wenig klebriger milchiger Schleim. Also auch hier kein Anzeichen für eine bevorstehende Geburt. Simone hatte ganz einfach mittelprächtige Vorwehen. Ich erklärte ihr meinen Befund und meine Vermutung: »Simone, ich nehme an, daß Deine Gebärmutter übt; daß sie Deinem Kind klarmachen wollte, es solle sich mal mit dem Geburtskanal anfreunden. Aber das Baby will davon wohl noch nichts wissen, es ist noch ganz beweglich über Deinem Beckeneingang. Du hattest regelmäßige *Vorwehen*. Mit diesen wird das Kind nicht geboren werden können. Außerdem kann ich Deine Befürchtung oder Hoffnung (?) daß es früher auf die Welt kommt, nicht teilen. Der Befund sagt eher aus, daß Du den Termin noch läßig erreichen wirst. Laß uns doch in einer Woche die Kontrolle wiederholen, dann kann ich vielleicht eine genauere Aussage zum Geburtsbeginn machen.« Eine Woche verging, zwei Wochen vergingen, und Simones Muttermundsbefund blieb unverändert, obwohl sie immer wieder regelmäßige Vorwehen hatte. Zum Schluß hat sie ihr Kind dann sogar noch um zehn Tage übertragen.

Dieselben Geschichten könnte ich von vielen Mehrgebärenden erzählen. Immer wieder sind die werdenden Mütter enttäuscht, daß sie die Situation falsch einschätzen und von diesen Vorwehen so aus ihrem Gleichgewicht gebracht werden. Ich meine, daß dies aber eine gute Einrichtung ist: dadurch wird die Frau auf ihr Kind aufmerksam gemacht und es wird ihr klar, daß es ein ganz anderes Kind ist, als die Kinder, die sie bereits geboren hat. Es wird den werdenden Müttern bewußt, daß sie sich nicht auf ihre bereits gemachten Erfahrungen verlassen können, daß sie sich aufs Neue auf eine Geburt, vielleicht eine ganz andere Art des Niederkommens, einstellen müssen. Im gemeinsamen Gespräch komme ich mit den Schwangeren zu der Erkenntnis, daß es nie eine Routine geben wird im Gebären. Die Sorge, daß es früher kommen wird, stellt sich in Wirklichkeit fast immer als Hoffnung heraus: wenigstens bei einem Kind die letzten unangenehmen Wochen nicht durchstehen zu müssen. Denn es ist schon so, daß mit zunehmender Kinderzahl die letzten Wochen der Schwangerschaft beschwerlicher werden. Der Körper muß enorm viel Kraft mobilisieren, um das Kind auszutragen.

VORWEHEN

Mit diesen Vorwehen erhält die Gebärmutter die Durchblutung aufrecht, und die Bauchmuskulatur krampft sich immer wieder zusammen, um das Gewicht abstützen zu können. Die Gebärmutter übt bis zur Geburt und zeigt dem Kind den Weg in den Geburtskanal. Mit diesen Übungen wird der Muttermund geburtsbereit. Bei der Untersuchung lautet der Befund meist: »Die Portio ist verstrichen und bereits zentriert, der Muttermund für einen Finger durchgängig.« Bei Mehrgebärenden öffnet sich der Muttermund oft bis zu vier Zentimetern. Dies ist nicht weiter beunruhigend, denn kein Kind wird ohne richtige Geburtswehen geboren. Seien Sie also nicht allzu beunruhigt, wenn Sie so einen Befund bei Ihrem dritten oder vierten Kind mitgeteilt bekommen. Ich erlebe es sehr häufig, daß diese Mütter anrufen und Sorge haben, ihr Kind unterwegs zu verlieren oder eben einige Wochen zu früh zu gebären. So wie bei Dorothea ...

... wir hatten einen Termin vereinbart, um nochmal alles für die Hausgeburt durchzusprechen. Dorothea erwartete ihr drittes Kind. Das erste Kind war eine ambulante Geburt, sie hatte es pünktlich am Termin geboren. Das zweite war knapp drei Wochen zu früh daheim, aber um einiges schwerer als das erste Kind zur Welt gekommen. Nun war die dritte Schwangerschaft bis zur 33. Woche fortgeschritten. Bei meiner äußeren Untersuchung stellte ich fest, daß dieses Kind noch sehr klein war und wir vor der vollendeten 38. Schwangerschaftswoche auf keinen Fall eine Hausgeburt anstreben könnten. Es war für die Mutter irritierend, daß ich so klare Bedingungen nannte, denn meine Kollegin hatte beim zweiten Kind keinerlei Bedenken, als es sich drei Wochen zu früh angekündigt hatte. Für mich aber stand fest: Dieses Kind ist zu klein und das Risiko zu groß, wenn es zu früh kommt. Für die Mutter war nun klar, daß sie viel liegen mußte, denn seit Wochen hatte sie ständig verstärkte Schwangerschaftswehen. Sie wollte alles tun, um das Kind zu Hause gebären zu können. Die vaginale Untersuchung bestätigte meine Bedenken: Ihr Muttermund war zwei Finger weit geöffnet, aber noch nicht in Geburtsrichtung, sondern weit in Richtung Kreuzbein verzogen. Das Köpfchen versuchte bereits Kontakt mit dem Becken aufzunehmen. Ich teilte ihr mit, wenn sie viel liegen und immer wieder den Vierfüßlerstand einnehme, dann könne sie bestimmt noch einige Wochen ausharren. Trotzdem wäre es sicher sinnvoll, bei Gelegenheit gemeinsam mit dem Partner den Weg in die Klinik abzufahren und mit einer Kollegin dort zu sprechen. Die werdende Mutter sollte sich einfach mit dem Gedanken vertraut machen, daß vielleicht doch alles anders kommen würde, als sie es sich vorgestellt hatte. Neun Tage später rief Dorothea abends bei mir an und erzählte: »Ich habe schon den ganzen Tag starke Vorwehen, zwar unregelmäßig, aber immerhin deutlich spürbar. Zudem habe ich das Gefühl, das Köpfchen drückt stark nach unten. Ich glaube, ich hätte Deine Warnung doch etwas ernster nehmen und mehr liegen sollen. Was soll ich nun tun?« Da ich wußte, daß die Schwangere ätherische Öle besitzt, habe ich ihr geraten, Johanniskrautöl mit Lavendel, Majoran und Thymian zu mischen und damit eine feucht-warme Kompresse um den Bauch zu wickeln. Diese Anwendung soll am besten im Vierfüßlerstand erfolgen. Damit sie in Ruhe liegen kann, solle ihr Mann möglichst die Kinder versorgen. Falls keine Besserung eintritt, solle sie wieder anrufen. Ihr Anruf kam erst am nächsten Tag, denn nach der Öleinwirkung habe sich der

Bauch entspannt, der Druck nachgelassen, und diese »wilden Wehen« waren weg. Gleichzeitig erzählte sie, daß sie nun eine Haushaltshilfe beantragt habe und so bald wie möglich gemeinsam mit ihrem Mann die Klinik aufsuchen möchte. Dem werdenden Vater war durch diese verstärkte Vorwehentätigkeit wohl klar geworden, daß es doch besser sei, meinem Rat zu folgen. Die Ruhe dauerte aber nicht lange an. Weitere zehn Tage später, Dorothea hatte die 37. Schwangerschaftswoche erreicht, kam abends um 22^{00} Uhr ein Anruf: »Inge, meine Frau hat regelmäßig alle zehn Minuten Wehen, was sollen wir tun?« »Wenn die Wehen bleiben müßt Ihr ins Krankenhaus fahren, aber ich komme gern vorher nochmal vorbei,« bot ich an. »Nein, Du mußt nicht diese weite Strecke fahren. Ist in Ordnung, wir packen die Tasche,« erklärte der werdende Vater. Am nächsten Morgen klingelte das Telefon, und eine lachende Dorothea erzählte, daß sie daheim sei, die Nacht gut geschlafen habe und alles wieder ruhig sei, nachdem sie wieder mit dem Öl ihren Bauch sanft eingerieben habe. Einige Tage später, im Anschluß an die Geburtsvorbereitung, versuchten wir zu klären, was denn immer wieder zu dieser »wilden« Wehentätigkeit führen könnte. Auf mein Nachfragen, ob sie denn irgendetwas eingenommen habe, das Wehen auslösen könne, kamen wir darauf, daß sie an diesem letzten Wochenende ein Kombinationspräparat eingenommen hatte. Sie glaubte eine Grippe zu bekommen und wollte damit ihr Immunsystem unterstützen. Beim Lesen des Beipackzettels war mir alles klar: dieses Präparat enthält Thuja, ein Pflanzenextrakt, von dem bekannt ist, daß es wehenauslösend wirken kann. Diese Arznei ist zwar ein sehr gutes Mittel, um die körpereigenen Abwehrstoffe anzuregen und somit vielleicht eine Grippe zu verhindern, doch bei sensiblen schwangeren Frauen bewirkt es eine Wehentätigkeit. So wie bei Dorothea, denn seit Jahren behandelt sie sich nur naturheilkundlich und hat dadurch ihren Körper entsprechend sensibilisiert.

Die Geschichte nimmt aber damit kein Ende. Bei einem weiteren Hausbesuch, 13 Tage vor dem errechneten Termin, wollte ich die Schwangere noch einmal untersuchen. Ihre Vorwehen waren in der Zwischenzeit nach ihrer Aussage auf ein Minimum zurückgegangen. Der Arzt hatte bei den Vorsorgeterminen immer einen unveränderten Muttermundsbefund festgestellt. Die ganze Situation war gelockert und entspannt. Ich hatte bei meiner äußeren Untersuchung erkannt, daß das Kind nun doch noch gewachsen war und gut zugenommen hatte. Von mir aus konnte es nun doch zu Hause geboren werden. Bei der vaginalen Untersuchung jedoch erschrak ich für einen Moment, ihr Muttermund war bereits sechs Zentimeter eröffnet, jedoch recht wulstig und das Köpfchen war fest im Beckeneingang. Ich teilte ihr mit, daß sie mich bei Wehenbeginn sofort benachrichtigen solle, denn es werde sicher eine schnelle Geburt werden. Mich selbst beruhigte das Wissen, daß ein Kind nicht ohne gute kräftige Wehen geboren werden kann. Drei Tage später hat mich der Vater angerufen, daß ich bitte zur Geburt kommen möchte. Dorothea hat dann mit einer Geburtsdauer von einer Stunde eine Tochter mit 2860g Geburtsgewicht geboren – neun Tage vor dem errechneten Termin.

Mit dieser Geschichte möchte ich allen Frauen und jungen Hebammen noch einmal mitteilen, daß ohne kräftige Geburtswehen kein Kind geboren wird, egal wie lange und wie häufig schon Vorwehen, Senkwehen oder wilde Wehen eingesetzt haben. Jede Frau wird ab und zu von Bedenken gequält, daß das Kind einfach plötzlich da sein könne. Jede Hausgeburtshebamme befürchtet, daß das Kind ohne sie zur Welt kommt, doch uns allen muß immer wieder bewußt werden: zum Gebären benötigt eine Frau Wehen, und diese sind spürbar. Es gibt Kinder, die sehr lange brauchen, bis sie geboren sind, aber auch Kinder die sehr schnell »rausschlüpfen«. Aber kein Mensch wird ohne Wehen geboren werden können.

PROBLEME IN DEN LETZTEN WOCHEN

VAGINALSOOR

Eines der häufigsten Untersuchungsergebnisse bei den Vorsorgeterminen in den letzten sechs Wochen ist ein Vaginalsoor.

Leider gibt es immer mehr Frauen, die mit dieser Pilzerkrankung konfrontiert werden. Frauen sollten Beschwerden wie Rötung, Juckreiz, Brennen und verstärkten, flockigen grauweißlichen Ausfluß ernst nehmen. Bei den ersten auftretenden Anzeichen sollte bereits mit einer Behandlung begonnnen werden. Je länger der Pilzbefall zurückliegt oder gar schon seit Jahren chronisch vorhanden ist, desto schwieriger und langwieriger ist eine Behandlung. In der Schwangerschaft tritt dieser Vaginalsoor, ein Hefepilzbefall im Scheidenbereich, leider relativ häufig auf. Das Scheidenmilieu verändert sich während der Schwangerschaft und ist anfälliger für diese Candidaerreger. Zugrunde liegen häufig eine zuckerreiche Ernährung, Streß, Anämie oder eine vorausgegangene Antibiotikabehandlung. Es ist sehr wichtig, diesen Soor vor der Geburt erfolgreich zu behandeln, denn das Baby kann sich während der Geburt infizieren, also an einem Mund- und Windelsoor erkranken. Dies ist für die Kinder sehr lästig, schmerzhaft und langwierig in der Behandlung.

Die vom Arzt verordneten Medikamente, Antimykotika, bringen oft nur eine kurzzeitige Besserung, vor allem dann, wenn bereits eine häufige Behandlung notwendig war. Oft werden die Präparate zu kurzfristig angewendet, somit wird keine vollkommene Ausrottung des Pilzes erreicht. Die Pilzsporen werden nur »schlafen« gelegt und treten bei der ersten leichten Streßsituation sofort wieder in Erscheinung.

Wissen sollten alle Frauen, daß Pilze nur in feuchtem, dunklem Milieu wachsen können und am besten gedeihen, wenn reichlich Süßes gegessen wird. Sie sollten also darauf achten, daß Sie eine trockene, helle und luftige Scheidenumgebung schaffen. In der Ernährung müssen Sie dringend Ihren Zuckerkonsum drastisch reduzieren, am besten gänzlich vom Ernährungsplan streichen.

VORBEUGENDE MÖGLICHKEITEN
Um eine natürliche Heilung zu erreichen oder einem Scheidenpilzbefall vorzubeugen, sind grundlegende Maßnahmen erforderlich:
– waschen mit kaltem Wasser, besser mit der Hand als mit dem Waschlappen, da somit keine Pilzherde in der Wäsche geschaffen werden.
– verwenden von alkalischen Seifen, aber keine Intimlotionen oder andere parfümierte Intimsprays und ähnliches.
– Baumwollschlüpfer oder Seidenunterwäsche tragen.
– keine synthetische Wäsche, wie Nylonstrumpfhosen oder enge Synthetikleggings. Hautenge Hosen sind ebenfalls zu vermeiden.
– nach Möglichkeit viel Luft und Licht im Genitalbereich zirkulieren lassen, also zu Hause ohne Schlüpfer herumlaufen.
– in der Schwangerschaft ausreichend Ruhe suchen und jeden Streß vermeiden.

– im Schwimmbad einen in Olivenöl getränkten Tampon einführen, dies ist ein idealer Schutz vor einer Pilzerkrankung, denn die Pilzsporen rutschen dann im wahrsten Sinne des Wortes ab.

NATURHEILKUNDLICHE METHODEN
Selbstverständlich gibt es in einem solchen Fall einige Möglichkeiten aus der Naturheilkunde, um eine akute Scheidenpilzerkrankung zu behandeln.

Sehr hilfreich ist die Verwendung von Joghurt mit Lebendbakterien und rechtsdrehender *Milchsäure*. Streichen Sie einen Teelöffel Joghurt am Abend in die Scheide oder auf die Vulva, je nach Pilzbefall, und waschen sich am Morgen wieder gut aus. Wenn diese Behandlung sofort bei Beginn des auftretenden Juckreizes erfolgt, reicht sie oft allein schon aus, um eine weitere Verbreitung des Pilzes zu vermeiden. Haben Sie den Beginn verpaßt oder liegt der Pilzbefall länger zurück, ist es sehr hilfreich, mit *Knoblauch* zu behandeln. Eine Knoblauchzehe, die mit einem Bindfaden durchzogen und in die Scheide eingeführt wird, für mindestens zweimal zwölf Stunden kann ausreichend sein, um den Pilzsporen den Garaus zu machen. Es wird jedesmal eine neue Zehe verwendet.

Um ein Brennen der in der Schwangerschaft empfindlichen Scheidenschleimhäute zu vermeiden, rate ich allerdings, den Knoblauch in einen Tampon einzuwickeln oder einen Stülpa-Fingerverband einpacken, mit einem Bindfaden gut zu verschließen und ebenfalls für zweimal zwölf Stunden anzuwenden. Im Bedarfsfall kann diese Knoblauchkur selbstverständlich auch häufiger durchgeführt werden.

ÄTHERISCHE ÖLE
Über sehr gute Erfahrungen kann ich von ätherischen Ölen berichten. Mit *Lavendel extra*, *TeaTree* und *Rose* in einer Mischung als Pilztinktur oder als Einzelanwendung hatte ich sehr viele Erlebnisse, z. B. wie das von Marion erzählte: ...

... »Inge, stell Dir vor, jetzt habe ich wieder einen Scheidenpilz. Was soll ich bloß tun, die Scheidenzäpfchen vom Arzt habe ich schon vor zwei Wochen benutzt, und jetzt geht es wieder von vorne los. Kennst Du ätherische Öle, die ich anwenden kann?« Mein Rat war, sie solle täglich morgens und abends in einer Bidetschüssel ein Sitzbad nehmen, dem zugesetzt ist: ein Eßlöffel Totes-Meer-Salz vermischt mit 5 Tropfen Pilztinktur und einer eingeritzten Knoblauchzehe. Bereits eine Woche später berichtete sie: »Super Inge, die ›Schwammerl‹ bin ich los.«

Viele Frauen haben ihren Scheidenpilz auch ohne Knoblauchanwendung erfolgreich behandeln können. Nichtschwangeren Frauen, die mich um Rat gebeten haben, empfehle ich, statt Sitzbädern Scheidenbehandlungen mit Joghurt und den genannten ätherischen Ölen vorzunehmen. Ein mit Johanniskraut und Pilztinktur getränkter Tampon hilft ebenfalls. Fast immer bringt diese Therapie den gewünschten Erfolg.

In der Schwangerschaft würde ich aber prinzipiell raten, eine Behandlung zuerst mit Sitzbädern zu beginnen, denn auf Grund einer gesteigerten Sensibilität reicht dies im Normalfall aus. Die Schleimhäute werden nicht so stark strapaziert und das Scheidenmilieu stabilisiert sich schnell wieder.

❧ HOMÖOPATHISCHE ARZNEIEN

Die *Homöopathie* kennt ebenfalls passende Arzneien, eine Anwendung sollte aber immer nur in Rücksprache mit einer Therapeutin oder erfahrenen Hebamme erfolgen. Eines der häufigsten Arzneimittel ist *Sepia*.

BLUTUNGEN

Häufige Anrufe am Ende der Schwangerschaft erreichen mich wegen *Blutungen*. Immer wieder kommt es vor, daß Frauen aufgeregt anrufen: »Was soll ich machen, seit heute vormittag habe ich ständig eine leichte Blutung.«

FRISCHROTE BLUTUNG

Als erstes frage ich dann immer nach, ob sie periodenstark, stärker oder leichter ist und wie die Blutung aussieht: hellrotes frisches Blut oder dunkles altes Blut. Noch nie war die Antwort: »Periodenstark hellrotes frisches Blut.« Schwangere erfahren in der Geburtsvorbereitung sowie bei ihren Gynäkologen, daß dies ein ernstes Zeichen von Gefahr ist und begeben sich daher immer sofort in ein Krankenhaus. Daß rote Farbe ein Zeichen von Alarm ist, ist Gott sei dank weltweit bekannt und deshalb sollten alle werdenden Eltern, egal zu welchem Schwangerschaftszeitpunkt mit folgender Maßnahme reagieren:

Bei Auftreten einer starken hellroten Blutung, periodenartig und stärker, sofort das nächstliegende Krankenhaus aufsuchen!!

DUNKLES BLUT – FOLGEN VON VAGINALEN UNTERSUCHUNGEN

Die Frauen aber, die bei mir anrufen, erklären meistens, daß es halt so ein bißchen blutet, anfangs leicht hellrot, anschließend eher altes dunkles Blut. So war es auch bei Frau A. ...

••• Als ich mich über das Ergebnis ihrer ärztlichen Untersuchung informieren wollte, erzählte sie: »Nichts besonderes, ich war halt beim Arzt, und seit der Untersuchung blutet es. Außerdem habe ich ständig Rückenschmerzen, und in der Leiste zieht es ebenfalls ständig. Der Arzt meint, es könne alle Augenblicke richtig losgehen. Aber das sind doch keine Wehen, das war beim letzten Kind ganz anders. Was soll ich nun tun? Was bedeutet dieses Blut ohne richtige Wehen?« Ehe ich Frau A. einen Rat geben wollte, überlegte ich schnell, wie weit sie denn schon den zu erwartenden Geburtstermin überschritten hatte und fragte zu meiner Sicherheit nochmal nach. Außerdem wollte ich wissen, wie der Untersuchungsbefund war und ob die Untersuchung weh getan habe. »Ja, das ist doch das Komische, ich hab doch erst übermorgen Termin. Der Muttermund sei aber schon geburtsbereit und für drei Zentimeter weit offen. Ich glaub, der Arzt hat aber mindestens um einen Zentimeter gedehnt, denn es hat so weh getan, daß ich dachte, der kommt mit seinen Fingern bei meinem Hals oben raus. Er meinte kurz, ich solle nicht erschrecken, er versuche den Muttermund etwas zu reizen und zu dehnen, dann ginge es vielleicht früher los. Ehe ich antworten konnte, war er schon bei der Sache, und seitdem tut mir alles untenrum weh. Vielleicht habe ich aber einen Fehler gemacht, denn ich habe meinem Arzt bei der Begrüßung gleich gesagt, daß ich mir nichts so sehr wünsche wie richtige Wehen, das Warten würde mir bei diesem Kind sehr schwer fallen.« Frau A. hat mit ihrer Antwort eigentlich bereits selbst erkannt, wie es zu ihren Beschwerden und den Blutungen gekommen war. Durch die Untersuchung war es zu einem massiven Eingriff gekommen, der kleine Gefäße am Muttermund verletzt und dadurch die allerdings nicht bedenkliche Blutung ausgelöst hatte. Die Dehnung des Muttermundes wiederum hat die Gebärmutter so stark gereizt, daß die Schmerzen im Kreuzbein und Leistenbereich aufgetreten sind, weil sogenannte wilde Wehen verursacht wurden. Mein Rat an Frau A. war: »Versuchen Sie sich zu entspannen, nehmen Sie ein warmes Lavendel- oder Melissen-Bad und legen Sie sich dann ins Bett, vielleicht beruhigt sich danach die Gebärmutter wieder, oder es beginnen in einigen Stunden die richtigen Wehen.« Frau A. hat mir später erzählt, daß sie noch den ganzen Abend diese Schmerzen hatte, aber nach dem Bad einfach ruhiger und gelassener wurde. Erst vier Tage später setzten richtige Geburtswehen ein.

Mit dieser Erzählung möchte ich darauf hinweisen, daß es immer wichtig ist, als Schwangere die Geduldigere zu sein und nicht mit ungeduldigen Bemerkungen den Frauenarzt zu solchen massiven Untersuchungen zu veranlassen. Es kann damit durchaus ein Geburtsbeginn herausgefordert werden. Oft allerdings sind es nur unnötige Schmerzen, die den Frauen mit so einer Behandlung zugefügt werden. Leider gibt es noch immer Geburtshelfer, die zu solchen frauenfeindlichen Methoden greifen, um eine Wehentätigkeit anzukurbeln. Ich rate allen Frauen, mit ihrem Arzt/Ärztin darüber zu sprechen, damit er/sie ein anderes Mal vorsichtiger ist. Eine vaginale Untersuchung muß nicht schmerzhaft sein. Allerdings habe ich oft das Gefühl, daß vielen Frauen der Mut fehlt, über solche Gefühle und Erlebnisse zu sprechen.

NATÜRLICHE METHODEN ZUR GEBURTSVORBEREITUNG

Eine der häufigsten Fragen in der Geburtsvorbereitung sowie in der Hebammensprechstunde ist folgende: welche Möglichkeiten gibt es, um mich optimal mit natürlichen Methoden auf die Geburt vorzubereiten?

Ich freue mich natürlich, wenn Frauen mir diese Frage stellen. Es bedeutet nämlich, daß die Schwangere weiß, wie sehr es auf sie als Frau und Mutter, auf ihre Verhaltensweise und ihren Körper ankommt, damit das Kind gut geboren wird. Diese Frauen möchten die Verantwortung für einen guten Geburtsverlauf nicht nur dem betreuenden Personal überlassen, sie möchten es später nicht einfach nur auf das Kind schieben, daß es halt den Weg nicht gefunden hat. Gleichzeitig ist es mir aber auch sehr wichtig, sowohl diesen Frauen als auch allen Hebammen zu verstehen zu geben, daß die beste Vorbereitung, die passendsten homöopathischen Arzneien und die geeignetsten ätherischen Öle ein mütterliches Becken nicht vergrößern können, ein Ungeborenes nicht leichter oder kleiner werden lassen können. Die besten geburtsvorbereitenden Maßnahmen werden eine akute geburtshilfliche Situation nicht verhindern können. Natürliche Methoden zur Vorbereitung auf die Geburt dienen dazu, einen normalen Geburtsverlauf erwarten zu lassen, eine im normalen Zeitumfang zu erwartende Geburtsdauer zu erhoffen, den Körper der Mutter in einen bestmöglichen Gesundheitszustand zu bringen, damit dieser seine bestmögliche

Leistung erbringen kann und dem Kind kein Hindernis darstellt. Um dies zu erreichen, empfehle ich seit vielen Jahren folgende Maßnahmen:

HIMBEERBLÄTTERTEE

Ab der vollendeten 34. Schwangerschaftswoche rate ich zum regelmäßigen Genuß von *Himbeerblättertee,* entweder etwa drei bis vier Tassen täglich zusätzlich zu der Schwangerschaftsteemischung, oder einen halben Teelöffel von der Mischung und einen halben Teelöffel Himbeerblätter gemischt. Die Wirkungsweise der Himbeerblätter bei Schwangeren ist noch nicht wissenschaftlich bewiesen. Es gibt jedoch sehr viele Hebammen, die auf Himbeerblättertee schwören, und das ist Beweis genug. Wir Hebammen sagen diesem Kraut nach, daß es die Muskulatur des kleinen Beckens stark auflockert. Es ist bekannt, daß Himbeerblätter auf die glatte Muskulatur des Darmes eine entgiftende und entschlackende Wirkung besitzen. Das bedeutet, daß der Stoffwechselprozeß über den Darm angeregt wird und die Entschlackung trägt dazu bei, daß der ganze Körper gesund bleibt. Ein gesunder Körper wiederum ist fähig, eine Geburt in einem normalen Zeitraum zu leisten. Eine regelmäßige Darmtätigkeit bedeutet zudem eine gute Darmperistalitik, und da der Darm direkt an der Gebärmutterwand entlang verläuft, wird die Uterusmuskulatur dabei ständig mit angeregt, aktiv zu sein. Dies ist sicher der Grund dafür, daß den Himbeerblättern eine wehenfördernde Wirkung zugeschrieben wird. Immer wieder berichten mir Frauen, daß sie einen Hautausschlag am Bauch beobachten, seit sie Himbeerblättertee trinken. Ich rate dann, die Trinkmenge erst einmal zu reduzieren und genügend andere Flüssigkeit, am besten Wasser, zu sich zu nehmen. Dieser Hautausschlag ist ein Zeichen dafür, daß ein Entgiftungsprozeß in Gang gekommen ist, aber Leber und Niere mit dem Ausscheidungsprozeß überfordert sind und die Haut als Ausscheidungsorgan benutzt wird. Hautausschlag und eventueller Juckreiz müssen nicht immer als Allergie bezeichnet werden, wir müssen wieder lernen, die Haut als Ausscheidungsmöglichkeit des Körpers zu betrachten und diese nicht zu unterdrücken. Es ist ein völlig normaler und gesunder Prozeß, wenn Giftstoffe bis auf die Haut nach außen vordringen und nicht mehr im Innnersten unseres Körpers abgelagert werden. Nach einiger Zeit vergeht dieser Ausschlag meistens wieder.

LEINSAMEN

Ebenfalls ab der 34. Schwangerschaftswoche ist es ratsam, täglich einen Eßlöffel geschroteten Leinsamen zu essen. Der Volksmund sagt dem Leinsamen nach, daß er die Kinder »flutschen« läßt. Leinsamen hat eine gute Wirkung auf die Schleimhäute. Am bekanntesten ist die Reaktion der Darmschleimhaut. Viele Schwangere bestätigen die schleimfördernde Wirkung im Bereich der Scheidenschleimhäute. Bei regelmäßigem Verzehr von frisch geschrotetem Leinsamen tritt eine vermehrte Scheidenschleimproduktion auf, deren geburtsfördernde Wirkung sicher allen Frauen einleuchtet. Die ebenfalls bekannte stuhlregulierende Wirkung hat sicher denselben Effekt auf die Uterusmuskulatur wie die Wirkung der Himbeerblätter, d.h. durch die verstärkte Peristaltik wird die Gebärmuttermuskulatur mit angeregt. Bitte achten Sie bei der Verwendung von geschrotetem Leinsamen darauf, daß sie ausreichend Flüssigkeit zu sich nehmen, da sonst eher das Gegenteil eintritt, nämlich Verstopfung. Wichtig zu wissen scheint mir, daß bei Verwendung von nur einem Eßlöffel keine abführende, sondern eine stuhlregulierende Wirkung eintritt.

DAMMASSAGE

Die wichtigste geburtsvorbereitende Maßnahme scheint mir eine regelmäßige Dammassage mit einer Mischung aus *Johanniskrautöl* und *Weizenkeimöl* und der Zugabe der ätherischen Öle von *Muskatellersalbei* und *Rose* zu sein.

Seit vielen Jahren empfehle ich die Massage des Dammes. Ich bin überzeugt davon, daß deshalb schon sehr sehr viele Frauen ohne Dammschnitt entbinden konnten. Die Massage des Dammes soll bewirken, daß dieser weich und dehnfähig wird, damit das kindliche Köpfchen durchgleiten kann, ohne daß die Mutter durch einen Dammschnitt verletzt werden muß. Selbstverständlich lassen sich kleine Risse im Damm nicht immer vermeiden, diese aber heilen viel schneller und problemloser ab als ein Dammschnitt. Diese Feststellung kann ich seit dem Beginn meiner Hausgeburtshilfe immer wieder machen. Zudem gibt es mittlerweile Forschungsergebnisse von Hebammen, die diese Beobachtung mit Zahlen belegen können. In dieser Studie von Giselè Steffen wird nachgewiesen, daß Frauen mit einem Dammriß weniger Beschwerden im Wochenbett und in den Monaten nach der Geburt haben. Sie benötigen deshalb auch weitaus weniger Schmerzmittel im Wochenbett. Deutlich wird auch, daß sich erschreckend viele Frauen durch eine Episiotomie (Schnitt) ganz extrem in ihrem Intimbereich verletzt fühlen. Sie empfinden diesen Schnitt jahrelang als seelische Verletzung und Beschädigung ihrer Weiblichkeit. Allen Hebammen und Geburtshelfern sollte es eine Selbstverständlichkeit sein, daß dieser Einschnitt wohl überlegt und nie bedenkenlos durchgeführt werden sollte. Mir ist leider erst bei meinen eigenen Geburtserlebnissen deutlich geworden, was es bedeutet, einen Dammschnitt zu haben oder unverletzt geblieben zu sein.

Als Hebamme konnte ich erst durch meine Hausgeburtserlebnisse nachvollziehen, was ich als Geburtshelferin wirklich für eine Aufgabe mit dem Schützen des Dammes übernehme. Bislang kann ich nur auf erfolgreiche Hebammen-Schutzmaßnahmen zurückblicken. Ich hoffe, daß ich auch in den kommenden Jahren davon verschont bleibe, bei einer Geburt schneiden zu müssen. Diese Grenzsituation – schneiden? oder nicht? – ist eine enorme psychische Belastung und eine vielseitige Herausforderung, sie bereitet mir im entscheidenden Moment Schweißausbrüche, aber für den unversehrten Damm einer Frau sollte uns Hebammen keine Anstrengung zu groß sein. Ein entstandener Dammriß bereitet deshalb keine so starken Schmerzen, da dieser eine natürliche Verletzung darstellt und das Gewebe immer an seiner schwächsten Stelle reißt. Nur ganz selten kommt es dabei zu Gefäßverletzungen. Bei einem Dammschnitt dagegen werden die Gefäße durchtrennt, dabei entstehen häufig Blutergüsse. Diese können eine normale Heilung behindern und bereiten zusätzliche Wundschmerzen.

DIE LETZTEN SECHS WOCHEN

Sicherlich wird der Tag kommen, an dem ich mich als Hausgeburtshebamme für die Sicherheit des Kindes entscheiden und die Mutter doch am Damm schneiden muß. Alle Hebammen und Geburtshelfer wissen, daß wir nicht gänzlich auf diese Maßnahme verzichten können. Wünschenswert wäre jedoch, wenn die bundesweit hohe Dammschnittrate von ca. 90% gesenkt werden könnte auf 20%. In einem Bericht der Weltgesundheitsorganisation (WHO) von 1988 wird geschätzt, daß diese angestrebte Reduzierung der Dammschnittrate wissenschaftlich gerechtfertigt sein könnte.

Damit dieses von uns Hebammen angestrebte Ziel erreicht wird, ist es erforderlich, daß Sie als werdende Mutter Ihren Teil dazu beitragen, und folgende Tips zur Vorgehensweise bei der Dammassage beherzigen, damit Ihr Damm bei der Geburt des Kindes unverletzt bleibt. Beginnen Sie etwa sechs Wochen vor dem zu erwartenden Geburtstermin damit, Ihren Damm, also das Gewebe zwischen der hinteren Scheidenwand und dem After kräftig zu massieren und zu dehnen, damit es weich, geschmeidig und dehnfähig wird. Dazu nehmen Sie anfangs einen, bald zwei oder drei Finger, gehen etwa drei Zentimeter tief in die Scheide ein, fassen Ihren Damm, massieren U-förmig mit leichtem Druck in Richtung Darm. Bei der täglichen Massage für etwa zwei bis fünf Minuten werden Sie bald feststellen, daß unter Anwendung des Öles Ihr Damm weich und geschmeidig wird. In den letzten Tagen vor der Geburt lohnt es sich, die Schamlippen mit einzuölen und leicht zu massieren, denn immer wieder kommt es vor, daß der Damm intakt bleibt, aber die Schamlippen etwas verletzt werden. Versuchen Sie die Vulva (Scheide) für ca. 20 Sekunden auseinanderzuziehen, bis Sie ein Prickeln oder leichtes Brennen empfinden, das Sie beim Durchtritt des Köpfchens dann ebenso spüren werden. Für die Dammassage sollten Sie nur sowenig Öl verwenden, wie Sie auch tatsächlich einmassieren können, ansonsten tupfen Sie bitte das restliche Öl zum Schluß mit Papier oder einem Handtuch wieder ab. Selbstverständlich kann der Partner die Massage übernehmen. Darin sieht er vielleicht eine Möglichkeit, seinen Teil dazu beizusteuern, damit der Damm bei der Geburt unverletzt bleibt. Viele Frauen haben aber Sorge, daß die Massage dann in ein Liebesspiel übergeht; das müssen Sie dann für sich entscheiden, schaden wird es nicht. Für den Partner kann es aber eine gute Übung sein, den Damm ohne sexuelle Hintergedanken zu behandeln, denn bei der Geburt ist es für Männer immer wieder schwierig zu verstehen, wie medizinisch sachlich das sonst so gefühlvolle und intime Geschehen im Schambereich jetzt ist.

Ihre Hebamme wird vermutlich bei der Geburt den Damm und die Schamlippen massieren, doch gehen Sie nicht davon aus, daß alle Hebammen ein Dammassageöl zur Verfügung haben, am besten Sie nehmen Ihr Fläschchen mit und bieten es der Hebamme an. Selbstverständlich aber wird die betreuende Hebamme bemüht sein, Ihren Damm zu schützen, denn dies ist unsere Berufsaufgabe. Die meisten Kolleginnen freuen sich übrigens, wenn Sie als werdende Mutter von dieser Aufgabe wissen, und sehen es als Herausforderung an, wenn Sie Wert darauf legen, ohne Schnitt entbinden zu können.

GESCHICHTE DES DAMMASSAGEÖLES

Mit der Entwicklung des Dammassageöls hat für mich als Hebamme eigentlich der Erfolg mit ätherischen Ölen begonnen. Als ich bei der Geburt von Frederik das Öl zum ersten Mal verwendet habe war die Wirkung wirklich verblüffend. Seine Mutter hatte bereits einige Jahre zuvor ein Kind geboren, allerdings mit einem sehr großen Dammschnitt, der ihr viele Jahre Schmerzen bereitete. Ihr größter Wunsch war, diesesmal ohne Dammschnitt zu entbinden, was ich bei ihrer alten wulstigen Narbe fast nicht versprechen konnte. Zu meinem Erstaunen aber wurde das Kind durch die Anwendung des Öls ohne die geringste Dammschürfung geboren.

Innerhalb kürzester Zeit habe ich bei den Geburten erlebt, daß Kinder problemlos ohne Dammverletzung geboren werden konnten, die wesentlich größer und schwerer waren als das Erstgeborene, das mit Hilfe eines angeblich unbedingt notwendigen Dammschnittes das Licht der Welt erblickt hatte. Für mich stand schnell fest, daß dies mit den ätherischen Ölen zusammenhängen muß, denn Dammassage habe ich immer schon empfohlen. Oft aber haben mir die Mütter gestanden, daß sie sich nicht so recht »da ran« getraut hätten. Immer häufiger mußte ich feststellen, daß bei vielen Frauen ein schier unüberwindbares Schamgefühl vorhanden ist. Sie haben einfach Hemmungen, »da unten rumzumachen«. Seit ich nun aber die Basisöle mit den ätherischen Ölen Muskatellersalbei und Rose empfohlen habe, war plötzlich die Hemmschwelle wie weggeblasen. Alle Schwangeren begannen, von ihren Dammassageerlebnissen zu erzählen. Die Zahl der Frauen, die mit einem intakten Damm, auch in den Kliniken, entbunden haben, wuchs von Monat zu Monat.

Für mich stand fest: das ist die Wirkung ätherischer Öle. Heute noch bin ich meinem Apotheker dankbar, der sich von mir mit viel Überzeugungsarbeit darauf einstimmen ließ, diese Mischung für interessierte Mütter herzustellen und zu einem angemessenen Preis zu verkaufen. Da das ätherische Öl der marokkanischen Rose sehr teuer ist, konnte ich ja nicht erwarten, daß sie so enorme Summen für zehn Tropfen Rosenöl ausgeben, wenn sie für die Mischung nur ein bis zwei Tropfen benötigen. Es schien mir eine Zumutung zu sein, ihnen so kostbare Dinge zu empfehlen. Zudem war es mir wichtig, daß im geburtshilflichen Bereich nur einwandfreie und hochwertige Essenzen zum Einsatz kommen. Da es mir aber selbst nicht möglich war, dies zu überprüfen, war ich auf die kompetente Aussage eines Pharmazeuten angewiesen. Der Weg führte mich in eine Apotheke, die mir als fachlich informiert und versiert bekannt war. Seit dieser Zeit wird dort mit qualitativ hochwertigen Ölen gearbeitet. Als bundesweit einzige Apotheke werden die Öle nun im eigenen Labor gaschromatographisch geprüft. Es wurde erforderlich, da dies die Herstellerfirmen leider nur stichprobenweise durchführen. Auf diese Weise können sehr viele Hebammen und Mütter im Bundesgebiet mit ätherischen Ölen arbeiten und heilen, ohne den mühsamen Weg der Qualitätskontrolle gehen zu müssen.

Bislang ist es sehr schwierig als »Laie« zu erkennen, welche Öle einwandfrei und damit bedenkenlos anwendbar sind. Leider wird auf dem gesamten Weltmarkt sehr viel mit synthetischen Ölen und minderwertigen Essenzen gehandelt. Ich möchte an dieser Stelle noch einmal darauf hinweisen, daß der Erfolg der Aromatherapie sehr stark von der Qualität der Öle abhängig ist. Meine Erfahrungen beruhen nur auf den Rezepturen meiner eigenen Mischungen mit den Ölen der von mir ausgewählten Firma. Sollten Sie ätherische Öle von anderen Firmen beziehen, so ist es gut möglich, daß Sie zu ganz anderen Ergebnissen und Erfahrungen kommen können. Der Heil- und Therapieerfolg ist einzig und allein von der Qualität des Öles abhängig.

ZUSAMMENSETZUNG UND ERKLÄRUNG DER ÄTHERISCHEN ÖLE

Ich will Ihnen erklären, weshalb ich gerade folgende fetten Öle und ätherischen Öle für das Dammassageöl verwende.

- *Johanniskrautöl* hat eine stark nervenstärkende Wirkung und kann eingesetzt werden, wenn sensible Nervenenden behandelt werden sollen.
- *Weizenkeimöl* ist sehr reichhaltig an Vitamin E und verbessert daher die Elastizität des Gewebes und unterstützt die Muskel- und Drüsenfunktion.
- Das ätherische Öl der *marokkanischen Rose* und der *türkischen Rose* aus kontrolliert biologischen Anbau ist sicher das beste und wertvollste Öl, wenn es um die Behandlung im Scheidenbereich geht. Dieses Öl wirkt stark antiseptisch und krampflösend. Rosenöl wurde schon in der Antike zur Geburtshilfe verwendet. Die Hebamme Louis Bourgois berichtete bereits 1629 vom Einsatz des Rosenöls bei den Gebärenden. Ich möchte darauf hinweisen, daß es beim Rosenöl ganz besonders wichtig ist auf Qualität und Reinheit zu achten. Da es eines der teuersten Öle ist – es werden 5000 kg Rosenblüten benötigt, um einen Liter Essenz zu gewinnen! – wird es leider sehr häufig als synthetisches oder vermischtes Öl auf dem Markt angeboten. Ich bin mir sicher, daß leider sehr viel schlechte Qualität verkauft wird. Seien Sie also kritisch und suchen Menschen, denen Sie Vertrauen schenken können, wenn es um den Kauf von ätherischen Ölen geht.
- Die Essenz des *Muskatellersalbei* habe ich verwendet, da dieses Öl ebenfalls sehr antiseptisch wirkt und vor allem uns im psychischen Bereich hilft, die eigenen Grenzen zu überwinden, etwas durchzustehen. Genau dieses sind doch die Situationen bei einer Geburt. Der Schwangeren wird schon viele Wochen vorher prophezeit: »Das wirst Du schon durchstehen. Du mußt Dich nur überwinden und das Kind rauslassen.«

Alle Frauen wissen, daß am Ende der Austreibungsphase »nur« noch der Damm überwunden werden muß. Genau diese Vorstellung, die Dehnung der Vagina für den Kopf des Kindes, scheint vielen Frauen, bestimmt auch Männern, unvorstellbar. Mit Hilfe der Wirkung des Muskatellersalbeis wird sie aber fähig, vorher schon ihre eigene Hemmung zu überwinden und den Damm zu massieren. Bei der Geburt hilft das ätherische Öl allen Anwesenden, denn es wirkt bei den Geburtshelfern ebenfalls über den Geruchssinn und das Vertrauen, daß das Kind diesen Damm überwinden kann, steigt. Den Hebammen möchte ich an dieser Stelle aber mitteilen, daß sie das Dammassageöl sparsam verwenden sollten, da es sehr konzentriert ist und insbesondere der Muskatellersalbei eine enorme hypotone (blutdrucksenkende) und narkotisierende Wirkung besitzt. Ätherische Öle sind hoch wirksam, kostbar und sollten als solche Raritäten sparsam benutzt werden.

HEUBLUMENDAMPFSITZBÄDER

Ab Beginn der 38. Schwangerschaftswoche eignen sich Heublumendampfsitzbäder sehr gut als geburtsvorbereitende Maßnahme. Sie helfen, das Gewebe weich und geschmeidig werden zu lassen. Dies ist insbesondere für Erstgebärende sehr empfehlenswert, da deren Beckenbodenmuskulatur meistens noch sehr fest ist. Für Mehrgebärende sind sie dann ratsam, wenn bei vorausgegangenen Geburten ein großer Dammschnitt erforderlich war. Eine alte Tradition bei Hebammen hat die Heublumenanwendung bei unregelmäßiger oder zu leichter Wehentätigkeit. Entweder in der Verwendung eines heißen Heublumensackes als Trockenanwendung oder als heißes Bad, selbst als Teeaufguß sollen Heublumen entkrampfend und wehenregulierend wirken. Heuschnupfenallergikerinnen sollten allerdings bedenken, daß so ein Dampfbad bestimmt zu einem Allergieauslöser wird.

Ich empfehle ab der 38. Schwangerschaftswoche einmal wöchentlich ein Heublumendampfsitzbad zu nehmen. Ab dem erreichten Geburtstermin dürfen die werdenden Mütter nach Lust und Laune Dampfsitzbäder nehmen. Ideal wäre eine Anwendung bei Wehenbeginn, damit der Beckenboden weich und nachgiebig wird. Vorsichtig sollten dabei alle Frauen sein, die Krampfadern im Bereich der Vulva haben, die dann nach dem Bad sehr schmerzhaft werden können.

Viele können sich die Anwendung überhaupt nicht vorstellen und fragen mich: »Wie soll denn das funktionieren, ein Dampfsitzbad?« Mein Rat ist dann: »Nehmen Sie einen kleinen feuerfesten Topf, gießen kochendes Wasser auf die Heublumen, stellen den Topf in Ihr Bidet oder WC und setzen sich darauf, solange die Dampfentwicklung anhält.«

Renate erzählte mir ...

... »Inge, dieser Heublumendampf, glaube ich, macht nicht nur Gewebe weich, sondern weckt auch schlafende Kinder auf. Wenn ich am Abend über dem Dampf sitze, komme ich nicht mehr zum Einschlafen, weil das Baby im Bauch sich so kräftig bewegt. In Zukunft werde ich am Morgen mein Dampfbad nehmen.«

HOMÖOPATHISCHE ARZNEIEN

Die allerhäufigste Frage in der Geburtsvorbereitung und der Hebammensprechstunde ist: »Welche homöopathischen Arzneien kann ich zur Geburtsvorbereitung einnehmen? Ich habe gelesen, daß schwangere Frauen vier Wochen vor dem Geburtstermin *Pulsatilla* und *Caulophyllum* (diese sollen bewirken, daß die Frauen in einer relativen Normalzeit und mit sogenannten effektiven Wehen ihr Kind gebären können) einnehmen sollen. Was sagen Sie dazu?«

Meine Antwort darauf lautet dann: »Ja, es gibt die Möglichkeit, daß sich eine schwangere Frau homöopathisch mit diesen Mitteln auf die Geburt vorbereiten kann, wenn sie sich nicht in ihrer inneren Harmonie befindet. Aber nur die Schwangere soll ein homöopathisches Arzneimittel nehmen, die es wirklich benötigt, die Probleme oder Beschwerden körperlicher oder seelischer Natur hat.« Es ist völliger Unsinn, allen werdenden Müttern ein- und dasselbe Mittel zu geben. Dies würde voraussetzen, daß alle Menschen gleich sind. Wir alle wissen aber, daß dies nicht so ist, und da die Homöopathie eine Therapie der Individualität ist, trifft es nicht zu, daß Pulsatilla und Caulophyllum von allen Schwangeren benötigt werden. In meinen Anfängen mit dieser Heilkunde vertraute ich Autoren, die solche Empfehlungen aussprachen. Während meiner Weiterbildung bei einem homöopathisch orientierten Geburtshelfer, Dr. Friedrich Graf, habe ich aber sofort erkannt, daß dies falsch ist. Meine jahrelange Erfahrung als Hebamme zeigt mir nun, daß diese Arzneien für viele Frauen tatsächlich hilfreich sind, aber eben nicht für alle.

DAS ARZNEIMITTELBILD DER PULSATILLA

Die Pulsatilla, die Kuh- oder Küchenschelle, können Frauen einnehmen, die sich bei der Beschreibung des Arzneimittelbildes, also beim Auftreten folgender Symptome, wiedererkennen, wobei aber nicht alle deutlich vorhanden sein müssen. Sprechen Sie bitte sicherheitshalber noch einmal mit Ihrer Hebamme darüber.

Die Pulsatilla-Leitsymptome:
- Wechselhaftigkeit in Allem – Stimmung, Schmerzen, Gewohnheiten – wie das Aprilwetter
- enorme Stimmungsschwankungen, insbesondere bei hormonell bedingten Situationen
- Beschwerden mit Stauungen wie Ödemen und Krampfadern, die bevorzugt rechts auftreten
- Körperausscheidungen (Augensekret, Schnupfen, Fluor) sind mild und gelblich
- die Frau sieht aus wie das blühende Leben
- fühlt sich immer besser an der frischen Luft, am offenen Fenster
- weint wegen Kleinigkeiten, Trost hilft schnell
- hat Schwierigkeiten mit dem Loslassen
- verträgt keine fetten Speisen, Obst und Eis

Tatsächlich ist die Tendenz zur Weinerlichkeit am häufigsten in den letzten vier Wochen der Schwangerschaft festzustellen, der Blüte-Zeit der Pulsatilla-Frau. Sie möchte, daß diese Zeit nicht zu Ende geht, sie weiß, daß sie ihr Kind bald hergeben muß, ihr dies aber sehr schwer fällt. Sicherlich kann es sein, daß Sie an sich schon einige Wochen früher solche Symptome entdecken, dann ist eben da der Zeitpunkt gekommen, Pulsatilla einzunehmen. Mit der Einnahme des Arzneimittels werden Sie Ihre innere Mitte, Ihre Ausgeglichenheit wiederfinden. Homöopathie hilft, die Harmonie des Menschen wieder herzustellen.

Ein Erlebnis von meinen zahlreichen Pulsatilla-Erfahrungen möchte ich hier wiedergeben:

••• Frau Sch. war mit ihrem dritten Kind schwanger und hatte noch sieben Wochen bis zum Entbindungstermin. »Na, wie geht es Ihnen?«, fragte ich sie, als sie in die Praxis kam. Da hatte ich wohl gerade im richtigen Augenblick gefragt, denn die Tränen standen ihr gleich in den Augen, als sie erzählte: »Ach, ich weiß selbst nicht so recht. Ich kenne mich oft nicht mehr wieder. Kleinigkeiten regen mich auf, wegen nichts schimpfe ich die Kinder. Mein Mann sagt schon, er weiß gar nicht mehr, was er tun soll, denn heulen würde ich eh immer. Stimmt schon, sehen Sie, jetzt muß ich auch weinen. Wissen Sie, vor der Geburt graust es mir schon ein bißchen, wenn das wieder so lange dauert wie bei den beiden anderen Kindern.« Ich war total erstaunt über diesen Ausbruch, denn ich kannte sie als die ideale Mutter mit einer beständigen Ausgeglichenheit und einem strahlenden Gesicht. Ich wußte, daß sich die ganze Familie auf das Baby freute. Da sie so aus ihrem Gleichgewicht geraten war, habe ich sie gefragt: »Meinen Sie nicht, daß es angebracht wäre, mal Pulsatilla einzusetzen?« »Ja, bitte, daß ich da nicht dran gedacht habe, Sie zu fragen. Ich hätte doch wissen können, daß Sie ein ›Kügelchen‹ haben.« Ich riet Ihr in der nächsten Zeit Pulsatilla zweimal täglich einzunehmen. Sollte es ihr nicht besser gehen, solle sie mich anrufen. Frau Sch. hat dann nach zwei Wochen erfolgreicher Einnahme die homöopathische Arznei abgesetzt, und kurz vor dem errechneten Termin nochmal für drei Tage eingenommen, da dieselben Symptome wieder auftauchten. Die Geburt ihrer Tochter ging dann sehr schnell, und sie war glücklich, so eine gute Geburt erleben zu dürfen. Ich bin mir sicher, daß Pulsatilla dazu beigetragen hat.

Es ist eines der umfangreichsten Arzneien in der Homöopathie und nicht nur ein reines Frauenmittel. Auch Kinder und Männer können entsprechende Pulsatillasymptome entwickeln.

❧ DAS ARZNEIMITTELBILD DER CAULOPHYLLUM
Caulophyllum thalictroides, die Frauenwurzel, ist ein bewährtes Mittel der Indianerinnen. Als homöopathisch potenzierte Arznei kann sie eingesetzt werden:
– bei einem am Geburtstermin unreifen Muttermundsbefund, bei dem der Gebärmutterhals noch fast erhalten und rigid (derb) ist (obwohl der Termin sicher stimmt)
– falsche Wehentätigkeit, die Wehen sind zu schwach und erfolglos
– Fruchtwasserabgang ohne Wehentätigkeit

Gute Erfahrungen mit Caulophyllum kann ich berichten bei Frauen, deren Muttermund narbig ist nach einer Cerclage (zugenähter Muttermund) oder anderen zurückliegenden gynäkologischen Eingriffen. Die Arznei bewirkt, daß die Frauen doch noch eine einigermaßen normale Zeit der Eröffnungsphase erleben. Frauen, deren Wehenzeit bei vorausgegangenen Geburten sehr lang war, empfehle ich ebenfalls, die Arznei kurz vor dem errechneten Geburtstermin einzunehmen. Aber nicht Wochen vorher, wie häufig zu lesen ist! Die meisten positiven Caulophyllum-Ergebnisse zeigen sich bei vorzeitigem Fruchtwasserabgang. Das bedeutet, daß ein Blasensprung ohne Wehentätigkeit eingetreten ist. Da es noch immer sehr viele Geburtshelfer gibt, die dann sofort eine wehenauslösende Infusion anwenden wollen, rufen die Schwangeren oft bei mir an oder kommen in die Praxis. Die Mütter möchten, wenn irgendwie möglich, solche forcierte Geburtshilfe umgehen und suchen Rat bei einer Hebamme. Wenn es dem Ungeborenen gut geht und der Untersuchungsbefund in Ordnung ist, dann soll die werdende Mutter eine Tiefpotenz Caulophyllum in viertelstündlichem Abstand nehmen. Bis die Eltern die Geburtsklinik erreichen, sind die Wehen meistens regelmäßig und der Wehentropf kann vorerst umgangen werden.

Immer wieder kommen Frauen und fragen: »Wenn ich Pulsatilla und Caulophyllum einnehme, kann ich dann diesesmal normal gebären? Beim letzten Kind war ein Kaiserschnitt notwendig, weil das Kind zu groß und mein Becken angeblich zu eng war.« In solchen Fällen muß ich dann immer ganz deutlich darauf hinweisen, daß die Homöopathie keine Wunder bewirken kann. Es gibt kein Kügelchen, das ein Kind kleiner und ein Becken größer werden lassen kann. Es ist jedoch sicher notwendig zu überprüfen, ob die Diagnose: »Relatives Mißverhältnis« stimmt. Immer wieder kommt es vor, daß die Prognose »Kaiserschnitt« von der Natur selbst widerlegt wird, wie damals bei Manuela ...

... Ihr erstes Kind war mit knapp drei Kilogramm mit Kaiserschnitt geboren worden, wegen einem relativen Mißverhältnis. Ihr zweites Kind brachte vier Kilogramm Geburtsgewicht auf die Waage. Die Eltern hatten dabei die Klinik gerade noch rechtzeitig zur Geburt erreicht, da das Kind sich in windeseile durch das »zu enge« Becken geschoben hatte.

Die Mutter war mit einer Hochpotenz Pulsatilla behandelt worden, und sie konnte jetzt mit dem Loslassen klarkommen, was ihr vorher wohl schon längere Zeit Probleme bereitet hatte.

ÜBERTRAGUNG

Sobald werdende Mütter den errechneten Geburtstermin überschreiten, beginnt die Sorge, daß das Kind übertragen wird. Sehr viele Frauen lassen sich verunsichern, denn plötzlich fragen Freundinnen, Nachbarinnen und Verwandte bald täglich: »Na, hast du schon Wehen? Jetzt wird es aber langsam Zeit, daß das Baby kommt. Machst Du Dir keine Sorgen um Dein Kind? Was sagt denn der Arzt dazu? Weißt Du, damals bei meiner Schwangerschaft, da wurde am Termin die Geburt eingeleitet, um das Kind nicht zu gefährden.« Solche und viele ähnliche Fragen und Verunsicherungen sind für eine schwangere Frau sehr belastend. Sie gerät oft förmlich in einen Leistungsdruck, denn alle erwarten von ihr, auf Kommando Wehen zu produzieren. Durch diesen Druck aber verspannt sie sich immer stärker, und das Loslassen wird noch problematischer. Selbstverständlich kann es sein, daß sie ruhig und zuversichtlich bleibt und ihre Umgebung ihr Halt und Trost gibt. Diese Erfahrung wäre allen Frauen zu wünschen. Wobei es keine Hilfe für die Mutter ist, wenn sie den berühmten Satz zu hören bekommen: »Es ist noch kein Kind drin geblieben, Deines wird schon auch kommen.« Spätestens einige Tage nach dem errechneten Termin bereuen viele Schwangere, daß sie allen Freundinnen und Bekannten den genauen Termin mitgeteilt haben. Denn erst dann wird ihnen mein gut gemeinter Rat richtig bewußt, der immer lautet: »Überlegen Sie sich gut, welchen Menschen Sie den Geburtstermin mitteilen. Es ist sehr ärgerlich, wenn ab dem Termin das Telefon nicht mehr still steht und alle ständig fragen, ob das Baby schon da ist. Nennen Sie irgendeinen Termin einige Wochen später, denn im Zeitalter des Ultraschalles glauben alle Freundinnen, daß der Geburtstermin verschoben wurde.«

Am häufigsten sind wohl die betreuenden Gynäkologen diejenigen, die Druck auf die Schwangere ausüben. Das ist sicherlich nicht beabsichtigt, sondern ergibt sich durch die häufigen Kontrolluntersuchungen, die zum Teil schon kurz vor dem Geburtstermin, mindestens aber ab dem errechneten Datum wahrgenommen werden sollen. Zum Teil sollen die Frauen alle zwei Tage, oft gar täglich zur Untersuchung kommen. Sogar an den Samstagen und Sonntagen werden die Schwangeren einbestellt. Frau H. berichtete mir nachdenklich: »Komisch, erst sollte ich alle zwei Tage zur Kontrolle, jetzt geht mein Arzt in Urlaub, und nun reicht es, wenn ich nach dem Wochenende zu seiner Urlaubsvertretung zur Untersuchung gehe.« Zu solchen Erkenntnissen kann ich nicht viel sagen - sie geben allerdings sicher zu denken.

Es gibt GeburtshelferInnen, die die Schwangeren erst eine Woche über dem errechneten Termin wieder zur Untersuchung bitten und erst ab dem zehnten Tag mit einer Intensiv-Überwachung beginnen. Jede Frau, egal in welcher Situation, übt natürlich durch ihr eigenes Verhalten sehr viel Einfluß aus. Bei unsicherem und ängstlichem Nachfragen wird der Arzt sie unbedingt in kurzfristigen Abständen einbestellen müssen. Eine werdende Mutter, die zu verstehen gibt, daß sie geduldig und vertrauensvoll abwarten kann, wird nicht so häufig zur Untersuchung gebeten.

INTENSIVÜBERWACHUNGSMETHODEN

Bei den Intensiv-Überwachungen bei Verdacht auf Übertragung sind sehr unterschiedliche Methoden üblich:
- *Vaginale Untersuchung*, um den Zustand der Muttermundsreifung zu erkennen und eine regelwidrige Lage des Kindes auszuschließen.
- *CTG (Herzton- und Wehenschreiber) - Kontrollen*, um den Zustand des Kindes, sowie eventuell vorhandene Wehen schriftlich zu erfassen. Wichtig ist zu erkennen, ob die kindlichen Herztöne während einer Wehe stabil bleiben.
- *Ultraschalluntersuchung*, um die kindliche Herzfrequenz, Fruchtwassermenge und Plazentafunktion zu kontrollieren.
- *Amnioskopie (Fruchtwasseruntersuchung)*, dabei wird mittels eines Rohres und einer Lichtquelle die Farbe des Fruchtwassers betrachtet. Diese Untersuchung ist nur bei bereits geöffnetem Muttermund schmerzfrei möglich. Fragen Sie nach, ob dies bei Ihnen der Fall ist, wenn der Arzt diese Untersuchung vornehmen möchte, denn sonst wird der Eingriff sehr schmerzhaft sein. Außerdem bewirkt er eine starke Reizung der Gebärmuttermuskulatur und Sie haben nicht notwendige Unterleibsschmerzen oder gar erfolglose wilde Wehen auszuhalten. Leider rufen sehr viele Frauen in Tränen aufgelöst an, weil sie mit dieser Untersuchungsmethode völlig überrumpelt wurden. Sie klagen über Schmerzen und können nicht mehr unterscheiden, ob sie Wehen haben oder ob der Schmerz eine Folge der Untersuchung ist.

Bei bereits geöffnetem Muttermund ist dies dagegen eine völlig schmerzfreie Kontrollmöglichkeit. Es wird versucht, anhand der Farbe des Fruchtwassers festzustellen, ob das Kind noch gut versorgt wird. Klares Wasser und sichtbare Vernixflocken (Käseschmiere) bedeuten, daß das Baby keinesfalls übertragen ist und noch Zeit hat bis zu seiner Geburt. Beginnt sich das Wasser bereits grünlich zu verfärben, wird es Zeit für geburtseinleitende Maßnahmen. Es gibt viele Mediziner, die diese Untersuchung nicht durchführen, da sie nur eine relativ geringe Aussagekraft besitzt, da nur der untere Teil der Fruchtwassermenge beurteilt werden kann. Auf Grund des fest in den Geburtskanal eingetretenen kindlichen Kopfes kann eine ungenügende Wasserzirkulation gegeben sein, also der obere Teil sich bereits verfärbt haben, während unten das Fruchtwasser noch klar ist. Zudem ist bei dieser Methode die Gefahr eines Blasensprunges groß. Bei der Untersuchung kommt es immer wieder vor, daß versehentlich die Fruchtblase verletzt und damit die Geburt bereits eingeleitet wird. Dies bedeutet für die Frau, daß sie sofort in die Klinik gebracht werden muß.

- *Hormonwertbestimmung durch eine Blutabnahme.* Dabei genügt allerdings keine einmalige Bestimmung, da jede Plazenta ihre »persönlichen« Werte aufweist. Bei wiederholten Werten kann eine Verlaufskurve deutlich aussagen, ob die Plazenta das Kind noch ausreichend versorgt. Diese Methode ist eine relativ teure Labormethode.
- ein *Oxytozinbelastungstest (OBT)*. Dieser wird meist nur im Krankenhaus durchgeführt. Einzelne Frauenärzte führen ihn auch in ihrer Praxis durch. Es wird der werdenden Mutter eine Infusion angelegt, die ein wehenförderndes Hormon enthält. Dieses Hormon Oxytozin wird normalerweise in der Hypophyse der Frau selbst produziert und löst Wehen aus. Auch mit dieser Methode kann überprüft werden, wie gut das Kind von der Plazenta noch versorgt wird. Immer häufiger wird dazu anstatt einer Infusion ein Nasenspray benutzt, dies bedeutet aber eine unkontrollierte Dosierung.

AB WANN INTENSIVÜBERWACHUNG?

Bei der Frage, ob bereits eine Übertragung vorliegt oder ob noch abgewartet werden kann, ist für mich immer wieder erstaunlich, mit welcher Beharrlichkeit plötzlich an diesem errechneten voraussichtlichen Geburtsdatum festgehalten wird. Anscheinend steht nur im Hebammenlehrbuch, daß dieser Tag kein Fixdatum ist, sondern nur ein Anhaltspunkt sein soll. Dabei steht fest, daß nur vier von Hundert Kindern tatsächlich an diesem Tag geboren werden. Es ist schon immer bekannt, daß sehr viele Geburten innerhalb von zehn Tagen vor oder nach dem errechneten Datum stattfinden. Eine Terminüberschreitung bis zu zehn Tagen ist also völlig unbedenklich, und erst dann kann von einer Übertragung gesprochen werden.

Natürlich ist es notwendig, das Ungeborene zu überwachen. Ich möchte hier alle werdenden Eltern noch einmal darauf hinweisen, daß es für das Kind aber keine einzige Überwachungsmöglichkeit im Mutterleib gibt, die über die Dauer von 24 Stunden möglich ist. Damit will ich sagen, daß Eltern an ihrer Eigenverantwortung und an dem Vertrauen zu dem Kind und der Natur festhalten sollen. Das Kind wird rechtzeitig ein Zeichen setzen, wenn es geboren werden muß, da im Mutterleib keine optimale Versorgung mehr möglich ist. Eltern sollten hellhörig und voller Vertrauen in dieser Situation sein. Frauen sind zum Gebären geboren und zur Erhaltung unserer Spezies Mensch, aber nicht zum Sterbenlassen der Ungeborenen. Dies ist nämlich meistens der Vorwurf, den die Frauen zu hören bekommen: »Wollen Sie, daß Ihr Kind tot geboren wird?« Ich weiß, das geschieht auch heute noch, und es wird trotz der besten Überwachungsmöglichkeiten leider immer vorkommen, daß Kinder bereits im Mutterleib sterben. Einer gut befreundeten Familie von mir ist dieses Schicksal widerfahren. Es ist sehr schwierig, diese Vorgänge im Leben zu verstehen, es tut weh und macht traurig. Aber der Tod gehört in diese Welt wie das Leben. Seit dieser Zeit habe ich gelernt, meine unguten Gefühle den Eltern sofort mitzuteilen. Damals vor vielen Jahren habe ich dies nicht gekonnt, ich war sehr beunruhigt, als ich nichts von den Eltern hörte, denn sie wollten es mir sofort mitteilen, wenn das Kind geboren war. Obwohl ich damals nicht begleitende Hebamme war, machte ich mir große Sorgen und habe die Eltern einfach aufgesucht. Wir haben beschlossen, daß sie am nächsten Tag, trotz geplanter Hausgeburt, in die Klinik kommen sollten zur Einleitung. Es war zu spät, das Mädchen war tot. Es stimmt mich heute noch sehr traurig, und die Tränen fließen, aber so ist das Leben. Nichts ist voraussehbar. Wir können nur versuchen zu kontrollieren und hoffen, daß alles gut geht, aber über Leben und Tod bestimmen werden wir nie können - nur lernen, mit den Trauernden und dem Tod umzugehen.

MUTTERGEFÜHLE, ELTERN ENTSCHEIDEN MIT

Für die betreuenden Ärztinnen und Ärzte ist es sehr schwierig abzuschätzen, wie sicherheitsbedürftig die Eltern sind. Sie sollten deshalb ganz deutlich mitteilen, wie eigenverantwortlich oder überwachungsbedürftig Sie diese Zeit der Terminüberschreitung annehmen können. Leider ist die Angst vor juristischen Konsequenzen in der Medizin sehr groß, vor allem in der Geburtshilfe. Für die Mediziner ist es sehr schwierig, ohne technische Überwachungsmethoden zu beweisen, daß es dem Kind zu einem bestimmten Zeitpunkt gut gegangen ist; am Tag X in der Praxis kein deutliches Zeichen vorhanden war, daß ein Eingreifen in das Geschehen notwendig machte. Mit Argumenten, wie:»Wir konnten kein Zeichen des Kindes erkennen«, kann ein Mediziner vor keinem Juristen bestehen. Nur Zahlen, Fakten und Laborwerte zählen. Sie müssen als Eltern also wirklich beide Seiten sehen und ihrem betreuenden Arzt Ihren Standpunkt klar mitteilen. Daß Kinder Zeichen setzen, daß werdende Mütter das richtige Gespür für eine ihrem Kind drohende Gefahr besitzen, das wissen sehr viele Hebammen und Frauen. Aber Gespür und Gefühl lassen sich nicht statistisch erfassen. So war es bei Frau F.-K. ...

... An einem Mittwoch, sechs Tage nach ihrem errechneten Termin, hatte sie mich angerufen: »Jetzt geht das Theater mit den ständigen Kontrollen wieder los, wie beim ersten Kind. Ich soll nun alle zwei Tage zur Kontrolle kommen, und wenn das Kind bis Sonntag nicht da ist, will die Ärztin mich zur Einleitung schicken. Was meinen Sie, ich kann doch noch warten, denn meine Tochter war ja rechnerisch fast zwei Wochen über den Termin. Bei der Geburt aber sagte die Hebamme, das Kind war keinesfalls übertragen. Ich bin es richtig leid, das ständige Gerenne zur Ärztin. Der Arzt damals bei meiner Tochter hat da nicht so ein Theater veranstaltet.« Dazu konnte ich erstmal gar nichts sagen, sondern wollte wissen: »Wie war das denn mit Ihrem Zyklus? Oder wissen Sie eventuell den Zeugungstermin?« »Sehen Sie, das ist es ja, ich weiß genau, daß bei mir die Kinder etwas später kommen, weil ich einen sehr langen Zyklus, also einen viel späteren Eisprung habe, aber die Ärztin ist stur von ihrer Rechnung ausgegangen. Sie hat gar nie hören wollen, wenn ich sagte, daß es eh später kommt. Deshalb habe ich jetzt keine Lust, bald täglich dahin zu gehen und mich unter Druck setzen zu lassen. Das Kind kommt schon, wenn es will.« Da ich Frau F.-K. in der Geburtsvorbereitung kennenlernen konnte, wußte ich, daß sie eine selbstsichere Frau ist und daß ich glauben konnte, was sie mir erzählte. Ich habe ihr geraten, sich in Ruhe noch einmal mit ihrer Ärztin zu unterhalten, ihr alles genau zu schildern und zu sagen, daß sie selbst noch sehr gut zuwarten könne, da sie sich ruhig und sicher fühle und sehr wohl bereit sei, die Verantwortung zu übernehmen. Sie solle ihrer Gynäkologin ruhig sagen, daß sie nicht beabsichtige, ihr unterlassene Überwachung nachzusagen, und ihr mitteilen, daß sie bei der geringsten Unruhe und Unsicherheit natürlich gerne die angebotene Intensivüberwachung annehme. Frau F.-K. war dankbar, daß ich sie in ihrer Meinung bestätigte, und eine Woche später war ihr Kind ohne Einleitung gesund und reif aber keinesfalls mit Übertragungszeichen geboren worden. Die Ärztin hatte das Verhalten der Schwangeren als verantwortungslos bezeichnet, weil jene sich nicht abbringen ließ von ihrer Überzeugung und ihrer Ausdauer im Warten auf das Kind. Es wurde dann mehr oder weniger stillschweigend von ihr geduldet. Allerdings hat die Gynäkologin nun eine Patientin weniger, denn die Mutter meinte: »Bei meinem dritten Kind mache ich dieses Theater nicht mehr mit. Ich habe mich schon umgehört, es gibt schließlich noch andere Frauenärzte.«

Eine für mich beruhigende Situation ist immer dann gegeben, wenn ich erkennen kann, daß Eltern in ihrer Glaubensgemeinde fest verankert und gestützt sind. Diese Familien sind sich ihrer Sache sicher. Ihr Vertrauen in den Glauben an Gott ist so stark, daß sie sich nicht beirren lassen und geduldig abwarten. Immer wieder bekomme ich zu hören: »Der Herr, unser Jesus, wird schon wissen, wann unser Kind zur Welt kommen soll. Er hat uns nicht geschaffen, um zu sterben, sondern um zu leben.« In diesen Familien lerne ich selbst immer wieder, was es für Menschen bedeutet, einen guten Rückhalt im Glauben zu finden. Für mich als Hebamme ist es angenehm, Eltern zu betreuen, die in einer Glaubensgemeinschaft eingebettet sind. Wie bei Frau R. ...

... sie war mit ihrem zweiten Kind schwanger, und der Arzt fragte bereits einige Tage vor dem errechneten Termin, ob er den Muttermund nicht etwas dehnen solle, dann käme das Kind bestimmt schnell. Die Schwangere lehnte dies entschieden ab. Als sie dann zehn Tage über den Termin hinaus war, wollte sie mit der mir bekannten ruhigen Stimme wissen: »Gell, Sie sagen doch auch, daß die Kinder kommen, wenn es der richtige Zeitpunkt ist. Mein Mann und ich können gut warten, aber der Arzt wird jeden Tag noch unruhiger und meint, er könne die Verantwortung nicht mehr übernehmen, was wir noch nie von ihm erwartet haben. Unser Herr übernimmt die schon für uns.« Sie wollte von mir nur in ihrer Meinung bestätigt werden. Vier Tage danach hat sie einen gesunden kräftigen Jungen geboren. Zwei Jahre später war es wieder soweit, Frau R. war mit ihrem dritten Kind wieder eine Woche überfällig. Auch ihr dritter Sohn, der schwerste von allen, durfte an seinem selbstbestimmten Geburtstag geboren werden. Sie ließ sich auch diesesmal nicht von ihrem »verantwortungsvollen« Frauenarzt aus der Ruhe und dem Glaubensvertrauen bringen.

Es war sehr angenehm für mich, diese Familie diesesmal in ihrem ambulanten Wochenbett zu betreuen. Von der Ruhe und Überzeugung in ihrem Glauben war auf mich etwas übergesprungen. Es war ein sehr harmonisches Wochenbett, getragen vom Glauben und nicht nur von meiner Kompetenz.

GEMEINSAME ENTSCHEIDUNGEN

Selbstverständlich muß ich als betreuende Hebamme oftmals den Eltern die Entscheidung abnehmen und sagen, daß es unbedingt notwendig ist, eine CTG-Kontrolle, eine Hormonbestimmung oder einen OBT machen zu lassen. Doch sollten Hebamme und Geburtshelfer immer bemüht sein, nie über den Kopf der Eltern hinweg zu entscheiden und irgendwelche Maßnahmen zu fordern, denn schließlich ist dieses Ungeborene das Kind der Eltern, und ab der Geburt müssen sie jederzeit fähig sein, für ihr Kind Entscheidungen zu treffen. Eltern können meines Erachtens nicht früh genug lernen, sich für ihr Kind einzusetzen. Es ist in meinen Augen einfach falsch, einer werdenden Mutter keine Entscheidungsgewalt zu lassen, aber sechs Tage ab der Klinikentlassung oder spätestens bei der ersten Krankheit oder dem ersten Sturz zu sagen: »Es ist Ihr Kind, Sie müssen sich entscheiden, welche Behandlungsmaßnahme Sie wünschen.« Ich sehe meine Aufgabe als Hebamme darin, die werdenden Mütter und Eltern aufzuklären und ihnen Entscheidungshilfen anzubieten, aber niemals bin ich befugt, über sie und ihr Kind zu bestimmen.

Diese Erfahrung mußte ich bei Jeanette machen, ...

... fast zwei Wochen über dem Termin, mußte ich sehr eindringlich auf sie einreden, daß sie unbedingt noch einmal zum Arzt gehen solle, denn mir waren die Herztöne des Kindes etwas zu langsam. Bei der CTG-Kontrolle war dann alles in Ordnung, und sie erzählte am Telefon, daß sie nun beruhigt sei, aber den nächsten vom Arzt angeratenen Kontrollen nicht Folge leisten wolle. Darauf meinte ich nur: »Mal sehen, darüber reden wir noch. Wenn das Kind bis Montagmorgen nicht da ist, dann muß etwas passieren, denn ihr seid Euch beide im Zeugungstermin sicher, und ich möchte dann nicht leichtsinnig werden. Also am Montag, ja, da gehst Du nochmal zur Überwachung!« Dies war für Jeanette wohl eine Drohung, denn in der Nacht von Sonntag auf Montag kam ihr Sohn zur Welt. Er hatte deutliche Zeichen von Übertragung. Wir mußten uns gegenseitig recht geben, daß Kinder selbst wissen, wann es höchste Zeit wird, auf die Welt zu kommen, aber auch, daß meine Sorgen und meine Warnung berechtigt waren.

GEBURTSEINLEITUNG

Sind deutliche Zeichen wie Ängste, schlimme Ahnungen, Unruhe, ständige erfolglose Vorwehen oder besorgniserregende Untersuchungsergebnisse festzustellen, dann muß die Geburt eingeleitet werden.

Es ist tatsächlich möglich, daß eine Gebärmutter nicht fähig ist, Wehen zu produzieren, also eine echte Wehenschwäche vorliegt. Ich bin aber sicher, daß nicht bei allen Einleitungen eine echte sogenannte Hormonfehlsteuerung des Frauenkörpers vorliegt. Ganz bestimmt liegt bei den meisten sogenannten indizierten Geburtseinleitungen ein seelischer Hintergrund oder eine Terminunklarheit vor. Eine echte primäre Wehenschwäche ist bestimmt nur bei ganz wenigen Ausnahmen vorhanden.

Eine Geburtseinleitung kann selbstverständlich nur im Krankenhaus unter strengster CTG-Kontrolle durchgeführt werden. Für Hausgeburtseltern bedeutet dies, daß nun eine Klinikentbindung unumgänglich wird.

GEBURTSEINLEITENDE MASSNAHMEN SIND:

WEHENTROPF

Ein Wehentropf mit Oxytozin ist die gängigste Methode zur Geburtseinleitung. Dieses Hormon wird von der Hirnanhangdrüse der Frau produziert und kann bei eigener Unterproduktion dem Körper in synthetischer Form zugeführt werden. Selbstverständlich muß das Kind dabei optimal überwacht werden.

BLASENSPRENGUNG

Eine weitere Methode ist die Fruchtblaseneröffnung, auch als Blasensprengung bezeichnet. Durch diese Maßnahme setzt meistens innerhalb weniger Stunden die Wehentätigkeit ein. Dieser Eingriff sollte sehr gut überlegt sein, da die Geburt unter allen Umständen zu Ende geführt werden muß, weil das Kind nun nicht mehr geschützt und verborgen liegt, sondern geöffnet für Keime zugänglich geworden ist. Die Infektionsgefahr steigt fast stündlich. Das Kind wird mit dieser Methode in seiner Bewegungsfreiheit sehr stark eingeschränkt, und es »verkeilt« sich vielleicht viel schneller im Beckeneingang. Denn die geschlossene Fruchtblase gibt dem Ungeborenen Spielraum, da es seinen von Wasser umgebenen Kopf leichter drehen und beugen kann. Dies ist ein ganz wichtiger Faktor beim Geburtsgeschehen, denn es ist nur wenig Platz im mütterlichen Becken. Vor vielen Jahren gab es ein sehr wichtiges Gebot in der Geburtshilfe: Finger weg von der Fruchtblase! Das Öffnen der Fruchtblase war strengstens verboten. So ändern sich die Zeiten und die Gewohnheiten. Als Hebamme kann ich allen Müttern und Kolleginnen raten: überlassen Sie den Geburtsverlauf der Natur. Versuchen Sie weitgehendst eine Öffnung der Fruchtblase zu vermeiden. In der Hausgeburtshilfe gilt für mich dieses alte Gebot nach wie vor. Diese Vorsicht hat sich in meinen Hausgeburts-Erfahrungen sehr bewährt. Die Kinder finden ihren Weg viel leichter und für die Gebärenden sind die Wehenschmerzen weitaus besser zu verarbeiten. Denn der Druck des kindlichen Kopfes wird durch das Fruchtwasser gedämpft, die Frauen empfinden den Wehenschmerz als »weicher« und können ihn besser verarbeiten. Ich versuche die Wehenwirkung bei der intakten Fruchtblase so zu erklären, daß es eben ein großer Unterschied ist, ob ich mit einer bloßen oder mit einer gepolsterten Faust Druck auf einen festen Gegenstand ausübe. Das Intakthalten der Fruchtblase ist sicher unter anderem ein Grund dafür, daß wir in der Hausgeburtshilfe ohne Schmerzmittel auskommen können.

VAGINALTABLETTEN

Die Anwendung von *Minprostin Vaginaltabletten ist* eine in den letzten Jahren sehr verbreitete Methode zur Geburtseinleitung. Die Scheiden-Ovula oder auch ein Scheiden-Gel, das an den Muttermund gestrichen wird, enthalten das wehenauslösende Gewebshormon Prostaglandin. Dies ist eine sehr wirksame Möglichkeit, die Geburt des Kindes zu erzwingen. Die Schwangeren erzählen allerdings sehr häufig, daß sie die Geburtswehen als sehr schmerzhaft und äußerst heftig empfunden haben. Hebammen und Frauen berichten, daß die Geburtsdauer sehr kurz ist und alle Beteiligten Mühe haben, mit dem schnellen Geschehen zurechtzukommen. Diese Scheidenzäpfchen werden sicher deshalb sehr häufig angewandt, weil es sich relativ harmlos anhört, wenn die Geburtshelfer den werdenden Müttern mitteilen: »Wir legen Ihnen ein Zäpfchen vor den Muttermund, vielleicht tut sich dann bald etwas. Oder?« Seitdem Frauen den Wehentropf ablehnen, da sie genau wissen, daß dies in den Geburtsverlauf eingreift, bzw. die Wehentätigkeit verstärkt, wird vermehrt mit dieser harmlos wirkenden Methode gearbeitet. Diese ist aber wie erwähnt keinesfalls zu unterschätzen. Ich meine, sie hat sogar einen großen Nachteil gegenüber dem Wehentropf: Die Scheidenzäpfchen oder das -gel können nicht dosiert werden, einmal angewendet, kann die Wirkungsweise nicht beeinflußt werden. Der Wehentropf kann weitaus besser gesteuert oder bei zu starker Wirkung ganz abgenommen werden.

GEBURTSREIFER BEFUND

Voraussetzung bei all den erwähnten Möglichkeiten, eine Geburt einzuleiten ist, daß der errechnete Termin wirklich überschritten ist und ein geburtsreifer Muttermundsbefund vorhanden ist. Es muß unbedingt noch einmal gründlich abgeklärt werden, ob auch wirklich kein Rechenfehler in den Daten vorliegt. Immer wieder rechne ich mit den Müttern in letzter Minute nochmal nach und muß feststellen, daß laut dem Zeugungstermin (Konzeptionstermin) der Geburtstermin erst um ein oder zwei Tage überschritten ist und noch gar kein Grund zur Beunruhigung vorliegt. Verheimlichen Sie den Konzeptionstermin nicht, wenn Sie sich sicher sind in diesem Datum. Legen Sie wert darauf, daß Ihre Ärztin oder Hebamme dies berücksichtigt.

BESTIMMUNG ÜBER DEN GEBURTSTERMIN ?

Es bedarf einer wirklich gründlichen Überlegung, ob es uns erlaubt ist, den Geburtstermin des Kindes festzulegen. Es ist für uns wahrscheinlich gar nicht überschaubar, was es für das Kind bedeutet, wenn es einfach an einem x-beliebigen Tag geboren werden soll. Vermutlich hängt sein ganzes weiteres Leben davon ab. Wenn wir der Astrologie Glauben schenken, dann ist es unverantwortlich, über den Geburtstermin eines Menschen einfach zu bestimmen. Wie immer im Leben sollten alle »für und wider« gut gegeneinander abgewogen werden. Für mich ist es fast ein Greuel, wenn ich an die Jahre der programmierten Geburt zurückdenke. Ich hoffe nur, daß die Geburtshilfe nicht mehr in solche Versuchsmethoden zurückfällt. Damals galt die Devise: »Morgen nachmittag, so gegen 16^{00} Uhr, da hätten alle Zeit für die Geburt dieses Kindes, wollen wir mal versuchen, ob es klappt«. Ich bin mir sicher, daß auf diese Art und Weise sehr viele Risiken in der Geburtshilfe provoziert worden sind.

Wenn aber alles genau geklärt, überwacht und kontrolliert ist, die Mutter oder der Vater, die Hebamme oder der Arzt unruhig werden, dann sollte nicht gezögert werden, die Geburt des Kindes einzuleiten.

So wie ich es erst vor kurzem wieder erlebt habe ...

... Simone, ihr Mann und ich, alle freuten wir uns über die bevorstehende Hausgeburt. Wir hatten uns bei der Geburt ihres ersten Kindes kennengelernt und warteten nun auf das dritte. Das Warten hörte einfach nicht auf. Trotz regelmäßiger Vorwehen bekam Simone einfach keine richtigen Geburtswehen. Ihr Muttermund war schon etwas geöffnet, das Köpfchen in optimaler Geburtshaltung. Aber das Kind wollte nicht kommen. Ein Tag um den anderen verging, es waren nun schon elf Tage über dem errechneten Termin. Am Mittwochmorgen stand für mich plötzlich fest: heute muß bei Simone etwas geschehen. Das ist nicht mehr gut so. Bei ihr angekommen fand ich mein Gefühl bestätigt. Uns allen war klar geworden, daß uns das Kind etwas mitteilen wolle. Zum wiederholten Mal überprüften wir den Termin, er war eindeutig vor elf Tagen. Der Befund war unverändert, die Herztöne, die ich mit dem kleinen Ultraschallgerät kontrollierte, gut, aber für mein Ohr zu gleichmäßig. Ein Anruf beim mitbetreuenden Gynäkologen bestätigte meine Sorgen: die Hormonwerte waren stark abgefallen. Wir beschlossen, daß Simone ins Krankenhaus fährt und dort, wie bereits telefonisch vereinbart, ein OBT gemacht und dann über das weitere Vorgehen entschieden wird.

Unsere Ahnungen bestätigten sich. Die Herztöne des Kindes hielten dem OBT nicht stand. Sie waren für kurze Zeit schlecht, erholten sich zwar, aber waren bedenklich. Die Ärzte öffneten die Fruchtblase, die Wehen waren schnell kräftig, und Emiel wurde einige Stunden später gesund in der Klinik geboren. Er hatte einen echten Nabelschnurknoten und Nabelschnurumschlingungen. Unsere Entscheidung war richtig, wir hatten die Zeichen des Kindes verstanden, noch ehe wir die Laborwerte wußten.

ALTERNATIVE GEBURTSEINLEITUNGSMETHODEN

Eine der häufigsten Fragen bei einer Übertragung ist: »Wissen Sie irgendeine alternative Möglichkeit, damit das Kind sich zur Geburt bewegen läßt?« Oft rufen die Frauen sehr besorgt an, denn die Geburtseinleitung scheint nicht mehr zu vermeiden zu sein.

Manchmal habe ich aber den Eindruck, daß die Frauen einfach seelisch nicht mehr in der Lage sind, das Warten länger ertragen zu können. Der Druck des Gebären-wollens wird immer stärker. Die Frauen sind machtlos und wissen oft nicht mehr, was sie tun sollen: einerseits ist ihnen bewußt, daß es sich nur noch um Tage handeln kann und daß das Kind selbst weiß, wann der richtige Tag für die Geburt da ist. Andererseits sind sie das Warten, Fragen und Hoffen einfach leid. Diese Zeit wird oft zu einer der härtesten Geduldsproben für Schwangere. Sie trauen sich nichts mehr zu unternehmen, waschen jeden Abend ihre Bluse, denn vielleicht kommt das Kind noch in dieser Nacht. Die Wohnung wird immer sofort aufgeräumt, ständig steht die Überlegung an, ob genügend Lebensmittel vorrätig sind, damit der Ehemann nicht gleich einkaufen fahren muß. Seit Tagen meldet sich ständig die Nachbarin, um im Bedarfsfall sofort zur Verfügung zu stehen und das große Kind zu übernehmen. Jeden Morgen beim Bäcker staunt die Frau aus der Nachbarschaft: »Das Kind ist ja noch immer in Ihrem Bauch, ich dachte Sie sind schon am Termin.« Für die Väter wird es ebenfalls zu einer großen Geduldsprobe. Sie können es auch bald nicht mehr ertragen von ihren Kollegen mit derem oft typisch männlichen Humor begrüßt zu werden. »Das mit dem Kind wird wohl nichts. Da hast du wohl nur ein Ei gelegt, aber kein Kind gezeugt.« Die Situation ist sehr belastend, denn seine Arbeitskollegen haben nicht immer Verständnis dafür, daß er bei jedem Telefonklingeln Schweißausbrüche bekommt und sich in seiner Vorstellung schon bei roter Ampel über die Kreuzung fahren sieht, denn seit Tagen erzählen Hebamme oder Arzt seiner Frau: »Wenn Sie Wehen bekommen, dann geht es bestimmt schnell, alles ist toll geburtsbereit. Ihr Mann benötigt doch hoffentlich nicht allzu lange, bis er heimkommt, oder?« Auf Grund der Mitteilung, daß es jederzeit »losgehen« könne, müssen Väter auf manche liebgewordene Gewohnheit verzichten. Dies ist bestimmt für so manchen Ehemann ganz schön belastend. Die Kinder schaffen es bereits vor der Geburt, Vaters Gewohnheiten durcheinander zubringen. Das Vaterwerden verlangt halt auch kleine Opfer und Unannehmlichkeiten.

Nicht selten kommt es vor, daß Väter erzählen: »Was sollen wir bloß tun, mein Urlaub ist in zehn Tagen vorbei, ich kann dann nicht mehr länger zu Hause bleiben. Die Kollegen können ihren Urlaub nicht verschieben. Irgend etwas müssen wir doch unternehmen können, damit das Kind versteht, daß wir sooo sehnsüchtig auf seine Geburt warten. Haben Sie nicht einen Tip? Wir wollen nicht, daß mit Gewalt eingeleitet wird, aber so sanft anschubsen, das wäre doch vielleicht erlaubt«.

So gibt es allerhand Beweggründe, die die Eltern veranlassen, noch einmal in der Hebammenpraxis vorbeizuschauen und nach natürlichen Methoden zu fragen.

VORAUSSETZUNGEN

Allen nun folgenden Ratschlägen und Hebammen-Einleitungs-Erfahrungen möchte ich vorausschicken, daß diese natürlichen Methoden nur dann eine Hilfe zur Selbsthilfe des Körpers darstellen können, wenn eine wirkliche Geburtsbereitschaft, also ein geburtsbereiter Muttermundsbefund und eine geburtsbereite Lage des Kindes vorhanden ist. Voraussetzung für mich ist, daß der Geburtstermin überprüft wird, daß jede Schwangere sich auf alle Fälle mit einer Hebamme in Verbindung setzt und daß gemeinsam besprochen wird, welche Möglichkeiten gegeben sind.

BRUSTWARZENSTIMULATION

Eine einfache und natürliche Hilfe ist die Brustwarzenstimulation. Diese Methode wird bereits seit einigen Jahren in geburtshilflichen Abteilungen als Wehenbelastungstest angewandt. Hebammen in Geburtshäusern und natürlich orientierten Geburtsabteilungen erzählen, daß dies für sie eine erfolgreiche Einleitungsmethode darstellt.

Die Frau oder das Paar wird gebeten, beide Brustwarzen für die Dauer einer Minute kräftig zu rubbeln, dann zwei bis drei Minuten Pause einzulegen und wieder zu rubbeln. Durch diesen Reiz wird die Uterusmuskulatur zu Kontraktionen angeregt. Wenn dann innerhalb einer halben Stunde einige Wehen ausgelöst werden, zeigt dies, daß die Gebärmutter geburtsbereit ist. In dieser Zeit werden die Herztöne des Kindes mit dem CTG kontrolliert. Sind diese während den auftretenden Wehen unauffällig, so kann davon ausgegangen werden, daß es dem Kind gut geht, es also von der Plazenta noch bestens versorgt wird. Diese schon etwas anstrengende Prozedur über etwa ein bis zwei Stunden ist mit großer Wahrscheinlichkeit wehenauslösend. Belegt wird dies auch durch Studien aus Amerika.

EINLAUF, FASTENKUR

Ein *Einlauf* und eine *Fastenkur*: eine harmlose aber wirkungsvolle Methode. Die Hebamme wird der Schwangeren einen Einlauf machen und diese sollte dann einen ganzen Tag lang reichlich Flüssigkeit zu sich nehmen. Immer wieder gibt es Frauen, bei denen daraufhin ganz spontan Geburtswehen einsetzen. Durch einen Einlauf mit warmem Wasser wird die Darmperistaltik angeregt, und die Gebärmuttermuskulatur reagiert durch diese Reizung mit verstärkten Kontraktionen.

NATÜRLICHE PROSTAGLANDINE

Eine ganz natürliche erfolgreiche Methode ist die Anwendung natürlicher Prostaglandine, die in der männlichen Samenflüssigkeit enthalten sind. Wie ich in dem vorausgegangenen Abschnitt über Geschlechtsverkehr in der Schwangerschaft erwähnt habe, sind diese Gewebshormone wehenstimulierend, allerdings eben erst, wenn eine Geburtsbereitschaft bei der Schwangeren vorhanden ist. Sehr viele Eltern sind ganz erstaunt, wenn sie von mir den Rat hören: »So wie das Kind entsteht, bringen es die Eltern auf den Weg.« Die meisten Frauen und Männer meinen dann immer, daß sie doch in ihrem Buch über Schwangerschaft und Geburt gelesen haben, in den letzten Wochen der Schwangerschaft sei es ratsam, keinen Geschlechtsverkehr mehr zu haben. Ich versuche die Eltern zu beruhigen und ihnen zu erklären, daß es dem Kind ganz bestimmt nichts ausmacht, wenn sie miteinander schlafen. Vielleicht ist es für das Kind sogar schön, wenn es in einer liebevollen Aktion aus dem Mutterleib verabschiedet wird. Bei einer leichten Wehenschwäche genügt es eigentlich immer, den Kindern mit dieser Liebesmethode den Weg auf die Welt zu zeigen. So wie es bei Frau Sch. war ...

... sie fragte mich zehn Tage über ihrem errechneten Geburtstermin um Rat: »Wissen Sie einen Rat für mich? Ich soll morgen, spätestens übermorgen zur Einleitung ins Krankenhaus gehen. Aber wir wollen versuchen, diesen Wehentropf zu umgehen.« Ich teilte ihr, wie so oft anderen Frauen in dieser Situation auch, mit: »So wie das Kind entsteht, so kommt es auch zu Weg.« »Tatsächlich, Sie meinen, wir dürfen noch einmal miteinander schlafen? Mein Mann macht mir schon ständig diesen Vorschlag, aber ich trau mich immer nicht. Danke!« Damit war unser Gespräch beendet. Am nächsten Tag war in der Hebammenpraxis auf dem Anrufbeantworter zu hören: »Ihr Rat hat geholfen, unsere kleine Vanessa ist geboren.«

Bei dieser natürlichen Prostaglandin-Methode wäre es gut, wenn die Frau sehr erregt und stimuliert wird, denn dann scheidet auch die Frau ausreichend Prostaglandine aus. Die Wirkung der Prostaglandine ist weithin bekannt. Auch die Anwendung der bereits erwähnten Minprostin Scheiden-Ovula erfolgt aus dieser Wirkungsweise heraus. Es gibt natürlich häufig Frauen, die es ablehnen, Geschlechtsverkehr zu haben; oder ich habe Hemmungen, einer bestimmten Frau dazu zu raten, da sie auf mich den Eindruck macht, daß sie ein direktes Ansprechen in Bezug auf Sexualität nicht gewöhnt ist.

❧ GEWÜRZGETRÄNKE

Eine wirksame Möglichkeit scheint mir ein Getränk aus bestimmten Gewürzen zu sein. Damit wird aber nicht innerhalb von Stunden ein Ergebnis spürbar werden, sondern meistens erst innerhalb von ein bis zwei Tagen.

Dabei empfehle ich, sich aus einer Stange *Zimt,* zehn *Nelken,* einer kleinen *Ingwerwurzel* und einem Eßlöffel *Verbenentee* einen Liter Aufguß zuzubereiten. Dieses Getränk sollte den ganzen Tag lauwarm schluckweise getrunken werden. Mit diesem Gebräu wird die Uterusmuskulatur zur Wehentätigkeit angeregt. Auch bei Eunike hat es geholfen …

… ihre drei ersten Kinder waren alle eine Woche vor dem errechneten Termin geboren. Nun in ihrer vierten Schwangerschaft hatte sie bereits den vermeintlichen Geburtstermin um sechs Tage überschritten. Bei einem Gespräch war sie sehr besorgt, denn sie hatte fast jeden Abend für ein bis zwei Stunden unregelmäßige, allerdings immer sehr leichte Wehen. Sie erkannte selbst, daß sie mit diesen leichten Wehen nie ihr Kind gebären könne. Es beunruhigte sie sehr, denn die ersten Kinder waren, obwohl eine Woche vor dem Termin geboren, laut Aussage ihrer damaligen Hebamme immer reif und ohne jede Käseschmiere gewesen. Sie wollte ihr Kind nun zur Welt bringen, sie war sich sicher, daß es Zeit sei für das Kind. »Was meinst Du, was können wir tun?« wollte sie wissen. Ich habe ihr geraten, sich mit Zimt, Nelken, Ingwer und Verbenenkraut das erwähnte Getränk zu brauen. In der darauffolgenden Nacht bereits wurde ich zur Geburt gerufen. Eine freudestrahlende Gebärende erwartete mich: »Es hat geholfen, ich habe regelmäßige kräftige Wehen.« Eigentlich konnte ich es fast nicht glauben, denn sie wirkte so lässig und fröhlich auf mich. »So sehen Frauen aus, deren Geburt erst in vielen vielen Stunden zu erwarten ist,« dachte ich still für mich. Doch auch Hebammen können sich täuschen. Schon zwei Stunden später war das vierte Kind der Familie geboren.

ÄTHERISCHE ÖLE

Die erwähnten Gewürze lassen sich in Form von ätherischen Ölen aus *Zimt, Nelke, Ingwer* und *Eisenkraut* selbstverständlich ebensogut einsetzen als Bauchmassageöl oder heißes Bad. Die Schwangere sollte sich mehrmals täglich damit einmassieren. Eine Steigerung der wehenauslösenden Wirkung wird erzielt, wenn Sie Ihren Bauch mit heißem Wasser befeuchten und somit die Aufnahme des Öles beschleunigen. Innerhalb von etwa ein bis zwei Tagen hat dies bei einigen Schwangeren über dem Termin bereits zum Erfolg geführt.

HOMÖOPATHISCHE ARZNEIEN

Mit homöopathischen Arzneien ist es schon sehr oft möglich gewesen, Frauen vor einer drohenden Geburtseinleitung zu einem spontanen Wehenbeginn zu verhelfen. Zum wiederholten Male aber möchte ich darauf hinweisen, daß dies nur auf Verordnung von homöopathisch erfahrenen Hebammen und Ärzten erfolgen darf. Mit diesen Arzneien dürfen keine Experimente oder Eigenverabreichungen gemacht werden.

Meine häufigsten homöopathischen Medikamente, die für diesen Zweck bislang Anwendung fanden, waren: *Caulophyllum, Cimicifuga, Kalium carbonicum, Nux vomica, Pulsatilla, Sepia*.

Ein sehr interessantes Erlebnis hatte ich …

… bei einer meiner ersten Hausgeburten. Der kleine Konrad kündigte sich mit einem Blasensprung an. Wenn nicht bald Wehen einsetzten, dies war der Mutter und mir klar, dann mußte im Krankenhaus eingeleitet werden. Ihr unreifer Muttermundsbefund (die Portio stand noch und der Cervixkanal war fest verschlossen), veranlaßte mich, ihr Caulophyllum zu geben, das sie anfangs stündlich einnehmen sollte. Bereits einige Stunden später hatte die Frau leichte Wehen, und der Muttermund war etwas weicher, aber immer noch geschlossen. Die werdende Mutter war traurig und die Tränen liefen über ihre Wangen, da sich noch keine große Veränderung abzeichnete. Sie wollte um keinen Preis in die Klinik gehen, sondern alles tun, um ihr erstes Kind zu Hause zur Welt zu bringen.

Ich habe ihr dann geraten, Caulophyllum im Wechsel mit Pulsatilla in kürzeren Abständen zu nehmen. Dank der dann wieder eingetretenen Geduld der Mutter und der Wirkung der Arzneien öffnete sich im Laufe von einigen Stunden ihr Muttermund, da die Wehen regelmäßiger und kräftiger geworden waren. Ich war sehr erstaunt, daß wir dieses Kind zu Hause auf dieser Welt begrüßen konnten, denn der Befund war für meine Hebammenerfahrung anfangs absolut unreif, und es schien überhaupt nicht vorstellbar, daß der Muttermund sich in so kurzer Zeit öffnen könnte.

••• Ganz erfreulich war es, als mich eine Arztfrau um Rat gebeten hatte, denn ihr Mann hatte wohl homöopathisches Wissen, aber er fand einfach kein passendes Arzneimittel. Der betreuende Gynäkologe war der Meinung, daß die Zwillinge nun mit einer Einleitung endlich geboren werden sollten, da der errechnete Termin bereits fünf Tage überschritten war. Dies wollten die Eltern nach Möglichkeit umgehen, aber eigentlich wartete die Frau sehnsüchtig auf Geburtswehen, was bei einer Geminischwangerschaft (Zwillings-) sehr verständlich ist. Beim Aufzählen ihrer Symptome war mir deutlich geworden, daß sie Kalium carbonicum benötigte. Diese Arznei führte zum Erfolg, die werdende Mutter bekam bald danach Wehen und hat zwei gesunde, kräftige Kinder geboren. Dieses Arzneimittel setze ich immer wieder mit Erfolg bei Schwangeren ein, die über Rückenschmerzen, nächtliches Schwitzen klagen, sowie einen geschwächten Eindruck machten, sich aber völlig unter Kontrolle haben.

NICHTS FÜHRT ZUM ERFOLG

Allerdings kommt es immer wieder vor, daß keine der aufgezählten Möglichkeiten zu einer Wehenauslösung führt. Keine Brustwarzenstimulation, keine natürlichen Prostaglandine, keine noch so sorgfältig ausgewählte Arznei. So wie es bei dem zweiten Kind einer Freundin war ...

••• die Eltern waren sich bei dem errechneten Termin völlig sicher. Dies war sehr beruhigend, denn bei ihrem ersten Kind war er unsicher und das Kind hat sich sehr lange Zeit gelassen, bis es sich zwei Wochen nach dem Termin entschloß, endlich zur Welt zu kommen. Nun waren wieder zehn Tage seit dem voraussichtlichen Geburtstermin verstrichen. Wieder hatte sie ständig Wehen, doch nie setzten richtige Geburtswehen ein. Der Muttermundsbefund besserte sich zwar täglich, wurde zusehends geburtsbereit, aber die Wehentätigkeit ließ einfach zu wünschen übrig, entweder hörten die Wehen wieder auf, oder sie waren einfach zu leicht, um an die Geburt des Kindes denken zu lassen. Wir versuchten immer wieder eine passende homöopathische Arznei zu finden, wendeten die Moxa-Methode an, Prostaglandine, einen Einlauf; nichts konnte das Kind bewegen, geboren werden zu wollen. Die werdende Mutter wurde besorgter und ungeduldiger, auch ihr psychischer Zustand war nicht mehr der beste. Wir beschlossen, daß ein OBT in der Klinik notwendig wurde, um festzustellen, ob das Kind noch ausreichend versorgt wird. Dieser war in Ordnung und nicht besorgniserregend. Die Verwendung eines »harmlosen« Spasmolyticums (krampflösendes Schmerzmittel) führte zu beträchtlichen Nebenwirkungen, so daß die Geburt mittels einer Blasensprengung eingeleitet werden mußte. Das Kind war keineswegs übertragen, und die Mutter sichtlich erleichtert, die Geburt geschafft zu haben. Weshalb dieses Kind nur mit diesem massiven Eingriff geboren wurde, wird uns immer ein Rätsel bleiben. Ob es Kinder gibt, die wirklich eine längere Tragzeit benötigen, oder ob ein tiefes, mir unbekanntes seelisches Problem der Mutter die eigentliche Ursache war, das weiß vielleicht einzig und allein dieses Kind.

RIZINUS-COCKTAIL

Wäre ich damals schon von der Wirkung des Rizinus-Cocktails überzeugt gewesen, wüßte ich, daß es die einzige Chance gewesen wäre, diese Blasensprengung mit all ihren Folgen zu vermeiden.

Es ist einfach unfaßbar, mit welcher zuverlässigen Wirkung bei einer echten Terminüberschreitung(!) eine kräftige Wehentätigkeit einsetzt. Bei Frauen, die bereits für den nächsten Tag einen Termin zur Geburtseinleitung hatten, konnte ich schon vielfach miterleben, daß das Kind dank Rizinusöl spontan geboren wurde. Ich rate den betroffenen Schwangeren, eine Mischung aus Rizinusöl mit Aprikosensaft und einem Schluck klaren Schnaps herzustellen und zu trinken. Innerhalb von drei bis sechs Stunden setzen dann kräftige Wehen ein. Sollte das nicht der Fall sein, muß die Mutter davon ausgehen, daß das Kind einfach noch nicht geboren werden will. Bei Marianne allerdings war es das geeignete Mittel zur Geburtsauslösung ...

... sie war mit ihrem dritten Kind schwanger und hatte wie bei ihren Söhnen den Termin weit überschritten. Ich wurde langsam unruhig, denn kein homöopathisches Mittel führte zu einer Wehentätigkeit. Bei ihrem letzten Kind war Cimicifuga das Mittel, das zur Geburt des Kindes führte. Jetzt waren genau zwei Wochen seit dem errechneten Termin vergangen. Sie war zu allem bereit, denn sie wollte endlich gebären, aber um keinen Preis in die Klinik fahren. Ich hatte zudem den Verdacht, daß sie eine echte Wehenschwäche hatte, denn ihre Kinder waren alle sehr groß, und bei der letzten Geburt mußte ich ihr ein wehenförderndes Medikament spritzen, mein bis dahin einziges Wehenmittel, das ich in der Hausgeburtshilfe anwendete. Diese Bedenken veranlaßten mich, sie Montag morgen zur Einleitung in das Krankenhaus zu schicken. In letzter Minute war mir aber Rizinusöl eingefallen. Ich habe ihr auf Grund der Wehenschwäche geraten, noch einen Tropfen ätherisches Öl Eisenkraut in den Cocktail zu geben. Marianne hatte am Nachmittag diese Mischung eingenommen, um 21^{30} Uhr meinte sie leichte Wehen zu spüren, um 22^{00} Uhr teilte sie mir mit, daß es tatsächlich Wehen seien, aber noch gut erträglich. Sie wolle wieder anrufen, wenn die Wehen stärker sind. Einer inneren Eingebung folgend bin ich zu ihr gefahren und um 23^{05} Uhr war ein übertragenes Mädchen mit 4500 Gramm geboren. Wir waren alle völlig verblüfft über diese rasante Geburt, insbesondere der Vater, er wollte mir nicht glauben, daß die Geburt gleich stattfinden werde, denn seine Frau hatte bei den beiden ersten Buben eine sehr lange Geburtsdauer. Veronika war die erste Zeit sehr empört über ihr Leben draußen, seit langem hatte ich nicht mehr ein so schrill schreiendes Neugeborenes erlebt. Doch wir freuten uns trotzdem über ihr Geschrei, schließlich blieb der Mutter eine Geburtseinleitung mit Weheninfusion erspart.

*ungeahnte Kräfte
von oben
nach unten
von innen nach außen
Erde und Licht
laß los
du und ich*

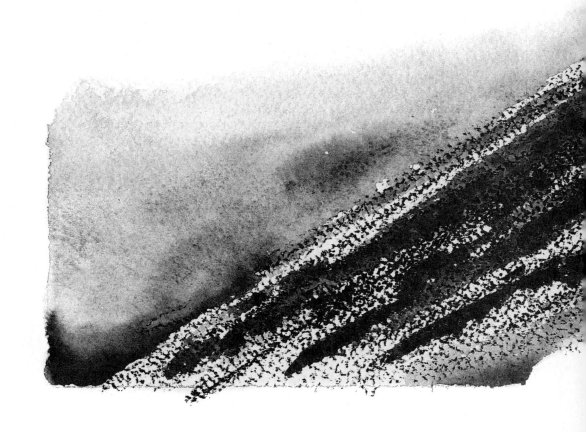

GEBURT

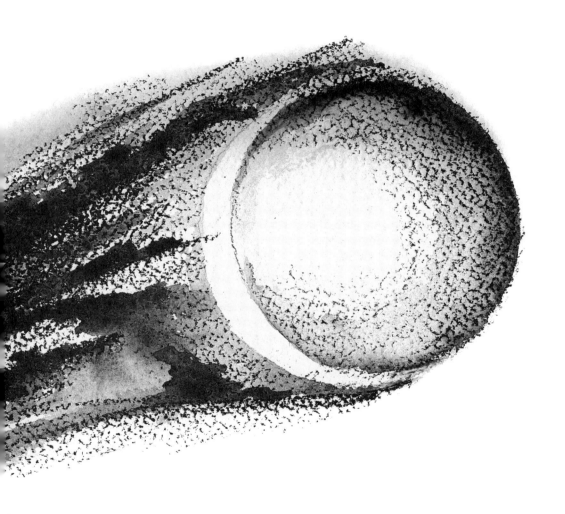

GEBURTSEREIGNIS

NATÜRLICHE GEBURT

Ehe ich nun berichte, mit welchen Zeichen sich eine Geburt bemerkbar macht, ist es mir wichtig die Geburt – das Geburtsereignis eines Menschen – zu definieren. Ich möchte einen Vergleich aus der Natur heranziehen, damit Sie wissen, was ich unter einer natürlichen Geburt verstehe. Immer wieder kann ich feststellen, daß unter diesem Begriff alles Mögliche zusammengefaßt wird. Zunächst habe ich oft den Eindruck, daß es einfach »IN« ist, sich eine natürliche Geburt zu wünschen.

Insbesondere an den gemeinsamen Vorbereitungsabenden mit den werdenden Vätern ist es mir außerordentlich wichtig, den Begriff »natürliche Geburt« als gedankliches Bild in den Raum zu stellen. Denn sehr viele Männer wünschen sich für ihr Kind einen ganz natürlichen Geburtsablauf, möchten, daß ihr Kind nicht unter medikamentösem Einfluß geboren wird. Leider ist immer wieder von Männern zu hören: »Andere Frauen haben es doch auch geschafft, ihre Kinder zur Welt zu bringen, dann wird es meine schon ebenfalls zustande bringen.« Manchmal kommt es mir vor, als ob Männer nicht in der Lage sind, eine Geburt und den damit verbundenen Schmerz wirklich nachzuvollziehen. Dann aber, wenn es soweit ist und die Frau im Entbindungsbett liegt, stöhnend versucht, ihre Wehen zu beatmen, ihr Kind schreiend auf die Welt bringt, dann kann der Mann nicht damit umgehen, daß dies etwas ganz Natürliches ist. Hebammen, die in Krankenhäusern arbeiten, erzählen häufig, was ich aus meiner eigenen Klinikzeit noch zu gut in Erinnerung habe: daß es dann gerade die werdenden Väter sind, die ihre Frau besorgt fragen, ob sie nicht doch ein vom Arzt angebotenes Schmerzmittel annehmen möchte. Die Männer sind es, die die Hebamme mit flehenden Augen bitten, der Frau zu helfen, daß es schneller vorbei geht. Es war und ist für mich deshalb heute noch wichtig, den Mann nicht nur über den Geburtsmechanismus, sondern besonders über die Gefühls- und Empfindungsebene einer Frau während der Wehenzeit aufzuklären.

Für mich stellt die Geburt eines Menschen ein Naturereignis dar. Denn Naturereignisse sind seltene, äußerst beeindruckende Erlebnisse eines Menschen, so wie auch die Geburt eines Kindes Eltern überwältigt und fasziniert, ein Geschehen das sie oft nur einmal oder einige wenige Male erleben dürfen. Ein Naturereignis haftet in den Gedanken der Menschen genauso wie ein Geburtserlebnis, und die Betroffenen erzählen später, daß sie überwältigt waren von der Kraft und Gewalt unserer Natur. Ob es Schilderungen eines Sturmes, eines gewaltigen Gewitters, eines tosenden Meeres, einer Sturmflut oder gar des Entstehens einer neuen Insel mitten im Meer sind – alle diese Naturereignisse sind verbunden mit natürlichen Kräften und Mächten. Genau so erlebe ich immer wieder die Geburt eines Kindes. Es ist einfach unfaßbar, woher und woraus eine Frau die Kraft erhält, die Wehen entstehen läßt, welche den Muttermund öffnen und das Kind durch den Scheidenkanal hinausschieben. Als Frau spüren wir diese besitzergreifende Macht in uns, können uns nur darin treiben und mitreißen lassen, unseren Körper gewähren lassen. Sobald eine Frau die Notwendigkeit erkannt hat, sich gehen zu lassen, das Geschehen fließen zu lassen, *es loslassen*, dann wird Geburt für sie leistbar und positiv erlebbar. Natürlich gibt es auch sanfte ergreifende Naturereignisse wie das Hervortreten des jungen Ablegers einer Pflanze. Wie der Sproß sich durch die Erde schiebt, wie sich zunächst die Erde krümelt, sich ein Spalt immer weiter öffnet und dem Sprößling Platz schafft, auch das ist Geburt. Die Erde kann nicht sprechen, oder hören wir es einfach mit unseren Ohren nicht? Vielleicht schmerzt es doch, diesem Ableger Platz zu machen, Pflanzen sind während des Wachstums sehr krankheitsanfällig, denn es wird von ihnen dann viel Energie benötigt. Es gibt Frauen, die ihr Kind genauso lautstark gebären, wie ein Sturm seine neuen Wellen an Land schlägt, ich kenne aber auch Frauen, die ihre Kinder mit sehr viel lautloser Energie gebären, sie sind völlig nach innen gekehrt, und ihre Gesichtszüge zeigen deutlich die positive Kraft, die in ihnen arbeitet. Allen werdenden Vätern rate ich, sich die Gesichtszüge ihrer Frau genau einzuprägen. Frauen sind in den Wehen schön, sie sind weich und angestrengt, aber nie verzerrt oder gepeinigt. Wenn Sie diesen Eindruck haben, dann schauen Sie nochmal genau hin. Insbesondere in der Wehenpause ist es beeindruckend, das entspannte, erwartungsvolle Gesicht einer Frau zu sehen. Bestätigend waren die Worte von Katja, die bei der Niederkunft Ihrer Schwester zugegen war …

… sie munterte die Gebärende auf: »Du siehst so schön aus, so als wenn Du anstrengende gute Arbeit leisten mußt. Du wirst sehen, das bewältigst Du bestimmt.«

Es ist ganz besonders wichtig, daß alle geburtsbegleitenden Personen sich dieses Naturereignisses bewußt sind, nur dann können sie das Verhalten der Frau verstehen und mit den richtigen Worten begleiten. Naturereignisse können uns Menschen nämlich auch sehr viel Angst und Sorge bereiten, insbesondere dann, wenn wir davon überrascht werden. In Situationen, in denen wir gedankenverloren auf einer Luftmatratze, einem Surfbrett oder ähnlichem auf dem Meer treiben, vielleicht sogar eingeschlafen sind, wird uns ein plötzlich aufkommender Sturm mit hohen Wellen weitaus mehr beängstigen und verunsichern, als wenn wir schon beim Hinausschwimmen auf das Meer die Wolken am Himmel beachtet und beobachtet hätten. Weit ab vom Ufer im Meer zu treiben, bei stürmischer See, das sind »bildliche« Wehenerlebnisse. Damit möchte ich sagen, daß eine werdende Mutter ihre Wehen besser verarbeiten kann, wenn sie sich darauf vorbereitet, wenn sie versucht, sich auf die Kraft und den Wellengang (Wehen) der Geburt einzustellen. Ein werdender Vater wird seiner Partnerin die Geburtsarbeit eher zutrauen, wenn er weiß, daß sie sich auf dem stürmischen Meer zurecht findet, da er ihr in anderen Momenten auch das Vertrauen schenkte, stark und kräftig zu sein. Es ist völlig verständlich, daß wir Menschen in neuen Lebenssituationen Angst bekommen und um Hilfe rufen. Wenn uns dann besonnene Mitmenschen wieder ermutigen und uns deutlich mitteilen, daß dieser Lebensprozeß durchlebt werden kann und muß, können wir dann enorme Kräfte mobilisieren und das noch weit entfernte Ufer mit eigener Kraft erreichen. Als Partner dieser in Not geratenen Frau werden Sie sich manchmal als Wartender am Ufer und manchmal als mitschwimmende Person fühlen. Als Hebamme übernehme ich mal den Part der ermutigenden Person, mal den der mitschwimmenden Frau, die sich daran erinnert, selbst schon in Seenot gewesen zu sein um dann gemeinsam das rettende Ufer zu erreichen. Oft komme ich der im Meer treibenden Frau mit einem Boot und einer Schwimmweste entgegen. Manchmal rufe ich die Küstenwache und lasse sie mit einem Schnellboot holen und mit moderner Technik an Bord hieven. Oft müssen wir sie blitzschnell an das Ufer retten und medikamentös versorgen lassen, doch dort sind dann andere Geburtshelfer zuständig, denn ich habe beim Mitschwimmen ebenfalls viel Kraft benötigt.

Versuchen Sie sich mit solchen Bildern auf eine natürliche Geburt vorzubereiten, dann verstehen Sie vielleicht das Naturereignis Geburt ein kleines bißchen. Sehr wahrscheinlich akzeptieren Sie dann, daß wir auch die »Geburtsmedizin« benötigen und niemals ablehnen dürfen. Egal ob Sie eine Klinik- oder Hausgeburt anstreben, lassen Sie sich alle Rettungstüren offen und machen sich mit Rettungsringen vertraut.

Bestimmt kommt jetzt die Frage auf: »Ja, aber wenn Geburt doch etwas Natürliches ist, wieso müssen dann viele mit Medikamenten und Leitungsanästhesien gerettet werden?« Dann möchte ich noch einmal wiederholen: Geburt ist kein Routinegeschehen, sondern ein Naturereignis, und viele Menschen geraten in solchen Situationen in Angst und Panik, ja es kamen und kommen sogar Menschen dabei um ihr Leben. Bei der Bemerkung, daß Frauen doch immer schon, seit der Existenz der Menschheit Kinder gebären, oft sogar ohne Hilfe, muß ich antworten, daß schon ebenso lange immer wieder Frauen und Kinder bei der Geburt gestorben sind. In unserer momentanen Weltsituation wird dies aber verdrängt. Sehr viele alte Frauen berichten – wir können alle darüber nachlesen – daß sie viele Kinder geboren haben, aber auch manchmal Kinder unmittelbar während der Geburt gestorben sind. Zahlreiche Menschen sprechen von Stiefmüttern, denn ihre eigene Mutter war bei ihrer Geburt gestorben.

Es stimmt mich selbst immer wieder sehr nachdenklich, wenn ich von dem noch immer hohen Verbrauch an Schmerzmitteln und dem enormen Prozentsatz der angewendeten Periduralanästhesie (PDA) höre, der zum Teil über 50% beträgt. Denn so hoch ist und war sicherlich niemals die Problematik in der Geburtshilfe. Um die eben erwähnte notwendige Medizin zu rechtfertigen, sehe ich deren Einsatz als unerläßlich an bei nicht beendeten Hausgeburten, deren Quote bei ein bis zwei Prozent liegt. Dazu kommt dann noch eine große Anzahl von Eltern, deren Wunsch nach einer Hausgeburt von Hebammen nicht erfüllt werden konnte, da von vornherein eine Risikoschwangerschaft die Geburt zu Hause nicht ermöglichte. Ein weiterer Grund für die Rechtfertigung einer medizinisch-technisch orientierten Geburtshilfe sind sicher die vielen Schwangeren, die leider gar nicht erst in eine Hebammenpraxis kommen (dürfen?), da ihre Schwangerschaft von Beginn an unter ärztlicher Obhut bleibt und eine ständige Risikokontrolle erforderlich ist.

Auf Grund einer sorgfältig ausgewählten Frauengruppe sowie einer optimalen Vorbereitungszeit ist die Quote der sogenannten nicht beendeten Hausgeburten sehr gering. Schwangere können aber davon ausgehen, daß es auch in Krankenhäusern möglich wäre, weniger medizinisch geleitete Geburten, und mehr natürliche Geburtsmethoden zu praktizieren. Dies wird durch die Geburtshäuser seit Jahren bestätigt. In geburtshilflichen Abteilungen von Krankenhäusern, die ebenfalls so arbeiten, ist der Prozentsatz der Risikogeburten weitaus geringer.

Dies bedeutet, daß bei nur einem kleinen Anteil der Entbindungen Narkosen, Schmerzmittel, Dammschnitte und operative Eingriffe absolut gerechtfertigt sind. Es stimmt viele Hebammen und sicher auch werdende Eltern nachdenklich, wenn das eine Krankenhaus nur einen Bruchteil an Dammschnitten, Kaiserschnitten und Peridural-Anästhesien aufweist, gegenüber einem anderen Krankenhaus in der Nachbarstadt. Daß ein Zentral- oder Universitätsklinikum eine hohe Rate an Risikoüberwachung leitet, rechtfertigt trotz allem nicht die hohen Quoten der apperativen und medikamentösen Geburtshilfe.

Die häufigen medizinischen Eingriffe haben nicht immer etwas mit dem Risiko der Geburt zu tun. Für mich spiegeln sich hier viel mehr die Klinikroutine, der Klinikalltag, die Personalnot von Hebammen und Geburtshelfern, nicht zuletzt die zum Teil räumlich ungeeigneten, frauen- und familienfeindlichen Entbindungsabteilungen wider. Ein großer Teil ist wahrscheinlich der Ausbildungssituation von Hebammen und Assistenzärzten zuzuschreiben. In der Hebammenausbildung ist der Trend zu einer natürlich orientierten Geburtshilfe jetzt wieder sehr stark geworden. Unsere Berufsgruppe besinnt sich zurück auf die traditionelle Aufgabe und Selbstständigkeit einer Hebamme. Wir sind bemüht, den Schwangeren wieder einen natürlichen Geburtsablauf zu ermöglichen.

Früher, zu Beginn der Klinikgeburtshilfe, gab es an Universitäten sogenannte Hausschwangere, ledige schwangere Frauen, die sonst nirgends Unterschlupf fanden. An diesen Frauen wurde Geburtshilfe im wahrsten Sinne des Wortes geübt. Dies ist selbstverständlich nicht mehr möglich und es ist mein größter Wunsch, daß es nie wieder ein Zeitalter gibt, in dem an Frauen als lebenden Objekten Geburtshilfe geübt wird. Doch bei welchen Geburten sollen nun ein Dammschnitt, eine Dammnaht, der Einsatz von Saugglocke und einer Geburtszange und all diese geburtshilflichen Eingriffe erlernt werden? Aber dieses zynische schulische Argument rechtfertigt keine so horrend hohen Zahlen von Dammschnitten (ca.90%), oder PDA-(Periduralanästhesie) Raten von ca. 60-70%, die in vielen Krankenhäusern Durchschnitt sind. Noch immer bekommt jede zweite Frau in einigen Entbindungshäusern routinemäßig ein oder mehrere Schmerzmittel verabreicht, obwohl deren beträchtliche Nebenwirkungen für das Kind bekannt sind. Die Verwendung von morphinhaltigen Arzneien ist noch immer an der Tagesordnung in vielen Kreißsälen, obwohl deutlich darauf hingewiesen wird, daß es nicht nur zu Atemdepressionen beim Kind unmittelbar nach der Geburt kommt, sondern auch eine spätere Suchtabhängigkeit der Kinder darauf zurückgeführt werden kann.

Immer wieder stelle ich mir die Frage, weshalb so viele Eltern eine natürliche Geburt anstreben, die werdenden Mütter dann aber doch angeblich nach Schmerz- und Betäubungsmitteln flehen. Ich sehe hier neben oben genannten Gründen eine zusätzliche Ursache in unserer modernen Zivilisation. Fast alle jungen Frauen erreichen zum ersten Mal in ihrem Leben bei der Geburt eines Kindes ihre Leistungsgrenze, müssen diese in der

Übergangsphase der Geburt sogar überschreiten. Um noch einmal den Vergleich zu früher herzustellen, stelle ich fest, daß die meisten Menschen damals bereits in ihrer Kindheit und Jugend viel stärker vom Leben gefordert wurden. Sie mußten unter schwierigen Lebensbedingungen heranwachsen. Der Alltag war mit körperlicher Anstrengung und großen Entbehrungen verbunden. Die Frauen von damals wissen, daß ihre Eltern um ihr Leben gebangt haben, sie selbst haben oft noch die Erinnerung an schlimme Krankheiten, in denen sie Todesängste erleben mußten. Frauen, die in unserer jetzigen Zeit aufwachsen, haben meist eine unbeschwerte Kindheit hinter sich, wurden eher verwöhnt, können sich alles leisten, durften mit dem Bus zur Schule, später mit dem Auto zur Arbeit fahren und waren dank moderner Medizin nie ernsthaft krank. Kinderkrankheiten brauchten sie auch nicht zu fürchten, denn gegen diese wurden sie mit Doppel- und Dreifachimpfungen gefeit. Nun, in der Schwangerschaft, oft gar erst bei der Geburt des Kindes, wird ihnen bewußt, daß ihr Körper zum ersten Mal im Leben wirkliche körperlich anstrengende Arbeit leisten muß. Sicherlich ist ein ungenügender Umgang mit Schmerzbewußtsein schuld am »Versagen« einer natürlichen Geburt. Viele Menschen sind nicht willens, irgendeinen Schmerz auszuhalten, die Schmerzschwelle ist sehr gering geworden. Erstaunlicherweise erzählen viele Frauen, daß sie in der Schwangerschaft zum ersten Mal den Versuch unternommen haben, einen zahnärztlichen Eingriff ohne Betäubungsmittel zu versuchen, und ganz überrascht davon waren, daß auch hier eine gezielte Atmung geholfen hat. Deshalb darf es also nicht verwundern und nicht nur den Kliniken und ihrem Personal in die Schuhe geschoben werden, wenn der Verbrauch von Medikamenten nur langsam sinkt.

Es ist also ganz bestimmt eine Änderung der inneren Einstellung bei vielen Frauen notwendig, um den Gedanken an eine natürliche Geburt dann auch in die Wirklichkeit umzusetzen. Für die werdenden Väter ist es deshalb ebenfalls erforderlich, sich mit dem Thema zu befassen, um der Frau wirklich beistehen zu können. Denn nachplappern und der Meinung sein: »Selbstverständlich wird unser Kind durch eine natürliche Geburt geboren werden« und dann einige Minuten später sagen: »Nein Schatzilein, laß doch die anstrengende Arbeit, ich erledige das schon« oder: »Bitte geh nicht zu Fuß, ich fahre dich lieber mit dem Auto«, das ist unüberlegt. Muten Sie als Partner Ihrer Frau die normale Belastung zu, denn die Geburtsarbeit können Sie ihr auch nicht abnehmen. Schenken Sie ihr Vertrauen, damit sie selbst ihre Belastungsgrenze in der Schwangerschaft erkennen kann. Das Kind wird der Mutter deutlich signalisieren, wann diese Belastungsgrenze erreicht ist.

Ich möchte nochmals allen werdenden Vätern mitteilen, daß ihre Frauen weitaus leistungsfähiger sind, als sie glauben. Spätestens bei der Geburt wird Ihnen vielleicht bewußt, daß wir Frauen gar kein so schwaches Geschlecht sind, sondern lediglich sehr gefühlvoll und darin oft sehr schwankend sind, dies aber nicht mit einer vermeintlichen Schwäche gleichzusetzen ist.

Allen Frauen möchte ich Mut machen, sich auf das Gebären zu freuen, daß sie sich diese Arbeit zutrauen dürfen und unbekannte Kräfte entwickeln können, die sie sicherlich später in ihrem Leben als enorme Stärkung erleben werden. Nicht umsonst können wir von Mitmenschen hören: »Erstaunlich, seit sie ein Kind geboren hat, hat sie sich sehr verändert. Plötzlich setzt sie sich für alle möglichen Dinge ein und kämpft um Sachen, die sie früher überhaupt nicht registrierte oder sogar verurteilt hat.« So verändert eine Geburt das Selbstbewußtsein einer Frau, so wie Frau B. ...

... sie konnte nach der Geburt ihres Kindes plötzlich Arbeiten erledigen, die sie zuvor immer abgelehnt oder abgegeben hatte. Sie konnte sich an viele derartige Situationen erinnern, so an eine Bergtour, während der sie vor ihrer Schwangerschaft einfach nicht mehr weiter konnte. Jetzt, einige Jahre später, an derselben Stelle des Steilhanges, war ihr die Situation während der Geburt eingefallen, da wollte sie auch nicht mehr, doch die Hebamme machte ihr Mut, nicht schlapp zu machen, schließlich könne das Kind nicht im Bauch bleiben. Daraufhin mobilisierte sie wie damals während der Geburt ihre Kräfte, strengte sich an und schaffte es bis an den Gipfel.

Ähnliche Erlebnisse haben Mütter, wenn ihre Kinder krank sind. Susanne erzählte ...

... Du hattest Recht, Inge, ein krankes Kind zu pflegen ist nicht so einfach. Ich hatte soviel Angst um die Kleine, denn das hohe Fieber wollte und wollte nicht sinken. Da ist mir der Moment während der Geburt eingefallen, als plötzlich die Herztöne langsam wurden, immer weiter abgefallen sind, da hatte ich doch auch so Angst um mein Kind. In dieser Fiebernacht habe ich dann meiner Tochter zugeflüstert: »Komm, wir beide sind stark, du wirst mit dem Fieber fertig und ich brauche keine Angst um Dich zu haben, denn bei Deiner Geburt haben wir das ebenfalls gemeinsam geschafft.« So verbrachte ich die Nacht neben dem Bett meines Kindes, machte fiebersenkende Waschungen und endlich gegen Morgen ist das Fieber gesunken. Wie bei der Geburt, mit Sonnenaufgang wurde sie geboren, diesesmal wurde sie bei Sonnenaufgang gesund.

Es ist für mich schon erstaunlich, daß Menschen gerade in der jetzigen Zeit wieder den Wunsch nach einer natürlichen Geburt äußern, in einer Epoche, in der Technik, Forschung und Fortschritt unsere Welt zu zerstören drohen. In diesem Umdenken auf dem Gebiet der Geburtshilfe sehe ich eine Möglichkeit für die Menschheit, neu geboren zu werden. Ein neues Zeitalter, ein neues Denken, wird immer mit einer Geburt beginnen. In den Wünschen nach natürlichen Geburten und - immer häufiger - Geburten zu Hause, sehe ich den Wunsch der Menschen nach Geborgenheit und Ruhe. Vielleicht helfen die Kinder vielen Familien umzudenken und sich zu fragen, was uns die Zukunft bringen wird. In der Geburtshilfe ändert sich seit einigen Jahren sehr viel. Immer mehr Kliniken orientieren sich an den echten Bedürfnissen der Gebärenden. So trägt eine ständig ansteigende Zahl an Hebammen die Homöopathie in die Entbindungszimmer. Sicherlich ist dies einer der größten Erfolge in den letzten Jahren der medizinisch geleiteten Geburtshilfe: mit homöopathischen Arzneien lernen Hebammen, Frauen und Geburtshelfer, daß Geburt etwas Erlebbares, Leistbares und Natürliches ist.

SANFTE GEBURT, GEBURTSATMOSPHÄRE

In der Geburtsvorbereitung stelle ich immer wieder fest, daß im Zusammenhang mit natürlicher Geburt das Wort »Sanfte Geburt« gleichzeitig erwähnt wird, so als wären diese Begriffe austauschbar. Sie haben jedoch nichts gemeinsam, denn wir können der Geburt einen natürlichen Ablauf lassen und dabei versuchen, mit dem Kind sanft umzugehen.

Leboyer, der Begründer der »sanften Geburt«, wollte damit nicht aussagen, daß ein Geburtsablauf sanft ist, sondern daß alle Beteiligten bei einer Geburt dem Kind auf einem normalen und natürlichen Weg begegnen und dem Kind den Übergang vom Mutterleib in diese Welt so sanft wie möglich gestalten sollten. Damit meint er die Geburtsatmosphäre in der Umgebung der Gebärenden und des Neugeborenen. Dabei ist wichtig, den Raum so zu gestalten, daß er Gemütlichkeit und Geborgenheit ausstrahlt. Ideal wäre also ein Zimmer, in dem sich die Schwangere wohlfühlt. Sehr erfreulich ist, daß immer mehr Kliniken bemüht sind, ihre Entbindungsabteilung umzugestalten und eine angenehme Atmosphäre zu schafffen. Mit Stoff, ruhigen Farben, Pflanzen, Musik und Duft läßt sich ein trister, gekachelter Kreißsaal schnell in diesem Sinne verändern.

Im Vorfeld der Geburt müssen sich alle Anwesenden bemühen, sich auf die Geburtsstimmung einzustellen. Der Gebärenden soll vermittelt werden, daß sie von ihren Betreuerinnen wirklich begleitet wird, daß sie ihr das Gefühl entgegenbringen, sie in ihrer Wehen- und Geburtssituation im geistigen Sinne zu tragen. Der wehenden Frau sollte Geborgenheit und Nestgefühl vermittelt werden, wenn sie möchte, mit angenehmer musikalischer Untermalung. Dazu gehört das Fernhalten von unwichtigen Dingen und Geräuschen. Eine gebärende Frau braucht Schutz und muß abgeschirmt werden von äußeren Einflüssen wie Telefon, Türglocke, Straßenlärm. Es müssen Menschen abgewiesen werden, die nicht beim Geburtsablauf zugegen sein sollen, die diesen intimen Akt stören würden. Jede noch so belanglose Störung kann die Frau in diesem Moment irritieren. Die werdende Mutter soll sich zurückziehen und ganz und gar auf das Geschehen in ihrem Körper konzentrieren können. Gespräche über aktuelle Tagesnachrichten oder vergangene oder bevorstehende Urlaubsthemen sind absolut fehl am Platz.

Jede anwesende Person muß sich bewußt sein, daß hier in diesem Raum bald ein Mensch geboren wird: ein kleines Kind, das in einer liebenden Umarmung zweier Menschen entstanden ist und nun in diese Beziehung hineingeboren wird. Allen GeburtsbegleiterInnen sollte klar sein, daß sie Zeuge sein dürfen bei der Geburt eines Menschen. Dieser kleine Mensch sollte in einer ruhigen, angenehmen Atmosphäre geboren werden können. Also kein Neonlicht zur Begrüßung, sondern lieber Kerzenschein; nicht kalte Luft, sondern angenehme Wärme, um dem Neugeborenen den Schock des Temperaturunterschiedes weitestgehend zu ersparen. Die Raumtemperatur sollte bei der Geburt mindestens 25° betragen. Die Körpertemperatur beträgt ja bekanntlich 37° und einen Temperaturunterschied von 12° sollten sich alle in Erinnerung bringen. Dies bedeutet eine Schwankung von winterlichen 12° und einer sommerlichen Wärme von 24°. Kein Wunder also, daß die Kinder einen Schock bekommen und vor lauter Schreck zu atmen beginnen. Dieser Effekt ist für das Kind zwar lebensnotwendig, aber muß nicht noch verstärkt werden, sondern unbedingt gemildert werden. Wir, die werdenden Eltern, die Hebammen und Geburtshelfer, können dazu beitragen, indem wir das Neugeborene dabei in ein weiches warmes rötliches Tuch sinken lassen. Die Umgebung des Kindes war vierzig Wochen lang gleichmäßig temperiert und gedämpft erleuchtet von Licht, das durch die Muskulatur sowie die Plazenta rot gefärbt war, und durch die Eihäute leicht bläulich schimmerte. Das Kind ist es also gewohnt, warm, weich, blau-rötlich und feucht geborgen zu sein.

Diesen Übergang von drinnen nach draußen können wir einem Menschen bei seiner Geburt nicht ersparen. Es ist sicher ganz wichtig für das Neugeborene, deutlich zu spüren, daß eine Veränderung stattgefunden hat, damit seine Lebensfunktionen aktiv werden. Dazu aber tragen schon die Wehen, der enge Geburtskanal und der Druckunterschied bei.

Es ist ein wunderbares Erlebnis, das soeben geborene Kind in Geborgenheit zu empfangen und zu spüren, wie es sich von seinem Geburtsstreß sofort erholt, ruhig zu atmen beginnt und langsam die Augen öffnet. Wir alle sollten dem Kind die Zeit lassen, hier auf dieser Welt langsam anzukommen, behutsam in die Welt des Lichtes, der Härte und Kälte zu gleiten. Einen weichen Übergang schaffen, indem wir still und andächtig sind, ergriffen von diesem wunderbaren Augenblick, alle Lichter und Stimmen dämpfen bis auf ein Minimum. Die Geburt eines Menschen erleben, heißt für mich Ehrfurcht vor der Menschwerdung zu haben. Diese Minuten während und nach der Geburt eines Kindes lassen sich nicht mit Worten beschreiben, Sie müssen es erleben.

Nie werde ich eines meiner ersten »sanften« Geburtserlebnisse vergessen, bei dem mir bewußt wurde, was es bedeutet, geboren zu sein und in weiße sterile Tücher gehüllt zu werden. Meine Art und Weise, Eltern bei einer Hausgeburt zu betreuen, war noch sehr stark geprägt von meinen Klinikerlebnissen. Es war selbstverständlich für mich, daß das Kind in weiße, ausgekochte und vorgewärmte Baumwolltücher gewickelt werden muß. Ich war soeben dabei, die kleine frischgeborene Anna-Lena in mein weißes warmes Tuch zu wickeln, als ihr Vater flüsterte: »Inge, schau, wir haben doch eigens diese warmen, roten, flauschigen Frottee-Tücher vorbereitet, bitte nimm diese.« Es war ein prägender Moment für mich: das Mädchen hörte sofort auf zu schreien, entspannte sich, öffnete ihre Augen und blickte neugierig in die Augen ihrer Mutter. Ich war ergriffen und konnte es nicht glauben. Kurze Zeit später wechselte ich das rote noch einmal gegen ein weißes Tuch aus. Die Antwort des Neugeborenen kam prompt: sie schrie kurz, drückte ihre Augen zu, und war sofort wieder in Rot gewickelt.

Das verstehe ich unter einer sanften Geburt – Ruhe, Geborgenheit, Wärme und rötliche Umgebung – Das Kind den Eltern überlassen, irgendwann abnabeln, wenn die Nabelschnur auspulsiert hat (vorausgesetzt, daß es medizinisch vertretbar ist) – Der Mutter die Möglichkeit geben, ihr Kind selbst anzunehmen, ihr nicht überstürzt das Kind auf den Bauch zu legen, sondern abzuwarten, bis sie sich vielleicht sogar einige Minuten lang vom ersten Geburtsmoment erholt hat – Der Mutter und dem Vater Augenkontakt zum Kind ermöglichen und warten, bis sie selbst ihr Kind zu sich nehmen wollen. Es ist unbeschreiblich schön, als Hebamme das Kind in den Armen zu halten, es zu spüren wie es ins Leben kommt und die erlösten, strahlenden Augen der Mutter und die erstaunten, vom Geburtserlebnis gezeichneten Augen des Vaters zu sehen. Dann miterleben zu dürfen, wie langsam ein Finger, eine Hand, vier Arme der Eltern nach dem Kind greifen und es an sich nehmen.

Diesen Ablauf, meine ich, möchte Leboyer uns nahelegen und es damit dem Kind ermöglichen, sanft geboren zu werden.

OPERATIVE GEBURTEN

Es ist sicher allen LeserInnen bekannt, daß nicht alle Geburten natürlich, sanft und auf normalem Wege stattfinden. Ich möchte in diesem Buch aber nur über natürliche Geburtserfahrungen berichten. Über operative Geburten, wie Saugglockenentbindungen (Vakuumextraktion), Zangengeburten (Forceps) oder einen Kaiserschnitt (Sectio) gibt es andere spezielle Fachliteratur. Wenn eine dieser geburtshilflichen Techniken erforderlich ist, wird es unumgänglich sein, und die Geburtshelfer wissen, weshalb sie sich dazu entschließen. Haben Sie Vertrauen, daß Mutter und Kind nur das zugemutet wird, was notwendig ist, und daß alles Menschenmögliche getan wird, um beiden zu helfen. So wie eben an einem schönen Sommertag ganz unerwartet ein Gewitter aufzieht, so kann aus einer zu erwartenden Normalgeburt (Spontangeburt) plötzlich eine operative werden. Alle Menschen, insbesondere Eltern, müssen sich schnell auf neue Situationen einstellen können.

Sollte die Wahrscheinlichkeit groß sein, bzw. auf Grund vorhandener Risiken bereits in der Schwangerschaft bekannt sein, daß Sie einen Kaiserschnitt oder eine Saugglockengeburt erleben werden, dann besprechen Sie mit Ihrer Hebamme Ihr ganz persönliches Problem. Die Hebamme wird versuchen, Ihnen das Wichtigste zu erklären. Es ist immer notwendig, daß werdende Eltern über mögliche Sonderfälle informiert werden.

Verläuft die Schwangerschaft aber komplikationslos, sollten Sie sich erst mal mit einer normalen Spontangeburt beschäftigen, ehe Sie sich in Spezialgebiete einlesen.

ZWILLINGS- UND MEHRLINGSGEBURTEN

Alle werdenden Eltern, die Zwillinge oder Mehrlinge erwarten, werden beim Lesen dieses Buches sagen: typisch, immer wird nur von einem Kind gesprochen, wir bekommen doch gleich zwei bzw. drei. Ich werde deshalb versuchen auf einige besondere Situationen näher einzugehen.

Einige Zwillingseltern berichten, daß ihre Freunde und Mitmenschen mit der Nachricht des doppelten Glückes überfordert sind. Bei der Mitteilung einer bestehenden Schwangerschaft ernten sie zunächst Begeisterung, sobald sie aber von der Zwillingsschwangerschaft erzählen, geht die Mitfreude häufig in Bestürzung und Schreck über. Ihnen wird es anfangs auch nicht immer gut gegangen sein mit dem Gedanken an zwei Kinder. Sie werden sich manchmal zwischen Mut, Zuversicht und Zweifel oder Angst befinden vor der kommenden Zeit. Ebenso wird es eben Ihren Freunden ergehen, nur daß diese ihre Gefühle ungehemmter aussprechen und Sie sich als werdende Eltern von Anbeginn mit der Tatsache abzufinden versuchen und die positiven Seiten suchen werden. Stellen Sie sich also darauf ein, daß Sie ein »Oh Gott, was gleich zwei, ich würde verzweifeln« hören werden. Sie als Mutter oder Vater dieser Kinder aber haben sicher die Kraft und genügend Stärke Ihren Zwillingen gerecht zu werden. Sie werden ebenso seelische wie körperliche Tiefen durchleben wie Einlingseltern. Denken Sie bitte daran, die Kinder erleben bereits im Bauch, daß sie nicht allein sind. Die beiden sind es schon im Mutterleib gewöhnt, Platz,

Nahrung und Zuwendung zu teilen. Sehen Sie in Ihren Gedanken die beiden als einzelne Persönlichkeiten und erwarten Sie nicht, daß beide Kinder sich auf die gleiche Art und Weise bemerkbar machen müssen. Versuchen Sie immer zu erkennen, welches Kind gerade was tut, bzw. darauf zu achten, daß sie die unterschiedliche Lage und die verschiedenen Verhaltensweisen der Kinder unterscheiden lernen. So können Sie sich nach der Geburt vielleicht besser auf zwei verschiedene Persönchen einstellen. Es sind zwar Zwillinge, aber Geschwister; diese sind bekanntlich sehr unterschiedlich in ihrer Entwicklung und ihrem Verhalten. Manche behaupten Geschwister gehen gerne in die Opositionshaltung, mal sehen wie Ihre Zwillinge sich verhalten, vielleicht sind diese doch anders wie die anderen.

Die Schwangerschaft wird sich der einer Einlingsschwangeren zwar vom Verlauf her ähneln, aber die Beschwerden und Schmerzen sind sicher etwas anders gelagert. Sie werden runder, behäbiger und hilfsbedürftiger werden. Die Schwangerschaft kann bei vielen Mehrlingsmüttern mit mehr Risiken verbunden sein. Ihr Frauenarzt wird Sie sicherlich zu häufigeren Kontrolluntersuchungen einbestellen, um Besonderheiten frühzeitig zu erkennen. Achten Sie aber selbst darauf, daß nicht allein die Tatsache »Zwillingsschwangerschaft« Sie schon zum Risiko stempelt. Wenn es die Natur ermöglicht, daß eine Frau Zwillinge empfängt, dann macht sie es auch möglich, diese zu tragen und zu gebären. Sie sollten natürlich von Anfang an unnötige Belastungen meiden und sich so häufig wie möglich ausruhen, dann hat Ihr Körper auch die Kraft, die Kinder ausreichend zu versorgen. Sobald Ihnen der Beruf zu anstrengend wird, sollten Sie mit Ihrem Arzt darüber reden und ihn bitten, daß er Sie krank schreibt. Ruhe und Möglichkeit zum Selbsteinteilen der Tagesarbeit sind eine gute Vorbeugung für einen guten Schwangerschaftsverlauf.

Eine der häufigsten Beschwerden in der Frühschwangerschaft sind sicherlich Kreuzschmerzen (s.Seite 19). Kein Wunder, denn die bereits von Anfang an große Gebärmutter übt oft Druck auf das Kreuzbein aus. Dies wird etwas besser werden, wenn sie größer wird und der Bauch spürbar und sichtbar wächst. Bis zu diesem Zeitpunkt können Sie Ihr Kreuzbein durch Bauchlage entlasten. Im weiteren Verlauf der Schwangerschaft wird es sinnvoll sein, immer wieder die Knie-Ellenbogenlage einzunehmen. Überhaupt würde ich allen Mehrlingsschwangeren raten, sich ein spezielles Lagerungskissen für Schwangere zu besorgen. Ihre Hebamme kann Ihnen sicherlich nähere Informationen geben.

Es ist übrigens ratsam, so früh wie möglich mit einer Hebamme Kontakt aufzunehmen, damit Sie in unvorhergesehenen Überraschungssituationen schon eine Ansprechpartnerin haben. Für den Geburtsvorbereitungskurs sollten Sie sich ab etwa der 20.Schwangerschaftswoche anmelden, denn Zwillinge werden häufig früher geboren.

Zwillingsmütter klagen häufig über Blasen und Nierenprobleme (s. Seite 38), da die Kinder so viel Platz beanspruchen. Achten Sie deshalb wiederum auf Ihre Körper- und Schlafhaltung und vermeiden weitgehend die Rückenlage.

Oft treten auch frühzeitige Wehen auf. Doch sollten Sie diesen nicht mit einer übertriebenen Ängstlichkeit begegnen, denn eigentlich ist es doch kein Wunder, daß die Gebärmutter nicht so schnell mit dem Wachstum der Kinder zurecht kommt und mit vermehrter Kontraktionstätigkeit die Durchblutung steigern möchte (Lesen Sie dazu das Kapitel

Vorzeitige Wehen Seite 65). Ich bin der Meinung, daß Zwillings- und Mehrlingsmütter auf alle Fälle das Tokolytikum-Bauchmassageöl zu Hause haben sollten, und sich bei den ersten auftretenden verstärkten Kontraktionen damit regelmäßig den Bauch sanft einmassieren sollten. Ein abendliches lauwarmes Bad wird ebenfalls angenehm sein. Daß die Nächte gegen Ende der Schwangerschaft ebenso beschwerlich werden wie ein Spaziergang, dürfte aufgrund des Gewichts- und Bauchumfangs verständlich sein. Viele Schwangere klagen dann über Atemnot, schlechten Schlaf und starken Druck nach unten. Dann gibt es leider nur einen einzigen Trost: »Auch diese Schwangerschaft wird eines Tages zu Ende gehen.«

Schwangere Mehrlingsväter sind sicherlich immer wieder gefordert, ihre Frauen zu trösten, sie in der Hausarbeit zu unterstützen und sie aber auch immer wieder zu einem kleinen Spaziergang aufzufordern, obwohl es belastend und anstrengend wird gegen Ende der Schwangerschaft. Denken Sie aber daran, daß die Geburt von Ihrer Frau auch geleistet werden muß und kann. Ich bin mir sicher, daß nur den Frauen die Aufgabe einer Mehrlingsschwangerschaft von Natur aus zugetraut wird, die es auch leisten können.

Insbesondere Mehrlingsmütter müssen mit einem stationären Aufenthalt rechnen, da die frühzeitige Wehentätigkeit schulmedizinisch behandelt werden muß. Dies bedeutet aber nicht, daß diese Kinder immer frühzeitig geboren werden. Ich kenne einige Zwillingsmütter, die ihre Kinder ausgetragen haben und eine normale Spontangeburt erlebten, nur eben gleich zwei Geburten hintereinander. Egal wie, ob frühzeitig oder rechtzeitig: Geburtsbeginn, Wehenverarbeitung, Geburt und Stillzeit werden für Sie ebenfalls ein Thema sein. Die Rate der Kaiserschnittentbindungen ist verständlicherweise bei Zwillingen und Mehrlingen erhöht, jedoch ist er nicht immer erforderlich. Meine alten Kolleginnen können noch von sehr vielen gut und spontan verlaufenen Geburten berichten und schütteln den Kopf, daß heutzutage soviele Kaiserschnitte vorgenommen werden.

Daß Zwillinge ebenso gestillt werden können, wie Einlingskinder dürfte selbstverständlich sein. Zunächst wird es sicherlich dauern, bis Routine eintritt, aber es ist allemal einfacher und praktischer. Sie sollten in Ihren Vorbereitungen und Gedanken allerdings auch damit rechnen, daß die Kinder anfangs einen längeren Klinikaufenthalt benötigen, da sie eben oft früher oder leichtgewichtiger geboren werden.

Bei all der Vorfreude oder den Gedanken an die Geburt sollten Sie als Mehrlingseltern aber unbedingt die »Zeit danach« schon im Voraus organisieren, denn die ersten Wochen nach der Geburt sind weitaus spannender und fremder als das Geburtserlebnis. Sorgen Sie als Vater dafür, daß Ihre Frau nicht nur in der Schwangerschaft, sondern auch viele Wochen nach der Geburt Unterstützung erfährt durch Sie, eine Verwandte oder eine organisierte Haushaltshilfe. Überhaupt muß ich feststellen, daß niemand so gut organisieren und timen kann wie Mehrlingseltern. Aber es will gelernt sein.

Das Elternwerden von Zwillingen und Mehrlingen möchte ich nicht verharmlosen und nicht unnötig aufbauschen, es ist bestimmt doppelte Freude und doppelte Last. Erfahrungskreise von betroffenen Müttern und Vätern bringen Ihnen sicherlich am meisten wahrheitsgetreue Einblicke in den Schwangerschafts-, Geburts- und Wochenbettsverlauf. Diese Gruppen wurden in unserer Praxis von Anfang an sofort begrüßt und werden gerne von Schwangeren und betroffenen Eltern angenommen.

ZEICHEN DES GEBURTSBEGINNS

Eine der häufigsten Fragen in der Geburtsvorbereitung, bei Informationsabenden für die Partner und bei Hausgeburtseltern ist immer wieder:
– Woran erkennen wir, daß die Geburt beginnt?
– Wann rufen wir die Hebamme zur Geburt?
– Wann müssen wir in die Klinik fahren?

Selbstverständlich versuche ich so gut wie möglich, diese Fragen zu beantworten, weise aber immer wieder darauf hin, daß die werdende Mutter sich auf ihren Instinkt verlassen soll und ganz bestimmt im Ernstfall selbst am Besten abschätzen kann, wann sie Hilfe benötigt.

Das oberste Gebot für die ganze Schwangerschaft, insbesondere für den Geburtsbeginn, lautet:
Sobald eine schwangere Frau unruhig wird, besorgt ist und um Hilfe bittet, dann sollten Sie je nach Möglichkeit und Situation eine Hebamme rufen, einen Geburtshelfer hinzuziehen oder eine Klinik aufsuchen. Egal, ob nun die Wehentätigkeit in kurzen oder langen Abständen erfolgt, ob Blasensprung oder Blutung eintritt, ob tags oder nachts, ob vor oder nach dem errechneten Termin diese Unruhe auftaucht. Das Verhalten der werdenden Mutter signalisiert am deutlichsten, ob und wann sie Hilfe benötigt.

Für Erstgebärende ist es *das* unbekannte Erlebnis schlechthin. Sie sehen sich vielen neuen nie erlebten Situationen und Fragen ausgesetzt: Woran erkennen wir Wehen? Wieviel Zeit bleibt uns ab den ersten Wehen? Kommen wir rechtzeitig ins Krankenhaus? Was ist, wenn wir zu früh um Hilfe gerufen haben? Was sollen wir unternehmen, wenn ein Blasensprung eintritt? Was bedeuten Blutungen? Was ist, wenn uns das Kind mit seiner Geburt zu Hause überrascht? Können wir die Geburt des Kindes verschlafen? Wann rufe ich meinen Partner an, ab wann ist es sinnvoll, ihn dabei zu haben?

Diese Fragen sind übrigens auch für Mehrgebärende von Bedeutung. Für alle werdenden Eltern ist der Geburtsbeginn immer wieder eine ganz neue Situation. Erneut taucht die Sorge auf: Wie kündigt sich dieses Kind an? Wird die Geburt noch schneller gehen als beim letzten Mal, oder wird es länger dauern? Sollen wir dieses Mal länger zu Hause bleiben? Können wir abwarten, bis die Großeltern zum Kinderhüten eintreffen? Was ist mit den Kindern, wenn es mitten in der Nacht losgeht? Holen wir eine Betreuungsperson nach Hause oder ist es besser, die Kinder bei Bekannten übernachten zu lassen? Dieses Problem der Kinderbetreuung sollten sich alle werdenden Eltern frühzeitig überlegen, egal ob die Geburt und das Wochenbett in einer Klinik oder zu Hause stattfinden werden. Wenn ein Kind noch nie auswärts geschlafen hat, kann es problematisch werden, wenn es zum ersten Mal wegen dem erwarteten Geschwisterchen außer Haus gebracht werden muß. Mir scheint es besonders wichtig zu sein, daß das Kind die betreuende Person gut kennt, daß sie fähig ist, das Kind schnell abzulenken, damit es der wehenden Mutter nicht schwer fällt, ihr großes Kind abzugeben. Allen Eltern empfehle ich, sich auf alle Fälle mit verschiedenen Bekannten in Verbindung zu setzen. Ansonsten ist es sinnvoll, sich so zu verhalten, wie es vor einigen Jahren ein Vater getan hat, dessen Nachwuchs es sehr eilig hatte ...

... Der Vater erkannte bei seinem Nachhausekommen sofort, daß seine Frau bereits kräftige Wehen hat, daß es nicht sinnvoll war, auf die Großeltern zu warten. Ohne lange zu zögern hat er die wehende Frau samt seinem Sohn ins Auto gesetzt und fuhr im Eiltempo in das Krankenhaus. Beim Betreten der Entbindungsabteilung drückte er kurzerhand seinen Sohn einem entgegenkommenden Arzt in die Hand und sagte: »Bitte passen Sie auf ihn auf, sie sehen ja, meine Frau braucht mich jetzt.« Der verdutzte Arzt nickte, die Hebamme nahm die Schwangere an die Hand und führte die pressende Frau schnell in das Entbindungszimmer. Eine Viertelstunde später holte der frischgebackene Vater seinen Sohn wieder ab. Der Arzt meinte: »Das ist für mich eine ganz neue, lustige Variante von Geburtshilfe.«

WEHEN, WEHENSCHMERZ, WEHENBEGINN, WEHENDAUER, WEHENABSTAND

Wehen erkennen Sie daran, daß sich die Gebärmuttermuskulatur in rhythmischen Abständen verkrampft. Sie werden dies zunächst als einen harten Bauch verspüren. Der Uterus zeichnet sich dabei in den häufigsten Fällen deutlich kugelförmig ab. Anfangs werden Sie dieses Hartwerden unregelmäßig als periodenähnliches Ziehen im Kreuzbeinbereich oder in der Leistengegend empfinden. Damit möchte ich Ihnen deutlich machen, daß die Wehen nicht unbedingt im Bauchraum zu spüren sind. So wie Sie Ihre Periodenschmerzen im Kreuzbeinbereich empfinden, kann der Wehenschmerz ebenfalls vom Rücken ausstrahlen. Die Wehen können sich aber auch nur im Bauch bemerkbar machen, dabei von oben nach unten oder ausgehend von der Nabelgegend zur Seite ziehen. Es ist genauso gut möglich, daß die Wehenkraft nur in der Schambeingegend zu empfinden ist, oder aber von dort über die Leistenbeuge zum Rücken zieht. Seltener berichten Frauen, daß die Wehen bis in die Oberschenkel ausstrahlen. Dieser Wehenverlauf ist etwas schwieriger zu beatmen, doch es wird Ihnen sicher gelingen damit umzugehen. Mit unserem Atem können wir jeden Körperteil erreichen (vergleiche dazu Seite 30).

Irgendwann werden die Abstände dieser Wehen eine Regelmäßigkeit entwickeln, und das Ziehen wird übergehen in einen Schmerz. Dieser Muskelkrampf wird aber mit einer gezielten Bauchatmung bestimmt erträglich werden. Spätestens dann sind Sie froh, etwas über Wehenatmung gelernt zu haben. Sie werden feststellen, daß es gar nicht so schwierig ist mit der Atmung klarzukommen. Viele schwangere Frauen haben nämlich Sorge, bis zum Geburtstermin alles zu vergessen. Und es kommt in der Tat vor, daß sie anfangs vor lauter Aufregung eine gewisse Zeit brauchen, ihren Atemrhythmus zu finden; aber das ist nicht schlimm, schließlich dauern Geburtswehen einige Stunden, und es wird genügend Zeit bleiben, sich einzustimmen. Das ist wie bei einer Prüfung: erst ist bei vielen das Gefühl vorhanden, überhaupt nichts mehr zu wissen, doch plötzlich läuft alles wie geschmiert. Genauso ergeht es der Frau bei Wehenbeginn: erst geht gar nichts, dann kommen die Erinnerungen an die Übungsstunden, der Atem fängt ganz von alleine an richtig zu fließen, und Sie werden den Nutzen einer gezielten Bauchatmung schnell erkennen. Denn mit einer gleichmäßigen langsamen Atmung wird der Wehenschmerz erträglich und erlebbar. Durch diese gezielte Konzentration wird eine hypnoseähnliche Wirkung erzielt und das Schmerzempfinden tatsächlich geringer werden.

Sobald die Schwangere aus ihrem Bedürfnis heraus die Wehen mit einem lauten Aaaaaaaaaaaaaaaa.......... beatmen muß, können sich der werdende Vater und die wehende Frau sicher sein, daß die Geburtsphase des Kindes begonnen hat.

Dies ist erfahrungsgemäß der Fall bei einem Wehenabstand von etwa fünf Minuten, wobei immer vom Beginn einer Wehe an gerechnet wird. Die Wehendauer wird ungefär 40 bis 60 Sekunden betragen, bei einer Wehenpause von nur noch vier Minuten.

WANN LOSFAHREN? FEHLSTART

Sehr häufig wird den Schwangeren empfohlen, das Krankenhaus aufzusuchen, wenn die Wehen alle zehn Minuten kommen. Dazu kann ich als Hebamme nur sagen: Wenn Sie Lust haben, mehrmals loszufahren, können Sie dies gerne tun. Die Erfahrung zeigt nämlich, daß die Frauen dann meistens noch viel zu leichte Wehen haben und eine Enttäuschung erleben, wenn die diensthabende Hebamme sagt. »Ja, das kann noch lange dauern, mit diesen Wehen können Sie noch kein Kind gebären.« Die Folge von solchen Erlebnissen ist eine Verängstigung und Verspannung bei den Betroffenen, die sich bei einer stärker werdenden Wehentätigkeit dann vielleicht zu spät auf den Weg machen. Bitte scheuen Sie sich aber nicht, um Hilfe zu bitten, und fahren Sie bei Unklarheiten lieber zweimal zu früh los, anstatt einmal in letzter Sekunde. Es kommt sehr oft vor, daß Frauen, Erst- wie Mehrgebärende, mehrmals den Weg ins Krankenhaus antreten. Unangenehm ist nur, daß es in manchen Entbindungsabteilungen nicht als Selbstverständlichkeit angesehen wird, Sie anschließend wieder nach Hause zu lassen. Deshalb lohnt es sich immer, wie bereits auf Seite 108 erwähnt, sich vorher über die Gewohnheiten der ausgewählten Klinik zu informieren. Wie bei so vielen anderen Situationen wird die Reaktion des diensthabenden Personals von Ihnen abhängen. Wenn Väter den Eindruck vermitteln, über eine sichere Versorgung ihrer Frau glücklich zu sein, wird die Schwangere auf alle Fälle stationär aufgenommen. Sollten Sie aber schon selbst unsicher sein, ob diese Wehentätigkeit wohl ausreicht, um ein Kind gebären zu können, Sie vielleicht nur eine Sicherheitsauskunft benötigen, dann lassen Sie am besten den Koffer im Auto. Teilen Sie dann gleich bei der Begrüßung mit, daß Sie nur kommen, um sich untersuchen zu lassen und im Zweifelsfall auf alle Fälle noch einmal nach Hause möchten. Es liegt meines Erachtens hauptsächlich an Ihnen selbst, ob Sie bei einem unreifen Geburtsbefund oder zu geringer Wehentätigkeit noch einmal nach Hause fahren können. Sie sollten immer bedenken, daß Sie der Hebamme und dem Arzt im Krankenhaus in den meisten Fällen fremd sind. Das Personal kann nicht auf Anhieb wissen, welche Erwartungen Sie haben. Die einen Frauen beklagen sich, daß sie heimgehen mußten, die anderen beschweren sich über das Gegenteil. Gehen Sie als Gebärende nicht davon aus, daß alle Frauen in dieser unklaren Wehensituation dieselben Wünsche äußern. Geben Sie klar zu verstehen, was Sie für Vorstellungen haben, dann können sich alle Beteiligten darauf einstellen, und soweit es medizinisch vertretbar ist, wird es Ihnen sicher ermöglicht, gegebenenfalls noch einmal heimzufahren.

HEBAMMENHILFE

Um diese Probleme zu umgehen, rufen viele Schwangere bei mir an oder kommen einfach bei uns in der Hebammenpraxis vorbei, wissend, daß jeden Abend eine Hebamme dort anzutreffen ist. Interessanterweise werden wir Hebammen am Abend und an den Wochenenden aufgesucht. Tagsüber gehen viele Frauen erst einmal zu ihrem Arzt. Es kommt immer wieder vor, daß ich nachts um Rat gebeten werde. Dafür habe ich Verständnis, denn ich weiß, daß es für viele werdende Eltern sehr beruhigend ist, mit »ihrer« Hebamme sprechen zu können. Meistens bedarf es nur einer Bestätigung, daß sie sich richtig verhalten, oft kann ich auch noch einen brauchbaren Rat geben. Eine klare Aussage jedoch ist nur möglich, wenn ich einen Untersuchungsbefund bei der werdenden Mutter erheben kann. Aus diesem Grund läßt es sich dann nicht vermeiden, daß es nicht bei einer telefonischen Auskunft bleiben kann und ich die Schwangere in die Praxis einbestelle oder einen Hausbesuch machen muß.

FEHLALARME

Bei Hausgeburten kommt es genauso häufig zu sogenannten Fehlalarmen wie bei Frauen, die in der Klinik gebären möchten. Mit dem einen Unterschied, daß nicht die Eltern sondern ich, die Hebamme, unterwegs bin und dann unverrichteter Dinge wieder nach Hause tuckeln kann. So war es damals bei Monika, …

... Sie erwartete ihr viertes Kind. Wir hatten anfangs beide Bedenken, ob es gut sei, daß ich die Geburtsbetreuung übernehme, denn ich hatte bei starkem Verkehrsaufkommen bestimmt eine halbe Stunde Fahrzeit. Da es aber in ihrer Umgebung keine Kollegin gab, die Hausgeburten betreut, und sie bereits zweimal zu Hause geboren hatte, sagte ich doch zu. Die Eltern waren zuversichtlich, daß sie mich schon rechtzeitig anrufen würden. Eines nachts kam dann ihr Anruf. Ich war darüber sogar erleichtert, denn das bedeutete, daß ich sicher rechtzeitig ankam. Ich traf sogar viel zu früh ein, denn der Muttermund war überhaupt noch nicht geburtsbereit, und es schien sich eher um Senkwehen zu handeln. In Seelenruhe fuhr ich wieder heim und legte mich schlafen. Tags darauf wieder ein Anruf von Monika, die Wehen seien wieder da, aber jetzt im Kreuzbeinbereich zu spüren. Wieder fuhr ich los, diesesmal im Mittagsverkehr. Wieder mußte ich sie trösten und ihr klarmachen, daß es sicher noch einige Tage dauern werde, bis das Kind geboren werden würde. Vierzehn Tage(!) später ein erneuter Wehenruf von Monika, sie teilte mir mit, daß sie leicht blutigen Schleimabgang habe. Wir vereinbarten, daß sie sich wieder melden sollte, wenn sie Wehen habe. Das geschah dann abends und wieder fuhr ich los, wieder umsonst. Um Mitternacht endlich war es soweit, ihre Stimme am Telefon klang anders als bisher. Deutlich konnte ich erkennen, daß sie jetzt wirklich Geburtswehen hatte. Bei meiner Ankunft meinte sie als erstes: »Nie hätte ich gedacht, daß ich wirklich vergessen könnte, wie sich Wehen anfühlen. Ich glaube, dieses Mal kannst du wirklich bleiben.« Es war dann auch so, es dauerte jedoch für eine Viertgebärende immer noch relativ lange, bis gegen fünf Uhr morgens das Mädchen mit gemeinsamer Anstrengung von Frau, Vater, Arzt und mir endlich gesund geboren war.

Mit dieser Geschichte möchte ich allen werdenden Müttern Mut machen, sich trotz Fehlstarts zu melden, sobald sie Zuwendung benötigen. Außerdem möchte ich Erstgebärenden mitteilen, daß es nicht richtig ist, die Mehrgebärenden als allwissend und absolut sicher in ihrer Erfahrung zu betrachten. Jede Frau, egal ihr wievieltes Kind sie erwartet, braucht Hilfe und ist froh, daß sie andere Frauen zu Rate ziehen kann. Sehr häufig beklagen sich die Mehrfachmütter bei mir: »Ich kann die Worte schon gar nicht mehr hören: ›Ihnen brauche ich ja nichts zu erzählen, Sie wissen ja, wie das ist mit den Wehen und dem Gebären.‹ So ein Unsinn, als ob ich mir das Gebären zum Lebensinhalt gemacht hätte. Nur weil ich schon drei Kinder habe, soll ich mehr wissen als die Hebamme und der Arzt. Was sind schon drei Tage in meinem Leben, die Stunden der Wehen sind doch schnell vergessen.« Solche Bemerkungen der Mehrgebärenden stimmen mich oft nachdenklich und helfen mir, allen Schwangeren und ihren Fragen, Sorgen und Problemen immer wieder ein offenes Ohr zu schenken. Ich glaube, auch wir Hebammen haben wahrscheinlich zu große Erwartungen an die »erfahrenen« Mehrgebärenden.

STARTZEIT FÜR ERSTGEBÄRENDE

Verspürt die Frau ihre Wehen bereits in kurzen Abständen, also alle zwei bis drei Minuten über einen Zeitraum von zwei oder drei Stunden, dann ist es sicher an der Zeit, die Klinik aufzusuchen oder die Hebamme zur Geburt zu verständigen. Mit Wehen in Drei-Minuten-Abständen können Sie sich sicher sein, daß Sie nicht zu früh in der Klinik ankommen. Diese Wehen sind bestimmt schon sehr effektiv, und der Muttermund wird hoffentlich schon einige Zentimeter geöffnet sein. Bei längerer Fahrzeit in ein Krankenhaus sollten Sie allerdings bereits mit Wehen in Fünf-Minuten-Abständen losfahren. Diese Hinweise gelten vor allem für Erstgebärende.

Selbstverständlich kann es sein, daß Schwangere schon bei Wehen in zehnminütigem Abstand Hebammenhilfe benötigen. Es ist gut möglich, daß sie die Wehen schon als kräftig und effektiv empfinden. Dann ist eben dies der ideale Zeitpunkt, sich an den Geburtsort zu begeben. Wie ich bereits erwähnt habe, geht es nicht darum, die Wehenabstände zu notieren und dann anzurufen, wenn zehnmal Wehen im Abstand von drei Minuten vorhanden waren, sondern dann Meldung zu machen, wenn Sie dazu das Bedürfnis haben.

GEBURTSBEGINN BEI MEHRGEBÄRENDEN

Bei Mehrgebärenden sind es selten die Zeitabstände, die als Zeichen zu sehen sind, sondern die Effektivität der Wehentätigkeit. Häufig haben die Betroffenen schon stundenlang unregelmäßige oder leichte Wehen, erinnern sich aber genau, daß sie mit solchen Wehen noch nie ein Kind geboren haben. Plötzlich aber, bei den ersten starken Wehen setzt das

AAA.....–Erlebnis wieder ein: Sie erinnern sich genau, aha.., so, genau so, nur mit einem lauten stöhnenden A-Ausatmen war es möglich, den Wehen zu begegnen und nicht anders waren die Wehen bei den vorausgegangenen Geburten. Es geht einfach nicht ohne Wehenarbeit und diese ist nur mit einer gezielten Atmung leistbar. Selbstverständlich haben selbst Mehrgebärende die Hoffnung, daß ja vielleicht dieses Kind ganz schnell und ohne diese schmerzhaften Wehen geboren werden könnte. Dabei fällt mir Gabi ein ...

... Sie erwartete ihr sechstes Kind und erzählte mir lachend bei einem meiner Vorbesuche: »Stell Dir vor Inge, ich habe geträumt, ich bin aufgewacht, und das Kind war unter der Bettdecke gelegen. Ohne Wehen und ohne jede Anstrengung habe ich das Kind zur Welt gebracht«. Wir mußten beide herzhaft über diese Geschichte lachen, und ich bemerkte: »Na, da war wohl der Wunsch Vater des Gedankens, oder?« Als es dann soweit war und ich an einem verregneten Sonntagmorgen ins romantische, schöne Tal zum Försterhaus gerufen wurde (dies sind schöne Seiten der Hausgeburtshilfe, wir Hebammen haben sehr viel Naturerlebnisse, nicht nur natürliche Geburten, sondern einsame Täler und abgelegene idyllische Bauernhöfe, wir spüren alle Jahreszeiten mit Sonne, Regen, Schnee, Wind und Wetter), erinnerte sich Gabi mit ihren kräftigen Wehen an die Geburten ihrer ersten Kinder. Der Traum war wohl wirklich nur ein Wunsch geblieben. »Ich werde nie ein Kind unter der Bettdecke einfach so ohne etwas zu spüren und ganz allein gebären,« stöhnte sie. Es war so, wie bei den anderen Geburten auch, erst bei einer Muttermundsweite von sieben Zentimetern erkannte sie, daß es Geburtswehen waren, doch es blieb wie jedesmal ausreichend Zeit für alle Vorbereitungen.

BLASENSPRUNG, FRUCHTWASSER

Ein sehr häufiges Zeichen des Geburtsbeginns ist ein Blasensprung, also Abgang von Fruchtwasser. Leider kann ich auch zu diesem Thema keine feste Verhaltensregel nennen. Es tut mir selbst manchmal leid, daß ich als Hebamme häufig mit den Worten: eventuell, vielleicht, es könnte sein, möglich daß... usw... antworten muß. Doch so ist es eben in der Natur, es gibt keine klaren Regeln denen eine Frau folgen könnte. Da eine Geburt ein Naturereignis darstellt, keine Krankheit und kein alltägliches Geschehen ist, kann auch nicht zu erwarten sein, daß sie wie ein technisch überprüfbarer Mechanismus Punkt für Punkt ablaufen wird. Wann auch immer wir Menschen mit Naturereignissen konfrontiert werden, müssen wir uns auf Überraschungen und völlig neue Situationen einstellen, was ein hohes Maß an Flexibilität erfordert.

DAS UNVORHERSEHBARE EREIGNIS

Fruchtwasserabgang ist ein völlig unvorhersehbares Ereignis, es tritt ohne jede Vorankündigung ein. Manche Frauen meinen, einen kleinen Knack in ihrem Bauch gespürt zu haben, und schon läuft Flüssigkeit aus. Die Schwangere weiß also nie, wann und zu welchem Zeitpunkt sie damit rechnen muß, sie kann sich also nicht darauf vorbereiten. Ein Blasensprung tritt auf verschiedene Arten ein:

Es ist möglich, daß das Fruchtwasser bereits einige Wochen vor Geburtsbeginn abgeht, dann ist ohne jeden Zweifel die Fahrt in das nächstgelegene Krankenhaus anzutreten. Egal zu welcher Tages- oder Nachtzeit, egal ob mit oder ohne Wehentätigkeit.

Ein Blasensprung kann vor dem Beginn jeglicher Wehentätigkeit stattfinden und somit also das Startsignal für die anstehende Geburt des Kindes darstellen. Der Körper der Frau reagiert dann meistens innerhalb von einigen Stunden mit Wehenbeginn.

In solchen Situationen kommt immer wieder die besorgte Frage auf: »Wenn jetzt keine Wehen da sind und ständig Fruchtwasser abgeht, dann liegt doch das Kind im Trockenen, oder?« Doch ich kann alle werdenden Eltern beruhigen, daß der Natur auch hier kein Fehler unterlaufen ist. Das Fruchtwasser wird von den Eihäuten sowie den kindlichen Nieren produziert. Am Ende der Schwangerschaft wird innerhalb einer Stunde 30% des gesamten Wassers erneuert, sowie zweistündlich die gesamte Fruchtwassermenge zwischen Mutter und Kind ausgetauscht. Auch wenn Fruchtwasser abfließt, wird ständig neues nachgebildet. Das Kind liegt bestimmt nicht im Trockenen.

VORBEUGEN IST BESSER

Sehr ratsam ist es übrigens, wenn eine schwangere Frau in den Tagen vor dem voraussichtlichen Geburtstermin immer ein kleines Handtuch, Kinderwindeln, Vlieseinlagen oder einige Damenbinden bei sich trägt. Es kann sein, daß die Fruchtblase platzt, wenn Sie beim Einkaufen, in der Stadt oder zu einem Besuch bei Freundinnen unterwegs sind. Dies ist zwar peinlich, aber natürlich! Sehen Sie sich vor, und seien Sie auf Überraschungen gefaßt. So ist das halt mit Kindern, schon vor ihrer Geburt haben sie ständig unerwartete neue Situationen zu bieten. Einer Schulkameradin passierte folgendes ...

... der voraussichtliche Geburtstermin war bereits vor einigen Tagen gewesen. Ihr Mann wollte wie jedes Jahr auf das Ausstellungsgelände des Stadtfestes fahren. Sie hatte keine Lust, daheim zu bleiben und begleitete ihren Mann. Sie waren noch keine Stunde auf dem Ausstellungsgelände, als ihr warmes Fruchtwasser die Oberschenkel herunter floß. Sie war völlig überrascht und erfreut zugleich, denn endlich war die Geburt des Kindes greifbar nahe. Weil sie nichts dabei hatte, holte ihr Mann schnell Serviettenpapier von einem Bierstand, dann eilten sie aufgeregt zum nächsten Ausgang. Als sie mir dies erzählte, betonte sie nochmals, daß es schon ein komisches Gefühl sei, das warme, nasse Fruchtwasser zu spüren, das Gefühl des Auslaufens zu haben und machtlos diesem Geschehen gegenüber zu stehen. Die Tochter wurde noch am selben Tag geboren, nachdem unmittelbar mit dem Blasensprung die ersten Wehen einsetzten. Bei ihrer zweiten Schwangerschaft hatte sie wieder im selben Monat Entbindungstermin, und sie waren wieder auf dem Festplatz, doch dieses Mal mit einer Einlage im Schlüpfer. Und es ist kaum zu glauben, aber Alexandra hatte wieder in derselben Umgebung einen Blasensprung. Doch sie war nicht mehr ganz so überrascht. Die werdenden Eltern fanden es lustig und fuhren an diesem Tag direkt in das Krankenhaus, denn der Koffer war schon im Auto verstaut. Das war ein besonderes Fest, als das zweite Mädchen wieder zur Zeit der Allgäuer Festwoche geboren wurde.

GEBURTSBEGINN

BLASENSPRUNG IN DER ERÖFFNUNGSPHASE, IN DER AUSTREIBUNGSPHASE

Die Fruchtblase kann sich öffnen in den ersten Wehenstunden, also in der Eröffnungsphase, oder auch erst ganz am Ende, kurz vor oder während der Austreibungsphase des Kindes. In diesem Moment ist es richtig, vom Platzen der Fruchtblase zu sprechen. Wir Hebammen werden des öfteren von diesem »Platsch« überrascht und erhalten eine Dusche, da wir direkt vor dem »Tatort« sitzen und meistens dabei sind, den Damm zu massieren. Für die Frau ist zunächst ein Druckgefühl vorhanden, das plötzlich spontan nachläßt, als ob ein Luftballon platzt. Für die Gebärende ist es ein angenehmes Gefühl von Wärme und Nässe und ein schönes Zeichen, daß nun bestimmt das Köpfchen bald erscheinen wird. Dieses Platzen der Fruchtblase kurz vor der eigentlichen Geburt des Kindes wird von den Frauen als eine Art Höhepunkt und Glücksgefühl beschrieben. Leider erleben das in geburtshilflichen Abteilungen nur sehr wenig Frauen, da dort die Fruchtblase während des Geburtsverlaufes künstlich eröffnet wird. In der Hausgeburtshilfe tritt dieses Gefühl häufig auf, denn wir greifen nie so in das Geburtsgeschehen ein.

An diesem Platzen der Blase und der »Dusche« für die Hebamme bei einer Hockergeburt kann die Gebärende selbst erkennen, daß die Geburtsarbeit gleich beendet sein wird. So wie es Uschi erlebt hat, ...

... sie schwärmte noch einige Stunden danach: »Das Platzen der Fruchtblase war für mich ein Startschuß, es war wie das Eintauchen in die tiefen Gewässer der Geburt. Es wurde warm und naß, der erste Druck war weg, dann wurde er ganz stark. Ich spürte, wie das Köpfchen meine Vagina ausfüllte, es spannte, es brannte, Du ermahntest mich zur Vorsicht, es langsam kommen zu lassen, und dann war der Kopf mit einigem Schieben – Hecheln – Schieben auch schon geboren. Dieses Gefühl von Nässe, Wärme und Geburt werde ich hoffentlich nie vergessen.«

DAS ERKENNEN VON FRUCHTWASSER

Die werdenden Mütter können Fruchtwasser deutlich erkennen und von Urin unterscheiden. Es riecht anders, nämlich leicht süßlich. Eine Schwangere versuchte es zu beschreiben: »Es riecht halt ganz einfach nach Mensch.« Sollten Unklarheiten bestehen, rate ich, einfach mit einem Blatt Toilettenpapier in die Scheide zu tupfen, dann ist deutlich, daß dieses Wasser aus der Gebärmutter und nicht aus der Harnblase tröpfelt. Die Vermutung, daß es Urin ist, der einfach ausfließt, ist immerhin sehr berechtigt. Viele werdende Mütter haben am Ende der Schwangerschaft das Gefühl, etwas »undicht« - inkontinent - zu sein, denn oft tröpfelt Urin bei jedem Nießen, Husten oder Lachen, verursacht durch den starken Druck und die Lage des kindlichen Kopfes. Nach der Geburt ist dieses Tröpfeln also bestimmt wieder vorbei. Vergessen Sie aber nicht intensives Beckenbodentraining, damit diese Beschwerden nicht in einigen Jahren in Form einer Blasen- oder Scheidensenkung wieder auftreten.

FARBE DES FRUCHTWASSERS

Die Farbe des Fruchtwassers ist im Normalfall weißlich klar bis leicht gelblich getrübt. Um den Eltern anschaulich zu machen, wie Fruchtwasser aussieht, empfehle ich ein Glas mit Wasser zu füllen und das Eiklar eines Hühnereies dazuzugeben und beides zu verrühren. Die Mixtur sieht Fruchtwasser täuschend ähnlich. Manchmal ist eine grünliche Verfärbung festzustellen. Bei so einer Beobachtung ist es ratsam, so bald als möglich die Hebamme zu verständigen oder in die Klinik zu fahren.

MENGE DES FRUCHTWASSERS

Die Menge des Fruchtwassers beträgt am Ende der Schwangerschaft im Durchschnitt einen knappen Liter. Eine enorme Schwankungsbreite ist hier möglich, von ca. 300ml bis zu 1500ml liegt alles im Bereich der Norm. Selbst bei einem Blasensprung wird nur ein Teil der Flüssigkeit abgehen.

WENIG FRUCHTWASSERABGANG

Unter Umständen können Sie einen Blasensprung auch daran erkennen, daß ständig ein wenig Flüssigkeit aus der Scheide abgeht. Anfangs vielleicht etwa ein Eßlöffel voll, dann nur noch tröpfchenweise oder auch gar nichts mehr. Entweder ist dann im oberen Teil der Fruchtblase ein feiner Haarriß in den Eihäuten aufgetreten, oder unten vor dem Köpfchen des Kindes war nur ganz wenig Fruchtwasser und nach diesem Abfließen liegt der Kopf nun direkt am Muttermund auf und »dichtet« wieder gut ab.

REICHLICH FRUCHTWASSERABGANG

Eine andere Möglichkeit ist, daß die werdende Mutter plötzlich spürt, wie ihr reichlich warme Flüssigkeit aus der Vagina fließt. Sie wird dann versuchen zusammenzukneifen, so als ob sie beim Wasserlassen den Strahl unterbrechen möchte. Bei diesem Versuch aber wird sie schnell feststellen, daß es ihr nicht gelingt. Das Fruchtwasser fließt und fließt unaufhörlich – manchmal bis zur Geburt des Kindes. Dies ist natürlich nur möglich, wenn reichlich Fruchtwasser vorhanden ist. Oft hört der Schwall bald auf und es rinnt nur noch tropfenweise. Bei vielen Gebärenden wiederum fließt nur während oder am Ende einer Wehe Fruchtwasser ab.

Wenn bereits Wehen eingesetzt haben, beobachten die meisten, daß nach dem Abgang von so reichlich Flüssigkeit die Wehen einigemale in längeren Abständen auftreten und dann aber in kürzester Zeit an Intensität und Dauer zunehmen. Allen werdenden Eltern lege ich deshalb dringend ans Herz, bei bereits bestehender Wehentätigkeit und eintretendem Blasensprung bitte ohne zu zögern die Hebamme zu verständigen.

Wenn sie noch zu Hause sind und eine Klinikgeburt anstreben, sollten sie spätestens zu diesem Zeitpunkt aufbrechen. Oft erlebe ich, daß diejenigen, die dann noch immer daheim verweilen möchten mit der Bemerkung: »Ach bleib doch in der Ruhe, Mann, das geht jetzt schon die ganze Zeit so dahin, vielleicht hört es auch wieder auf, so wie gestern. Der Blasensprung bedeutet noch lange nicht, daß unser Kind jetzt gleich geboren werden will.« Die werdenden Väter sollten sich davon aber nicht abhalten lassen, ihre Frau zur Fahrt ins Krankenhaus zu überzeugen, oder eben die Hebamme zur Geburt verständigen.

Denken Sie daran, daß die Intensität der Atmung Ihrer Frau das beste Barometer für den Stand der Geburt ist. Aber bitte, bei aller Aufregung sollten Sie dann eines nicht tun, was einem Vater passierte: ...

... Ich war Junghebamme, hatte Nachtdienst, wartete an der Pforte auf die Eltern, die sich telefonisch angemeldet und mitgeteilt hatten, die Frau habe Wehen und es ginge bereits Fruchtwasser ab. Am Fahrstil des nahenden Autos erkannte ich schon: »Das sind die Wehenden, das ging ja schnell«. Das Auto hielt an, der Vater stieg aus, wollte die hintere Türe des Autos öffnen, stieß einen Schrei aus, blickte zu mir und rief beim Wiedereinsteigen: »Herrje, ich hab` meine Frau vergessen, die sitzt ja noch zu Hause! Bitte warten Sie, ich komme gleich wieder!« Welch ein Glück, daß die werdenden Eltern nur einige Straßen weiter weg wohnten, denn innerhalb von zehn Minuten waren alle lachend bzw. stöhnend eingetroffen. Das Baby wurde zwei Stunden später gesund geboren.

FUNKTIONEN DES FRUCHTWASSERS

Das Fruchtwasser übernimmt für das Kind sehr viele Funktionen. Durch das Vorhandensein dieser Flüssigkeit lernt es das Saugen und Trinken, die Nierentätigkeit des Ungeborenen wird dadurch bereits im Mutterleib aktiviert. Es stellt in gewissem Sinne auch einen Teil der Nahrung für das Kind dar. Denn die Flüssigkeit besteht neben 98% Wasser aus Eiweiß (500mg), Glucose (22mg) sowie Harnstoff, Natrium, Chlor und Milchsäure. Daher ist es sicher nicht verwunderlich, wenn Neugeborene, deren Fruchtblase bis zu den letzten Wehen intakt geblieben ist, mit einer gewissen Art von Sättigung geboren werden. Diese Kinder entwickeln oft in den ersten Lebensstunden weitaus weniger Durst und Hungergefühl. Dieses Verhalten zeigt sich in der Hausgeburtshilfe sehr deutlich:
Kinder, deren Fruchtblase nicht geöffnet war und deren Mageninhalt nicht abgesaugt wurde, sind in den ersten 48 Lebensstunden meistens ruhiger, benötigen meist überhaupt keine Teezugabe und nehmen weitaus weniger an Gewicht ab. Ausnahmen bestätigen wie immer die Regel.

Eine weitere wichtige Funktion des Fruchtwassers liegt darin, in der Schwangerschaft eine Art Stoßdämpfer zu sein, die die Mutter vor den kindlichen Bewegungen ebenso schützen, wie das Kind vor Einwirkungen von außen.

Das Wasser gibt dem Kind Bewegungs- und Entwicklungsfreiheit und bewahrt die Nabelschnur vor Unterbrechungen der Blutzirkulation.

Die Eihäute und das Fruchtwasser umgeben das Kind wie ein seidener, mit Wasser gefüllter Mantel. Das Kind ist dadurch bestens vor Infektionen geschützt.

HYGIENE, SAUBERKEIT, VORBEUGENDE MASSNAHMEN BEI EINEM BLASENSPRUNG

Sobald die Fruchtblase geöffnet ist, ist der direkte Weg zum Kind frei und damit leider auch für Krankheitserreger und andere Keime. Deshalb ist Hygiene und Sauberkeit oberstes Gebot nach einem Blasensprung. Für die werdende Mutter bedeutet das, daß sie sich peinlichst sauber halten soll und nicht mit unsauberen Stoffen und Gegenständen im Scheidenbereich in Berührung kommen sollte. Deshalb rate ich Frauen mit einem Blasensprung:

ABSPÜLUNG MIT ÄTHERISCHEN ÖLEN

Spülen Sie sich so oft Sie auf der Toilette sind, mit fünf Tropfen des ätherischen Öles *Lavendel-extra* und einer 1%igen *Totes-Meer-Salz-Lösung*. Lavendel hat eine stark desinfizierende Wirkung. Sollten Sie die Essenz des *Tea-tree* besitzen, dann können Sie davon noch drei Tropfen zugeben. Tragen Sie saubere ausgekochte Schlüpfer und wechseln Sie ständig Ihre Vorlagen.

VAGINALE UNTERSUCHUNG BEI EINEM BLASENSPRUNG

Nach eingetretenem Fruchtwasserabgang würde ich vor jeder anstehenden vaginalen Untersuchung genauestens nachfragen, ob diese auch wirklich notwendig ist. Als Hebamme versuche ich, so selten wie möglich und nur so häufig als unbedingt notwendig die Gebärende zu untersuchen. Durch die untersuchende Hand werden – auch bei noch so gründlicher Reinigung – nämlich weitaus mehr Keime zum Muttermundseingang transportiert als dies auf natürlichem Wege je der Fall wäre. Das stetig ausfließende Fruchtwasser verhindert nämlich mit seiner Fließrichtung ein Vorwärtskommen der Keime, jede Unterbrechung stopt diesen natürlichen Vorgang.

ANTIBIOTISCHE VORBEUGUNG

Sobald der Blasensprung einige Stunden zurückliegt, wird in vielen geburtshilflichen Abteilungen das Neugeborene aus Sorge vor einer stattgefundenen Infektion oft sofort nach seiner Geburt mit einem Antibiotikum behandelt. Die Zeitspanne variiert dabei von Klinik zu Klinik sehr stark, zwischen 8 Stunden und 48 Stunden.

NATÜRLICHE BETRACHTUNGSWEISE EINES BLASENSPRUNGS

Ich bin mir sehr sicher, daß die Natur schon weiß, weshalb sie diesem Ungeborenen und dieser Gebärmutter mit einem Fruchtwasserabgang deutlich machen mußte, daß das Kind und der Uterus sich anstrengen sollen, die Geburt zu beginnen. Es wird uns Menschen zwar immer schwer fallen, darin einen Sinn zu sehen, aber wir sollten diesen Vorgang vielleicht einfach respektieren und lieber vorsichtiger und überlegter sein mit unseren vaginalen Kontrollen und etwas mehr Vertrauen haben in den natürlichen Geburtsablauf. Sollte ein Blasensprung wirklich so eine Bedrohung darstellen, dann wäre er ein viel selteneres Zeichen für den Geburtsbeginn. Immer wieder wird deutlich, daß Frauen Kinder gebären, um unsere Art zu erhalten und nicht um sie schon zu Beginn des Lebens zu gefährden. Auch an anderer Stelle habe ich bereits darauf hingewiesen. Über Sinn und Unsinn einer prophylaktischen antibiotischen Behandlung sollten Sie als Eltern mit kompetenten Personen sprechen.

Ein frischgebackener »ambulanter« Vater bemerkte sehr empört bei meinem ersten Hausbesuch: ...

... »Ich verstehe das nicht, die Ärzte meinten, meine Frau dürfte nicht mal mehr ein Bad nehmen, geschweige denn aufstehen, weil die Infektionsgefahr zu groß wäre. Aber innerhalb weniger Stunden wurde sie von vielerlei Menschen mindestens zehnmal untersucht. Ich glaube, das genügt nicht mal. Egal, auf alle Fälle viel zu oft. Das widerspricht sich doch völlig. Als ob diese Hände und Handschuhe nicht die weitaus größere Infektionsgefahr darstellen würden. Unser Kind sollte sogar noch antibiotisch abgedeckt werden, und außerdem sei es grob fahrlässig, daß wir jetzt nach Hause gegangen sind, wegen der Infektionsgefahr.« Ob die entbundene Frau nun zu häufig untersucht wurde, wollte ich mit dem Vater nicht klären, denn ich war nicht betreuende Hebamme bei der Geburt. Sicherlich aber hätte das eine oder andere Mal doch darauf verzichtet werden können. Ich meinte nur, daß es besser gewesen wäre, dies vor Ort zu klären, worauf der Vater erwähnte: »Wissen Sie, da war ich zu blockiert und von der Situation der Geburt zu sehr gefesselt. Außerdem hätte es meiner Frau bestimmt nicht genützt, wenn ich während ihrer Wehen mit dem Personal über Sinn und Notwendigkeit ihrer beruflichen Maßnahmen diskutiert hätte.« Da mußte ich dem Vater natürlich völlig recht geben, denn das Geburtsbett ist der absolut unpassendste Ort für Diskussionen. Aber er wollte das Gespräch mit dem Personal später noch nachholen, leider habe ich nicht erfahren, was daraus geworden ist. Das Kind war übrigens im Wochenbett ganz unauffällig und entwickelte keinerlei Infektionen. Jedoch sollte allen Eltern und Geburtshelfern sowie Hebammen klar sein, daß im häuslichen Milieu eine Infektionsgefahr des Neugeborenen wirklich geringer ist als in einer Klinik. Dort ist eine Anhäufung von Keimen durch die große Menge von Menschen nicht zu vermeiden. Es wird sicher nicht immer leicht sein für die Eltern, die richtige Entscheidung zu treffen, ebenso ist für das Klinikpersonal die Angst und Sorge wegen einer kindlichen Infektionsgefahr gerechtfertigt.

KÖRPERHALTUNG BEI EINEM BLASENSPRUNG, GEFAHR DES NABELSCHNURVORFALLES

Eine der häufigsten Fragen in der Geburtsvorbereitung sowie später in der akuten Situation des Fruchtwasserabganges ist immer wieder: »Muß ich nun liegend transportiert werden oder darf ich aufstehen?« Ich weiß, daß diese Frage für werdende Eltern sehr wichtig ist, denn es werden, wie über so vieles andere, was Schwangerschaft und Geburt betrifft, verschiedene Auskünfte erteilt. Gerade zu diesem Thema gibt es zwei grundverschiedene Thesen in der Lehre der Geburtshilfe. Die Einen sind sich sicher in ihrer Auskunft: »Immer nur liegend transportieren, die Frau darf bis zur Geburt nicht mehr aufstehen, da die Gefahr eines Nabelschnurvorfalles viel zu groß ist.« Die Anderen sind von ihrer Aussage ebenso überzeugt: »Selbstverständlich darf, soll die Frau sogar aufstehen, um die Schwerkraft zu nützen, damit das Köpfchen den Muttermund wieder abdichtet.« Aber welches Verhalten ist nun das richtige? Bei genauer Betrachtung ist gut zu verstehen, daß die werdende Mutter sehr wohl aufstehen darf. Die Natur hat es ermöglicht, daß eine Frau im Stehen einen Blasensprung hat und daß dieser ohne jede Vorankündigung eintreten kann. Es ist von der Natur vorgesehen, daß sie ein Kleinkind versorgen muß und gleichzeitig wieder mit dem nächsten Kind schwanger ist. Dies sind zwar »andere Umstände«, jedoch lebensnaher Alltag einer Mutter. Das kleine Kind muß gewickelt werden, das ältere kommt weinend vom Spielplatz, just in diesem Moment hat sie einen Blasensprung. Soll sich die Mutter nun wie es im Lehrbuch steht, unverzüglich hinlegen, das Kleinkind schreien lassen, das andere an der Haustüre warten lassen und hoffen, daß ein guter Engel kommt und Oma oder Ehemann zu Hilfe holt? Daß dies alles nicht realistisch ist, dürfte verständlich sein, denn dann würde eine schwangere Frau, die weitab eines Dorfes und anderer Nachbarschaft wohnt, nicht mal mehr an das Telefon gehen können, würde sie einer der vielen Empfehlungen Folge leisten, die lauten: »Im Falle eines Blasensprungs legen Sie sich unverzüglich hin, bzw. verlassen Sie Ihr Bett nicht mehr. Sie müssen so schnell wie möglich liegend transportiert werden.« Daß diese Aussagen einfach haltlos sind, dürften hoffentlich alle werdenden Eltern selbst erkennen. Solche Ratschläge wurden erstmals ausgesprochen, als von der Geburts-»Medizin« die Rede war, von Männern, die selbst nie schwanger waren, die selbst nie erleben mußten, wie unsinnig und weltfremd ihre Empfehlungen sind.

Deshalb gilt für mich trotz aller Warnungen vor einem möglichen Nabelschnurvorfall: eine schwangere Frau darf auch im Falle eines Blasensprunges eine senkrechte Körperhaltung einnehmen. Sie soll in so einem Fall wieder ihrem Instinkt folgen. Sobald sie das Bedürfnis verspürt zu liegen, bzw. zu stehen, weiß ihr Körper, weshalb er dieses Signal sendet und sie wird gut daran tun, diesem Folge zu leisten. Das setzt natürlich voraus, daß sie ihren Körper gut kennt und seine Bedürfnisse und Signale richtig deuten kann.

NABELSCHNURVORFALL

Um ein tatsächliches Vorfallen der Nabelschnur zu erkennen, das übrigens äußerst selten eintritt, kann und wird jede Frau beim Abgang von Fruchtwasser instinktiv an ihre Scheide oder sogar kurz in den Scheideneingang fassen, um zu spüren, was da soeben passiert ist. Dann wird sie ja etwas bemerken, daß darauf hinweist. Sollte diese superseltene Komplikation eintreten (die erstaunlicherweise meistens nur in den Kreißsälen bei der liegend Gebärenden beobachtet wird) dann soll die werdende Mutter nach Möglichkeit sich sofort mit nach oben gerichtetem Becken auf den Boden hinknien bis Hilfe eintrifft. Allerdings ist dann das Risiko für das Kind sehr, sehr groß. Nur wenige Babies können diese Situation überleben, denn wenn die Nabelschnur abgeklemmt wird, so kommt jede Hilfe für das Kind zu spät. Ich meine, daß es aber generell keine Garantie vor diesem oder einem ähnlichen Schicksal gibt, denn alle Menschen wissen, daß die Wahrscheinlichkeit und Möglichkeit an irgendetwas zu erkranken oder zu sterben, täglich gegeben ist. Trotz dieses Wissens freuen wir uns alle auf den nächsten Tag. Daß es Ausnahmesituationen im Leben eines Menschen gibt, ist auch allen bekannt, nur beschäftigen wir uns eben lieber mit dem Leben als mit dem Tod. Es wäre aber sicher gut, wenn unsere Gesellschaft wieder lernen würde, über Leid, Krankheit und Tod zu sprechen. Ich habe in verschiedenen Kapiteln immer wieder darauf hingewiesen, daß Geburt und Gebären, Sterben und Tod Grenzbereiche sind, die sich berühren und daß sich deshalb bestimmt jede werdende Mutter immer wieder damit konfrontiert sehen wird. Meine Bitte richtet sich daher auch an alle werdenden Väter: »Gehen Sie auf die Ängste und Sorgen Ihrer Frau ein, suchen Sie das Gespräch und kommen Sie gemeinsam in die Hebammensprechstunde, damit wir Klarheit schaffen können und die Vorfreude auf das Kind wieder überwiegen kann«.

WEHENFÖRDERNDE MASSNAHMEN

Sollte ein sogenannter vorzeitiger Blasensprung eintreten, und noch keine Wehentätigkeit zu erkennen sein, taucht natürlich schnell die Frage auf: »Was können wir tun, um die Wehentätigkeit in Gang zu bringen?«

❧ *ÄTHERISCHE ÖLE, GEWÜRZE UND KRÄUTER, HOMÖOPATHISCHE ARZNEIEN*

In diesem Fall kann ich zu den gleichen Maßnahmen raten wie im Kapitel »Geburtseinleitung«, alternative Einleitungsmethoden auf Seite 142 bereits beschrieben. Außer mit den natürlichen Prostaglandinen können Sie also versuchen, die Wehen zu unterstützen mit: ätherischen Ölen, Gewürzen, homöopathischen Arzneien. Bitte ziehen Sie aber unbedingt eine Hebamme zu Rate, damit nicht irgendwelche unsinnigen Maßnahmen ergriffen werden oder ungenutzte Zeit vergeht, in der Mutter und Kind ohne Kontrolle sind. Schon im Altertum haben Gebärende »weise Frauen« zu Rate gezogen.

SCHLEIMABGANG, SCHLEIMPFROPF, BLUTUNG

Ein häufig auftretendes Zeichen für den Beginn der Geburt ist Schleimabgang, der von vielen Frauen einige Tage vor Wehenbeginn beobachtet wird. Ähnlich wie im Monatszyklus verändert er sich kurz vor der Geburt von milchig und klebrig weiß hin zu einem klaren durchsichtigen spinnbaren Schleim. Voraussetzung für diese natürliche Veränderung ist ein gesundes Scheidenmilieu.

SCHLEIMPFROPF

Manchmal erzählen Schwangere, daß plötzlich eine Handvoll klarer, kleisterartiger Schleim abgegangen sei. Dieser kann aussehen wie ein richtiger Pfropfen, daher der Name, der in vielen Büchern zu lesen ist. Wie ich schon mehrfach erwähnte, sind Frauen keine Maschinen, und Zeichen des Geburtsbeginns sind ebenso verschieden wie Menschen.

Einige Stunden nach (vielleicht auch schon vor) dem Sichtbarwerden dieses Schleimpfropfens spüren die werdenden Mütter ein periodenartiges Ziehen im Kreuzbein oder im

Unterbauch. Vom Zeitpunkt des Schleimabganges bis zum Einsetzen der Geburtswehen können allerdings noch einige Tage vergehen. Früher war dies für die Frauen das Zeichen, daß sie die Wäsche und ihr Zimmer vorbereiten mußten und ihre Betreuerinnen zur Geburt und für das Wochenbett verständigen konnten, denn im telefonlosen Zeitalter dauerte es oft einige Tage, bis alle verständigt waren.

BLUTIGER SCHLEIMABGANG

Viele Schwangere beobachten einen dunkelroten, blutigen Schleimabgang. Solches kann vorkommen bei bereits etwas geöffnetem Muttermund ein bis zwei Tage vor Wehenbeginn oder auch manchmal erst im Verlauf der Eröffnungsphase. Diese Schleimfärbung deutet darauf hin, daß es sich um »altes« Blut handelt und somit kein Grund zur Beunruhigung besteht. Im Gegenteil, es ist ein sehr erfreuliches Zeichen, bedeutet es doch, daß der Muttermund sich weiter öffnet, bzw. die Eihäute sich vom Muttermundsrand ablösen. Der Schleim kann spärlich oder sehr reichlich sein. Dieses Zeichen kann als das zweite natürliche Auf-sich-aufmerksam-Machen des Kindes gedeutet werden. Im Altertum hatten die Frauen nämlich keinen Kalender, und niemand konnte der werdenden Mutter durch Hormonkontrollen oder vaginale Untersuchung mitteilen, daß in ein bis zwei Tagen oder bereits in den kommenden Stunden mit dem Geburtsbeginn zu rechnen sei. Damals waren sie noch auf solche Zeichen angewiesen. Heute ist es leider so, daß viele werdende Mütter über diese ersten Zeichen nicht Bescheid wissen und erschrocken reagieren, oder noch häufiger gar nichts davon zu sehen bekommen. Durch die häufig stattfindenden vaginalen Untersuchungen ab dem errechneten Termin bleibt der Schleim vielleicht am Handschuh des Untersuchenden hängen. Ich würde Ihnen deshalb raten, immer zu fragen, ob solche Zeichen vorhanden sind.

LEICHTE HELLROTE BLUTUNG

In Verbindung mit regelmäßiger, meist noch leichter Wehentätigkeit tritt irgendwann eine minimale Blutung ein. Es wird also ein wenig frisches hellrotes Blut im Schlüpfer oder der Binde zu sehen sein. Auch dies abermals ein Grund gegen Ende der Schwangerschaft immer ein paar Binden oder Windeln in der Tasche dabei zu haben, denn Sie können nie sicher sein, wann eine Blutung oder ein Blasensprung eintritt. Bei Frauen, die während ihrer Periode zu starken Blutungen neigen, kann es vorkommen, daß von Geburtsbeginn an, meist die ganze Wehenzeit hindurch eine ständige leichte Blutung vorhanden ist. Dies ist in keinem Lehrbuch nachzulesen, diese Erfahrungen habe ich im Laufe meiner Berufsjahre gesammelt. Diese hellrote Blutung ist ein Zeichen dafür, daß der Muttermund sich öffnet, allerdings sollte es nie zu einer periodenstarken Blutung kommen, nur ein sogenanntes »Zeichnen« ist im Bereich des Normalen. Es ist sicher ratsam und allen schwangeren Frauen ein Bedürfnis, bei eintretenden Blutungen eine Hebamme oder einen Arzt zu Rate zu ziehen. Ich möchte aber noch einmal darauf hinweisen, daß hellrotes Blut in Form eines Streifens in der Binde kein Grund ist, in Sorge oder Panik zu geraten.

GEBURTSBEGINN

Doch wie meistens im Leben, wenn Menschen »rot« sehen, sind wir sehr wachsam, was weiter geschieht. Und genau dieses ist richtig. Seien Sie aufmerksam, und achten Sie auf andere Zeichen, die auf einen Geburtsbeginn schließen lassen. Wie:
leichte hellrote Blutspur,
ziehende Schmerzen, die rhythmisch sind,
ein regelmäßiges Hartwerden der Gebärmutter,
Ständiger Drang, Stuhlgang zu entleeren, Übelkeit und Brechreiz.
Fast immer dauert es nur einige Stunden, bis sich richtige Geburtswehen einstellen.

HELLROTES BLUT UND REGELMÄSSIGE WEHEN

Sollten Sie schon regelmäßige mittelkräftige Wehen in etwa Fünf-Minuten-Abständen beatmen müssen und stellen fest, daß hellrotes Blut abgeht, dann ist dies der geeignete Zeitpunkt, die Hebamme zu rufen oder in ein Krankenhaus zu fahren. Die Erfahrung zeigt, daß eine leichte Blutung einsetzt bei einer Muttermundsweite von etwa fünf Zentimetern und bei acht Zentimetern. Bedenken Sie also, daß es wirklich ratsam ist, um Hilfe zu fragen bei einer frisch roten Blutung, auch wenn Sie die Wehentätigkeit noch als gut erträglich empfinden.

STARKE HELLROTE BLUTUNG

Bei Auftreten einer **starken hellroten Blutung**, also peridenstark oder stärker, wenn vielleicht sogar Blutklumpen mit herausfließen, gibt es nur eine Möglichkeit:
sofort ein Krankenhaus aufzusuchen –
egal, wann der errechnete Geburtstermin ist, –
ob Sie Wehen verspüren oder nicht.
Lassen Sie sich dann von keiner ungelegenen Tageszeit oder irgendwelchen anderen Unpäßlichkeiten abhalten. Sollte Ihr Partner länger als eine Viertelstunde benötigen, bis er Sie abholen kann, dann rufen Sie lieber eine Nachbarin, ein Taxi oder die Rettungsleitstelle an. Es muß nicht sein, daß der werdende Vater bei Rot über eine Ampel rast, aber Sie sollten nicht unbedingt warten, bis im Fernsehen der spannende Krimi zu Ende ist. Sinnvoll ist es, dann noch kurz vorher in der Klinik anzurufen und mitzuteilen, daß Sie mit Blutungen auf dem Weg in die Entbindungsabteilung sind.

Eine starke Blutung, also stärker als eine Menstruationsblutung, frisch und hellrot, schwallgußweise oder in Klumpen, ist fast immer das Zeichen dafür, daß die Plazenta sich frühzeitig ablöst. Deshalb müssen Sie also wirklich dringend in ärztliche Hände, denn mit größter Wahrscheinlichkeit wird dann das Kind durch einen Kaiserschnitt zur Welt geholt werden müssen. Beim Lesen dieser Zeilen müssen Sie nun nicht vor lauter Angst und Panik Ihrem Mann mitteilen, daß er immer erreichbar sein muß, oder von der Oma verlangen, daß sie sich deshalb schon Wochen vorher parat halten muß. Eine solche drohende Plazentalösung ist ebenso selten wie die Wahrscheinlichkeit, sich beim Aufstehen ein Bein zu brechen. Bleiben Sie also gelassen. Das Leben hat viele akute Situationen zu bieten, aber nur wenige derart ernsten und bedrohlichen Momente erleben wir wirklich. Das Wichtigste für die letzten Wochen und Tage vor dem Geburtsbeginn ist: Ruhe, Gelassenheit, Zuversicht und Vertrauen zum Kind zu haben. Wir wissen, daß es im Frühling oft heftige Gewitter gibt, doch trotzdem freuen wir uns nach einem langen Winter auf die Zeit des Wachstums und der Blüte. So soll es nach einer langen Schwangerschaft auch sein. Trotz bekannter Risiken kann sich eine Frau auf das Gebären freuen, denn 96 von 100 Kindern wissen, daß sie in Schädellage zur Welt kommen sollen. Damit will ich sagen, daß diese 96% mit einem ganz normalen Schwangerschafts- und Geburtsverlauf rechnen könnten. Jedoch kann aus einer optimalen Ausgangssituation trotzdem eine operative Geburt erforderlich werden, in ca. 13% ein Kaiserschnitt und bei ca. 20% eine Saugglocken- oder Zangengeburt.

ÜBELKEIT, BRECHREIZ, DURCHFALL

ÜBELKEIT, ERBRECHEN

Manche Kinder verabschieden sich vom Mutterleib mit derselben Geste wie beim Ankommen in der Gebärmutter: mit Übelkeit und Erbrechen! Tatsächlich erzählen Frauen immer wieder: «Das darf doch nicht wahr sein, jetzt habe ich wieder so ein flaues Gefühl in der Magengrube, gerade heute, wo ich schon ständig so ein Ziehen im Unterbauch spüre. Die Geburt wird doch nicht losgehen, wenn mir so übel ist.« Es muß nicht so sein, aber es ist wirklich oft der Fall, daß werdende Mütter während ihrer Wehen wieder Übelkeit und Brechreiz empfinden. Meistens ist dies aber nur für kurze Zeit so.

Bei einigen Schwangeren kann ein Erbrechen fast so etwas wie ein Startschuß für den Wehenbeginn sein. Sie müssen sich einmal übergeben und aus dem periodenähnlichen Ziehen wird eine regelmäßige Wehentätigkeit.

Viel häufiger kommt es vor, daß die Gebärenden schon längere Zeit regelmäßige kräftige Wehen haben und sich dann ein bis mehrere Male zwischen den Wehen erbrechen müssen. Dies ist äußerst unangenehm, aber nicht zu ändern. Wir Hebammen freuen uns darüber, nicht aus Schadenfreude, sondern aus dem Wissen heraus, daß sich in diesen Momenten der Muttermund weiter öffnet. Seien Sie also selbst, trotz belastender Spuckerei, erfreut, denn wenn sich alle Kanäle öffnen, ist das Kind nicht mehr weit, dann wird sich auch der Geburtskanal öffnen. Ich erinnere mich dabei sehr gut an eine Geburtssituation vor einigen Jahren ...

... Frau M. hatte kräftige Wehen, der Muttermund war vor einer knappen Stunde bei der vaginalen Untersuchung sechs Zentimeter eröffnet gewesen. Plötzlich empfand die Gebärende einen argen Brechreiz und mußte ihr ganzes Mittagessen erbrechen. Gleichzeitig schien es mir, daß sie einen Druck auf den Darm verspürte, was an ihrem Verhalten erkennbar war. Ich gab dem Vater eine Spuckschüssel in die Hand und bat nur: «Helfen Sie bitte Ihrer Frau, ich muß mir schnell noch meine Sachen herholen.« Zur Gebärenden meinte ich tröstend: »Das ist gut, lassen Sie nur alles raus, jetzt kommt Ihr Baby sicher bald.« »Sagen Sie mal, was sind Sie für eine Hebamme!« schnauzte mich der werdende Vater an, »Meine Frau weiß nicht mehr, was sie zuerst tun soll, sich aufrichten und spucken, oder sich auf die beginnende Wehe zu konzentrieren. Meiner Frau treibt es die Tränen in die Augen, sie hat schreckliche Wehenschmerzen und Sie bemerken mit einem strahlenden Gesicht: ›Das ist gut!‹ Helfen Sie ihr lieber!« Ich mußte trotz dieser heftigen Reaktion des Vaters lächeln und besänftigte ihn: »Tut mir wirklich leid, daß Ihre Frau erbrechen muß, aber Sie werden sehen, das Baby ist wirklich gleich da, Ihre Frau hat schon bald Preßwehen, sie ist eine von der ›Schnellen Truppe‹ beim Gebären. Lassen Sie uns nachher darüber reden. Jetzt kümmern wir uns besser um Ihre Frau und das Kind, das auf die Welt kommen will.« Eigentlich war ich dem Vater sehr dankbar, daß er mich so anschnauzte, denn dies war ein Grund mehr für mich, alle Eltern bereits in der Geburtsvorbereitung auf solche Begebenheiten »am Rande« der Geburt aufmerksam zu machen. Freuen Sie sich also mit, wenn alle Körperöffnungen sich auftun wollen, und halten Sie nichts zurück, denn dann kann das Kind den Mutterleib schnell verlassen. Es ist wirklich so, zuerst fließen ein paar Tränen, die Nase beginnt zu laufen, bald ist es vielen Frauen ein Bedürfnis, der ganzen Welt den Wehenschmerz laut mitzuteilen, dann muß sie vielleicht noch Wasser lassen, aus der Scheide sickert etwas Blut, mit Druck auf den Darm wird erst Stuhlgang entleert, und bald darauf ist das Köpfchen des Kindes im Scheidenausgang zu sehen. Dieses Sich-Öffnen geht bei manchen Frauen Zug um Zug, über die Dauer von Stunden, bei einigen Frauen kommen diese Zeichen erst eine halbe Stunde vor der tatsächlichen Geburt des Kindes, dann aber fast gleichzeitig.

DURCHFALL

Ein gesundes, häufig auftretendes Zeichen des Geburtsbeginns ist Durchfall. Der gesunde Frauenkörper erkennt, daß er sich vor der Geburt eines Kindes reinigen und entleeren muß. Unser Körper weiß, daß ein voller Darm dem Kind nur unnötig Platz wegnimmt. Für das Kind bedeutet es zusätzliche Arbeit und Mühe, den Darminhalt zur Seite zu schieben, bzw. durch Druck zu entleeren. Da das Köpfchen den gesamten Beckenraum ausfüllt, muß der Darm vorher entleert werden. Bei auftretendem Durchfall setzen zudem fast immer Wehen ein, da durch die aktive Darmperistaltik die Gebärmuttermuskulatur mitaktiviert wird. Sehen Sie also eine gute Darmtätigkeit und ein immer häufiger auftretendes Ziehen und Hartwerden des Uterus als ein positives und zuverlässiges Zeichen des Geburtsbeginns.

ERÖFFNUNGSPHASE, ÜBERGANGSPHASE, AUSTREIBUNGSPHASE

Der Geburtsverlauf wird in drei Abschnitte eingeteilt: die Phase der Eröffnungswehen, den kurzen Teil der Übergangszeit und den letzten, anstrengenden guten Schluß der Austreibungsphase.

DIE ERÖFFNUNGSWEHEN

Die Eröffnungswehen dauern von Wehenbeginn, also erst gering geöffnetem Muttermund, bis zu dessen Öffnung von etwa sieben bis acht Zentimetern. Die Hebammen teilen am

Ende der Eröffnungsphase bei der vaginalen Untersuchung oft mit: »Jetzt ist der Muttermund bis auf einen Saum vollständig.« Diese Phase der Geburt dauert sehr unterschiedlich lange und ist unter anderem abhängig von der Geburtsleitung. Bei einem natürlichen Geburtsverlauf ist es möglich, daß bis zu 24 Stunden vergehen, von den ersten regelmäßigen Wehen bis zum fast vollständig eröffneten Muttermund. Selbstverständlich kann dieser Geburtsabschnitt auch in vier Stunden vorüber sein. Manche Eltern beginnen das Zählen der Stunden bei den ersten leichten Wehenanzeichen, schlafen dabei aber wieder eine Nacht recht gut und erzählen dann, daß es drei Tage gedauert hat, bis das Kind geboren war. Es gibt auch ganz andere Geburtsberichte: ...

... »Hast du gehört, Anita hat einen Sohn geboren; es hat nur eineinhalb Stunden gedauert, hat ihr Mann erzählt. Als es richtig losgegangen ist, war das Kind mit drei Wehen geboren. Das freut mich für Anita, daß es so schnell gegangen ist.« Bei solchen Erzählungen kann ich dann nur schmunzeln, oft habe ich die Vorgeschichte selbst mitbekommen, sei es telefonisch oder durch einen Hausbesuch. So war es auch bei dieser Geburt. Sicherlich hat der Vater vergessen zu erzählen, daß seine Frau schon einige Tage vor der Geburt jeden Abend regelmäßige mittelkräftige Wehen hatte, daß sie am Tag der Geburt ständig Wehen hatte im Abstand von zehn Minuten, diese jedoch nicht die richtige Effektivität erreichten. Mit einem kleinen Geheim-Tip von mir traten die Wehen endlich am Abend in kürzeren Abständen auf und nahmen an Kraft zu. Bestimmt hat die Freundin bei der telefonischen Nachricht des glücklichen Vaters überhört, daß es von der Abfahrt zu Hause bis zur Geburt nur diese eineinhalb Stunden gedauert hat. Interessant ist für mich immer wieder, daß Männer den eigentliche »Startschuß« der Geburt erst bei den beginnenden Preßwehen registrieren. Das liegt wohl in der Natur der Dinge, daß Männer nicht nachempfinden können, was ihre Frauen erleben, wenn sie stundenlang ihre Wehen beatmen. In den Augen der Männer ist da halt noch »nichts los«. Erst mit beginnender Preßwehenarbeit, die bei vielen Geburten sichtbar anstrengend und kraftvoll verläuft, ist für einen Mann »Action« angezeigt und somit die Geburtssituation nachvollziehbar. Alles andere, das Warten, das Wehenverarbeiten, das geduldige Hoffen und Bangen ist halt »Frauengeplänkel«.

Mit dieser Geschichte möchte ich deutlich machen, daß Geburtsberichte immer mit Vorsicht zu genießen sind, daß eine werdende Mutter, die eine realistische Darstellung über die Geburtsdauer hören möchte, doch besser mit der Wöchnerin selber spricht. Wir Frauen müssen immer wieder der Tatsache ins Auge blicken, daß Männer eine Geburt anders sehen, fühlen und nachempfinden als wir Mütter.

Bestimmt gibt es auch Momente, in denen wir Frauen ein Männererlebnis mit anderen Eindrücken schildern, als sie es wirklich empfunden haben. Wichtig ist für mich nur, daß Frauen sich mit Müttern unterhalten, wenn es um das Erleben einer Geburt geht. Damit Männer Einblick bekommen in das Geschehen der Geburt im Körper ihrer Frau ist es aber bestimmt notwendig, sich nicht nur mit Vätern am Stammtisch zu unterhalten, sondern sich mit dem Mechanismus der Geburt zu beschäftigen. Deshalb lege ich Wert darauf, den werdenden Eltern in der Geburtsvorbereitung die Funktion der Eröffnungswehen darzustellen und zu erklären.

Die Eröffnungswehen können also von sehr unterschiedlicher Dauer sein. Sie beginnen bei einer regelmäßigen Wehentätigkeit im Abstand von fünf Minuten und enden mit der Muttermundsweite von acht Zentimetern.

GEBURTSBEGINN

DIE ÜBERGANGSWEHEN

Die Übergangswehen sind die kräftigsten Geburtswehen. Sie werden benötigt, um den bis auf einen Saum vollständigen Gebärmuttermund noch völlig zu eröffnen, das sind etwa zehn Zentimeter. Daß nicht alle Neugeborenen einen gleich großen Kopf haben, ist sicherlich allen Eltern bekannt. Folglich wird bei einem zierlichen Kind das Köpfchen bereits bei neun Zentimetern zum Durchschlüpfen Platz haben. Ein großes kräftiges Kind wird aber vielleicht auch mal elf Zentimeter und mehr benötigen, um die bisher schützende und nun ständig drückende Gebärmutter zu verlassen.

Die Kraft der Wehen ist dann sehr stark, spätestens ab diesem Zeitpunkt hat die Gebärende in kurzen Abständen kräftige Wehen. Sehr oft kann ich beobachten, daß die Wehen der werdenden Mutter aber auch angenehme längere Erholungspausen lassen.

DER WEG DES KINDES DURCH DEN GEBURTSKANAL

Diese Phase bedeutet für das Kind, den Übergang von der Gebärmutter in das mütterliche Becken zu finden, den Übergang vom Geschobenwerden ins selbst Aktivwerden durch das nach unten Rutschen und Drehen des Köpfchens. Das Kind muß im engen mütterlichen Becken, das aber mit Muskulatur weich gepolstert ist, mit seinem Kopf eine Vierteldrehung und eine extreme Beugung durchführen, um den Übergang aus der Gebärmutter in die Beckenhöhle zu schaffen und schließlich nach draußen zu finden. Vielen Kindern gelingt dieser Übergang vom Beckeneingang in die Kreuzbeinhöhle spielend, sehr viele suchen diesen Weg bereits von Beginn der Eröffnungswehen an, während andere wirklich erst bei fast geöffneter Gebärmutter erkennen, daß sie sich auf den Weg nach unten machen müssen. Dies bedeutet für uns Menschen, daß der Weg ins Leben verbunden ist mit »runterkommen« und »sich beugen müssen«, um das Licht der Welt zu erblicken. Daß dies kein einfacher Weg ist, können bestimmt viele Erwachsene nachvollziehen. Sicherlich aber ist es gut, daß unser Weg in das Leben so beginnt. Dies gibt uns die Gewißheit im Leben, daß wir auch Tiefen durchwandern können, daß sie genauso dazugehören wie die Höhen. Die Übergangssituation bedeutet für das Kind Enge und Ungewißheit, aber auch die Kraft zu spüren, daß die Gebärmutter es schiebt und vorwärtsdrängt. Genauso geht es Menschen, die sich in einem Tief des Lebens befinden, sie müssen von ihren Mitmenschen gehalten und geschoben werden, um vorwärts zu kommen. Selbstverständlich gibt es Menschen, die sich mit eigener Kraft und fast spielerisch in tiefen Lebensphasen schnell wieder erholen und nach oben und vorwärts streben. So gibt es natürlich auch Kinder, die den Weg der Übergangssituation schnell hinter sich bringen. Sie »stürzen« sich in die Tiefe und überwinden diese Phase mit nur einigen Wehen. Dieser Übergangsmoment ist häufig hörbar am Absinken der kindlichen Herztöne und erkennbar an den Worten der Hebamme: »Aha, der Eintrittseffekt, keine Sorge, das Kindchen erholt sich gleich wieder, jetzt haben Sie es gleich geschafft, die Geburt geht dem Ende entgegen. Bestimmt verspüren Sie gleich einen Drang zum Mitschieben.«

Damit will ich sagen, daß diese Geburtssituation sicherlich auch vom Verhalten des Kindes abhängt. Es kann sein, daß Sie als Gebärende diese Übergangsperiode gar nicht registrieren, da es nur ganz wenige Wehen waren und Sie vom Preßdrang fast überrascht werden. Möglich ist aber auch, daß dieser Abschnitt der Geburt sehr lange dauert, sich hinzieht über ein oder zwei Stunden, nochmal sehr viel Geduld verlangt und daß Sie sehnsüchtig auf das Gefühl des Schieben warten müssen. Oft ist es sogar so, daß die Hebamme Sie unterstützt, indem sie mit der untersuchenden Hand während einer Wehe den Muttermund über den Kopf des Köpfchens schiebt und Sie einfach zu einem Preßversuch auffordern wird. Sie werden als Mutter später erzählen, daß Sie selbst gar keinen Drang für die letzte Austreibungsphase erlebt haben. Wann und ob überhaupt so ein Tätigwerden der Geburtshelferinnen notwendig wird, ist nicht vorherzusagen. Sie sollten Vertrauen haben, daß eine Hebamme zur richtigen Zeit abwarten kann und zur rechten Zeit einschreiten wird. Ich muß zugeben, daß diese Geburtsphase für mich als Hebamme immer wieder eine Zeit der höchsten Konzentration darstellt, denn hier heißt es für mich sowohl Zurückhaltung üben als auch die Gebärende nicht unnötig lange diesen massiven Wehen auszusetzen. Übergangsphase bedeutet für mich ein Abwägen zwischen dem Zutrauen in den Selbsthilfemechanismus einer Frau und dem rechtzeitigen Eingreifen, um Mutter und Kind nicht unnötig in Gefahr und einen sinnlosen Kräfteverlust zu manövrieren. Es ist oft nicht einfach, den Frauen in diesem Moment zu helfen, doch ich meine, alle Geburtshelfer sollten zum Ende einer Geburtsphase genauso geduldig sein wie am Anfang, um einem Kind und einer Frau zu ermöglichen, »es alleine zu schaffen«. Manchmal habe ich den Eindruck, daß bereits in der Übergangsphase ein Kind seinen wahren Charakter zeigt, daß es schnell und entschlußfreudig selbst durch den Geburtskanal rutscht oder sich langsam, aber sicher auf den Weg macht oder gar alle Arbeit seiner Mutter überläßt.

DIE FRAU IN DER ÜBERGANGSPHASE

In der Übergangszeit zeigt sich aber nicht nur die Wesensart des Kindes, sondern noch viel deutlicher die Frau in ihrem Ich. In dieser Phase der Geburt wird das wirkliche Temperament einer Frau ganz deutlich sichtbar. Gebären heißt nicht umsonst »das Innerste nach außen kehren«. Frauen, die ihr ganzes Leben alle bedeutenden Situationen alleine gemeistert haben, werden auch die Geburt im Alleingang erleben. Dies heißt für die Begleitpersonen, daß sie sich eher als Außenstehende fühlen werden, daß Sie als Mann zwar da sein sollen, aber nichts, überhaupt gar nichts »machen« können. Ihre Frau wird vielleicht sagen: »Bleib da, geh nicht weg, aber laß mich in Ruh.« Sie gibt damit allen zu verstehen, daß sie allein gebären kann und will. Sie wird mit einer Stärke und einem Selbstbewußtsein ihr Kind zur Welt bringen, wie sie sonst im Leben mit Überzeugung ihre Entschlüsse und Entscheidungen trifft, ohne andere zu fragen. Frauen aber, die in ihrem bisherigen Leben nie eigene Wege gegangen sind, sich immer von anderen Menschen leiten ließen, die anlehnungs- und hilfebedürftig sind, werden sich bei der Geburt ihrer Kinder freuen, es geradezu benötigen, sich anzulehnen und Hilfe von tatkräftigen massierenden Händen zu erhalten. Diese Frauen werden wie auch in ihren bisherigen Lebenssituationen ihre Gefühle sehr deutlich mitteilen. Die Geburt wird spätestens in der Übergangsphase begleitet sein von den Worten der Gebärenden: »Ich will nicht mehr, ich kann nicht mehr. Ich möchte jetzt heim, aber kein Kind. Mach doch Du weiter, bekomm doch Du das Kind. Lieber möchte ich sterben, als das Kind zu gebären.« Es wird also eine stimmungsgeladene Geburtsatmosphäre entstehen.

Die Übergangswehen bedeuten für eine gebärende Frau, über sich selber hinauszugehen, ihre Leistungsgrenze zu überschreiten und sich ganz und gar für das Kind zu öffnen. Es gibt Menschen, die im Sport immer wieder ihre Leistungsgrenze suchen und auch darüber hinausgehen. Wenn sie dies schaffen, ist das angestrebte Ziel schnell erreicht. Doch genau in dieser Situation brauchen sie einen Trainer, der weiß, was er erwarten und verlangen kann. Auf eine Geburt übertragen bedeutet dies, daß Sie in der Übergangsphase, vielleicht zum ersten Mal in Ihrem Leben, Ihre Leistungsgrenze überschreiten müssen, daß Sie ebenfalls Trainer und Fans benötigen, um die Geburt zu meistern. Sie können nicht auf halber Strecke liegenbleiben, das Kind möchte und muß geboren werden.

Die geburtsbegleitende Person, der werdende Vater, die Hebamme und eventuell ein Arzt, müssen Sie über diese Übergangsphase in die letzte Phase der Geburt tatkräftig begleiten, mit Händen und insbesondere mit Worten helfen, denn gebären müssen Sie allein. Sie brauchen ganz einfach Vertrauen und Zuspruch, daß Sie es schaffen, denn das Ende, das Ziel, sind die Preßwehen und das Sehen, Hören und in Händen-Halten Ihres Kindes.

Es ist mir als Frau und als Hebamme bewußt, daß es eine enorm prägende Situation für jede Frau ist, dies zu schaffen, dies erleben zu können und zu müssen. Daraus entsteht irgendwann sehr viel Lebenskraft. Ich weiß aber auch, daß es für viele fast unüberwindbar scheint, diese Phase der Geburt hinter sich zu bringen. Allein das Bewußtsein, daß womöglich fremde Menschen sie in ihrer wirklich wahren Ausstrahlung erleben, kann es ihr - wegen ganz natürlicher Scham und Scheu - unmöglich machen, sich diesem Moment hinzugeben und ganz zu öffnen. Diese Übergangsphase gleicht einer körperlichen Ekstase, die eigentlich nur im sexuellen Bereich nachzuempfinden ist, der nur mit dem geliebten Partner allein erlebt wird. Viele schaffen es nicht einmal da, sich wirklich ganz und gar gehen zu lassen. Fremden Menschen ist der Einblick in diese tiefe Gefühlswelt nicht gestattet. Eigentlich ist es verständlich, daß so große Hemmschwellen vorhanden sind, die die Geburt in fremden Räumen und in Anwesenheit fremder Menschen nicht voran gehen lassen und ein Eingreifen der Mediziner erfordern. Denn immer wieder ist im Klinikalltag in dieser Geburtssituation eine medikamentöse Leitung der Geburt notwendig, um einen Geburtsstillstand zu vermeiden.

DIE STIMMUNG IM GEBURTSZIMMER

Im Geburtszimmer wird sich in der Übergangsphase die Stimmung ebenfalls erheblich verändern. Aus einer ruhigen meditativen Situation wird eine mächtige, energiegeladene, stimmungserfüllte Geburtsatmosphäre, die spüren läßt, daß bald ein unfaßbares Ereignis bevorsteht.

DIE FUNKTION DER WEHEN, DAS ROLLKRAGENPULLOVERPRINZIP

Um die Funktion der Wehen in der Eröffnungsphase und Übergangsphase, das Öffnen des Muttermundes unter Wehenkraft bildlich darzustellen, erzähle ich immer wieder die Geschichte vom Rollkragenpullover ...

... Um den Wirkungsmechanismus zu verstehen, sollte sich der werdende Vater vorstellen, daß seine Frau seinen Lieblingspullover aus reiner Wolle in der Waschmaschine gekocht hat. Er versucht nun, sich diesen festen, verfilzten derben Pullover überzuziehen. Zunächst hat er sicher Mühe, den Rollkragen über seinen Kopf zu stülpen, doch mit Mühe und Geduld wird es gelingen. Damit möchte ich also den Mechanismus der Senk- und Vorwehen darstellen, die den Gebärmutterhals verkürzen müssen, im Fachjargon heißt es dann: »Die Portio ist aufgebraucht.« Der Vater in seinem »Rolli« wird feststellen: »Es ist eng um meinen Kopf, aber ich habe Platz.« Vorsichtig wird er nun versuchen, den Pullover immer weiter über seinen Kopf zu ziehen, die beobachtende Frau wird bemerken: »Sei vorsichtig, der Kragen reißt sonst ein. Du mußt ganz gleichmäßig an allen Seiten gleichzeitig ziehen. Damit wird sich der »Muttermund« dann bestimmt schon fünf-sechs Zentimeter weit öffnen. Ich kann mir vorstellen, daß dem Vater aber bald der Geduldsfaden platzt, er seine Frau bitten wird: »Hilf mir lieber, zieh Du vorne und hinten am Pulli, und ich zieh an beiden Seiten, das wird mir mehr nützen, als wenn Du nur gescheite Reden schwingst.« So wird es auch bei der »echten Geburt« sein, die Gebärende wird bei fünf-sechs Zentimetern Muttermundsweite ungeduldig, die Wehenkraft wird stärker und sie kann es nicht ertragen, wenn irgend jemand gut gemeinte Verhaltenshinweise gibt. Sie will entweder echte Hilfe oder lieber allein sein, aber keine klugen Worte hören. Bei der »Pullover-Geburt« wird nun mit dem Zug von vier Händen schnell vom Kopf immer mehr sichtbar werden. Bedeckt dann der Pulloversaum den Kopf des Vaters nur noch mit einem breiten Rand, wird der Vater rufen: »Ich habs doch gewußt, er paßt noch, wenn ich nun mit meinem Kopf noch kräftig drücke, bin ich durch!« Gesagt getan, er schiebt mit seinem Schädel, die vier Hände ziehen gleichzeitig, und Vaters Kopf hat den engen Rollkragen überwunden. Bei der Geburt eines Kindes wird es in dieser Phase heißen: »Der Muttermund ist bis auf einen Saum vollständig. Es dauert nicht mehr lange, nur noch ein paar Wehen, das ist die Übergangssituation, und dann beginnt die Austreibungsphase.

DIE AUSTREIBUNGSPHASE

Die Austreibungsphase ist die letzte Geburtsphase und wird meistens als Preßwehenzeit bezeichnet. Der Muttermund ist vollständig eröffnet.

DAS KIND UND DIE MUTTER IN DER AUSTREIBUNGSPHASE

Beim Tiefertreten vollendet das Kind seine Vierteldrehung und Beugung des Köpfchens, so daß das Gesicht nach hinten, Richtung Steißbein und Darm gerichtet ist. Das Kind ist am Beckenboden angekommen und füllt den gesamten Raum des kleinen Beckens aus.

Die Gebärende verspürt deshalb einen enorm starken Druck auf den Enddarm, muß diesem Gefühl einfach nachgeben und will das Kind hinausschieben. Dies Empfinden ist um ein Vielfaches stärker als das Bedürfnis, zur Toilette gehen zu müssen, um den Darm zu entleeren. Diesen echten Preßdrang kann eine Frau niemals unterdrücken. Häufig jedoch sind insbesondere Erstgebärende davon überrascht, daß das Empfinden sich zunächst auf den Enddarm beschränkt, und versuchen aus Scham diese Schubkraft erst einmal zurückzuhalten. Immer wieder sagen sie dann ganz erschrocken: »Du, Schatz, ich glaube, das Kind kommt am falschen Ende raus, was soll ich bloß machen?« Die Hebamme wird diese Worte hören und die Gebärende erinnern, daß nun wirklich nur das Köpfchen Druck auf den Darm ausübt, denn der Darm wurde mittels eines Einlaufes oder durch den natürlichen Reinigungsprozeß bereits entleert. Spätestens in diesem Moment sind Sie froh, ausreichend abgeführt zu haben, wenn nicht, wird es Ihnen egal sein und die Hebamme wird sich schon um die Entsorgung kümmern. Auf alle Fälle werden die Geburtshelferinnen sich nicht daran stören und Sie trotzdem ermuntern und vehement auffordern, dem Drang des Pressens nachzugeben und mitzudrücken, dann schiebt sich das Kind nach vorn zum Scheidenausgang, und da darf und wird es auch herauskommen. Einen guten Vergleich für dieses Gefühl beschrieb neulich eine Frau einer Mitschwangeren in der Geburtsvorbereitung: »Du mußt Dir vorstellen, Deine Scheidenöffnung hat die Größe einer Zitrone, und im Geburtskanal ist ein Kind so groß wie eine Wassermelone, die mußt du durch diese Öffnung rausschieben. Und das wird dir gelingen!« Durch dieses Mitschieben der Mutter wird das Kind animiert, seinen Kopf zu strecken, sich mit seinem Nacken am Schambein abzustemmen und die Geburtskurve in Richtung Scheidenausgang zu überwinden. Aus einer maximalen Beugung muß das Kind nun in eine maximale Streckung des Kopfes übergehen. Da diese sehr anstrengend und ungewohnt für das Kind ist, kann dieser Vorgang natürlich nicht innerhalb einer Wehe stattfinden. Beim ersten Kind wird dieser Ablauf wahrscheinlich länger dauern als beim zweiten und weiteren Kind. In dieser Phase muß der Beckenboden der Frau ebenfalls eine maximale Dehnung erreichen und dem Köpfchen Platz schaffen. Spätestens zu diesem Zeitpunkt werden Sie froh sein, in den letzten Wochen reichlich Beckenbodenlockerungsübungen, Heublumendämpfe und Dammassage angewendet bzw. durchgeführt zu haben, um einen lockeren, weichen Beckenboden für die Geburt zu haben. Mit jeder weiteren Geburt ist die Hoffnung und Chance groß, daß die Austreibungsphase schneller geht, da die Muskulatur bereits einmal nachgegeben hat. Das ist nicht nur ein rein funktionelles Ergebnis, sondern ein noch viel größeres seelisches Weichsein. Die Gebärende weiß im Moment der immer stärker werdenden Dehnung und sich steigernden Spannung, daß sie für das letzte Kind auch Raum und Platz genug aufweisen konnte. Sie weiß: »Ich habe schon ein Kind geboren, und dieses wird den Weg ebenfalls finden und die Enge überwinden können.«

DIE »GEBURTSRUTSCHE«

Um den Schwangeren diese Situation wieder bildlich demonstrieren zu können, versuche ich ihnen in der Geburtsvorbereitung das Schieben des Kindes durch den Geburtskanal mit folgendem Beispiel vor Augen zu führen: An Hand unseres Beckenmodells aus Stoff kann ich den Frauen die Form der Kreuzbeinhöhle und des Geburtsausgangskanals zeigen. Es ist deutlich zu sehen, daß der Geburtsweg einer Kinderrutsche ähnlich ist. Ich empfehle ihnen, daß sie doch mal einer Mutter und ihrem Erstgeborenen zuschauen sollen, wie es so eine Rutsche zum ersten Mal ausprobiert. Häufig würden sich die Mütter am liebsten dahinter setzen und das Kind je nach Temperament entweder zum langsamen Rutschen ermahnen oder es ermuntern, doch einfach zügig hinabzurutschen. Unten angekommen bremsen die Kinder oft, während bei einer gut konstruierten Rutsche die Fahrt gegen Ende automatisch langsam wird, damit das Kind nicht zu schnell hinausschießt und sich verletzt. Oft möchten die Kinder sogar von ihrer Mutter oder dem Vater aufgefangen werden. Die Zweit- oder Spätergeborenen der Familie werden sich einfach auf die Rutsche setzen und rufen: »Achtung, ich komme, fang mich auf Papa!« Dies ist sicher keine geltende Norm, aber ein sehr häufiges Verhalten von Kindern. Die Mütter in der Vorbereitungsgruppe bestätigen zumindest fast immer meine Beobachtung. Damit sich die Frauen dieses »Rutsch-Gefühl« einprägen können, sollen alle mit ihrer Faust an dem Stoffmodell, die kindlichen Bewegungen nachvollziehen und mit einer Vierteldrehung, einer Beugung und anschließenden Streckung durch das »Becken rutschen«. Es war eine erfreuliche Bestätigung für mich, als Annette mir unmittelbar nach der Geburt Ihres Kindes mitteilte: ...

... Ihr viertes Kind war sehr gut und schnell geboren worden, was für sie nicht üblich war, denn mit der Preßwehenphase hatte sie immer Schwierigkeiten gehabt. Ich lobte ihr Verhalten und freute mich mit den Eltern, daß die letzte Geburtsphase diesmal so gut verlaufen war. Die Frischentbundene strahlte und meinte: »Muß ich wirklich vier Kinder gebären, um zu verstehen, worum es zum Schluß geht. Mit dem Stoffbecken und dem Beispiel der Rutsche konnte ich mir heute genau vorstellen, wie mein Kind durch das Becken rutscht. Das war ein anschauliches, gut verständliches Beispiel.

GEDULD AUSDAUER DURCHHALTEVERMÖGEN –
DAS GEBURTSHILFLICHE TEAM

Die Austreibungsphase kann also ebenso wie die anderen Geburtsphasen unterschiedlich lange dauern. Von zwei, drei Wehen bis hin zur Dauer einer Stunde oder gar länger. Es ist sicherlich davon abhängig, wie sehr sich das Kind in dieser Situation selbst bemüht oder ob es alle Arbeit seiner Mutter überläßt. Solange es dem Kind und der Mutter gut geht, ist es selbst in dieser letzten engen Geburtsphase möglich, mit Geduld und Ausdauer abzuwarten. Wie beim Thema »Übergangsphase« bereits erwähnt, setzt das Abwägen große geburtshilfliche Erfahrung und enormes Einfühlungsvermögen voraus. Es geht darum, der Mutter zu vermitteln, daß sie fähig ist zu gebären und daß sie ausreichend Platz zur Verfügung hat, um das Kind passieren zu lassen. Notwendig und dann normalerweise ausreichend ist es, die Frau zu motivieren, damit sie ihre letzten Durchhaltekräfte mobilisiert. Es ist sicher entscheidend wichtig, dem Kind die Möglichkeit zu geben, seinen Weg selbst zu finden, dabei jedoch beide, Mutter und Kind, nicht in Gefahr zu bringen. Alle, die Gebärende, der werdende Vater, Hebamme und Arzt, müssen sich immer wieder vor Augen halten, daß die Geburt eines Menschen ein natürlicher Vorgang ist, der keines Eingreifens bedarf, sondern nur große menschliche Unterstützung benötigt sowie gegebenenfalls die Fähigkeit zu erkennen, wann aus dem Ereignis der Natur eine Katastrophe zu werden droht.

DIE GEBURT DES KINDES

HEBAMMENHILFE

Die betreuende Hebamme wird Sie als Gebärende mit gut verständlichen Worten ansprechen. Sie wird mit einer ruhigen besänftigenden Stimme und wenn notwendig mit klaren deutlichen Worten zu Ihnen sprechen. Sie wird bemüht sein, Ihnen Anweisungen zu geben, wie Sie sich am besten in dieser Geburtsphase verhalten sollen, um dem Kind und sich selbst eine optimale Geburtssituation zu verschaffen. Selbstverständlich wird die Hebamme Sie gewähren lassen, wenn Sie sich instinktiv richtig verhalten und es so für Ihr Kind gut ist. Haben Sie Vertrauen, daß die Hebamme Sie zum Herausschieben Ihres Kindes leiten wird. Die Hebamme wird in der Austreibungsphase beginnen, Ihren Damm zu massieren, damit dieser weich und nachgiebig wird. Dem Kind wird es dadurch leichter werden, dieses Hindernis zu überwinden. Viele Kolleginnen empfinden es als eine positive Herausforderung, wenn die Eltern sie nochmals bitten, darauf zu achten, daß der Damm unverletzt bleibt. Bitte machen Sie aber der Hebamme keine Vorschriften, sie wird erkennen, ob er zu halten ist oder doch geschnitten werden muß. Zeigen Sie ihr, daß Sie Vertrauen in ihr Können haben. Wichtig ist, daß Sie in dieser Phase der maximalen Dehnung genau den Anweisungen der Hebamme Folge leisten, dann Schubkraft ausüben, wenn es notwendig ist, und so entspannt wie möglich die Dehnung geschehen lassen, wenn es erforderlich ist. Das folgende Durchschieben des Köpfchens werden Sie als einen einschneidenden und brennenden Schmerz empfinden, der aber durchaus als positiv und sinnvoll beschrieben werden kann.

Damit Schwangere sich bereits seelisch einstellen können und die Väter es eher nachempfinden können, was es bedeutet, solch einen Schmerz zu spüren, können Sie folgendes versuchen: Sie wissen, daß der Mund in seinen Empfindungen dem Beckenboden sehr stark ähnelt. Nehmen Sie deshalb zwei Finger jeder Hand, fassen sich in die Mundwinkel bis in die Wangenschleimhaut und ahmen einen Breitmaulfrosch nach. Ziehen Sie dann aber die Wangen kräftig nach außen und versuchen eine maximale Spannung der Mundöffnung zu erreichen. Genauso wird die Gebärende das Durchschneiden des Köpfchens spüren, allerdings mit einem gut vorbereiteten Damm. Sie können ja Ihre Mundwinkel nun mit dem Dammassageöl geschmeidig machen und einen zweiten Versuch starten. Na, wie ist das Empfinden jetzt? Ja, vor allem positiv, wenn die Spannung nachläßt.

Es ist fast allen Frauen in diesem Moment ein großes Bedürfnis sich Luft zu verschaffen, indem sie einen befreienden Schrei ausstossen oder mit der erlernten Hechel- oder Pferdeatmung die Spannung zu überwinden versuchen.

Für mich als Hebamme ist es immer wieder ein Wunder zu erleben, daß werdende Mütter sehr gut mit diesem kurzen, aber intensiven Dehnungsgefühl zurecht kommen. Sicherlich ist es äußerst wichtig, ihnen dieses zuzumuten und immer wieder die Sicherheit zu geben, daß in ihr wirklich Platz genug ist und sie sich dehnen und öffnen können.

Wenn Sie nicht glauben wollen, daß das Köpfchen tatsächlich schon sichtbar ist, wie es die Hebamme behauptet, daß es wirklich schon im Scheidenausgang steckt, dann fassen Sie selbst an/in Ihre Scheide und überzeugen sich davon, daß es wirklich so ist. Für ganz viele Gebärende ist dieses Tasten ein überwältigendes Gefühl – das Köpfchen zu spüren und es zu steicheln. Nach dieser Geste des Begrüßens werden Sie als Mutter dann Ihre letzten Kraftreserven aufbringen und das Kind mit größter Anstrengung hinausschieben wollen. Sehr häufig muß ich dann sogar diese Schubkraft bremsen und zur Vorsicht ermahnen, daß Sie das Kind langsam über ihren Damm gleiten lassen müssen. Ich sehe ganz deutlich die Situation vor mir, als Andrea ...

... zu Beginn der Austreibungsphase bereits mit den ersten Wehen aufgeben wollte und stöhnte: »Ich kann nicht mehr, ich schaffe das nicht. Helft mir doch!« Genau diese Momente sind Schreckensminuten für mich in der Hausgeburtshilfe, denn wir können nicht mehr umziehen, wir sind auf uns ganz allein gestellt. Jetzt hilft kein Apparat, kein Arzt mit Saugglocke kann der Mutter die Arbeit abnehmen und das Kind herausziehen. Ich versuche in diesen Situationen, so auch bei Andrea, mit äußerlich großer Ruhe und Zuversicht, der Mutter in die Augen blickend, ihr mit deutlichen Worten klarzumachen: »Du weißt, daß Du das Kind nun gebären mußt. Du kannst es, ich traue es Dir zu. Komm, nimm Deine Hand und fühle, es ist schon ganz unten, und wenn Du ihm den Weg zeigst und es fest schiebst, dann hast du es schnell geschafft. Bitte, bemühe Dich!« Auch wirkte die tastende Berührung des Köpfchens Wunder. Mit strahlenden Augen und den Worten: »Wirklich, tatsächlich, das ist der Kopf, oh wie gut! Ja, Inge, ich versuche es, ich schaffe es.« Mit einer enormen Kraft und Anstrengung war einige Wehen später Martin geboren. Ich war sehr erleichtert, daß ich es geschafft hatte, die Gebärende im richtigen Augenblick zu motivieren.

Viel Mühe und Überzeugung kostete es mich, Kirsten zu bremsen ...

... Sie fühlte ständig mit ihrer Hand nach, ob sie das Kind schon spüren konnte, und plötzlich war sie nicht mehr zu halten. Sie rief. »Es kommt, es kommt, ich fühle es, ich will es jetzt haben!« Mit beruhigenden Worten konnte ich sie in ihrer Ekstase bremsen und sie auffordern nicht so gewaltig zu schieben, um ihr erstes Kind langsam über den Damm gleiten zu lassen, damit dieser unverletzt blieb.

Es gibt natürlich Frauen, für die es unvorstellbar ist, sich in diesen Momenten selbst zu berühren. Das ist genauso in Ordnung und normal. Ebenso gibt es Hebammen und Ärzte, die Schwierigkeiten haben, diese Aufforderung auszusprechen. Die Hebamme wird in diesen Situationen dann mitteilen, daß sie die Haare des Kindes schon deutlich sehen kann. Sie wird beschreiben, daß es ganz wenig dunkle oder sehr viele schwarze Haare hat. Eine Kollegin versuchte die Gebärende ständig zu überzeugen, daß das Kind schon gut zu sehen sei, und es wären sicher nur noch zwei Preßwehen nötig, dann wäre es draußen. Doch die Mutter glaubte es nicht und stöhnte erschöpft. »Ja, ja vor einigen Stunden sagten Sie auch, es dauere nur noch einige Wehen, und inzwischen sind vier Stunden vergangen. Sie können mir viel erzählen, das glaub ich nicht mehr.« Kurz entschlossen nahm die Hebamme eine Schere, schnitt dem Kind eine Locke ab und gab sie der Mutter. Dieses deutliche, greifbare Zeichen führte dazu, daß das Vertrauen zwischen Gebärender und Hebamme wieder hergestellt war und das Kind wirklich mit nur zwei weiteren Wehen geboren wurde. Egal wie, aber es bewährt sich immer wieder der Gebärenden einen positiven Befund vom Stand des Köpfchens mitzuteilen. Ob es nun ein eigener Tastbefund, eine Locke oder ein Blick in einen herbeigeholten Spiegel ist, wichtig ist nur, daß die Mutter selbst erkennen kann, daß das Kind schon sichtbar ist. Ich würde allen Kolleginnen raten, diese Möglichkeiten anzubieten und selbstverständlich der Gebärenden die Entscheidung zu überlassen wie sie sich selbst vom Geburtsfortschritt überzeugen möchte.

Mit der letzten Geburtswehe wird das Kind mit dem Gesicht über den Damm geboren und sein Köpfchen dreht sich dann langsam zur Seite. Sehr oft geben die Kinder hier ihren ersten kläglichen Schrei von sich. Wurde die Mutter geschnitten, dann flutscht das Kind meistens sofort ganz heraus. Ohne Dammschnitt dauert es nun noch ein wenig länger. Es muß die nächste Wehe abgewartet werden. Mit dieser Preßwehe werden die Schultern geboren, was der Mutter noch einmal ein Spannungsgefühl verursacht, dann spürt sie ihr Kind herausrutschen:

»*Es ist geboren! Das schönste Gefühl auf Erden!*«

AUFGABEN DES PARTNERS BEI DER GEBURT SEINES KINDES

DA-SEIN IST ALLES, MITGEHEN

In den Partnerkursen frage ich die die werdenden Väter, was sie sich denn von den Abenden erwarten. Fast immer bekomme ich zu hören: »Ich möchte hier erfahren, was ich machen kann bei der Geburt. Ich erwarte, daß Sie als Hebamme mir sagen, was ich zu tun habe.« Wie ich in den vorausgegangenen Kapiteln immer wieder erwähnt habe, ist für Sie als werdender Vater das oberste Gebot: Einfach dasein! Sie sollten sich nochmals ins Bewußtsein rufen, daß Sie nichts *machen* können, sondern daß der gesamte Geburtsakt von Ihrer Partnerin allein bewältigt werden muß und selbstverständlich auch kann.

Ich habe Verständnis, wenn ein Mann nicht beim Geburtsgeschehen anwesend sein möchte, aus welchen Gründen auch immer. Als Hebamme akzeptiere ich es einfach. Seit einigen Jahren ist es aber so, daß die meisten Männer im Kreißsaal mit anwesend sind. Wenn sich ein werdender Vater jedoch verabschiedet, fragen Kolleginnen oft ganz erstaunt: »Was, Sie wollen wieder gehen?« Stehen Sie dann zu Ihrer Meinung und lassen Sie sich nicht dazu überreden. Sie müssen als Mann für sich selbst die Entscheidung treffen, ob Sie Ihr Kind gemeinsam mit Ihrer Partnerin begrüßen möchten, oder ob Sie sich von der Situation überfordert fühlen oder aber der Meinung sind, daß Gebären Frauensache ist und Männer dabei ausgeschlossen sein sollten.

Sollte Ihre Lebensgefährtin bei der Geburt nun ohne Sie sein, kümmern Sie sich auf alle Fälle darum, daß eine liebe gute Freundin die Gebärende begleitet. Vorteilhaft wird es sein, wenn diese Begleiterin bereits Mutter ist. Eine Frau braucht Zuspruch und Anteilnahme während der ganzen Geburtszeit. Sie sollte nie das Gefühl haben, allein zu sein.

EINE WEITERE BEGLEITPERSON

Bei geplanten Hausgeburten ist es oft der Fall, daß neben dem Partner der Frau zusätzlich eine Freundin oder auch ein guter Freund als Stütze anwesend ist. Die werdenden Väter empfinden es als große Erleichterung und nehmen diese Hilfe gerne an. Oft halten sich diese Personen im Hintergrund und bringen sich erst ein, wenn sie spüren, daß den Helfern die Energie ausgeht. Dem Vater ist es jederzeit erlaubt sich kurz zu entfernen, um neue Energie zu tanken in Form von Essen, Trinken, frische Luft einatmen oder einfach Entspannen. Diese aufgetankte Energie bekommt die Gebärende dann sehr schnell zu spüren. Für die Hebamme ist es eine große Unterstützung, wenn einfühlsame Helferinnen anwesend sind. Einer Klinikhebamme ist es meist genauso angenehm, denn sie muß oft mehrere Frauen gleichzeitig betreuen. Schließlich ist die Hebamme auch zuständig für viele Kleinigkeiten im Hintergrund, wie Telefonanrufe, Arztmitteilungen, Kontrolluntersuchungen bei anderen stationären Schwangeren. Nur in ganz wenigen Ausnahmefällen werden heute werdende Väter oder Freundinnen der Gebärenden von Kolleginnen nach Hause geschickt.

Haben Sie sich entschieden, die werdende Mutter zu begleiten, dann lassen Sie sich nicht abweisen, bleiben Sie da. Stellen Sie sich ganz und gar auf die Bedürfnisse der Frau ein.

DIE ERÖFFNUNGSPHASE – MITWARTEN

In der Eröffnungsphase wird es sinnvoll sein, sich mit irgendeiner anstehenden Arbeit zu beschäftigen und Ihrer Frau die Sicherheit zu geben: »Wenn Du mich brauchst, dann rufe mich, ich bin sofort bei Dir.« Fragen Sie nicht ständig nach, in welchen Abständen die Wehen denn schon kommen, da sonst Leistungsdruck entsteht. Ein gesundes Maß an Anteilnahme, aber auch Gelassenheit sind angebracht. Gehen Sie davon aus, daß es notwendig werden kann, ganz spontan eine dringende Arbeit zu unterbrechen. Sie sollten imstande sein, alles stehen und liegen zu lassen, wenn Ihre Frau plötzlich Hilfe braucht. Sobald die wehende Mutter ihre Atmung bewußt einsetzt, wird es von Vorteil sein, den Raum nicht mehr zu verlassen. Frauen nehmen ab diesem Zeitpunkt gerne eine Wehenmassage an. Sie sind froh, wenn Sie ihr warmes Badewannenwasser einlaufen lassen und mit ihr die Wehen gemeinsam veratmen. Dabeisein während der Eröffnungsphase bedeutet für Sie als werdender Vater: Gemeinsames Wehenatmen, für die nötige Frischluft zu sorgen, der Frau etwas zu trinken anzubieten, ihre Lieblingsmusik aufzulegen, mit ihr Schritt für Schritt den Flur entlangzuschreiten und mit ihr am Boden zu knien, wenn es nötig ist. Sorgen Sie dafür, daß Ihre Frau die Körperhaltung einnehmen kann, die sie wünscht. Im Normalfall weiß der Körper der Mutter ganz genau, welche Haltung am günstigsten sein wird. Eine zwischendurch notwendige Untersuchung oder Herztonkontrolle soll nicht davon abhalten, sich weiterhin so zu bewegen, wie Ihre Frau es wünscht. Das bedeutet aber nicht, daß liegen verboten ist. Es gibt nicht *die* Körperhaltung für eine Geburt, so wie es eben auch nicht *den* Geburtsverlauf gibt. Jede Frau hat ihre eigene Art, sich bei der Geburt eben dieses Kindes so zu verhalten, wie es für sie am besten ist. Leider ist in vielen geburtshilflichen Abteilungen die Bewegungsfreiheit der Gebärenden noch immer sehr eingeschränkt, aber Sie haben sich ja vorher informiert. Wenn Sie deshalb versuchen wollen, Ihre Wunschvorstellungen durchzusetzen, gehen Sie diplomatisch vor. Denken Sie daran, daß kein Profi gern von Laien belehrt wird!

DIE HELFENDE HAND, DAS MITATMEN

Das Wichtigste wird irgendwann die massierende Hand am Wehenschmerzort und das unterstützende Ausatmen sein. Sprechen Sie als Partner in dieser Phase mit Ihrer tiefen, der Frau vertrauten Stimme langsam, fast singend die Worte: jaaaaaaaaaa – aaaaauuus – aaaa – auuuf – weeeeeeich – weeeeit. Signalisieren Sie der Gebärenden immer wieder, daß sie sich öffnen und weitmachen kann. Erinnern Sie sie in den Wehenpausen mit ruhigen Worten immer wieder daran, daß jede verarbeitete Wehe ihren Sinn und Zweck erfüllt und Ihnen beiden das Kind Stück für Stück näher bringt. Versuchen Sie aber nicht ständig zu reden, sondern achten Sie darauf, daß richtungsweisend das Verhalten Ihrer Frau sein muß. Stellen Sie sich ganz und gar auf ihre Bedürfnisse ein.

DIE ÜBERGANGSPHASE – MITFÜHLEN, MITATMEN, DABEISEIN

Spätestens ab den Übergangswehen wird die Gebärende es schätzen, wenn Sie mit ihr mitatmen und ihr durch langsames Voratmen den Atemrhythmus zeigen. Insbesondere bei Kreuzbeinwehen, die bei vielen Frauen in der Übergangsphase auftreten, wird es gut tun, ihr mit sanftem, leicht zunehmendem Druck einer Hand körperabwärts den Weg des Kindes zu zeigen. Diese massierende Abwärtsbewegung soll synchron mit der Ausatmung geschehen. Achten Sie darauf, daß Sie niemals eine rückenaufwärts gerichtete Bewegung durchführen. Die helfenden Hände sollen der Gebärenden immer wieder zeigen, in welche Richtung die Wehenkraft wirken soll – also nach unten und sich weitend. Je weiter der Muttermund offen ist, desto vorteilhafter wird es sein, wenn Ihre Hände eine sich nach unten und seitwärts bewegende sanfte Druckmassage ausführen. Viele Frauen lieben es, wenn die Hände mit jeder Ausatmung begleitend über die Gesäßbacken gleiten. Die Massage darf für Ihre Hände schon anstrengend sein, dann ist sie richtig.

Achten Sie darauf, daß Ihre Partnerin immer ein warmes Gesäß und warme Füße hat. Wärme hilft entspannen. Sollte sie keinerlei Berührung wünschen, versuchen Sie wenigstens ihre Füße zu halten, insbesondere den Fersen Halt zu geben. Diese Geste ist den werdenden Müttern oft viel angenehmer und wohltuender als irgendeine andere Berührung.

Scheuen Sie sich als Begleitperson nicht, die wehende Frau in den Arm zu nehmen. Es ist so schön zu erleben, wenn eine Frau während der Geburt wirklich gehalten wird.

Es kann aber ebenso möglich sein, daß Sie wirklich nur dasein sollen und absolut gar nichts unternehmen können, um ihr irgendwie behilflich zu sein. Dieses Verhalten habe ich aber während meiner gesamten Hausgeburtszeit noch niemals erlebt. Vielleicht liegt es doch an der Art und Weise, wie die betreuenden Personen mit der Gebärenden umgehen. Fast immer aber erlebe ich, daß die Frauen sich gegen Ende der Geburtsphase immer mehr mir, ihrer Hebamme zuwenden. Seien Sie als Partner nicht frustriert, ziehen Sie sich nicht zurück, sondern stärken Sie Ihrer Frau den Rücken. Die Väter kommen mit dieser Zuwendungsänderung gut zurecht und erkennen, daß die Frau nun kompetente Hilfe sucht. Es liegt in der Natur der Sache, daß Frauen in dieser Phase der Geburt eines Kindes eine – weise – andere Frau benötigen.

Fühlen Sie sich deshalb nicht als außenstehende Person, sondern bleiben Sie integriert in die gesamte Geburtssituation und es wird Ihrer Frau in den letzten kräftigen Übergangswehen hilfreich sein, wenn Sie nun die Worte des Herauslassens noch deutlicher aussprechen, die Frau förmlich auffordern: »Komm, mach dich aaaaauuuuuuuf, mach dich weeeeeeeit, das Kind möchte raaaaauuuuuuus.« Oder rufen Sie beim Ausatmen gemeinsam: »Koooooooommmmmmm.« Ganz wichtig ist es, zu loben und zu bestätigen, daß sie ihre Geburtsarbeit gut macht. Muntern Sie Ihre Frau mit den Worten auf: »Du kannst es, jaaa. Du bist stark. Du schaffst die Geburt. Denk an unser Kind.« Wenn sie in einer Wehenpause meint, sie würde es einfach nicht mehr schaffen, sie könne einfach nicht mehr, erinnern Sie sie an eine bereits geleistete gemeinsame große, anstrengende Arbeit. Es wird sie aufrichten und ihr wieder Kraft geben. Wenn Sie ihr dann noch immer wieder das Gesicht, die Stirn, Hals und Nacken mit einem kalten Lappen anfeuchten, schafft ihr auch das Erleichterung.

DIE AUSTREIBUNGSPERIODE, DIE GEBURT IHRES KINDES

Das Rückenstärken erhält mit der Austreibungsperiode nicht nur eine sinnbildliche Bedeutung, vielmehr ergibt sich eine körperliche Notwendigkeit. Setzen, stellen oder hocken Sie sich hinter Ihre Frau und bieten ihr eine lebende Lehne an. In sehr vielen Krankenhäusern ist dies den Vätern bereits erlaubt, ansonsten müssen Sie halt den Anfang machen. Bei einer Hausgeburt ist es selbstverständlich, daß der Partner in dieser letzten Phase engen Körperkontakt mit seiner Frau hat. Es wird sich schnell herausstellen, ob die Worte der Hebamme allein genügen oder ob es gut und angebracht ist, daß Sie Ihre Frau mit Ihren eigenen Worten zusätzlich unterstützen. Dies könnte dann so geäußert werden: »Komm, los, schieb! Laß das Kind raus. Du hast Platz. Du schaffst es.« Noch immer höre ich die Worte meines Mannes im Ohr, als ich anscheinend dabei war, in den Kopf zu schieben: »Mit dem Bauch, los, drück mit dem Bauch und nach unten!« Sofort konnte ich meine Kraft am richtigen Ort einsetzen. Sollte die Gebärende versuchen, die Zähne zusammenzubeißen, dann müssen Sie sie unbedingt deutlich erinnern: »Nicht reinkneifen, sondern das Kind rauslassen, los, mach den Mund auf, dann kann das Kind raus.« Mit diesen Worten werden Sie Ihre Frau an die Beckenbodenübungen zurückerinnern, in denen ihr ein direkter Zusammenhang von Verspannungen im Mund und im Beckenboden bewußt gemacht wurde. Sie weiß also, welche negativen Konsequenzen das Zusammenbeißen von Mund und Zähnen hat und wie positiv sich das Öffnen auswirkt. Sie muß nur erinnert und ermuntert werden und sie wird spüren mit welcher Kraft und Verbindung Sie ihr dabei zu helfen versuchen. Sollte die Hebamme nicht von sich aus berichten, wie das Kind vorwärts kommt, dann fragen Sie ganz einfach neugierig nach. Die Frau benötigt in dieser letzten Phase soviel positive Unterstützung wie möglich. Versuchen Sie als Partner der Übersetzer von Hebamme und Arzt zu sein, sprechen Sie die Sprache, die Ihre Frau versteht. Irgendwann werden Sie feststellen, daß Sie einfach dabei sind, daß Sie Zeuge sind von der Geburt Ihres Kindes. Sie werden überwältigt sein, gerührt den Tränen nahe, schweißgebadet und erleichtert nach diesem anstrengenden Erlebnis:

>»Ihr Kind ist da! Sie hat es geboren. Das schönste Gefühl auf Erden!«

Ein frischgebackener Vater bemerkte bewundernd: »Geburt – das ist, als wenn Himmel und Erde sich berühren. Ich durfte es erleben.«

NATURHEILKUNDLICHE GEBURTSBEGLEITUNG

Sehr oft werde ich in der Geburtsvorbereitung und der Sprechstunde nach natürlichen Möglichkeiten zur Unterstützung des Geburtsverlaufes gefragt. Selbstverständlich gibt es dafür homöopathische Arzneien und ätherische Öle, die zur Anwendung kommen, um der Gebärenden bei ihrem Geburtsarbeitsprozeß zu helfen. Selbstverständich können auch andere, ganzheitlich orientierte Methoden Anwendung finden, wie Bachblütentherapie, Fußreflexzonenbehandlung, Akupunktur, Reiki.

Bei einer geplanten Hausgeburt wird die Frau bereits bei dem ersten Vorgespräch von mir aufgeklärt, daß sie bei einer Hausgeburt weder mit schmerzstillenden Medikamenten noch mit wehenfördernden Arzneien konfrontiert wird, da deren mögliche Nebenwirkungen sowohl unerwünscht als auch nur klinisch beherrschbar sind. Bei fast allen von mir begleiteten Hausgeburten ist die Nichtanwendung schulmedizinischer Präparate für die Eltern eine der Hauptgründe dafür, die Geburt daheim anzustreben. Sie wollen den Medikamenten im Krankenhaus aus dem Weg gehen.

❧ HOMÖOPATHISCHE ARZNEIEN

Werdende Eltern, die eine Klinikgeburt anstreben, legen großen Wert darauf, so viel Informationen wie möglich zu erhalten, um selbst mit naturheilkundlichen Methoden den Geburtsverlauf positiv zu unterstützen. Erstaunlich viele Mütter und Väter wünschen eine Information über homöopathische Arzneien, da sie sich schon lange in Krankheitssituationen damit behandeln lassen oder sich selbst Kenntnisse erworben und eine Hausapotheke angelegt haben. Bei solchen Anfragen bin ich in der Sprechstunde gerne bereit, den Eltern eine Liste mit den vielleicht in Frage kommenden Arzneien mitzugeben. Da ich den Wissensstand der meisten Eltern kenne, ist es nicht so schwierig, ihnen den richtigen Rat zu geben. In den Fällen, in denen überhaupt keine Grundkenntnisse in der Homöopathie vorhanden sind, ist es allerdings unmöglich, in kurzer Zeit, so auf die Schnelle, Wissen auf diesem Spezialgebiet zu vermitteln. Schließlich kann das Entfernen eines Blinddarms auch nicht in der Sprechstunde eines Chirurgen erlernt werden. Ich möchte noch einmal darauf hinweisen, daß die Lehre der Klassischen Homöopathie von Samuel

Hahnemann sehr umfassend ist und daß die echten klassischen Homöopathen, die auf dieser Basis arbeiten der Meinung sind, diese Heilkunde sei eine lebenslange Schule. Dieses kann ich nach meinen seit 1981 gesammelten Erfahrungen nur bestätigen. Deshalb meine Bitte an alle werdenden Eltern, die dieses Buch lesen: Suchen Sie sich eine homöopathisch ausgebildete Hebamme oder einen Arzt, damit Sie durch persönlichen Kontakt die richtige Unterstützung und die für Schwangere individuell abgestimmten Arzneien erhalten. Wenn die Möglichkeit besteht, sich ein Geburtshaus oder eine Klinik zu suchen, in der Sie von homöopathisch ausgebildeten Geburtshelferinnen betreut werden, sollten Sie dies nutzen. In Zukunft wird dies hoffentlich kein allzu großes Problem mehr sein, denn in vielen Hebammenschulen wird die Klassische Homöopathie angewendet und deshalb sicherlich in den deutschen Entbindungsabteilungen Einzug halten. Allen Kolleginnen möchte ich dringend ans Herz legen, die Heilkunde der Homöopathie nicht aus Büchern zu lernen, sondern sich in guten Seminaren Kenntnisse zu verschaffen. Ich möchte es noch einmal allen Leserinnen und Lesern verdeutlichen: Homöopathie kann nicht aus Büchern erlernt werden, die Arzneimittelbilder müssen gehört und vorgelebt werden. Eine homöopathische Arznei paßt nicht zu allen Menschen. Von einem guten Fach-Referenten sollte das jeweilige Temperament, die auffälligen Verhaltensweisen des entsprechenden Arzneimittelbildes so vermittelt werden, daß die Personen, die mit dieser Arznei behandelt werden müssen, erkannt werden können. Insbesondere bei den folgend aufgeführten großen Arzneien der Homöopathie, sollte sich der Mensch in seiner Ganzheit widerspiegeln. Denken Sie daran: die Homöopathie sieht nicht die Gebärmutter, sondern die Frau in ihrer Gesamtheit, in ihrem Temperament, in ihren Wehen, in ihrem Geburtsverlauf.

Sollten Sie überhaupt kein Grundwissen besitzen, dann blättern Sie einfach weiter, denn die Symptomenbeschreibung der Arzneien wird für Sie nur verwirrend sein. Die Homöopathie basiert darauf, daß das Arzneimittel und das Krankheitssymptom sich decken, so wie nur ein bestimmter Schlüssel ins Schlüsselloch paßt. Es muß immer das, dem Krankheitsbild ähnlichste Mittel sein. Ich wähle bewußt eine knappe, präzise Symptombeschreibung, damit Sie sich nicht von überflüssigen Worten und Beobachtungen ablenken lassen.

Alle Eltern mit homöopathischen Vorkenntnissen erhalten dann in etwa folgende Informationen, bzw. ich versuche den Beiden einige Arzneien zu erklären. Der Partner der Schwangeren ist dann während der Wehenzeit aufgefordert, das passendste Mittel zu den beobachteten Symptomen zu finden:

Aconitum: Plötzliche heftige Todesangst, Wehen qualvoll, alle Schleimhäute trocken, in bezug auf das Neugeborene: Angst um das Kind, großer Geburtsschock

Arnica: Bei nicht lokalisierbarem Wehenschmerz, der ganze Körper fühlt sich wie zerschlagen, nach der Geburt zur Wundheilung (Plazenta-Wunde, Scheiden-, Dammwunden), kann nach jeder Geburt gegeben werden !

Belladonna: Kräftige Wehen: plötzlich da – plötzlich weg, sehr heftig; die Schwangere lehnt jede Berührung ab, hat einen hochroten Kopf und schwitzt meist am ganzen Körper, sie wirkt gereizt und ärgerlich

Caullophyllum: Keine Wehen, aber Blasensprung, erfolglose Wehen da zu kurz und zu schnell, dennoch erschöpfend bis quälend

Cantharis: Die Plazenta löst sich nicht (häufige Arzneigaben)

Chamomilla: Die Schwangere ist ungeduldig, empfindet Wehen als unerträglich und will Schmerzmittel oder PDA, sie lehnt jede Hilfe ab, wirkt aggressiv und fast hysterisch, oft schon bereits bei Geburtsbeginn

Cimicifuga: Sie redet viel, befürchtet das Schlimmste und sieht alles schwarz: »das Kind kommt ja doch nicht«. Wehen sind erfolglos, krampfartig quer von Hüfte zu Hüfte

Coffea: Unerträgliche Schmerzen, Ohnmacht in der Wehenpause, bewährt kurz vor den letzten Wehen, wenn der Damm gedehnt wird

Gelsemium: Unruhe, Angst vor dem was kommt (»Was machen die mit mir?« – »moderne Klinikatmosphäre«), zittrige Schwäche bei nervöser Erregung, sie will gehalten werden

Kalium carbonicum: Kräfige Wehen, Schmerz im Rückenbereich, braucht festen Druck und Massage, liebt Wärme; starke Selbstkontrolle – sie kann nicht loslassen

Nux vomica: Überreizte und gestreßte Frau, die Wehenschmerzen nerven sie, verträgt nicht viel Schmerz, hat noch nie auf Medikamente verzichtet, enormer Brechreiz, spürt Druck auf Blase und Darm, kann keine Zugluft ertragen, verlangt Wärme und Betäubung

Pulsatilla: Weinerlichkeit, mangelnde Wehentätigkeit, Übertragungssituation – »Sie kann es nicht loslassen«, braucht frische Luft, möchte spazieren gehen, alles ist wechselhaft: ihre Wehen, ihre Stimmung, ihre Körperhaltung

Sepia: Wirkt abgespannt, mußte erst noch dringend andere Dinge erledigen, ehe sie in die Klinik kommt, liebt ein warmes stundenlanges Bad – würde am liebsten dort gebären, schmerzhafte, quälende abwärtsdrängende Wehen, stichartig in der Scheide spürbar

Mit diesen Arzneien als begleitender Maßnahme ist es gut möglich, eine Gebärende zu unterstützen, damit für sie die Geburt wieder erlebbar und leistbar wird. Ich möchte noch einmal betonen, daß es nicht möglich und auch nicht sinnvoll ist, mit homöopathischen Arzneien Wehenschmerzen wegzuzaubern. Natürliche Methoden verhelfen zu einem natürlichen Geburtserlebnis, und das ist spürbar. An dieser Stelle könnte ich von allen genannten Globuli sehr viele Erfahrungsberichte aufzählen. Doch lieber möchte ich eine Kollegin zitieren, die als Beleghebamme an einem Krankenhaus arbeitet: »Seit wir mit homöopathischen Arzneien im Kreißsaal arbeiten, benötige ich fast kein Dolantin (morphinartiges Schmerzmittel) mehr. Unsere Ärzte staunen, in welch kurzen Zeiten die Frauen ihre Kinder gebären, die Anästhesisten wissen, daß wir sie wirklich nur in ausweglosen Situationen für eine PDA benötigen. Die Statistik des letzten Jahres hat ergeben, was wir Hebammen schon lange behaupten: die Atonien (Nachblutungen) sind auf ein Minimum gesunken. Soll jetzt noch jemand behaupten, daß das kein Erfolg für die Homöopathie ist!«

Ich bin mir sehr sicher, daß es die homöopathischen Arzneien sind, die eine risikoarme Hausgeburtshilfe ermöglichen, die die Mütter einen normalen Geburtsablauf erleben lassen und den Kindern einen medikamentenfreien, unbeschwerten Start ins Leben gestatten.

ÄTHERISCHE ÖLE

Ätherische Öle sind für mich aus der Geburtssituation nicht mehr wegzudenken. Es ist mir eigentlich nicht mehr vorstellbar, eine Geburt ohne wohlriechendes Massageöl und ohne duftenden Badezusatz zu begleiten. Die Essenzen von *Eisenkraut, Jasmin, römische Kamille, Lavendel, Muskatellersalbei, Nelke, Rose, Ylang-Ylang* und *Zimt* hüllen zur Freude von Gebärenden, Hebammen und Ärzten schon viele Entbindungsabteilungen in eine angenehme Geburtsatmosphäre. Die Düfte geben den kahlen und oft unpersönlichen Räumen einen Hauch von Natur und Geborgenheit. Es entsteht Ruhe, Wärme, Zuversicht und eine feine sinnliche, oft leicht erotische Atmosphäre. Mit den Gerüchen assoziieren alle Beteiligten Weiblickeit, Kraft und Ausdauer. Allen begleitenden und betreuenden Personen wird bewußt: diese Frau kann und wird gebären.

DAS GEBURTS- UND WEHENMASSAGEÖL

Da ich selbst von der Wirkung der duftenden Essenzen so begeistert bin, wollte ich den Nutzen der ätherischen Öle allen werdenden Eltern zukommen lassen. Deshalb war es mir wichtig zusätzlich zu dem bereits erwähnten Dammassageöl noch ein Wehenmassageöl zu mischen. Dieses Geburts- und Wehenmassageöl erfreut sich seit Beginn meiner Arbeit mit Aromen größter Beliebtheit. Die Kraft der Düfte läßt sich über viele Sinneswahrnehmungen erleben. Mit einem Massageöl erfährt die Frau die Wirkung über das Geruchsorgan Nase, über das Sinnesorgan Haut erhält sie zusätzlich die Zuwendung durch die massierende Hand. Hunderte von Hebammen sind von dem Massageöl überzeugt, das sie in einer Kemptener Apotheke bestellen können und haben stets ein Fläschchen am Entbindungsbett stehen. Bei einem Seminar teilte mir eine Kollegin, begeistert von ihrem ersten überwältigenden Dufterlebnis mit ...

... «Ich hatte neulich ein Pärchen zu betreuen, mit dem ich mir nicht mehr zu helfen wußte. Was auch immer der Partner anstellte, es half der Frau nichts. Es war ja auch kein Wunder, er war so unbeholfen. Leider konnte ich mich sehr wenig um die wehende Frau kümmern, da ich eine andere Gebärende gleichzeitig zu betreuen hatte. Mir schien, daß bei dem hilflosen Partner und der fast hysterischen Gebärenden nur noch eine PDA die rettende Hilfe sein könnte. In meiner eigenen Hilflosigkeit und Eile habe ich dem Mann ein Ölfläschchen in die Hand gedrückt, mit dem Hinweis, er solle seiner Frau damit den Rücken massieren. Dieses Massageöl stand seit einigen Wochen am Fenster, da ein anderes Elternpaar es vergessen hatte. Nachdem die Geburt bei der einen Frau beendet war, ging ich wieder zu dem Pärchen zurück. Vor der Türe war mir zunächst die Ruhe aufgefallen, beim Betreten des Zimmers kam ich aus dem Staunen nicht mehr heraus: Die Schwangere beatmete konzentriert und entspannt ihre Wehe, der Mann saß auf dem Bett und massierte ihr den Rücken. Am Ende der Wehe blickte sie strahlend zu mir auf und bedankte sich voller Freude für dieses Wunderöl. Seit ihr Mann sie mit dem Öl einreibe, seien die Wehen viel erträglicher, sie könne ohne seine Hände gar nicht mehr sein. Es sei einfach wohltuend, von ihm massiert zu werden. Der Mann war noch immer erstaunt darüber, daß die Frau nun seine Hände so notwendig brauchte, vor einer Stunde sei genau das Gegenteil der Fall gewesen. Das Kind wurde dann tatsächlich knapp zwei Stunden später ohne PDA geboren. Im Wochenbett hat die Mutter mir ständig erzählt, daß sie ohne dieses Massageöl sicherlich nie eine normale Geburt erlebt hätte. »Und nun«, sagte die Kollegin erwartungsvoll, »möchte ich heute noch viel mehr über die Wirkung der ätherischen Öle kennenlernen.«

Das Geburtsöl zur besseren Wehenschmerzverarbeitung, das in diesem Bericht so wirkungsvoll beschrieben ist, enthält die Essenzen: der *marokkanischen Rose*, des *gelben Jasmins*, des *Muskatellersalbeis* sowie der Pflanze *Ylang-Ylang*. Die ätherischen Öle sind in *Jojobaöl* gelöst.

ॐ DIE ZUSAMMENSETZUNG UND DIE WIRKUNG DIESER ÖLE

Ich möchte Ihnen zum besseren Verständnis den Hintergrund und Sinn dieser Zusammensetzung mitteilen. *Jojobaöl* ist eigentlich flüssiges Wachs, das aus der Nuß des Jojobabaumes gewonnen wird. Dieses Basisöl kann aus diesem Grund nicht ranzig werden, es ist sehr reich an Vitamin E und essentiellen Fettsäuren und wird deswegen gerne als Massageöl verwendet. Bei unserem Geburtsöl war es mir wichtig, ein Öl einzusetzen, das auch Männerhände gerne annehmen, es sollte also nicht zu fett und schmierig sein. Zudem hat es den großen Vorteil, daß es gut auf der Hautoberfläche haftet und auch in der Badewanne hervorragend anzuwenden ist. Das Massageöl löst sich dort nicht im Wasser auf, sondern verbleibt auf dem Bauch oder Rücken der Gebärenden. Durch die »Wachs«-Eigenschaft kann die helfende Hand eine gute Verbindung mit der Gebärenden eingehen, ohne zu tief einzudringen. Die Hand haftet am Schmerzpunkt wie Wachs auf der Tischdecke. Es hat Kontakt- und Tiefenwirkung, geht aber nicht durch und durch. Allein in der Auswahl des Basisöles sehe ich die oben beschriebene Wirkung: die Hand des Partners wird als absolut wohltuend und notwendig empfunden, sie geht eine Verbindung mit der Gebärenden und ihrem Schmerz ein.

Daß das ätherische Öl der *Rose* das ideale Öl für alle Lebenssituationen ist, die mit Weiblichkeit und Intimität in Verbindung zu bringen sind, habe ich bereits mehrfach erwähnt. Aus diesem Grund darf dieser wertvolle Rosenduft bei einer Geburt nicht fehlen. Er hilft bestimmt allen Anwesenden, sich auf diesen weiblichen Vorgang einzustimmen. Überall ist es immer wieder zu erleben, wie betörend der Duft von Rosen wirkt. Wieviele Menschen schenken sich heute noch als Zeichen ihrer Zuneigung eine Rose? Sehr viele junge Männer versuchen seit Jahrzehnten, das Herz einer Frau mit einem überdimensionalen Rosenstrauß zu gewinnen. Weshalb soll dann nicht auch bei der Geburt eines Menschen, dem Ergebnis eines liebevollen Zusammenseins zweier Menschen, der Rosenduft ein Willkommensgruß für ein rosiges Neugeborenes sein? Das ätherische Öl der Rose wird es ermöglichen, daß die Geburtshelferinnen aus einem Geburtsmechanismus wieder ein menschliches Geburtsgeschehen werden lassen.

Der Duft der *Jasminblüten* war nach Aussage einer alten Hebamme im Frühsommer in jedem Geburtszimmer vorzufinden. Blühende Jasminzweige, so erzählte diese Kollegin, sollten die Gebärende an schöne Stunden erinnern, in denen sie das Kind empfangen hat. Das Jasminöl hilft hervorragend bei Angstzuständen, allen hormonellen Situationen und löst seelische Verkrampfungen. Es soll Frauen mit seiner exotischen Duftnote zu bedingungsloser Sinnlichkeit verhelfen. Ein wunderschöner Spruch zu Jasmin ist mir in einem Buch aufgefallen, er lautet: »Laß Dich fallen und gib Dich hin.« Darin spiegelt sich der meistgebrauchte Hebammenzuspruch an eine Gebärende: »Versuchen Sie entspannt zu sein, lassen Sie sich einfach fallen.« Vielleicht fällt es einigen schwer, Erotik und Geburt so direkt in Verbindung zu bringen, aber es ist eine Tatsache, daß Frauen, die während des Geschlechtsverkehrs nicht in der Lage sind, sich zu entspannen und gehen zu lassen, beim Gebären dieselben Probleme haben, nur mit dem großen Unterschied, daß sie dann häufig wenig Verständnis für ihr Problem finden und nur den lapidaren Satz hören: »Sie müssen sich einfach entspannen!« Hier wird Jasmin im Geburtsöl viel mehr Nutzen bringen als gescheite Worte und könnte zur Übung auch schon vorher mal beim Geschlechtsverkehr Verwendung finden.

Die Essenz des *Ylang-Ylang*, eines immergrünen Baumes aus Haiti und den Philippinen, stellt meiner Erfahrung nach einen krönenden Zusatz zum Jasmin dar. Nur wenige Frauen, noch seltener Männer, können diesen süßlich orientalischen Duft pur ertragen. Diese Essenz ist so intensiv, daß sie wohl deshalb nur zu extremen Lebenssituationen paßt. Sie ist als starkes Aphrodisiakum oder Geburtsduft angezeigt, denn die beiden daraus resultierenden Geschehen intimer Erlebnisse sind für Frauen keine Alltäglichkeiten und benötigen eine entsprechende sinnliche Umgebung. Ylang-Ylang schafft der Gebärenden eine Umgebung, die ihr hilft, sich vollkommen fallen zu lassen und alle emotionalen Schranken zu öffnen. Einen Duftspruch konnte ich auch hier finden: »Gibt einfach Lust, Frau zu sein.« Bei einer Geburt vermittelt diese Essenz der Frau das Positive und Schöne am Wehenschmerz. Sie hilft ihr, sich selbst in diesem Frausein anzunehmen und ihren Gefühlen freien Lauf zu lassen. Mit diesem Öl habe ich wiederholt erlebt, wie Frauen, die bei vorausgegangenen Geburten hyperventilierten, d. h. viel zu schnell atmeten, unter Wirkung des Geburtsöles ruhig und fließend atmen konnten.

Die Wirkung des *Muskatellersalbeis* habe ich bereits bei der Anwendung des Dammassageöles ausführlich beschrieben. An dieser Stelle möchte ich noch einmal daran erinnern, daß dieses ätherische Öl der Gebärenden hilft, etwas Unerwartetes anzunehmen und darüber hinaus ihre eigenen Grenzen zu überwinden. Beim Wehenmassageöl stelle ich fest, daß eben dieser Muskatellersalbei hilft, mit dem Schmerz klarzukommen. Die Gebärende empfindet den Wehenschmerz nicht mehr so intensiv und damit erträglicher. Dieses ist sicherlich auf die enorme Hypophysenwirkung zurückzuführen, denn in diesem Gehirnteil wird das körpereigene Schmerzhormon Endorphin gebildet. Der entsprechende Duftspruch in einem Buch lautet: »Öffne die Flügel, trau Dich, Du kannst fliegen«. Für die Geburtshilfe übersetzt würde es heißen: »Öffne den Mund, trau Dich, Du kannst gebären.« Wie ich schon mehrfach verdeutlicht habe, ist das Allerwichtigste für einen guten Geburtsverlauf, der Schwangeren das Vertrauen in ihre Stärke zu vermitteln.

Ich bin mir sicher, daß mit der Anwendung des Geburtsöls zur Wehenmassage allen geburtsbegleitenden Personen Sicherheit, Geborgenheit und Vertrauen in das Geburtsgeschehen vermittelt werden kann. Die Gebärende kann die Geburt geschehen lassen, der Partner hat Vertrauen, daß sie es leisten kann, die Geburtshelferinnen lassen die Frau selbst agieren und haben wieder mehr Achtung und Ehrfurcht vor dem Geburtsgeschehen.

Sehr erfreut hat mich ein Telefonat mit einer Mutter, in dem sie mir mitteilte, daß sie äußerst erstaunt war über die Wirkung des Massageöles auf das Ärzteteam, denn der Duft verbreitet sich natürlich nicht nur auf der Haut der Frau, sondern auch im Raum. Sie beschrieb: »Als ein Arzt das Geburtszimmer betritt, unwirsch fragen will, wie weit denn der

Muttermund nun … Da habe er sich im Satz unterbrochen, sich gleichzeitig erfreut und freundlich gezeigt, und mit den Worten: ›Was ist hier los, heute riecht es aber fein bei Euch Hebammen. So, und dieses Kind wird heute schon auch noch kommen wollen!‹ die Bereitschaft signalisiert in Ruhe abzuwarten. Mit einer fröhlichen Miene habe er das Geburtszimmer dann wieder verlassen. Die betreuende Hebamme sei ganz verdutzt gewesen und habe bemerkt: ›Was ist denn mit ihm heute los? So fröhlich habe ich diesen Mann noch nie erlebt, verläßt uns ohne einen Untersuchungsbefund zu erheben. Das hat es in all den Jahren noch nie gegeben, seit ich hier arbeite.‹ Die Folge war, daß die Hebamme sich die Bezugsquelle des Geburtsöles notierte, in der Hoffnung, so eine Arbeitsatmosphäre noch öfter zu erleben.«

Mein intensivstes Erlebnis mit dem Geburtsöl war bei der Hausgeburt von Cora …

… ihre Mutter ist eine starke Persönlichkeit, und sie gab mir zu verstehen, daß sie keine Massagen oder so einen Firlefanz wünsche, sie wolle einfach ihr Kind in Ruhe zu Hause gebären können, ohne daß ihr andere hineinreden. Bei meiner Ankunft saß die wehende Frau aufrecht im Schneidersitz und meditierte. Sie war bemüht, die Wehen optimal zu beatmen und die Fassung nicht zu verlieren. Meine vorsichtige Frage, ob ich sie am Wehenschmerzort ein bißchen massieren solle, verneinte sie heftig – das sei nicht nötig. Als immer deutlicher wurde, wie sehr sie mit ihren Wehen kämpfte, habe ich, ohne lange zu fragen, mit meiner eingeölten Hand ihren Unterbauch sanft eingerieben. Es dauerte nur eine Wehe lang, bis sie mit weicher Stimme begeistert flüsterte: »Oh, tut das gut, bitte bleib mit dem Öl und Deiner Hand da.« Nach einigen weiteren Wehen war nicht mehr ich die Massierende, sondern die Gebärende selbst, die im Vierfüßlerstand kniete, ihren Bauch wiegend in meiner Hand bewegte. Sie konnte sich gehen lassen und ließ hören, daß ihr Kind bald geboren werden würde. Die Frau öffnete alle ihre emotionalen Türen, und wir erlebten eine wunderschöne Geburt.

❧ ÄTHERISCHE ÖLE ALS GEBURTSUNTERSTÜTZUNG

Eine sehr geburtsunterstützende angenehme Wirkung hat das Geburtsöl, wenn Sie es als Badezusatz in die Wanne geben. Emulgiert in reichlich Salz entfaltet es eine starke entspannende, schmerzerleichternde Wirkung. Durch die Anwendung von Totem-Meer-Salz tritt eine desinfizierende und kreislaufstabilisierende Reaktion ein. Die Gebärende fühlt sich vom Wasser getragen und beschützt.

- Ein idealer Badezusatz bei massiven Wehen oder einer angespannten Grundstimmung ist immer wieder der *Lavendel*. Er verhilft zu Klarheit und Ruhe. Selbst dem aufgeregtesten Vater und einer nervösen Hebamme wird der Duft des Lavendels helfen.
- Die *römische Kamille* ist sowohl als Massageöl als auch als Badezusatz ebenfalls ein hilfreiches Öl. Speziell für schmerzempfindliche Gebärende, die bereits bei Geburtsbeginn unter heftigen krampfartigen unerträglichen Wehen leiden.
- Bei nachlassender Wehentätigkeit oder einer Wehenschwäche wird sich die Mischung eines Uterustonikums bewähren, das *Eisenkraut, Nelke, Ingwer* und *Zimt* enthält. Allen Hebammen möchte ich raten, dieses Massageöl griffbereit zu halten, wenn in der Übergangs- oder Austreibungsphase die Kräfte der Frau nachlassen und damit meist die Wehentätigkeit schwächer wird. Massieren Sie kräftig mit diesem Öl den Uterusfundus, also den obersten Bereich der Gebärmutter. Die Gebärende wird fähig sein, die Geburt

durchzuhalten, und die Kraft der Wehen wird ausreichen, um das Kind gebären zu können. Ich möchte aber darum bitten, daß dieses Öl nur von Hebammen eingesetzt wird und wirklich nur bei angezeigter Indikation. Also nicht weil die Uhr in Richtung Dienstschluß wandert, sondern wenn es die Gebärende benötigt. Ich bin mir sicher, daß das Uterustonikum bewirkt hat, daß ich in der Hausgeburtshilfe bislang ohne wehenfördernde Arzneien auskommen konnte.

- Das ätherische Öl des *Eisenkrautes* verwende ich häufig nur als Riechfläschchen, um die Gebärende aus ihrem emotionalen Geschehen herausholen zu können und um damit ihre Konzentration zu erhöhen, um das Kind ganz hinaus zu lassen. Sie wird dann ganz hellhörig, ist gut ansprechbar und arbeitet wieder optimal mit.
- Ein bewährtes ätherisches Öl für geburtshilfliche Situationen ist mir *Neroli,* ebenfalls als Riechfläschchen, geworden. Die Anwendung ist besonders dann hilfreich, wenn der Vater ein Erste-Hilfe-Mittel braucht. Es gibt nämlich Männer, die so ergriffen sind von der Geburt ihres Kindes, daß ihnen ein großer Stein vom Herzen fällt und ihr Blutdruck deshalb den gleichen Weg, nämlich in den Keller geht. Bei den Hausgeburtsvätern ist sicherlich die Anspannung durch die Verantwortung sowie das aktive Mithelfen um ein vielfaches größer, außerdem gelingt es uns fast immer, ein wirklich warmes Geburtszimmer zu schaffen, dessen Wärme ebenfalls eine Kreislaufabilität bewirkt. Aber auch für die Frischentbundenen benötige ich Neroli, denn immer wieder übernehmen sich die Frauen beim ersten Aufstehen. Trotz ernster Mahnungen warten sie nicht ab, und ehe ich mich umschauen kann, stehen sie auf. Doch nach den ersten Schritten finden sie sich schon am Boden. Dann hilft das gute alte Riechfläschchen, die Mutter wieder wohlbehalten ins Bett zu bringen. Ein kleiner gut gemeinter Rat: Hebammen wissen, wovon sie sprechen, wenn sie darum bitten, nicht ohne kreislaufstabilisierende Übungen aus dem Geburtsbett aufzustehen.
- Immer wieder benötige ich das Öl des *Rosmarins* zur Geburtsunterstützung, für eine Fußmassage oder im Bad bei Gebärenden, deren Blutdruck zu niedrig ist. Es ist verblüffend zu erleben, wie bei einer zu geringen Wehentätigkeit und Müdigkeit in Verbindung mit einem niederen Blutdruck die Schwangere kräftige Wehen bekommt und plötzlich mit Elan und Power die Geburt meistert. Ebenso hilfreich ist mir der Rosmarin nach der Geburt. Ich gebe dann einige Tropfen ins Waschwasser, und die junge Mutter kann anschließend problemlos aufstehen und zur Toilette gehen.

Alle erwähnten ätherischen Öle können während der Entbindung natürlich auch in der Duftlampe verwendet werden. Bei Hausgeburten ist es dann immer der Lieblingsduft der Gebärenden, der den Raum erfüllt. In den Kliniken eignen sich Badezusätze und Massageöle besser, um Hebammen und Personal nicht mit den Düften überzustrapazieren. Außerdem könnte es z. B. sein, daß die Schwangere im Nebenbett entspannt und ausgeglichen ist und der Duft der römischen Kamille daher für sie ungeeignet ist.

- Eine angenehme Erfrischung während der Wehen oder nach der Geburt ist eine Einreibung der Stirn oder des Oberkörpers mit *Rosenwasser.* Als werdender Vater können Sie Ihre Frau mit so einem erfrischenden Hydrolat vielleicht überraschen und erfreuen.

NACHGEBURTSPHASE

Mit der Geburt des Kindes ist die Geburt noch nicht ganz beendet. Nach der ersten Freude und Erleichterung, die Geburt geschafft zu haben, kommt eine letzte, meist kurze Anstrengung für die Mutter: die Geburt der Plazenta. Leider wird in vielen Krankenhäusern der Mutter sofort nach der Geburt des Kindes ein Wehenhormon gespritzt, damit die Nachgeburt sich schnellstens ablöst. Doch auch ohne Medikamente kann die Plazenta innerhalb von fünf bis fünfzehn Minuten geboren werden. Es gibt allerdings Situationen, in denen es bis zu einer Stunde oder länger dauern kann, bis diese letzte Phase der Geburt abgeschlossen ist. Es kann in Ruhe abgewartet werden, solange sich die Mutter wohl fühlt und keine Kreislaufprobleme oder Blutungen einsetzen.

NOCH EINE GEDULDSPROBE

Leider ist es häufig der Fall, daß Ihnen in dieser abschließenden Geburtsphase als Gebärende keine Geduld entgegengebracht wird. Viele Geburtshelfer drängen darauf, daß die Plazenta frühzeitig geboren wird. Sie müssen sich darauf einstellen, daß die Hebamme oder der Arzt mit einem, für Sie schmerzhaften, relativ kräftigen Druck auf die Gebärmutter und einem sanften Zug an der Nabelschnur die Nachgeburt aus dem Uterus drücken. Vielleicht können Sie als Partner der Frau um etwas Geduld und Einfühlungsvermögen bitten, Ihre Frau wird Ihnen dankbar sein. Es scheint mir sehr wichtig, daß Frauen auch ihre Nachgeburt bewußt hergeben und gebären können. Ich denke, es ist von der Natur bewußt so eingerichtet, daß nach der enormen Dehnung der Vagina – bei der Geburt des Kindes – nun noch eine weiche, leichte letzte Dehnung stattfindet, damit die Mütter die weiche Nachgeburt als letztes Dehnungsgefühl in Erinnerung behalten.

NOCH EIN KLEINES NACHGEBURTSERLEBNIS

Die Geburt der Plazenta ist mit weiteren Wehen verbunden, die jedoch selten an Kraft und Intensität mit denen der Geburtswehen zu vergleichen sind. Erneut werden krampfartige Schmerzen und nach unterschiedlicher Zeitdauer wiederum ein Druckgefühl auf den Beckenboden empfunden. Die Frischentbundene wird dann mit einem minimalen Spannungsgefühl die Plazenta als ein »weiches warmes Etwas« gebären. Als Hebamme werde ich Sie darauf aufmerksam machen, Ihnen behilflich sein und darauf achten, daß die Eihäute vollständig mit aus der Vagina gleiten.

DER PLAZENTABAUM

Gemeinsam werden wir dann die Nachgeburt auf ihre Vollständigkeit prüfen. Meistens hat sie die Größe eines Kuchentellers, ist ungefähr zwei bis drei Zentimeter dick und auf der Seite, die an der Gebärmutterwand anhaftete, dunkelrot fleischfarben. Auf der Seite, die dem Kind zugewandt war, ist sie perlmuttfarben von den Eihäuten überzogen. Durch den

Nabelschnuransatz gewinnt die Plazenta ein interessantes baumartiges Aussehen, bei dem die Nabelschnur den Stamm bildet und die großen Hauptgefäße die dicken Äste darstellen, die sich in immer kleinere verzweigen und in den Plazentazotten eine Baumkrone bilden. So wie es viele verschiedene Baumarten gibt, hat jede Plazenta ihr eigenes Aussehen. Es ist durchaus vorstellbar, daß die Baumform der Plazenta Ursprung des Stammbaumes ist, bzw. dieser Begriff und seine Bedeutung darauf zurückzuführen sind. Vielleicht kommt es auch daher, daß es in vielen Gegenden auch heute noch üblich ist, einen Baum auf die Nachgeburt zu pflanzen. Vor Jahrzehnten gab es noch keine Industrie, die gefrorene Plazenten zu Kosmetika verwendet hat, so wie es heute üblich ist. Damals war es auch nicht möglich, sie in die Müllverbrennung zu bringen. Da es menschliches Gewebe ist, mußten die Hebammen immer schon darauf achten, daß die Nachgeburt ordentlich vernichtet wurde, und so war wohl die beste Möglichkeit, sie in einem tiefen Loch zu vergraben, in das anschließend ein Bäumchen gepflanzt wurde.

DIE BISHERIGE »WOHNUNG« DES KINDES

Beim Betrachten der bisherigen Wohnung des Kindes, der Plazenta, sind fast alle Eltern erstaunt über die seidige Oberfläche, die dem Neugeborenen zugewandt war und ihm als Ruhekissen diente. Die Farben der Eihäute und der Plazenta sind sehr beeindruckend, und es wird den Eltern verständlich, daß das Kind in den ersten Wochen weiche, seidig durchschimmernde rot-blaue Farbtöne lieben wird.

Ich habe in meiner gesamten Hausgeburtszeit bisher nicht erlebt, daß sich Mütter oder Väter vor dem Anblick der Nachgeburt geekelt hätten oder vor deren blutigem Aussehen erschrocken wären. Sie sind eigentlich nur fasziniert vom Wirkungsmechanismus der Natur. Bestimmt müssen auch wir Hebammen lernen, mit Achtung und Respekt davon zu sprechen, so daß diese blutige Seite der Geburtshilfe die Eltern nicht abschreckt. Ich bin jedenfalls einem Vater sehr dankbar, der mich in meinen letzten Klinikjahren vorwurfsvoll angesprochen hat: »Wieso gehen Sie so achtlos mit der Nachgeburt um, Sie brauchen die nicht gleich wegzutragen, wir wollen schon sehen, welches Organ unser Kind ernährt hat.« Das bedeutet nicht, daß Sie als Eltern gezwungen werden, die Nachgeburt betrachten oder gar befühlen müssen, aber wenn Sie dies wollen, dann können Sie sicher mit Ihrer Hebamme darüber reden. Denn spätestens zu diesem Zeitpunkt ist Gelegenheit für Gespräche und Wünsche in bezug auf den Umgang mit der Plazenta oder dem Neugeborenen.

DAS »BLUTIGE« ENDE

Dieser letzte Geburtsabschnitt ist wirklich eine blutige Angelegenheit. Viele Männer sind der Meinung, daß sie eine Geburt, wegen des vielen Blutes, das angeblich fließen soll, nicht erleben wollen. Danach sind sie häufig erleichtert, daß es gar nicht so blutig war. Dies liegt allerdings daran, daß die Männer nach der Geburt meistens ausschließlich mit dem Neugeborenen beschäftigt sind und so gar nicht bemerken, daß ihre Frau nach der Plazentaablösung blutet. Ein Blutverlust bis zu 500 ml entspricht dabei übrigens der Norm.

GEBURT

NATÜRLICHE UNTERSTÜTZUNGSMÖGLICHKEITEN

Selbstverständlich gibt es auch für diese letzte Geburtsphase natürliche Möglichkeiten zur Unterstützung, wenn diese zu lange dauert. Auf eine routinemäßige Syntocinongabe, einem Mittel zur Anregung der Wehentätigkeit, kann meines Erachtens auf alle Fälle verzichtet werden.

DAS SAUGBEDÜRFNIS DES KINDES, BRUSTWARZENSTIMULATION

Eines der simpelsten und von der Natur automatisch vorgesehenen Hilfsmittel ist das Saugbedürfnis des Neugeborenen. Sobald das Kind Saugbewegungen ausführt und zu suchen anfängt, wird es an der Zeit sein, das Baby an die Mutterbrust zu legen. Sehr viele Kinder finden die Brustwarze ganz von allein, sobald die Mutter ihr Kind im Arm hält. Durch das Saugen wird ein Reiz auf die Gebärmutter ausgeübt, und sie beginnt sich zusammenzuziehen. Es werden also Nachwehen ausgelöst. Sollten Sie tatsächlich ein Kind geboren haben, das keine Lust zum Saugen verspürt, was es tatsächlich gibt, dann müssen Sie sich als Mutter oder auch als Vater eben selber etwas einfallen lassen, um die Brustwarzen der Frischentbundenen zu stimulieren. Dies ist mit Sicherheit die effektivste natürliche Methode, Nachwehen zu erzeugen.

HALTUNGSVERÄNDERUNG DER FRAU

Sollte das Saugen, bzw. die Stimulation nicht helfen und die Wartezeit immer länger werden, dann kann die junge Mutter aufgefordert werden, sich zu bewegen. So wie sich Schwerkraft und Bewegung auf die Geburt des Kindes positiv auswirken, führt es bei der Nachgeburt ebenfalls zum Erfolg. Diese natürlich wirksame Methode haben mich Frauen gelehrt und nicht Geburtshelfer. Ich weiß natürlich, daß viele Hebammen und Geburtshelfer dies ablehnen werden, da es ein bisher äußerst ungewohntes Verhalten im Kreißsaal sein wird. Aber vielleicht wird auf Wunsch wenigstens ermöglicht, im Kreißbett in die Hocke zu gehen, in der dann intensive Beckenbewegungen durchgeführt werden sollten. Dies wird bestimmt auch zur Plazentageburt führen. Selbstverständlich ist für diese Maßnahme Voraussetzung, daß keine verstärkte Blutung vorhanden ist.

❧ HOMÖOPATHISCHE ARZNEIEN

Homöopathisch kommt meistens eine der folgenden Arzneien zum Einsatz: *Arnika, Cantharis, Sepia, Pulsatilla*.

Bei einsetzender Blutung habe ich mit homöopathischen Arzneien beste Erfahrungen gemacht, nur in wenigen Fällen mußte ich bislang eine Frau dennoch ins Krankenhaus bringen. Die folgenden Arzneien möchte ich nur deshalb aufzählen, damit junge Kolleginnen, die sich auf dem Gebiet der Hausgeburtshilfe kundig machen wollen, nicht nur Warnungen und Ängste mitgeteilt bekommen.

Ich möchte vermitteln, daß diese für uns Hebammen gefürchtete Situation tatsächlich ein klein wenig von ihrem Schrecken verlieren kann, wenn wir die homöopathischen Arzneimittelbilder der Blutungsmittel: *Arnika, Belladonna, China, Ferrum, Hamamelis, Ipecacuanha, Millefolium, Phosphorus, Sabina* und *Secale* aus dem »FF« beherrschen. Ich möchte noch einmal darauf aufmerksam machen, daß es nicht genügt, Bücher zu lesen und eine eigene Taschen-Apotheke mit geburtshilflichen Mitteln zu besitzen, sondern daß die Anwendung der Arzneien wirklich erlernt werden muß. Außerdem möchte ich an dieser Stelle noch einmal darauf hinweisen, daß es in der Hausgeburtshilfe nichts gibt, was diese akute Lebensgefahr für die Mutter von vornherein abwenden kann. Ich kann mich an jede Frau, die ich mit einer starken Blutung verlegen mußte, sehr gut erinnern und brauchte jedesmal lange Zeit, bis ich dieses Erlebnis verarbeitet hatte. Als Fazit kann ich allerdings auch erkennen: selbst dieses Risiko ist beherrschbar, wenn alles gut vorbereitet ist, schnelle, klare Entscheidungen getroffen werden können, eine Zusammenarbeit mit der Rettungsleitstelle und dem Krankenhaus funktioniert. Die Zeit für den Transport reicht allemal aus, denn in solchen klinischen Situationen wird auch im Krankenhaus Vorbereitungszeit benötigt. Schließlich wartet in keinem Krankenhaus das Narkoseteam vor der Kreißsaaltür, sondern ist im OP-Dienst oder auf Bereitschaft und muß in Notfällen auch erst informiert werden.

Eines meiner eindrücklichsten Erlebnisse mit Blutungen möchte ich schildern: ...

... Bei meinem Eintreffen zur Hausgeburt teilte mir die Gebärende mit, daß sie sich eben noch einen Kamilleneinlauf gemacht habe. Das Kind wurde kurze Zeit später geboren, eine leicht verstärkte Lösungsblutung trat ein, die mit der Plazentageburt nicht zum Stillstand kam. Beim schnellen Nachschlagen der Blutungsmittel fiel mir der Kamilleneinlauf ein: beim Arzneimittel China stand im Arzneimittelbild: Blutung nach Mißbrauch von Kamille. Mit einer Gabe von China-Globuli stand die Blutung innerhalb von wenigen Minuten. Die Frau erholte sich von ihrem erheblichen Blutverlust sehr gut.

ÄTHERISCHE ÖLE

Mit ätherischen Ölen kann eine verzögerte oder erschwerte Plazentaablösung selbstverständlich ebenfalls unterstützt werden. Mit dem bereits erwähnten Uterustonikum, dem ich dann aber noch einige Tropfen *Eisenkraut* 100% zugebe, massiere ich der Frau den Uterusfundus, wodurch oft gute Nachwehen ausgelöst werden. In verschiedenen Büchern wird zu diesem Thema eine kalte Lavendelkompresse empfohlen, doch konnte ich damit bislang allerdings keine Erfolge erzielen.

Mit vollendeter Nachgeburtsphase beginnt für die Frau das Wochenbett.

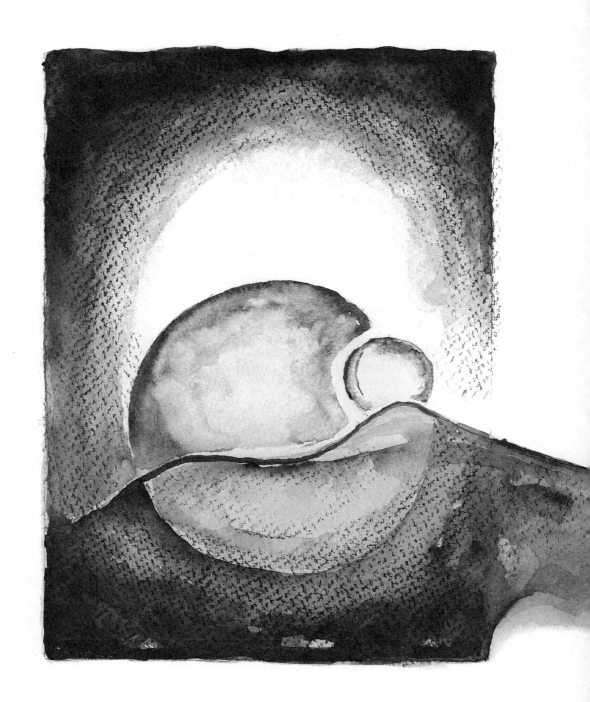

WOCHENBETT

Leere – allein
nochmal Höhle – Schutz
eine kleine Weile
wir
du und ich

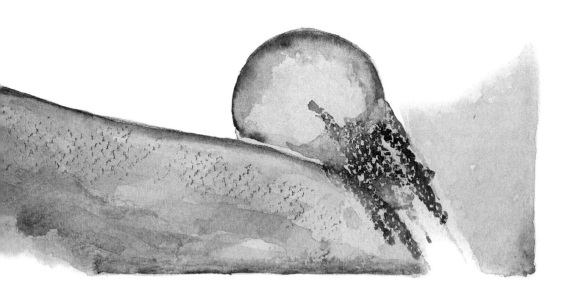

DAS FRÜHWOCHENBETT

Das Wochenbett schließt sich unmittelbar an die Geburt an und dauert insgesamt acht Wochen. Es ist ein völlig natürlicher Zustand im Leben einer Frau und hat absolut gar nichts mit Krankheit zu tun. Im Frauendasein stellt es lediglich eine Sondersituation dar. Meines Erachtens ist es eine der schönsten Zeiten im Leben einer Mutter. Es ist der Frau möglich, sich von der Schwangerschaft zu erholen, sich von der Geburt auszuruhen und dieses Geschehen zu verarbeiten. Das Wochenbett soll der Mutter neben der Erholung auch Gelegenheit geben, neue Kraftreserven zu schöpfen für die kommenden anstrengenden Monate mit einem Säugling.

HEBAMMENHILFE

Ich nehme an, Sie wissen, daß jede Wöchnerin Anspruch hat auf Hebammenhilfe. In den ersten zehn Tagen sind wir verpflichtet, täglich nach Ihnen zu sehen, sich nach Ihrem Befinden zu erkundigen, die Gebärmutterrückbildung zu kontrollieren, beim Stillen und der Pflege des Kindes behilflich zu sein und den Nabel des Neugeborenen zu versorgen. Diese Wochenbettnachsorge können Sie bis zu acht Wochen nach der Geburt ohne Antrag, ohne Papierkrieg oder ärztliches Rezept in Anspruch nehmen. Sie müssen einfach bei Ihrer Hebamme anrufen, bei der Sie sich am besten schon in der Schwangerschaft angemeldet haben, wenn Sie nicht bereits vorher schon von ihr betreut wurden. Die Hebamme wird Sie dann in den ersten zehn Tagen zu Hause besuchen, später kommen viele Mütter dann wieder in die Hebammensprechstunde. Die Kosten für die Nachsorge wird Ihre Krankenkasse übernehmen. Sollten im späten Wochenbett die acht Hausbesuche oder Beratungen nicht ausreichend sein, müssen Sie allerdings die Kosten selbst übernehmen, außer Ihr Arzt verordnet diese auf Rezept. Doch keine Sorge, wir Hebammen stellen nur halb so hohe Rechnungen wie ein Handwerker und werden nicht nach einem Stundenhonorar, sondern pauschal bezahlt. Leider schätzt der Staat unsere Arbeit noch immer recht gering ein. Sie sehen schon, neben viel Zeit und umfassendem Wissen benötigen Hebammen noch einen gesunden Idealismus. Lassen Sie sich nicht von Ihrem Wunsch nach einer Hebammenbetreuung abbringen, denn es gibt keine andere Berufsgruppe, die speziell für die Pflege einer Wöchnerin ausgebildet ist.

DIE BEDEUTUNG DES WOCHENBETTES

Das Wochenbett wird aufgeteilt in das FRÜHWOCHENBETT und das SPÄTWOCHENBETT. Ersteres dauert bis zum zehnten Tag und wird zur Abheilung der Geburtswunden und dem Ingangkommen der Milchbildung benötigt. Es ist die Zeit der innigsten Verbindung zwischen Mutter und Kind. Die beiden leben in einer Art Symbiose und sind unzertrennlich. Das Spätwochenbett endet nach etwa acht Wochen und dient dem Anpassungsprozeß an das Leben mit dem Kind sowie der hormonellen Umstellung der Mutter.

Um diesen Umstellungsprozeß zu verdeutlichen, vergleiche ich das Wochenbett gerne mit den ersten Zeiten in einer Beziehung zwischen Frau und Mann, mit dem Unterschied, daß nun noch ein Kind dabei ist, das wie ein Eindringling dieses Beziehungsgleichgewicht stören kann. Die ersten Tage gleichen der Zeit des Verliebtseins, der Euphorie und dem nicht mehr enden wollenden Glück, sich gefunden zu haben. Es gibt keinen Unterschied zwischen Tag und Nacht, es ist, als ob die Zeit still stünde. Nach diesen Tagen aber kehrt langsam der Alltag wieder ein, Müdigkeit und erkennbare Überforderung stellen sich ein. Aus der Zeit der Verliebtheit wird die Verlobungszeit, die Tage der Prüfung kommen. Es wird notwendig, sich die Zeit einzuteilen, um ganz langsam den Forderungen des Alltags nachzukommen. Es entstehen erste Auseinandersetzungen und Konflikte, die von kurzer Dauer sind, da sie noch immer vom Dach des großen Glückes der Liebe beschützt sind. Mit dem Beginn der zweiten, spätestens der dritten Woche ist die Zeit des Verheiratetseins gekommen. Die Routine kann Einzug halten, und das tägliche Weltgeschehen wird langsam wieder wahrgenommen. Die alten Gewohnheiten und Wünsche tauchen wieder auf, jedoch deutlich gezeichnet von der Unauflöslichkeit der eingegangen Verbindung mit dem Kind. Bisher unbekannte Konflikte in der Partnerbeziehung entstehen, und es bedarf eines großen Einfühlungsvermögens der männlichen Partner, um diese Stimmungen zu verstehen. Die ersten Wochen im Leben mit diesem neugeborenen Kind sind ein Prüfstein in jeder Lebensgemeinschaft. Die Kinder fordern ihre Eltern heraus und zwingen sie zu einer Neuorientierung in ihrem Dasein und Zusammenleben. Es wird dabei aber ständig der Funke der Liebe zu diesem Kind überspringen und deshalb kann aus dieser Krisenstimmung schnell wieder Harmonie entstehen. Immer wieder wird, ähnlich wie bei dem Geburtsgeschehen, das Durchhaltevermögen und die Geduld der Eltern gefordert werden, letztendlich aber wird die Zeit des Wochenbettes ein Höhepunkt in der Beziehung sein. Sehen Sie das Wochenbett als das erste Abenteuer mit Ihrem Kind an. Denn schließlich ist es eine sehr schnell wachsende Beziehung, die Sie da eingehen, und das ist abenteuerlich genug. Da ist schon von Vorteil, daß Sie hoffentlich die Zeit der vorausgegangenen Schwangerschaft genutzt haben um Ihre Partnerbeziehung zu festigen.

Gehen Sie mit viel Neugierde, Zuversicht und Vertrauen in das Abenteuer Wochenbett, Sie werden gerne und oft daran zurückdenken.

Es ist mir ein großes Bedürfnis, allen Müttern die schönen aber auch realistischen Seiten des Wochenbettes sowie so viel Information wie möglich zu vermitteln, damit dieser Abschnitt im Frauenleben wieder einen normalen Stellenwert einnimmt und nicht immer als Krankheit betrachtet wird.

ELTERN IM WOCHENBETT

Wenn Sie die folgenden Kapitel durchblättern, werden Sie relativ wenige Erfahrungsberichte finden. Dies hat seine Gründe, denn in der Schwangerschaft höre ich von vielen Frauen die Frage: »Geht es denn anderen Schwangeren genauso?« Bis zur Geburt des Kindes orientieren sich die werdenden Mütter an dem, was die anderen auch erleben und sammeln Erfahrungen. Doch bei der Geburt erkennen sie, daß das Geschehen nun sie ganz

DAS FRÜHWOCHENBETT

allein betrifft, daß es stimmt: Es gibt nur *das* Erlebnis mit *diesem* Kind! Die erlebten Stunden der Geburt sind eine der intimsten Erinnerungen in dieser Partnerbeziehung mit diesem Kind. So geht es dann im Wochenbett weiter. Die Mütter wollen nicht hören, wie es den anderen Wöchnerinnen geht, sondern möchten für ihre eigene momentane Situation Rat und Hilfe. Deshalb werde ich sehr wenig auf die Erlebnisse von anderen Frischentbundenen verweisen. Erst mit dem Ende des Frühwochenbettes werden die Eltern langsam wieder offen werden für das, was in anderen Familien geschieht und was draußen in der Welt passiert. Es kann allerdings bis zum Spätwochenbett dauern, bis sie auch tatsächlich am Leben der Öffentlichkeit wieder anteilnehmen. Hier aber dennoch ein kleines Erlebnis, um darzustellen, daß es dem Neugeborenen tatsächlich gelingt, die Eltern ein hermetisch abgeschlossenes Nest um seine Wiege herum aufbauen zu lassen: ...

... Als im Frühjahr 1990 der Orkan Wibke über das Allgäu brauste, war ich mit Bangen und Hoffen unterwegs. So manche Straße war blockiert, und das Fahren durch Waldschneisen glich einem Abenteuer. Ich war zwar glücklich, auf dem Parkplatz der zu besuchenden Wöchnerin angekommen zu sein, doch nun mußte ich bei strömendem Regen und Sturmböen noch die 30m Weg bis zur Eingangstüre hinter mich bringen. Meine Sorge war berechtigt, denn bereits nach zehn Schritten erfaßte mich die Sturmböe und warf mich in die Drecklandschaft des Neubaugrundstücks. Genauso sah ich nun aus, bis zu den Knien voller Dreck, mein Haar, meine Kleidung, meine Tasche: alles pitschenaß! Ich läutete und mußte auch noch warten, bis mir endlich der völlig erstaunte Vater die Haustüre öffnete, mit der für mich absolut unverständlichen Frage: »Wo kommen Sie denn her? Was ist mit Ihnen passiert? Oh, es regnet ja draußen. Entschuldigung, daß ich Sie warten ließ, aber es ist gut, daß Sie kommen, wir sind eben beim Wickeln, kommen Sie doch gleich mit hoch.« Ich mußte den Vater darauf aufmerksam machen, daß ich schon gerne zuerst meine bis auf die Haut durchnäßte Kleidung und meine dreckigen Schuhe ablegen würde, und ob er mir wenigstens ein Handtuch für meine Haare und vielleicht etwas Trockenes zum Anziehen anbieten könne, danach wäre ich gerne bereit, mir das Neugeborene anzusehen. Wieder entschuldigte er sich und half mir nun doch aus meiner mißlichen Lage. Bei unserem weiteren Gespräch waren die Eltern erstaunt über meine Mitteilung, daß mancherorts Katastrophenalarm ausgerufen worden war und ich fast nicht zu ihnen durchgekommen wäre. Die Eltern standen nun zusammen am Fenster, sahen wohl zum erstenmal die Verwüstung um ihr Haus und meinten, daß sie doch mal wieder die Zeitung lesen müßten. »Daß mir sowas mal im Leben passieren könnte, hätte ich nie gedacht!« verabschiedete mich der Vater kopfschüttelnd über sein eigenes Verhalten.

ZEIT, ZUNEIGUNG, ZUWENDUNG FÜR DIE MUTTER

Es ist mir ein Bedürfnis, allen Frauen, Männern, Hebammen und Ärzten ins Bewußtsein zu rufen, wie wenig Beachtung das Wochenbett in unserer heutigen Gesellschaft findet. Meines Erachtens wurde es in den letzten Jahrzehnten sehr aus dem Familienalltag verdrängt. Es wurde anscheinend vielerorts völlig vergessen, daß eine Frau nach neun Monaten Schwangerschaft und einer Geburt viele Wochen benötigt, um sich mit dieser veränderten Lebenssituation zurechtzufinden. Der Satz eines Arztes klingt mir noch immer in den Ohren: Einige Tage nach der ambulanten Geburt kam er zum Hausbesuch und traf die Wöchnerin im Bett liegend an: »Sie wissen ja, wer rastet, der rostet. Sie müssen schon aufstehen.« Die Mutter von vier Kindern faßte es als lustige Bemerkung auf und hielt ihr Wochenbett strikt bis zum zehnten Tag ein. In den letzten Jahren war immer mehr der Eindruck zu gewinnen, daß nur der körperliche Aspekt Beachtung findet. Daß aber eine Frau auch seelisch mit dem Muttersein für dieses gerade geborene Kind zurecht kommen muß, scheint mir von vielen, auch fachkompetenten Personen, in Vergessenheit geraten zu sein. Eine Wöchnerin braucht nicht nur ein Bett und etwas zu essen. Es ist auch nicht damit getan, ihr täglich die Temperatur und den Bludruck zu messen. Ich denke, daß ausgebildete Hebammen auch ohne Thermometer und Blutdruckapparat erkennen können, ob Fieber oder Kreislaufprobleme vorhanden sind. Kreislaufschwierigkeiten oder Varizen können auch sehr gut mit körperlichen Übungen im Bett behoben werden, es muß nicht immer das berüchtigte Treppensteigen sein. Letzeres hielt der erwähnte Frauenarzt schon beim vorausgegangenen Wochenbett für eine bessere Therapie, als vom Ehemann in Watte gepackt zu werden. Das waren zumindest seine Worte zwei Jahre zuvor.

Das Wichtigste scheint mir bei der Betreuung einer Wöchnerin zu sein, daß sich alle bewußt sind, welchen enormen Hormonschwankungen eine Frau dabei ausgesetzt ist. Alle sollten sich klarmachen, daß sie bei der Geburt ihr Innerstes nach außen kehren mußte, um das Kind gebären zu können. Nach diesem Vorgang fühlt sich jede Frau leer und hüllenlos. Endlich hatte sie sich an die Bewegungen des Kindes in ihrem Bauch gewöhnt. Nun ist dieser leer, gefühllos und schwabbelig. Ein Gefühl von Verwundung und Einsamkeit tritt ein. Deshalb ist es sicher das Allerwichtigste, daß das Neugeborene so nah wie möglich bei ihr zu lassen. Ich kann mich selbst sehr gut erinnern, daß ich das Kind am liebsten mit seinen Beinen und Armen in Richtung meines Bauches liegen hatte, um die gewohnten kleinen Stöße wieder zu spüren. Um die ersten Tage dieser Leere und Erschöpfung mit der gleichzeitigen Euphorie über die überstandene Geburt gut zu überbrücken, benötigen alle Frauen vor allem Liebe, Zeit die ihr gewidmet wird, Zuneigung sowie Zuwendung. Dies kann sie am besten von ihrem Lebensgefährten erfahren. Für mich als Hebamme sind diese drei Z's ebenso wichtig wie eine kompetente Beratung, die sich aber eben nicht nur auf Körperfunktionen beschränken sollte, sondern die ein großes Augenmerk auf die seelische Situation richten muß. Auch im Wochenbett ist eine ganzheitliche Betreuung von großem Nutzen für die gesamte Familie.

DAS FRÜHWOCHENBETT

DAS HÄUSLICHE-, DAS KLINISCHE WOCHENBETT

Da ich mir vorgenommen habe, in diesem Buch über ein natürliches und normales Wochenbett zu schreiben, werde ich mich bemühen, Ihnen meine Erfahrungen in der häuslichen Wochenbettbetreuung zu vermitteln. Die beruflichen Erkenntnisse aus meiner klinischen Wochenbettzeit möchte ich als Hebamme zwar nicht missen, denn ich konnte sehr viel lernen über die Betreuung der Wöchnerinnen und der Neugeborenen. Doch seit ich selbst ein Wochenbett zu Hause erleben durfte, weiß ich, was ein normales Wochenbett wirklich ist. In einem Krankenhaus sind die körperlichen Vorgänge auch nicht anders, werden jedoch oft als krankhaftes Verhalten gedeutet. Selbstverständlich bin ich bemüht, immer wieder Hinweise für einen stationären Aufenthalt zu geben. Doch wie schon im Kapitel »Geburt« erwähnt, wird die Betreuung und manche Pflegegewohnheit von Klinik zu Klinik stark variieren. Erkundigen Sie sich deshalb frühzeitig nach hauseigenen Gewohnheiten. Bislang ist es bundesweit üblich, daß die Mütter am sechsten Tag nach der Geburt entlassen werden. Vermutlich wird diese Liegezeit in naher Zukunft gekürzt werden, wie bereits 1982, als von den Krankenkassen das klinische Wochenbett von zehn auf sechs Tage reduziert wurde. Sie erinnern sich, daß das Frühwochenbett damit keinesfalls abgeschlossen ist. Klinikentlassung bedeutet nicht, daß eine jahrtausendalte Erkenntnis aufgehoben ist und die Frauen nun eine neue anatomische Reaktion entwickelt haben: Es dauert noch immer zehn Tage, bis die Milchbildung einigermaßen auf das Hungerbedürfnis des Kindes abgestimmt ist. Der Nabel des Neugeborenen bedarf noch häufig einer speziellen Pflege. Die Gebärmutter ist nach zehn Tagen noch immer über dem Schambein zu tasten, die Wundheilung ist längst noch nicht abgeschlossen. Bitte seien Sie also nach der Klinikentlassung nicht übermütig und halten Sie Ihre Wochenbettzeit noch vollständig ein. Lassen Sie sich von einer Hebamme zu Hause beraten und betreuen. Wir wissen und erkennen, wann das Wochenbett funktionell abgeschlossen ist und richten uns bei der Wochenbettentlassung nicht nach Kalendertagen und finanziellen Hintergründen.

ERHOLUNG VON DER GEBURT, EINE WOCHE IM BETT

Im Frühwochenbett sollen sich beide, Mutter und Kind, von den Strapazen der Geburt erholen. Die Mutter soll sich ausruhen können nach den beschwerlichen Wochen der Schwangerschaft und den anstrengenden Stunden der Geburtswehen. In dieser Woche soll sie möglichst viel liegen, damit die Geburtswunden abheilen können und der Milchfluß in Gang kommen kann. Sie werden sich in den nächsten Monaten noch oft an diese Tage zurückerinnern. Es ist in den nächsten Jahren sicherlich nicht mehr der Fall, daß Sie im Bett liegen können, ohne tatsächlich krank zu sein. Kennen Sie eine Mutter, die im Liegen erlebt, wie ihre Hausarbeit erledigt wird? Die das Schleudern der Waschmaschine vernimmt, ohne sich um die Wäsche zu kümmern? Eine Mutter, die herrliche Küchendüfte schnuppern kann, ohne selbst aktiv zu sein? All dies können Sie im Wochenbett, Ihr Neugeborenes im Arm haltend, genießen. Lassen Sie sich diese besondere Zeit im Leben einer Frau nicht vorenthalten. Sie werden immer mit Freude an Ihr Wochenbett zurückdenken. Früher war dies für die Frauen der einzige Urlaub in ihrem Leben, vielleicht legte die Familie und die Nachbarschaft deshalb gesteigerten Wert darauf, daß die Wöchnerin im Wochenbett ungestört sein konnte. In einem Allgäuer Mundartgedicht ist zu lesen: »all Joahr kam's Weib ins Wuchebett, sonst hättse koi Erholung ghött ...!«

ABSCHIRMUNG UND RUHE

Die Mutter wurde abgeschirmt und mit dem besten Essen versorgt, das zu bekommen war. Die »Weisen Frauen« kamen und brachten ihr kräftiges Essen und weise Ratschläge für den Umgang mit dem Neugeborenen. Heute ist dieses »Weisen« bei uns im Allgäu noch immer ein verbreiteter Brauch, allerdings hat er sich leider in seinem wesentlichen Inhalt geändert: Die junge Mutter versorgt die Nachbarinnen, die Geschenke für das Baby bringen, mit einem reichlichen Essen, erfreulicherweise wenigstens erst einige Wochen oder Monate nach der Geburt. Ein davon abgewandelter Brauch hat sich für die Männer herausgebildet. Während seine Frau sich im Krankenhaus erholt, wird er, der junge Vater, von den Nachbarinnen mit einer guten Suppe versorgt. Nun bekommt der Vater, was einst der Mutter gehörte.

Vielleicht schaffen wir es, diesen Brauch wieder in seine Urspünglichkeit zurückzuführen und die Wöchnerin im Frühwochenbett mit Speisen zu versorgen, damit sie ihre Kraft und Energie für die Milchbildung nutzen kann und nicht für das Bekochen der lieben Nachbarinnen.

In unserer heutigen Zeit müssen wir diesen Schutz für die Wöchnerin wohl erst wieder neu erlernen. An den Besucherströmen, die in der Wöchnerinnenstation einer Klinik ein und ausgehen, kann abgelesen werden, daß das wenig mit Ruhe und Erholung zu tun hat. Manchmal habe ich das Gefühl, das Neugeborene wird wie auf einem Silbertablett serviert, jede Besucherin möchte es auf den Arm nehmen, und jeder zeigt dem Baby seine frische Schnupfennase. Versuchen Sie als Mutter, Ihr Kind zu schützen und lehnen Sie solchen Besuch bereits im Vorfeld ab. »Rooming-in« hat nichts zu tun mit »Silbertablett«, sondern soll die Einheit Mutter und Kind aufrecht erhalten. Interessanterweise gibt es bei den Wöchnerinnen zu Hause selten derartige Besucherprobleme, denn alle spüren die neue Atmosphäre deutlich, es wird geflüstert, die Schuhe werden ausgezogen um ja keinen Lärm zu machen. Alle betrachten mit Ehrfurcht den neuen Erdenbürger. Zudem sind Freunde und Bekannte ungern im Elternschlafzimmer zu Gast, hier ist die Intimität zu Hause und wird nicht nur in dieser besonderen Situation respektiert.

In den ersten Tagen legen sich die meisten Frauen freiwillig in ihr Bett, ihre Geburtswunden zwingen sie förmlich dazu. Eine Wöchnerin äußerte sich mit den Worten: »Mein ganzer Körper schmerzt, als ob ich enormen Muskelkater hätte. Außerdem hab ich im Stehen den Eindruck, mir läuft der Verstand zwischen den Beinen heraus. Das hält mein Kreislauf nicht aus. Ich war zwar eben noch der Meinung, Bäume ausreißen zu können, aber dem ist wohl nicht so.« Mit dieser Aussage hatte sie genau den Punkt getroffen. Der Wöchnerin wird schnell klar, daß eine Geburt nicht nur ein Akt ihres Unterleibes ist, sondern ebenfalls Ihren Kreislauf und ihre Psyche belastet. Selbstverständlich gibt es Mütter, die sich nach einer schnellen, weniger anstrengenden Geburt sofort topfit fühlen, sich duschen und mit ihrem Partner und der Hebamme am Tisch sitzen, um eine gemeinsame Mahlzeit einzunehmen. Allerdings sind diese Frauen wirklich die große Ausnahme, und es dauert meist nur eine halbe Stunde, bis sie freiwillig in ihr Bett zurückkehren. Denn auch wenn die Frischentbundene keine Dammverletzung erlitten hat oder ganz einfach noch kein Empfinden für ihren Beckenboden hat, so haben doch alle eine massive Blutung, die sehr kreislaufbelastend sein kann und sie ins Bett zwingt.

DIE BLUTUNG – DER WOCHENFLUSS, NACHWEHEN, DIE GEBÄRMUTTERRÜCKBILDUNG

Ich habe bewußt diese Themen zu einem Bereich zusammengefaßt, denn es ist nicht möglich, Ihnen nur von der Blutung zu berichten und die Gebärmutterrückbildung getrennt zu beschreiben. Menschen können nicht in einzelne Organe aufgeteilt werden, ungeachtet der anderen Körperfunktionen. Meines Erachtens wird anhand des Wochenbettes besonders deutlich, daß unser Körper eine einzige Einheit darstellt, ein riesiges Zahnradsystem bildet, bei dem ein Mechanismus in den anderen übergreift. Eigentlich müßte ich bei diesem Kapitel auf das Stillen genauso eingehen wie auf die Pflege des Kindes, denn Mutter und Kind sind zunächst noch eine Einheit, die Trennung findet erst ganz allmählich statt. Damit Sie sich leichter zurecht finden, habe ich mir aber doch erlaubt, diese Themen zu trennen. Ebenso habe ich den Bereich der Wundversorgung gesondert bearbeitet. Damit Sie sich den Verlauf eines normalen Frühwochenbettes vorstellen können, teile ich dieses Kapitel in die einzelnen Tage auf. Bei jeder Wöchnerin kann selbstverständlich ein abweichender Verlauf möglich sein. Denn jede Frau hat ihre Art zu bluten, ihre eigene schnelle oder verzögerte Rückbildung der Gebärmutter und ihre eigene Fähigkeit Kreislaufbelastungen zu meistern. Jeder Wochenbettverlauf ist ein ganz individuelles Geschehen, und ich kann nur von einer ungefähren Norm berichten, von der vielleicht gerade Sie abweichen. So wie natürlich auch jede Hebamme ihre eigenen Methoden hat, mit einer Wochenbettsüberwachung umzugehen. Die eine Kollegin wird eine Situation als normal, die andere bereits als besorgniserregend einstufen.

Mit dieser Darstellung will ich nicht sagen, daß die Vorgänge der Blutung, der Nachwehen und der Rückbildung das Wesentlichste für eine Frau im Wochenbett sind. Im Gegenteil, die Betreuung und Beobachtung des Kindes wird soviel Zeit in Anspruch nehmen, daß die Vorgänge in ihrem Körper ins Hintertreffen geraten. In vielen Büchern ist eine

Menge über den Umgang mit dem Neugeborenen zu lesen, auch ich werde diesem enorm wichtigen Thema ein ganzes Kapitel widmen, aber ich möchte nicht, wie so oft üblich, die Frau als Wöchnerin vergessen. Nur wenn Sie Ihre eigenen körperlichen Erscheinungen beurteilen und damit umgehen können, werden Sie sich auf Ihr Kind konzentrieren können. Und es wird kein Problem sein, daß die Milchbildung in Gang kommt und Sie Ihr Kind versorgen können.

Bereits in den ersten Tagen wird sich bewahrheiten, was die nächsten Jahre ständig zu beobachten sein wird: Fühlt sich die Mutter wohl, geht es den Kindern gut.

DIE BLUTENDE GEBÄRMUTTERWUNDE

Zunächst ist es mir wichtig, Ihnen zu beschreiben, wie die Blutung zustande kommt, die die Mutter ins Wochenbett »fließen« läßt. Die Nachgeburt hinterläßt eine tiefe Wunde in der Gebärmutterwand, die etwa handtellergroß ist und sich innerhalb von drei Wochen auf ca. drei Zentimeter verkleinert. Die Eihäute haben beim Ablösen an der übrigen Uterusmuskulatur Schürfwunden verursacht. Das Ablösen von Plazenta und Eihäuten müssen Sie sich so vorstellen, als ob Sie in der Nasenschleimhaut eine große verschorfte Stelle hätten, die plötzlich losgerissen wird. Da Schleimhäute stark durchblutet sind, fängt es natürlich aus der Wunde enorm zu bluten an. Der gesamte Blutverlust wird im Wochenbett übrigens eine Menge zwischen 200 und 500 ml erreichen.

DIE ERSTEN STUNDEN

BLUTUNG

Im Uterus ist alles um einige Dimensionen größer, entsprechend stark wird die Blutung in den ersten Stunden nach der Geburt sein. Die Frau wird berichten, daß bei jeder Bewegung wieder ein Schwall Blut aus der Scheide fließt. Es ist ein fremdes Gefühl, nach so vielen Wochen Schwangerschaft zu bluten, und es bedarf schon einer gewissen Zeit, bis Sie sich daran gewöhnen. Dies ist gut so, denn dann werden Sie als Frischentbundene mit Ihren erstaunten Worten die Hebamme immer wieder darauf aufmerksam machen, daß sie die Blutungsmenge kontrollieren muß. Stellen Sie sich darauf ein, daß Sie mit einem dicken Windelpaket ins Wochenbett gehen werden, es wird sehr wahrscheinlich aus zwei bis drei Flockenwindeln und einer kleinen Krankenunterlage (Molinea) bestehen. Spätestens dann sind Sie froh, sich diese Vlieswindeln besorgt, bzw. auf der Wochenstation welche erhalten zu haben. Ihren großen Baumwollschlüpfer werden Sie sicherlich nun genießen, denn dieser gibt dem Windelpack Halt und Wärme. Dieses Paket werden sie innerhalb von drei bis vier Stunden wieder erneuern müssen. Die Windeln dürfen dann durchblutet sein. Wundern Sie sich nicht, wenn die Hebamme vielleicht beim ersten Wechseln der Vorlagen noch einmal Druck auf Ihre Gebärmutter ausübt und versucht, das dort angesammelte Blut auszudrücken. Dies ist unangenehm, erspart Ihnen aber einige Nachwehen.

DAS FRÜHWOCHENBETT

NACHWEHEN

Diese Nachwehen sind unbedingt erforderlich und werden von der Frischentbundenen als krampfartiges Ziehen im Bauch empfunden. Die Nachwehen sind den letzten Eröffnungswehen sehr ähnlich, sind aber von längerer Dauer. Als Erstgebärende werden Sie die Nachwehen wahrscheinlich nur als wenig schmerzhaft empfinden. Die Wehentätigkeit ist für den Uterus besonders wichtig, denn durch die starke Muskelkontraktion zieht sich die Gebärmutter wieder stark zusammen. Dabei verkleinert sich die Wunde der Nachgeburt erheblich und die Blutung wird geringer. Dies bedeutet: je mehr Nachwehen, desto kleiner die Gebärmutter, umso geringer der Blutverlust. Als Mehrgebärende werden Sie die Nachwehen bereits kurz nach der Plazentageburt deutlich spüren. Diese krampfartigen Schmerzen sind bei Ihnen notwendig, da die Muskulatur jedesmal mehr Kraft benötigt, um sich wieder ganz zusammenzuziehen. Die Gebärmutter muß nach jeder Geburt wieder ihre ursprüngliche Größe erreichen und braucht dafür jedesmal mehr Energie. Stellen Sie sich rechtzeitig auf diesen Nachwehenschmerz ein. Am besten wird er erträglich sein, wenn Sie ihn genauso beatmen wie die Geburtswehen.

GEBÄRMUTTERRÜCKBILDUNG

Die Gebärmutterrückbildung beginnt unmittelbar mit der Plazentaablösung und den einsetzenden Nachwehen. Beides findet Unterstützung durch das frühzeitige Anlegen des Kindes. Sie werden Ihre Gebärmutter in den ersten Stunden nach der Geburt deutlich als kugelförmiges Gebilde in der Nabelgegend tasten können. Es wird Sie in Erstaunen versetzen, wie Ihre Gebärmutter, die vor Stunden noch weiche Herberge Ihres Kindes war und an ihrem Rippenbogenrand anstieß, nun leer, klein und hart geworden ist. Die Natur hat wirklich an alles gedacht. Es kann sein, daß Sie Ihre Gebärmutter aber auch auf einer Seite Ihres Bauches finden und nicht in der Mitte. Kein Wunder, sie hat nun den ganzen Bauchraum für sich allein und fühlt sich genauso haltlos wie Sie selbst. Der Uterus fällt tatsächlich von einer Seite zur anderen, deshalb wird die Hebamme Sie bitten, doch in Rückenlage liegen zu bleiben. In dieser Lage wird die Gebärmutter in der Bauchmitte bleiben, und das in der Uterushöhle angestaute Blut kann besser abfließen. Die Hebamme wird dann nicht mit Druck das Blut entleeren müssen.

DAS ERSTE AUFSTEHEN

Genauso hilfreich ist es, frühzeitig aufzustehen und den ersten Gang zur Toilette und zum Wasserlassen zu wagen, dann kann das Blut von alleine abfließen und es wird Ihnen der Schmerz des Ausdrückens erspart bleiben. Bitte stehen Sie aber niemals alleine auf und nicht ohne vorher kreislaufanregende Bein- und Armübungen durchgeführt zu haben. Stellen Sie sich darauf ein, daß Sie Kreislaufprobleme auf Grund des Blutverlustes und erhebliche Gleichgewichtsprobleme haben, denn auch Ihr Gleichgewichtssinn hatte sich auf das Gewicht des Kindes eingestellt. Zwingend notwendig scheint mir vorheriges Essen und

Trinken zu sein. Spätestens dann sind Sie in der Klinik über Ihre »eiserne Ration« froh, sollten Sie von Station nichts erhalten. In der Hausgeburtshilfe ist es übrigens häufig eine gemütliche festliche Mahlzeit, die wir gemeinsam vor dem ersten Aufstehen einnehmen.

••• Gisela berichtete, daß Sie den Warnungen der Hebamme nicht Glauben schenken wollte. Daraufhin erklärte diese: »Stellen sie sich vor, es wäre Ihnen ein Bein oder Arm amputiert worden. Einen ähnlichen Verlust muß Ihr Körper jetzt bewältigen.« Dieser Hinweis leuchtete ihr ein.

Es ist ein völlig fremdes Gefühl, mit einem schwabbeligen leeren Bauch ohne Kind dazustehen. Sie werden sich Ihren Bauch halten müssen, da Sie Sorge haben, er fällt ins Leere. Sie fühlen sich haltlos, denn die Bauchmuskulatur ist durch die Überdehnung in der Schwangerschaft noch überhaupt nicht fähig, sich anzuspannen. Dieses Gefühl entsteht unabhängig davon, ob Sie Ihr erstes Kind oder schon mehrere geboren haben. Sie müssen aber nicht beunruhigt sein, nein, es wird täglich besser und ist nach einer Woche wieder überstanden.

INTIMHYGIENE

Versuchen Sie dafür zu sorgen, daß Sie sich bereits beim ersten Toilettengang mit einer kühlen bis mäßig lauwarmen Lösung abspülen können. Dafür verwenden Sie am besten eine leere Mineralwasserflasche, einen Krug oder einen Schnabeltopf, in den Sie das lauwarme Wasser mit einem Teelöffel des Wundheilungssalzes (siehe Seite 243) geben. Sobald Sie auf der Toilette sitzen, können Sie dann selbst (die Hebamme oder Ihr Partner sind Ihnen bestimmt gerne behilflich) oben an der Schamhaargrenze beginnend ganz langsam die Spülung über die Scham fließen lassen, so daß sie über den Damm fließen kann. Sie können mit dem Abspülen bereits während des Wasserlassens ein Brennen vermeiden oder mildern, denn auch die Harnröhre wurde durch den Geburtsvorgang gereizt. Häufig wird dieses Brennen beim Wasserlassen durch Schürfwunden verursacht.
Haben Sie keine Angst vor dem ersten Toilettengang, sondern versuchen Sie mit einer desinfizierenden, kühlen und wundheilungsfördernden Lösung vorzusorgen, und Sie werden feststellen, daß es halb so schlimm werden wird. Hilfreich ist es auch, sich mit dem Oberkörper leicht nach vorne zu beugen und die Schamlippen etwas zu spreizen, dann fließt der Urin nicht über die Vagina und Sie vermeiden wieder ein Brennen. Dieses Abspülen dient zudem dazu, kleine Blutkoagel (klumpenförmiges, geronnenes Blut) aus den Schamhaaren zu entfernen, außerdem fühlen Sie sich wieder angenehm frisch. Sollte Ihr Kreislauf stabil bleiben, können Sie sich natürlich auch noch im Gesicht und am Oberkörper erfrischen. Die meisten Frauen aber legen sich gerne wieder ins Bett und lassen sich von der Hebamme oder ihrem Partner frisch machen. Vor diesem ersten Aufstehen eignen sich Essenzen-Hydrolate zum Kreislaufanregen sehr gut. Damit kann der Mutter das Gesicht, der Rücken und die Beine erfrischt und abgeklatscht werden. Zum Waschen können ein paar Tropfen ätherische Öle in die Waschschüssel gegeben werden, z.B. *Lavendel, Neroli, Pampelmuse, Rose* (nur ein Tropfen), *Rosmarin* oder *Zitrone*.

DER ERSTE TAG

BLUTUNG

Am ersten Tag sollten Sie möglichst nie ohne eine Hilfsperson aufstehen, die sie stützen kann. Insbesondere bei einer vorausgegangenen verstärkten Plazentalösungsblutung kommt es häufig vor, daß eine Frischentbundene ohnmächtig wird. Wundern Sie sich nicht, wenn beim ersten Aufstehen schon beim Aufrichten in die Senkrechte oder dann auf der Toilette, dicke Blutkoagel (geronnenes Blut bis zur Größe einer hohlen Hand) aus der Vagina plumpsen. Sehr viele junge Mütter erschrecken darüber sehr, da sie über diese Erscheinung nicht informiert wurden. Es besteht aber überhaupt kein Grund zur Beunruhigung, denn das ist völlig normal: Im Liegen füllt sich die noch große, bis zum Bauchnabel reichende Gebärmutterhöhle mit Blut, das dort gerinnt und erst in der senkrechten Körperhaltung wieder richtig abfließen kann.

NACHWEHEN BEI ERST- UND MEHRGEBÄRENDEN

Die Nachwehen werden bei einer Erstgebärenden noch als leichtes Ziehen spürbar sein, und die Mehrgebärenden werden sie eher als lästig und sicher zum Teil als äußerst schmerzhaft bezeichnen. Im stationären Wochenbett werden den Müttern deshalb krampflösende Mittel angeboten, sogenannte Spasmolytica. Im häuslichen Wochenbett habe ich in all den Jahren erst einige Male empfehlen müssen, sich entkrampfende Medikamente zu besorgen. Dies war bei Müttern, die ihr viertes oder fünftes Kind geboren hatten. Erstaunlicherweise kommen aber alle andern gut ohne Arzneien aus. Sicherlich liegt dies an unseren, den natürlichen Verlauf unterstützenden Maßnahmen, sowie an dem Verhalten der Mütter. Befolgen Sie selbst wirklich die Hinweise und gehorchen den entsprechenden Bedürfnissen ihres Körpers.

Viele Mütter gestehen, oder wurden auch von mir darauf aufmerksam gemacht, daß sie ihr Neugeborenes nicht allzu häufig an die Brust anlegen, denn nach dem Stillen sind die Nachwehen einfach zu schmerzhaft. So trägt also die Natur dazu bei, daß die Kinder vom ersten Tag an auch mal anders getröstet werden müssen als mit der Brust. Dieses Los, geduldig warten zu müssen, begleitet alle zweit- und später geborenen Kinder. Damit will ich aber nicht zum Ausdruck bringen, daß die Kinder schreiend in ihrem Körbchen liegen sollen. Ganz im Gegenteil: alle Mütter, die ihr Wochenbett zu Hause verbringen – im Klinikbereich ist es oft ebenfalls möglich – haben ihr Neugeborenes ganz nah bei sich liegen. In der warmen Achselhöhle der Mutter fühlt es sich geborgen und behütet. Ein suchendes Saugen beantwortet die Mutter mit einem ihrer Finger, an dem das Kind genüßlich sein Saugbedürfnis befriedigt. Mit ruhigen tröstenden Worten fallen die Kinder schnell wieder in einen tiefen Schlaf, und der Mutter blieben schlimme Nachwehen für dieses Mal erspart. Doch auch wenn diese Bauchkrämpfe noch so schmerzhaft sind, denken Sie daran: ohne Nachwehen gibt es keine Gebärmutterrückbildung.

Eine der wichtigsten Maßnahmen, damit die Nachwehen auch für Mehrgebärende erträglich bleiben, ist eine konstante Körperwärme. Seit ich den Müttern rate, ihren Unterleib warm zu halten, mache ich die Erfahrung, daß die Wöchnerinnen sehr gut mit dem Nachwehenschmerz zurechtkommen. Im Bett wird Ihnen eine Wärmflasche auf dem Bauch zu einem nicht mehr wegzudenkenden Wochenbettutensil werden. Sie sollten beim Aufstehen darauf achten, daß Sie warm eingepackt sind. Am besten tragen Sie richtige »Liebestöter-Unterhosen« und verwenden vielleicht einen Angora-Nierenwärmer oder wickeln sich einen Wollschal um die Hüften, wenn Sie auf die Toilette gehen. Daß Wärme bei Bauchkrämpfen hilft, ist ja bekannt.

GEBÄRMUTTERRÜCKBILDUNG

Der Uterus wird am ersten Tag immer noch in Höhe des Bauchnabels zu tasten sein. Die harte Kugel wird nun manchmal weicher werden und sich wieder verhärten, wenn Sie Ihr Kind anlegen. Das Stillen ist die beste Unterstützung für eine gute Gebärmutterrückbildung. Sehr hilfreich wird es sein, wenn Sie am ersten Tag so oft wie möglich auf dem Bauch liegen, dadurch wird Druck auf den Uterus ausgeübt, das Blut kann gut abfließen und Ihr eventuell verwundeter Damm wird entlastet. Sicher freuen Sie sich schon lange Zeit darauf, endlich wieder einmal die Bauchlage einzunehmen. Nutzen Sie die kurze Zeit der ersten Wochenbettage, denn sobald sich die Brust mit Milch füllt, ist es damit wieder vorbei. Um Ihre Wirbelsäule und das Kreuzbein zu entlasten, sollten Sie sich eine kleine Rolle unter den Bauch legen. Eine ganz wichtige Voraussetzung für eine gute Rückbildung ist das regelmäßige Entleeren der Harnblase. Bemühen Sie sich, regelmäßig zur Toilette zu gehen, mindestens vor jedem Stillen. Sie werden zunächst nicht empfinden können, ob Ihre Blase voll oder leer ist. Keine Sorge, das Gefühl dafür kommt auf jeden Fall zurück, nur anfangs genießt auch Ihre Harnblase den zurückgewonnenen Raum in der Bauchhöhle. Sie füllt sich ganz enorm und verdrängt dabei die Gebärmutter. Diese versucht sich krampfhaft mit Nachwehen zusammenzuziehen und ihren Platz im kleinen Becken zu finden, doch die volle Harnblase verhindert es. Sie können sich mit regelmäßigem Wasserlassen also auch unnötige Nachwehen ersparen.

KREISLAUFSITUATION

Nach einer normal verlaufenen Geburt und Nachgeburtsphase kann sich eigentlich jede Wöchnerin am ersten Tag unter die Dusche stellen. Bitte seien Sie vorsichtig und beachten folgende Regeln: Versuchen Sie es erst nach einem ausgiebigen Frühstück. Achten Sie darauf, daß Ihr Partner in Rufweite ist, um Ihnen schnell helfen zu können. Duschen Sie sich eher kühl und zum Schluß mit einem Strahl von unten nach oben ab, um den Kreislauf anzuregen. Bitte waschen Sie sich die Haare erst einige Tage später, es wird sonst bestimmt zu anstrengend werden. Tagsüber werden Sie selbst an die regelmäßige Intimhygiene, das Spülen denken, denn Sie haben diese Wohltat längst selbst erkannt. Sollten Sie Ihr Wochenbett zu Hause verbringen und ein Bidet besitzen, dann sollten Sie dies benutzen. Ihr Kreislauf wird im Normalfall nur dann Schwierigkeiten bereiten, wenn Sie zu lange stehen, doch dies sollen Sie ohnehin nicht tun. Ihr Aufenthaltsort ist das Bett. Allein schon Ihrem Beckenboden zuliebe sollten Sie wirklich liegen bleiben, denn dieser hält noch keiner großen Belastung stand.

DER ZWEITE TAG

BLUTUNG

Die Blutung sollte nachgelassen haben, so daß es am zweiten Tag normalerweise ausreicht, nur noch zwei Flockenwindeln als Einlage zu benützen. Die Blutkoagel werden kleiner und sind höchstens noch walnußgroß. Die Blutung wird aber noch sehr flüssig und hellrot sein. Sehr häufig gehen auch noch faserige Schleimhautfetzen ab, manchmal können auch kleine Eihautreste dabei sein, die als fädiges Blut bezeichnet werden.

NACHWEHEN

Die Nachwehen werden bei den Erstgebärenden höchstens noch als leichtes Ziehen spürbar sein. Bei den Mehrgebärenden halten die Nachwehen unvermindert an, allerdings nur noch nach dem Stillen mit der mittlerweile bekannten Intensität. In den Stillpausen sind die Nachwehen schon erträglicher. Eine Wärmflasche vor dem Stillen wird Ihnen nach wie vor angenehm sein.

GEBÄRMUTTERRÜCKBILDUNG

Die Gebärmutterrückbildung wird dank Ihrer Nachwehen gut vorangehen. Sie werden Ihren Uterus vielleicht schon zwei bis drei Querfinger unter Ihrem Nabel ertasten können. Sollten Sie ihn nicht auffinden können, so wird ihn zumindest die Hebamme bei ihrem Hausbesuch feststellen.

KREISLAUFSITUATION

Ihre Kreislaufsituation hat sich bestimmt gefestigt und es wird kein Problem sein, allein unter die Dusche zu gehen. Allenfalls langes Stehen am Wickeltisch könnte noch Schwierigkeiten bereiten. Versuchen Sie deshalb, ein Stillstehen zu vermeiden und laufen Sie dazwischen lieber einige Schritte. Nach wie vor wird aber das Bett Ihr liebster Aufenthaltsort sein. Das regelmäßige Spülen beim Wasserlassen werden Sie sicherlich nicht vergessen, dies ist für die nächste Zeit die beste Methode, sich im Intimbereich zu waschen.

DER DRITTE TAG

WOCHENFLUSS

Ab dem dritten Tag wird die Blutung fleischfarben und eher wässrigblutig werden. Aus der Blutung wird nun der bekannte Wochenfluß (Lochien). Dabei handelt es sich um ein Wundsekret, das zwar mit Keimen besiedelt ist, aber nicht so hoch infektiös ist, daß Sie Ihr Kind nicht mit ins Bett nehmen dürfen, was leider noch immer auf vielen Wochenstationen behauptet wird. Wenn dies so wäre, würden Mutter und Kind nicht von Natur aus in den ersten Tagen in einer Symbiose leben können. Es ist auch nicht notwendig, daß der Wöchnerin ein eigenes WC zur Verfügung steht, denn durch unsere heutige hygienische Ausstattung besteht kein Grund zur Besorgnis. Seit Jahren erlebe ich, daß Frauen nie soviel Wert auf Körperhygiene legen wie im Wochenbett. Dazu trägt sicher auch der leicht fade, eher käsige Geruch der Lochien bei. Mit regelmäßigem Händewaschen, einer desinfizierenden Spülung und häufigem Wechseln der Vorlagen werden Sie ausreichend vor einer Infektion geschützt sein. Schließlich sind Frauen auch früher nicht an ihren eigenen Wochenflußkeimen gestorben, sondern eher an fremden Bakterien, die von Ärzten übertragen wurden. Schützen Sie sich also vor jeder Ansteckungsgefahr von außen, denn Ihr Immunsystem ist noch sehr geschwächt und wird noch nicht so schnell in der Lage sein, fremde Keime abzuwehren.

NACHWEHEN

Die Nachwehen werden auch bei Mehrgebärenden nun endlich seltener und nur noch nach dem Stillen spürbar sein, aber auch hier deutlich schwächer.

GEBÄRMUTTERRÜCKBILDUNG

Die Gebärmutter wird sich nun wieder in ihrer Individualität zeigen. Als Hebamme bin ich bei der Kontrolle oft erstaunt, wie weit viele Gebärmütter sich bereits am dritten Tag zurückgebildet haben. In einigen Fällen kann ich den Uterusfundus schon zwischen Nabel und Schambein tasten - dies entspricht einer sehr raschen Rückbildung. Bei vielen Wöchnerinnen steht die Gebärmutter an diesem Tag drei bis vier Querfinger unter dem Bauchnabel - dies entspricht ungefähr der Durchschnittsnorm. Wichtig ist, daß das Kleinerwerden deutlich zu beobachten ist, die Gebärmutter soll sich täglich weiter nach unten begeben. Dieser Vorgang ist zwar bei jeder Frau unterschiedlich, sollte aber kontinuierlich vor sich gehen.

KREISLAUFSITUATION

Die Kreislaufsituation hat sich bestimmt normalisiert, und längeres Stehen wird Ihnen keine Schwindelgefühle mehr bereiten, für Ihren Beckenboden jedoch ist es noch immer nicht ratsam (siehe Kapitel Beckenboden). Eine Spülung mit angenehmen Duft werden Sie jetzt erst recht gerne anwenden, denn der Wochenfluß hat nun seinen typischen Geruch erreicht, und Sie legen sicherlich gesteigerten Wert darauf, frisch und angenehm zu riechen. Überhaupt werden Sie nun Ihre üblichen Dusch- und Waschzeremonien wieder aufnehmen. Sie werden feststellen, daß Sie durch die Hormonumstellung immer wieder richtige Schweißbäder erleben. Der geringste Anlaß genügt, daß Sie ins Schwitzen geraten. Sicherlich trägt auch das dazu bei, sich spätestens am dritten Tag die Haare waschen zu wollen. Dem steht auch überhaupt nichts im Weg. Noch immer ist in vielen Stationen oder von älteren Frauen die Warnung zu hören, daß Haarewaschen im Wochenbett gefährlich sei. Dies stammt aber aus Zeiten, in denen kein geheiztes Bad und kein Föhn zur Verfügung standen. Achten Sie lediglich darauf, daß Sie die Wassertemperatur nicht zu heiß wählen, denn so stabil ist Ihr Kreislauf doch noch nicht, und föhnen Sie Ihr Haar unmittelbar danach, allerdings wieder nicht zu heiß. Vermeiden Sie es bitte, im Wochenbett nasse Haare zu haben, denn Kälte und Nässe bringen Ihren Körper aus dem Gleichgewicht und machen Sie anfällig. Da Sie selbst noch nicht Ihre Mitte wiedergefunden haben, sollten Sie alles unterlassen, was nicht zur Stabilisierung beiträgt.

DARMFUNKTION

Die meisten Wöchnerinnen müssen spätestens am dritten Tag nach der Geburt ihren Darm entleeren. Ob Sie schon früher oder erst nach drei Tagen Stuhlgang haben, wird zunächst davon abhängen, ob Sie vor der Geburt einen Einlauf hatten oder nicht. Zum anderen wird es darauf ankommen, ob Sie stationär oder zu Hause sind. Bei ambulanten Wöchnerinnen erlebe ich eigentlich äußerst selten, daß sie Abführmittel benötigen. Es sind dann meist Mütter, die mit Dammschnitt entbunden haben, denn diese haben erst noch Hemmungen und Angst, daß die Naht sehr schmerzhaft sein könnte beim Entleeren des Darms. Zu Hause reguliert sich die Verdauung sicher deshalb von selbst, weil die jungen Mütter ihre gewohnte Kost genießen und ihre eigene Toilette benutzen, wann immer sie wollen. Sowohl stationär wie auch zu Hause rate ich den Wöchnerinnen, zunächst leicht verdauliche Speisen zu sich zu nehmen und vor allem genügend zu trinken, denn ihr Körper benötigt sehr viel Flüssigkeit, um die Milchproduktion in Gang zu bringen und den Schweißverlust auszugleichen. Dadurch dickt der Darminhalt zu sehr ein, und schnell kann sich eine Verstopfung einstellen. In den ersten Tagen trägt sicher auch noch die Angst vor dem »Auf's Klo gehen« dazu bei, daß Sie den natürlichen Drang zurückhalten und der Enddarm immer voller und sein Inhalt immer härter wird. Da aber der Darm ebenso wie die Harnblase nun reichlich Platz hat, wird Ihnen dieser »volle« Zustand erst bewußt, wenn es zu spät ist. Dann hat es übrigens überhaupt keinen Sinn mehr, mit Abführmitteln von oben zu arbeiten, denn schließlich ist ja der Enddarm voll. Am besten lassen Sie sich dann ein kleines Mikroclist geben, das Sie in den Darm einführen, und Sie werden auf eine sanfte Weise den Darm entleeren können. Sollte dies nicht ausreichend sein, dann lassen Sie sich eben einen Einlauf geben, der führt sicher zum Erfolg. Für absoluten Unsinn halte ich es, wenn Wöchnerinnen täglich ein Abführmittel verabreicht wird, denn in den ersten Tagen ist eine Darmträgkeit ein ganz natürlicher Schutz für die Frau. Sie kann und will zunächst »unten rum« nichts spüren und leisten. Sobald der Darm sich nach der veränderten Situation von Schwangerschaft und Geburt erholt hat, wird er ganz normal funktionieren. Sollte trotzdem keine Normalität eintreten, ist fast immer die Angst vor dem ersten Stuhlgang die Ursache, aber nicht Darmträgheit. Dann ist es die Aufgabe der Hebamme, zu verdeutlichen, daß alle Organe, auch der Schließmuskel, normal funktionieren und Sie sich schon trauen dürfen, sanft zu pressen, daß es lediglich sinnvoll ist, für einen weichen Stuhlgang zu sorgen. Es sollte allen Hebammen, Krankenschwestern und Müttern klar sein, daß jedes oral eingenommene Abführmittel in die Muttermilch übergeht und beim Neugeborenen Blähungen und Bauchschmerzen verursacht, was bei der Wöchnerin natürlich ebenso der Fall sein wird.

Also achten Sie von Anfang an im Wochenbett auf Ihre gewohnte Ernährung. Eine tägliche Bauchmassage im Uhrzeigersinn wird übrigens die Darmtätigkeit gut unterstützen.

DER VIERTE UND FÜNFTE TAG

WOCHENFLUSS

Am vierten und fünften Wochenbettstag wird der Wochenfluß leicht blutig bleiben, ähnlich einer normalen ausklingenden Periodenblutung. Einige Wöchnerinnen berichten, daß sich die Blutung nur noch nach dem Stillen bemerkbar macht. Von anderen höre ich, daß die Blutung in der Nacht schon fast aufgehört hat, aber morgens wieder stärker fließt. So wie es nie im Leben eine Norm gibt, ist es beim Wochenfluß ebenfalls. Wichtig ist, daß sie einen sichtbaren Wochenfluß haben, denn so können Sie sich sicher sein, daß kein Wochenflußstau vorliegt.

ABGANG RESTLICHER EIHÄUTE

In diesen Tagen kann es für die Wöchnerinnen ein sehr erschreckendes und für die Hebammen ein äußerst erleichterndes Erlebnis geben: nämlich ein Abgehen restlicher Eihäute. So wie es z. B. eines abends bei Vera war: ...

... ganz aufgeregt rief ihre Schwester an und teilte mir mit, daß die Wöchnerin auf der Toilette sitze und plötzlich sei ein Stück des Muttermundes oder der Gebärmutter aus der Scheide herausgekommen. Auch ich hatte zunächst einen Schreck bekommen, beruhigte sie aber am Telefon: »Das werden Eihautreste sein, macht weiter nichts, ich komme sofort.« Auf der Fahrt überlegte ich, ob ich in den letzten Tagen etwas Auffälliges an der Rückbildung oder am Wochenfluß übersehen hatte, doch ich konnte mich an überhaupt keine Regelwidrigkeit erinnern. Einige Minuten später stellte ich bei ihr zu Hause erleichtert fest, daß es sich um relativ viele Eihautreste handelte, die in der Scheide sichtbar waren. An diesen Resten hatte sich geronnenes Blut gesammelt und deshalb so eine eigenartige fleischfarbene Konsistenz angenommen. Vorsichtig entfernte ich mit Hilfe von Klemme und Pinzette die restlichen, sehr brüchigen Eihäute aus dem Scheidengewölbe. Lachend und erleichtert zugleich stellten wir fest, daß der Uterus am richtigen Ort zu ertasten war. Solche Vorkommnisse sind an diesen späten Wochenbettagen sehr selten zu erleben, aber es kommt vor. Denn meistens gehen wie erwähnt diese Eihautreste ganz am Anfang mit einer noch etwas stärkeren Blutung ab, häufig sogar völlig unbemerkt. Ich war sehr glücklich, daß alles ohne weitere Komplikationen verlaufen war.

Denken Sie also nicht immer gleich ans Schlimmste, sondern versuchen Sie wie die beiden Schwestern, sofort Ihre Hebamme zu erreichen, die Ihnen dann schon mit Rat und Tat weiterhelfen wird. Solche Anrufe machen unser freiberufliches Leben kurzfristig richtig aufregend.

NACHWEHEN

Bei meinem Wochenbettbesuch sitzen die Mehrgebärenden am vierten Tag meistens strahlend im Bett und erzählen, daß die Nachwehen endlich vorbei sind. Es kann sein, daß Sie noch einmal leichte Nachwehen bekommen, wenn Sie jetzt zum erstenmal länger aufstehen. Dies ist dann eben die Warnung Ihres Körpers, daß das Wochenbett noch nicht völlig beendet ist.

RÜCKBILDUNG

Die Gebärmutterrückbildung stagniert gern an diesen Tagen, da der Körper jetzt zur Milchbildung viel Energie und Kraft benötigt. Das ist dann schon in Ordnung, solange der Wochenfluß fließt und das Abtasten der Uteruskante nicht schmerzhaft ist. Fast immer steht die Gebärmutter jetzt zwischen Nabel und Symphyse (Schambein). Sollte der Tastbefund anders sein, bitte ich die Wöchnerin, erst die Harnblase zu entleeren, denn eine volle Blase ist sehr häufig der Grund für einen auffälligen Befund. Allen Frauen, die ihr Wochenbett in der Klinik verbringen, möchte ich dringend raten, vor der Visite zum Wasserlassen zu gehen. Denn ein Medikament, das wegen einer schlechten Rückbildung angeordnet wurde, aber bei geleerter Blase nicht notwendig gewesen wäre, läßt sich nicht so schnell rückgängig machen.

WOCHENBETTGYMNASTIK

Unterstützend sollten Sie nun nicht nur auf eine leere Harnblase und auf Wärme achten, sondern mit einer regelmäßigen Wochenbettgymnastik beginnen. Und zwar nicht nur um die Beckenbodenfestigkeit wieder herzustellen, sondern auch um die Uterusrückbildung anzuregen. Stationär wie auch zu Hause wird die Hebamme Sie in geeigneten, zunächst leichten Übungen unterweisen. Erstaunlicherweise signalisiert jede Wöchnerin erst ab etwa dem vierten oder fünften Tag, daß sie gerne Gymnastik machen möchte. Selbstverständlich kann mit leichten Bauchatemübungen bereits früher begonnen werden. Doch für die Beckenbodenmuskulatur scheint es besser zu sein, erst einige Tage abzuwarten. Nach neuesten Erkenntnissen ist es besser, noch länger abzuwarten, wobei erst wieder ein gutes

Beckenbodengefühl entwickelt werden sollte, bevor die eigentlichen Übungen beginnen können. Außerdem bin ich der Meinung, daß eine Frau sich wirklich erst ganz und gar ausruhen soll, ehe wieder Forderungen in Bezug auf ihre Figur gestellt werden. Gehen Sie also nicht zur Wochenbettgymnastik, weil es angeordnet wurde, sondern dann, wenn Sie sich selbst auch in der Lage dazu fühlen. Viel wichtiger ist es, die Übungen in acht Wochen beginnend und dann für längere Zeit hinweg konsequent durchzuführen.

KÖRPERHYGIENE, SPÜLUNG, SITZBAD

Zur Körperhygiene gibt es jetzt hoffentlich noch ein zusätzliches Sitzbad. Die Zeit für Sitzbäder wird stationär sehr unterschiedlich angeordnet. Zu Hause können die Wöchnerinnen meistens schon am zweiten Tag ein Sitzbad nehmen. Darüber können Sie im Absatz Wundversorgung nachlesen. Die regelmäßige Spülung behalten die meisten Mütter sehr gerne noch eine zeitlang bei. Sollten Sie ein Bidet besitzen, werden Sie dieses nach jedem Toilettengang ebenso gerne benutzen, wie anfangs die Spülung.

Bei Ihrer Körperpflege sollten Sie allerdings darauf achten, daß Sie Ihren körpereigenen Geruch nicht allzusehr mit falschen Düften verändern. Ihr Baby liebt und erkennt Sie an Ihrem persönlichen Geruch am besten. Synthetische Duftnoten irritieren das Gefühl Ihres Kindes viel zu sehr, zudem ist nicht bekannt, ob das Kind diese Duftmoleküle jemals wieder ausscheiden kann. Denken Sie daran, daß der Geruchssinn beim Neugeborenen sehr stark ausgeprägt ist und daß auch unser Erinnerungsvermögen damit zusammenhängt. Ihr Kind soll sich an den Duft der Mutter erinnern und Sie nicht am Parfüm der Firma X wiedererkennen.

DER SECHSTE WOCHENBETTSTAG

KLINIKENTLASSUNG

Für alle Mütter, die ihr Wochenbett stationär verbracht haben, ist es ein aufregender Tag: die Entlassung steht bevor. Versuchen Sie, ohne große Hektik diesen Tag anzugehen. Vermeiden Sie es, am selben Tag oder womöglich schon auf der Heimfahrt noch schnell einen Abstecher zu Bekannten oder zum Einkaufen zu machen. Auch wenn Sie noch so aufgedreht sind und sich sehr wohl fühlen, zu Hause wird schnell alles anders sein. Denken Sie daran: Sie sind noch Wöchnerin, das Frühwochenbett ist noch nicht abgeschlossen.

WOCHENFLUSS

Frauen, die ihr Wochenbett zu Hause verbringen, erleben diesen Tag nicht anders als die vorangegangen. Sie freuen sich, daß der Wochenfluß weniger wird, die Nachwehen vorbei sind, und genießen es, sich zu pflegen und sich verwöhnen zu lassen.

DAS FRÜHWOCHENBETT

RÜCKBILDUNG

Die Gebärmutter wird nun schon langsam Richtung Schambein wandern. Meistens ist sie drei bis vier Querfinger über der Symphyse (Schambein) zu tasten.

DER SIEBTE BIS ZEHNTE WOCHENBETTSTAG

Die jungen Mütter liegen nun nicht mehr den ganzen Tag im Bett, sondern sind stundenweise auf. Das Nachthemd wird ausgetauscht gegen Leggings, T-Shirt oder Jogginganzug. Zu den Stillzeiten ziehen sich die meisten Wöchnerinnen aber gerne noch in ihr Wochenbettzimmer zurück. Die Hausgeburtsmütter liegen übrigens erstaunlicherweise am längsten in ihrem Zimmer. Sie genießen die Stimmung, solange es geht, denn es riecht noch immer ein wenig nach Geburt.

WOCHENFLUSS

Im Zeitraum zwischen dem sechsten und zehnten Wochenbettstag wird aus der Blutung ein bräunlicher, dünnflüssiger Wochenfluß. Spätestens jetzt lernen Sie den typischen Geruch der Lochien kennen. Es kann aber immer wieder vorkommen, daß er nach dem Stillen eine rötliche Farbe annimmt. Ihre großen Flockenwindeln haben Sie zwischenzeitlich sicher ausgetauscht gegen normale Damenbinden. Achten Sie aber darauf, daß diese unparfümiert sind, denn immer wieder erlebe ich, daß Frauen plötzlich über einen unerklärlichen Juckreiz und Hautauschlag im Scheidenbereich klagen. Fast immer waren diese Beschwerden mit einem Markenwechsel der Binden verschwunden. Achten sie beim Einkauf eventuell auf Binden ohne Klebestreifen, denn immer wieder löst sich dieser und bereitet unnötige Schmerzen, wenn der Klebebereich mit der Dammnaht in Berührung kommt. Es bewähren sich übrigens auch Binden aus Naturfaser wie Baumwolle und Seide. Hoffentlich haben Sie sich bereits in der Schwangerschaft Vorrat angeschafft, denn Männer fahnden ungern nach den richtigen Damenbinden.

RÜCKBILDUNG

Die Gebärmutterrückbildung wird bis zum zehnten Tag soweit fortschreiten, daß der Uterus gerade noch hinter dem Schambein zu tasten ist. Ab jetzt wird die Hebamme Sie darauf aufmerksam machen Ihre Rückbildungsgymnastik regelmäßig anzuwenden. Insbesondere Mehrgebärende bitten gerade deshalb um eine Hebammennachsorge bis zum zehnten Tag, denn der Hebammenbesuch bietet oft die einzige Möglichkeit, die Übungen konsequent durchzuführen. Andere Frauen wiederum wünschen nur eine einmalige Anleitung und üben dann lieber allein. Sicher hängt es auch von der Zeit ab, die ich als Hebamme für einen Hausbesuch zur Verfügung habe, denn an manchen Tagen müssen mehrere Wöchnerinnen versorgt werden.

NATÜRLICHE MASSNAHMEN ZUR UNTERSTÜTZUNG EINES NORMALEN WOCHENBETTVERLAUFES

Das Wochenbett ist wie erwähnt eine Sondersituation im Leben einer Frau. Daß aus Sondersituationen im Leben schnell Risikomomente werden können, ist hinreichend bekannt. Damit das Frühwochenbett keinen krankhaften Verlauf nimmt, rate ich jeder Wöchnerin, naturheilkundliche Möglichkeiten zur Prävention zu nutzen. Mit Teemischungen, homöopathischen Arzneien und ätherischen Ölen können Sie den Wundheilungsprozeß und die hormonelle Umstellung sehr gut unterstützen. Diese natürlichen Hilfen waren schon im Altertum den Müttern und weisen Frauen bekannt.

Es ist jedoch immer ratsam, die Hebamme um Rat zu fragen, um ein bestimmtes Kräutlein, das für Sie angebracht ist anzuwenden; in welcher Form auch immer, ob als Kügelchen, als Aufguß oder als Massageöl.

KRÄUTERANWENDUNG

Vorbeugend ist es sinnvoll, täglich *Frauenmanteltee* mit den von dem Schwangerschaftstee noch übriggebliebenen *Himbeerblättern* zu trinken. Der Frauenmantel wächst extra für uns Frauen, um uns in allen hormonellen Umstellungsphasen zu unterstützen. Die Himbeerblätter regen weiterhin den Darm und die Entgiftung an.

HOMÖOPATHISCHE ARZNEIEN

Die Einnahme der homöopathischen *Arnica* ist sicherlich die erfolgreichste Methode um eine normale Wundheilung zu erreichen und somit einen normalen Wochenfluß zu unterstützen. Immer wieder kann ich beobachten, daß die Wöchnerinnen unter der Einnahme von Arnica früher aufhören zu bluten und eine gute Gebärmutterrückbildung aufweisen. Beim zweiten Kind und der Einnahme eines tiefpotenzierten Arnica beobachten die Frauen selbst ganz erstaunt, daß sie diesesmal einen geringeren Blutverlust haben.

ÄTHERISCHE ÖLE

Eine besonders schöne, angenehme und zugleich wirksame Methode, um das Wochenbett in seinem Normalverlauf zu unterstützen, sind die ätherischen Öle. Wöchnerinnen, die eine Duftlampe besitzen, lieben es, ein paar Tropfen eines ihrer Lieblingsöle hineinzugeben. Dafür eignen sich alle Blüten- und Holzöle. Denn eine Frau in solch einer Situation braucht Unterstützung durch die Essenzen, um ihre innere Mitte und ihre Stabilität wieder zu finden. Es kommen in Frage: *Fenchel, Geranie, Jasmin, Lavendel, Muskatellersalbei, Rosenholz, Rosenöl, Schafgarbe, Wacholder, Ylang-Ylang, Zeder, Zypresse.* Wie immer, wenn es um Aromen geht, wird sich Ihre Nase für das richtige Öl entscheiden.

Am wirksamsten ist aber sicher ein *Bauchmassageöl* im Wochenbett mit den geeigneten ätherischen Ölen, die einerseits die Gebärmutterrückbildung fördern, ohne aber andererseits allzu massive Nachwehen bei Mehrgebärenden anzuregen. Das Öl soll den Entschlackungsvorgang anregen und die Straffung der Bauchhaut und Bauchmuskulatur unterstützen. Es muß aber vor allem die Abheilung der Gebärmutterwunde unterstützen.

Deshalb habe ich mich auch darum bemüht, daß für Wöchnerinnen und Hebammen eine fertige Rezeptur in der Apotheke erhältlich ist. Sehr viele Kolleginnen, die bundesweit ebenfalls mit dieser Mixtur die Bäuche der Wöchnerinnen massieren, sind genauso begeistert wie ich. Eine Hebamme teilte mir mit: »Diese Mischung ist für mich so wertvoll geworden und hilft so hervorragend, die gebe ich nicht aus der Hand.«

Es kommen folgende Öle zur Verwendung: *Clementine, Geranie, Schafgarbe, Zypresse* und *Wacholder* in einer fetten Ölbasis aus Weizenkeim- und Jojobaöl. Ich möchte Ihnen die Öle etwas näher beschreiben:

Das Öl der *Clementine* habe ich ausgesucht, um der Mischung eine frische Komponente zu verleihen. Sie ähnelt der Mandarine sehr stark, da aber das Wochenbett sowieso vom Duft des Neugeborenen geprägt ist, wählte ich für die Mutter die frischere Clementine. Hebammen haben bei einem Seminar die Duftnote als befreiend und erfrischend beschrieben. Erfrischung kann jede Wöchnerin gebrauchen und das Wochenbett erlebt sie als Befreiung von der Schwangerschaft.

Die Essenz der *Rosengeranie* war mir als ein sehr wichtiges Öl für das Wochenbett aufgefallen. Durch ihren rosenähnlichen Geruch wirkt sie zwar sehr weiblich, befreit aber auch von der ewig duftenden Rose, denn die meisten Mütter fühlen sich im Wochenbett eher wie eine welke Rose. Die Geranie kommt zum Einsatz bei allen Hormonschwankungen, sie wirkt wie alle ätherischen Öle desinfizierend, zudem leicht blutstillend und stärkend. Auf Grund der zusammenziehenden Wirkung paßt sie sehr gut für den Bauch der Wöchnerin, der dankbar jedes straffende Öl in sich aufsaugt. In einem Buch habe ich die Botschaft gefunden: »Du brauchst nichts zu tun, laß dich verwöhnen.« Dies scheint mir der geeignetste Spruch für eine Frau im Wochenbett zu sein, die eine Bauchmassage mit Freude genießt. Noch nie habe ich erlebt, daß jemand diese Massage ablehnte. Meines Erachtens ist dies eine schöne Gelegenheit für Männer, ihren Frauen Zuneigung und Geborgenheit zu vermitteln.

Die *Schafgarbe* mit ihrem enorm hohen Anteil an Azulen ist bekannt als Wundheilungsmittel. Reines ätherisches Öl der Schafgarbe hat eine tiefgrüne bis blaue Farbe. In allen namhaften Kräuterbüchern wird die Schafgarbe als blutstillendes Mittel gelobt. Der pflanzliche Auszug des ätherischen Öles bewirkt demzufolge eine noch bessere Heilung, denn hier kommen die Inhaltsstoffe noch viel konzentrierter zur Wirkung als im Tee. Deshalb sollten Sie mit der Verwendung des Schafgarbenöles sehr sparsam sein. Im seelischen Bereich wird der Schafgarbe nachgesagt, daß sie uns Frauen hilft unsere Mitte wiederzufinden und unsere Intuition stärkt. Beides trifft wieder genau auf die Wochenbettsituation zu. Die Mutter fühlt sich haltlos und aus ihrer Mitte gerissen, oft erzählt sie vor allem nach operativen Geburten: »Es ist, als wenn mir das Kind aus meinem Bauch gerissen wurde.« Andere Mütter teilen mir bei meinem Hausbesuch mit: »Es ist, als wenn ich alles, was um mich läuft, nur am Rande miterlebe. Ich muß meinen Platz in der Familie wiederfinden. Ständig bin ich mit meinen Gefühlen bei meinem Kind und versuche mich und meine Gefühle zu ordnen.« Die richtige Intuition, den passenden Handgriff und die richtige Entscheidung zum geeigneten Augenblick für das Neugeborene zu finden, genau dies sind die Ängste von Müttern. Mein Wahlspruch für die Mütter lautet: Lassen Sie sich von Ihren

Gefühlen leiten, Sie haben schon den richtigen Instinkt für Ihr Kind. Deshalb, meine ich, ist die Essenz der Schafgarbe eines der besten Öle für eine junge Mutter.

Das *Wacholderöl* zu verwenden, war mir ein Bedürfnis, wegen seiner entschlackenden und blutreinigenden Wirkung. Es regt die Leber- und Nierentätigkeit an, die stoffwechselfördernde Wirkung ist im Wochenbett sehr willkommen, denn der Körper muß sich ebenso neu ordnen wie die Seele und beides war durch das Kind in der Schwangerschaft sehr belastet. Im seelischen Bereich wird Wacholderöl eingesetzt an Tagen, an denen überhaupt nichts mehr klappt, an denen wir am liebsten alles hinwerfen wollen. Dieser Satz spiegelt ebenfalls eine häufige Befindlichkeit einer Wöchnerin wider: Sie meint, keine Kraft und Ausdauer für die neue Lebensphase als Mutter zu haben.

Die Essenz der *Zypresse* als zweites Holzöl ist Teil des Wochenbettbauchmassageöls, um neben der ebenfalls blutstillenden Wirkung vor allem die gefäßverengende Wirkung zu nutzen. Es ist ein zusammenziehendes Öl und wirkt so auf unsere Psyche, daß wir die wesentlichen Dinge erkennen können. Eine Pflanzenbotschaft finde ich für die Wöchnerin sehr treffend: »Konzentriere Dich auf das Wesentliche.« Somit findet das Wacholderöl mit seiner kräftigenden Art eine Ergänzung durch die Zypresse. Die junge Mutter wird mit Ausdauer und Konzentration an die wesentlichen Dinge in der Familie herangehen.

Unter regelmäßiger Anwendung dieses Massageöles bin ich mir sicher, daß sehr viele der im folgenden Teil aufgeführten Komplikationen vermieden werden können. Mit der Bauchmassage können Sie bereits am ersten Tag beginnnen. Seien sie als Partner oder Hebamme anfangs sanft mit Ihren Händen, denn der Uterus ist stellenweise noch berührungsempfindlich. Mit jedem weiteren Wochenbetttag können Sie die Massage kräftiger anwenden. Sollten Sie nicht von der Hebamme angeleitet worden sein, dann versuchen Sie es doch selbständig und ganz intuitiv. Wichtig ist dabei, den Bauch im Uhrzeigersinn und sternförmig zu massieren. Später dann den Bauch quer von den Seiten durchwalken und anschließend diagonal am Rippenbogen beginnend mit den Händen wie in einer Acht ineinander übergreifend und ständig weiter nach unten wandernd massieren. Zum Abschluß die Hüftknochen kreisend und wechselnd von einer Hüftseite zur anderen gut einreiben. Sie werden sehen, es macht allen Beteiligten Spaß!

KRÄFTIGE NACHWEHEN

Bei kräftigen Nachwehen der Mehrgebärenden werden die genannten Anwendungen nicht ausreichen. Um aber möglichst auf Schmerzmittel verzichten zu können und eine Muttermilchbelastung zu vermeiden, empfehle ich neben den bereits erwähnten Möglichkeiten der Wärmetherapie folgendes:

KRÄUTERANWENDUNG
Das mäßige Trinken des warmen Milchbildungstees trägt sicher auch zur Entkrampfung bei, denn die darin enthaltenen Kräuter *Anis, Fenchel, Kümmel* und *Majoran* sind dafür bekannt.

DAS FRÜHWOCHENBETT

❧ HOMÖOPATHISCHE ARZNEIEN

Homöopathisch hilft neben *Arnica* sehr häufig *Caulophyllum, Chamomilla, Cuprum, Kalium carbonicum* und *Secale*. Diese Arzneien dürfen aber nicht mittels Eigendiagnose angewendet werden, sondern müssen von einer homöopathisch weitergebildeten Hebamme oder Ärztin verordnet werden.

... Marianne hatte ihr drittes Kind geboren und massive Nachwehen, was sie sehr ärgerlich machte. »Ich will jetzt endlich meine Ruhe haben. Hast Du nicht ein passendes Kügelchen für mich?« Nach einer Gabe Chamomilla wurden einige Stunden später die Nachwehen erträglich.

❧ ÄTHERISCHE ÖLE

Aromatherapeutisch habe ich einige gute Erfahrungen mit dem aus der Schwangerschaft bekannten wehenhemmenden »Tokolyticum-Öl« gesammelt. Mit diesem Öl aus *Majoran, Lavendel* und *Rosenholz* können sich die Wöcherinnen eine feucht-warme Kompresse machen oder ihren Bauch damit einmassieren.

... Karin hatte ihr drittes Kind geboren. Bereits nach der Geburt spürte sie kräftige Nachwehen. Bei meinem Hausbesuch am Abend erzählte sie, daß sie ihrem Kind lieber Tee anbiete als die Brust, denn die Nachwehen seien einfach nicht auszuhalten. Dafür hatte ich Verständnis. Ihrem Wunsch nach einem Schmerzmittel wollte ich dagegen nur zögernd nachgeben. Mein Vorschlag war, die Nachwehen ganz gezielt zu beatmen, den Bauch mit einem Öl aus Lavendel, Majoran und Rosenholz einzumassieren und mit der Bettflasche warm zu halten. Sollte dies alles keine Erleichterung bringen, dann könne sie noch immer ein Spasmolyticum verwenden. Am nächsten Morgen zeigte mir Karin die verschlossene Packung der Zäpfchen und berichtete stolz, daß das Atmen und die Wärmflasche ihren Zweck erfüllt hätten, außerdem habe sie ihre Tochter nur ca. alle vier Stunden gestillt. Als Nebeneffekt dieser Nachwehentherapie hatte die Wöchnerin dieses Mal keinen so starken Milcheinschuß wie bei ihren ersten Kindern.

STÖRUNGEN IM FRÜHWOCHENBETT

Wie bei allen natürlichen Lebensabläufen kann es beim Wochenfluß oder in der Uterusrückbildung zu Störungen kommen. Wichtig ist, diese Anzeichen frühzeitig zu erkennen, dann kann eine naturheilkundlich orientierte Behandlung zum gewünschten Erfolg führen. Wenn zu lange abgewartet wird, wird es zu einer echten Regelwidrigkeit und einer Krankheit führen, die vermutlich nur noch schulmedizinisch und eventuell sogar stationär behandelt werden kann, um schlimmere Folgen abzuwenden. Alle Störungen im Wochenbettverlauf sollten Sie als Mutter wie auch als Hebamme sehr ernst nehmen.

Ich gehe davon aus, daß das Wochenbett von einer Hebamme überwacht wird und alle notwendigen Maßnahmen nie ohne diese fachkompetente Frau einsetzen. Ob es sich wirklich um eine Störung oder noch um eine Normalität handelt, wird sie sicher schnell erkennen und auf Grund der Diagnose die entsprechende Anordnung treffen. In erforderlichen Fällen wird sie eine Ärztin zuziehen.

STÖRUNGEN

SEELISCHE GRUNDSTIMMUNG, HEBAMMENBETREUUNG

Meines Erachtens, muß speziell im Wochenbett bei allen auftretenden Unregelmäßigkeiten das Hauptaugenmerk auf die seelische Grundstimmung der Wöchnerin und auf die gesamte Familiensituation gerichtet werden. Es ist unumgänglich, bei der Betreuung einer Wöchnerin ganzheitlich zu denken. Nicht allein der Uterus, die Brust oder der Blutdruck ist zu beachten, sondern die Frau als Gesamtheit, denn sie hat geboren, sie ist durch die Schwangerschaft und Geburt in ihrem hormonellen Gleichgewicht gestört und ihre Lebensenergie dadurch extrem gefordert. Immer wieder muß ich feststellen, daß bei Nichteinhalten der Bettruhe, sowie körperlichen oder seelischen Belastungen, der Körper der Wöchnerin sich nur mit einer funktionellen Störung helfen kann. Eine Frau scheint in dieser Lebensphase keine anderen Mechanismen zu besitzen, um den Selbstheilungsprozeß zu unterstützen. Deshalb ist es mir wichtig, hinter die Worte der Wöchnerin zu horchen und aufmerksam zu sein für die gesamte Familiensituation, was natürlich eine gewisse Sensibilität erfordert. In diesen Momenten bin ich als freiberufliche Hebamme immer wieder sehr froh, die Frau bereits in der Schwangerschaft kennengelernt zu haben, so daß schon ein gewisses Vertrauensverhältnis vorhanden ist. Besonders dann, wenn partnerschaftliche oder persönliche intime Probleme Hintergrund dieser körperlichen Störung sind, wird sich die Mutter mir schneller anvertrauen. Spätestens im Wochenbett bewährt es sich, wenn wir Hebammen nicht nur ganzheitlich denken, sondern auch unseren Beruf ganzheitlich ausüben, nämlich eine Frau durch die Schwangerschaft begleiten, möglichst für die Geburt zuständig sind und die Wochenbettüberwachung übernehmen.

EINE ZU STARKE BLUTUNG

Ihre Hebamme oder ein Arzt können eventuell die Diagnose »zu starke Wochenflußblutung« gestellt haben. Wenn alle medizinisch erforderlichen Kontrollen durchgeführt worden sind und eine krankhafte Ursache ausgeschlossen werden kann, ist diese zu starke Blutung bei einer Wöchnerin meiner Erfahrung nach konstitutionell bedingt. Sehr viele Frauen berichten, daß sie bei ihrer Menstruation ebenfalls sehr stark bluten. Dann wird es eine Hebamme nicht verwundern, wenn es im Wochenbett genauso ist. Unter regelmäßiger Kontrolle des Allgemeinzustandes und des Uterus kann ich diese Blutung akzeptieren. Wieder ist Voraussetzung, daß die Mutter selbst nicht beunruhigt ist. Als Hebamme muß ich immer den momentanen Zustand beachten, um zu wissen, wie lange ich abwarten kann oder ob es notwendig wird, therapeutisch einzugreifen. Häufig empfinden Frauen die Blutung als normal, da es beim letzten Kind genauso war, oder da sie - wie erwähnt - in allen Situationen so stark bluten, und lediglich die Hebamme ist beunruhigt. In solchen Fällen muß ich abwägen, wie eigenverantwortlich die Betreffende wirklich ist, und wann meine Grenzen des Abwartens erreicht sind. Im Laufe der Jahre wird hier bei jeder Hebamme die Erfahrung eine große Rolle spielen. Seien Sie als Hebamme vorsichtig, kontrollieren Sie lieber einmal zu häufig. Und haben Sie als Wöchnerin Verständnis, wenn die Hebamme trotz Ihrer Eigenverantwortung eine Ärztin zur Abklärung hinzuziehen will.

DAS FRÜHWOCHENBETT

Solche Grenzbereiche sind uns Hebammen sehr wohl bekannt und fordern uns immer wieder heraus.

Häufig ist eine übermässige Wärmeanwendung die Ursache für eine zu starke Wochenbettsblutung. Deshalb sollten Sie, wenn Sie zu starken Blutungen neigen, keine heißen Sitzbäder oder heißen Bettflaschen verwenden. Bitte seien Sie als Wöchnerin zurückhaltend mit Schmerzmitteln, denn diese besitzen einen Einfluß auf das Gerinnungssystem und verstärken somit die Blutung.

Während meiner ambulanten Tätigkeit als Hebamme kann ich mich nicht erinnern, daß eine Wöchnerin eine starke Blutung entwickelte, die sich nicht mit Hilfe einer Teemischung, einiger Globuli oder einem Öl binnen kürzester Zeit normalisiert hat. Überhaupt ist diese Komplikation äußerst selten und war bislang immer mit einer eindeutigen Ursache verbunden. Ich mußte noch nie eine Wöchnerin deshalb stationär verlegen. Sicherlich liegt dies an unseren vorbeugenden und individuellen Maßnahmen in der häuslichen Überwachung.

KRÄUTERANWENDUNG
Bei einer zu starken Blutung ist folgende Teemischung sehr hilfreich: *Frauenmantel, Schafgarbe* und *Pfefferminze* (Achtung: homöopathisches Antidot = Gegenmittel!). Bei Nichtverwendung homöopathischer Arzneimittel besitzt die Pfefferminze eine hervorragende zusammenziehende Eigenschaft.

HOMÖOPATHISCHE ARZNEIEN
An homöopathischen Arzneien können wieder dieselben Mittel in Frage kommen, die bei einer Plazentalösungsstörung mit verstärkter Blutung angezeigt sind: also *Arnica, Belladonna, China, Ferrum, Hamamelis, Millefolium, Phosphorus, Sabina, Secale* und *Sepia* (vgl. S. 203).

ÄTHERISCHE ÖLE
Ätherische Öle können natürlich auch hilfreich sein. Am besten verwenden Sie das Wochenbett-Bauchmassageöl unter Anwendung einer kühlenden Kompresse oder sogar mit zusätzlicher Eiswürfelauflage. Eine kalte *Lavendel*- und *Zitronenkompresse* hat schon manchmal überbrückend Hilfe gebracht, bis ich eingetroffen bin.

ZU WENIG WOCHENFLUSS

Bei zu geringem Wochenfluß, der meistens mit einer schlechten Gebärmutterrückbildung einhergeht, sind die Mütter nie beunruhigt sondern eher erfreut, daß die »Bluterei« aufhört. Nur wir Hebammen oder der Arzt bei der Visite betrachten die Wochenflußmenge eher stirnrunzelnd. Denn allzu schnell wird aus diesem geringen Wochenfluß, der leicht übelriechend ist, ein richtiger Lochialstau, das heißt, daß dann überhaupt kein Blut mehr abgeht.

Wundern Sie sich also nicht, wenn sich die Hebamme täglich nach der Wochenflußmenge erkundigt. Es kann sein, daß wir sogar an der Vorlage riechen, denn der Geruch sagt sehr viel aus über Normalität oder Besonderheiten. Es ist nicht neugieriges Eindringen in Ihre Intimsphäre, sondern die Kontrolle der Menge und Beschaffenheit des Wochenflusses. Dies ist eine unserer wichtigsten Aufgaben bei einem Wochenbettbesuch. Anfangs wird es für Sie ungewohnt sein, über Ihre Blutung zu sprechen, aber Sie haben sicher schnell diese Hemmung überwunden.

HEBAMMENBETREUUNG

Die beste Methode bei zu geringer Blutung ist, das Baby häufig genug anzulegen. Sollte dann nach dem Stillen wieder mehr Blut fließen, ist alles in Ordnung. Ich habe übrigens in den Jahren meiner Freiberuflichkeit beobachtet, daß fast bei jeder Wöchnerin die Wochenflußmenge mit dem Milcheinschuß abnimmt und mit dem Milchfluß wieder ins Fließen kommt. Dasselbe gilt natürlich ebenso für die Gebärmutterrückbildung. Schließlich ist unser Frauenkörper ein einheitliches Ganzes und kann in seiner Kontrolle und Beobachtung nicht unterteilt werden in Brust, Bauch und Wochenfluß. Es ist unbedingt erforderlich, eine Wöchnerin immer in ihrer Ganzheitlichkeit zu betrachten. Bitte geraten Sie als betreuende Hebamme nicht in Angst, wenn eine Frau gerade ihr psychisches Wochenbettief durchmacht: die Brüste spannen, aber keine Milch fließt und auch die Uterusrückbildung zu wünschen übrig läßt, und zum Schluß bemerkt sie noch ganz nebenbei, daß ihre Blutung sehr gering geworden ist und so komisch riecht. Wie soll denn der Fluß fließen, wenn die gesamte Wochenbettstimmung gestaut ist. Versuchen Sie als betreuende Hebamme erst einmal das Stimmungstief zu lösen und gestatten der Frau, daß sie ihre Tränen fließen lassen darf. Versichern Sie ihr, daß die Probleme mit der Brust und dem Milchfluß sicher morgen besser sind. Am besten helfen Sie der jungen Mutter, das Kind anzulegen, und achten darauf, daß es kräftig trinkt und eine Brust vollkommen entleert. Bereits mit diesen Maßnahmen wird der Wöchnerin geholfen sein und alles wird innerhalb einiger Stunden wieder richtig ins Fließen kommen. Es scheint mir unmöglich zu sein, einen Wochenbettbesuch zu machen ohne den seelischen Hintergrund zu beachten. Verständnis, Zuspruch und Trost helfen einer Wöchnerin allemal soviel wie Arzneien.

Sehr hilfreich wird es sein, der Wöchnerin bei einer Subinvolutio (verzögerte Gebärmutterrückbildung) und leicht fötidem (übelriechender) Wochenfluß gezielte Rückbildungsgymnastikübungen zu zeigen. Wichtig ist natürlich, daß Sie als Wöchnerin diese auch mehrmals am Tag durchführen.

Auch ein heißes Sitzbad oder eine heiße Wärmflasche haben schon häufig den Wochenfluß wieder fließen lassen.

❧ KRÄUTERANWENDUNG

Unterstützend können Sie in diesem Fall einen Kräutertee aus *Frauenmantel, Hirtentäschel* und *Melisse* trinken. Mit dieser Mischung habe ich hervorragende Ergebnisse erzielt, wobei Sie aber nicht mehr als zwei Tassen am Tag trinken dürfen, da sich ansonsten starke Bauchschmerzen einstellen können.

DAS FRÜHWOCHENBETT

... wie damals eine meiner ersten Wöchnerinnen, am dritten Tag nach der Geburt. Ihr Uterusstand war knapp zwei Querfinger unter dem Nabel zu tasten, in der Vorlage war fast kein Blut vorhanden. Ich hatte ihr den Rückbildungstee dagelassen, von dem sie trinken sollte. Am späten Nachmittag hat sie mich angerufen und wollte wissen, was sie tun solle, sie habe so starke Bauchschmerzen. Diese Mitteilung wirkte auf mich wie ein Alarmsignal und ich versprach, sofort zu kommen. Auf der Fahrt erlebte ich in meiner Anfängerinnenangst schon die Verlegung ins Krankenhaus mit all den medizinischen Folgen von Antibiotikagaben, Narkose und einer Ausschabung. Ich hatte ganz vergessen, am Telefon nach all den anderen Symptomen einer Wochenbettinfektion zu fragen. Außer Atem kam ich kurze Zeit später bei der Familie an, die Frau lag mit einer Wärmflasche und in zusammengekrümmter Haltung im Bett. Mein erster Griff ging an ihre Stirn, die andere Hand suchte den Uterus. Zu meinem Erstaunen war die Stirn normal warm, nicht feucht, kein Anzeichen von Fieber war zu erkennen und der Uterus nicht am Nabel zu tasten. Mit großer Überraschung konnte ich die Gebärmutter zwischen Nabel und Symphyse tasten, ihre Kante war keineswegs schmerzhaft. Die Wöchnerin erzählte, daß sie seit einer Stunde wieder reichlich blutigen Wochenfluß habe, aber eben halt seit zwei Stunden so krampfartige Bauchschmerzen. Ich war erleichtert und erfreut zugleich. Auf meine Nachfrage, wieviel Rückbildungstee die Frau denn schon getrunken habe, antwortete sie: »Das ist jetzt meine dritte Kanne, ich hab gedacht, daß es gut ist, reichlich davon zu trinken.« Mit dieser Antwort war mir alles klar. Frau G. hatte einfach zuviel Tee getrunken und das Hirtentäschelkraut dadurch starke Nachwehen ausgelöst. Wir lachten beide erleichtert und erzählten uns gegenseitig von unseren Ängsten. Seit diesem Erlebnis lege ich allen Müttern ans Herz, wirklich nur zwei Tassen schluckweise lauwarm zu trinken.

❧ HOMÖOPATHISCHE ARZNEIEN

Es gibt Wöchnerinnen, die nicht gerne Tee trinken, sondern lieber homöopathische Globuli einnehmen. In dem Fall einer echten geringen Wochenflußblutung werden Sie als Hebamme der Frau *Bellis perennis* verordnen. Aber auch *Pulsatilla* oder *Sepia* sind Arzneien, die bei zu geringem Wochenfluß und gleichzeitiger verzögerter Uterusrückbildung zum Einsatz kommen. Bellis perennis, das Gänseblümchen, ist meine häufigste Arznei im Wochenbett.

... Eine Bäuerin nahm bei ihrem dritten Kind zum ersten Mal die Möglichkeit der Nachsorge in Anspruch. Ich unterstützte sie in ihrem Wunsch das Mittel Methergin abzusetzen, denn sie selbst hatte im Beipackzettel von den unerwünschten Nebenwirkungen gelesen. Diese Arznei ist das einzige schulmedizinische Medikament, das bei einer ungenügenden Rückbildung eingesetzt werden kann. Wie bei den ersten Kindern auch, mußte sie das Neugeborene zufüttern, das in den letzten Tagen auch noch unter massiven Blähungen litt. Die Frau erzählte, daß sie bis zu ihrer Entlassung täglich zweimal eine Spritze erhalten habe und nun die erwähnten Tropfen nehmen solle. Bei der Kontrolle des Gebärmutterstandes war ich erstaunt: sie war am siebten Tag noch zwei Finger unter dem Nabel zu tasten. Ich legte der Wöchnerin ans Herz, nun aber mindestens alle zwei Stunden die eben erwähnten Globuli einzunehmen. Am nächsten Tag bereits war der Uterus besser kontrahiert und der Wochenfluß stärker. Die Rückbildung verlief langsam, aber kontinuierlich und ohne weitere Komplikationen. Drei Tage nach dem Absetzen von Methergin begann die Milch zu fließen, und die Neugeborenenblähungen waren besser. Am letzten Hausbesuchstag erklärte ich ihr, sie solle beim nächsten Kind von sich aus mitteilen, daß mit einer langsamen Uterusrückbildung zu rechnen sei, daß sie da halt nicht in die Norm passe, aber sie solle sich nicht gleich beunruhigen lassen und lieber die Gänseblümchenkügelchen mitnehmen. Die Bäuerin erzählte mir dann zu dem Stichwort »Gänseblümchen« lachend: »Jetzt weiß ich, wieso mein Großvater uns Kinder immer zum Gänseblümchenpflücken schickte, wenn im Stall ein Kälbchen geboren war. Ja, warum soll es dann nicht auch bei Menschen helfen.«

ÄTHERISCHE ÖLE

Ganz gute Erfahrungen konnte ich mit einer Bauchmassage unter Anwendung des Uterustonikums sammeln. Diese Mischung aus *Eisenkraut, Nelke, Zimt* und *Ingwer* auf fetter Öl-Basis begleitet mich ständig in meiner Hausbesuchstasche. Ich zeige der Wöchnerin dann, wie sie regelmäßig, am besten vor dem Stillen ihre Gebärmutter damit anreiben kann, um eine verstärkte Nachwehentätigkeit zu erreichen. Auch in Form einer heißen Kompresse oder einem Bad wirkt die Anwendung mit dem Öl hervorragend. Völlig überrascht teilten Mütter mir oft bereits während der Massage mit, daß sie spürten, wie es zu bluten anfängt. Das beeindruckendste Erlebnis hatte ich bei Frau M. ...

... Sie bat mich nach ihrem Kaiserschnitt wegen Stillproblemen um einen Hausbesuch. Aus alter Gewohnheit fragte ich sie beiläufig nach ihrer Wochenblutung. Die Frau blickte mich fragend an: »Wieso Blutung? Ich habe die ganzen zwei Wochen nicht geblutet, sondern hatte nur einen schmierigen bräunlichen Ausfluß.« Der Uteruskontrollgriff bestätigte meine Vermutung: nicht nur die Milch, sondern auch der Wochenfluß war gestaut. Ich zeigte der Wöchnerin die Uterusmassage und empfahl ihr, die Massage so oft wie möglich selbst durchzuführen. Am nächsten Tag erzählte sie mir erfreut: »Die Brust ist besser, und stellen Sie sich vor, ich blute! Gestern abend, kurz nach der Massage, fing es periodenartig zu bluten an. Es hört zwar immer wieder auf, aber nach dem Einölen setzt die Blutung immer wieder ein.« Ich war selbst über dieses Ergebnis verblüfft, auch die Gebärmutterrückbildung war übrigens gut fortgeschritten.

Eine verzögerte Gebärmutterrückbildung geht fast immer einher mit einem auffälligen Wochenfluß. Zögern Sie als Wöchnerin bitte nicht, Ihrer Hebamme Ihre Beobachtungen mitzuteilen, bzw. seien Sie nicht erstaunt, wenn diese bei jedem Hausbesuch den Gebärmutterstand kontrolliert und genaue Angaben über den Wochenfluß erfragt.

ZU SCHNELLE GEBÄRMUTTERRÜCKBILDUNG

Eine zu schnelle, von der Norm abweichende Uterusrückbildung ist nie bedenklich, allenfalls erfeulich. Daß damit auch der Wochenfluß schneller abnimmt, bzw. in eine braune Verfärbung übergeht, ist sicherlich verständlich.

DER WOCHENFLUSSTAU

Ein Wochenflußstau kommt bei den erwähnten Überwachungsmethoden selten vor, denn fast immer kündigt sich dieser Blutungsstop durch einen auffälligen Wochenfluß oder eine verzögerte Uterusrückbildung an.

Ich erlebe diese Besonderheit in der Nachsorge meistens nur bei Frauen, die sich mit dieser akuten Situation melden oder entdecke die Symptome bei einem Hausbesuch, bei dem sie dann fast immer über Kopfschmerzen im Stirnbereich klagen. Auf meine Frage nach dem Wochenfluß erzählen sie mir darüber eher erfreut, daß den ganzen Tag noch keine Blutung aufgetreten sei. Bei solchen Mitteilungen bin ich im Frühwochenbett sehr hellhörig und kontrolliere als erstes den Stand des Uterus, der dann meist pathologisch ist. Ich empfehle dann den Hirtentäscheltee anzuwenden und, wenn sie einverstanden sind, ein passendes homöopathisches Arzneimittel. Eine Bauchmassage der Gebärmutter mit dem Uterustonikum ist auch hier sinnvoll und ich bitte die Mütter, sie selbst noch so oft zu wiederholen, bis eine Blutung eintritt.

DARMTÄTIGKEIT

Sehr häufig läßt sich diese Regelwidrigkeit auch mit einem Mikroclist oder einem Einlauf bereinigen. Denn in solchen Problemsituationen frage ich selbstverständlich alle Körperfunktionen ab. Es erstaunt mich immer wieder, wieviele Wöchnerinnen mit ihrer Verdauung Schwierigkeiten haben, und daß nach sechstägigem Klinikaufenthalt noch immer keine Darmnormalisierung eingetreten ist. Oftmals bekomme ich erzählt, daß sie stationär schon Medikamente oder Spritzen erhalten haben wegen ihrer schlechten Gebärmutterrückbildung. Wenn ich nachfrage, ob dem Klinikpersonal bekannt war, daß sie seit der Geburt noch nicht richtig abgeführt konnte, verneint dies die Mutter oft, da sie kein Abführmittel nehmen wollte. Dieses Verhalten ist völlig falsch, denn Sie sehen, was daraus entstehen kann. Doch wie erwähnt, mit einem Einlauf läßt sich vieles beheben.

GEBÄRMUTTERKNICKUNG (RETROFLEXIO)

Es kommt aber vor, daß die Gebärmutter anscheinend gut zurückgebildet ist, daß die Harnblase nicht voll ist, der Darm entleert ist, und trotzdem klagt die Wöchnerin über diese typischen Kopfschmerzen. Sie hat plötzlich keinen Wochenfluß mehr, obwohl er bis zum vorherigen Tag noch reichlich und blutig war. In solchen Fällen frage ich dann nach Kreuzschmerzen, und fast immer trifft meine Vermutung zu. Meistens bekomme ich zu hören: »Ja, aber was hat das Kreuzweh mit meinem Kopfschmerz und dem ausbleibenden Wochenfluß zu tun? Ich war halt zuviel auf heute und nun tut der Rücken weh.« Meinen Verdacht auf eine Gebärmutterknickung bestätigen die Frauen meistens und erklären, daß sie vor der Schwangerschaft vom Arzt auch schon einmal festgestellt wurde. Viele Mütter aber haben noch nie etwas von einer kreuzbeinwärts geknickten Gebärmutter gehört. Ich versuche ihnen dann zu erklären, daß der Uterus durch die überdehnten Mutterbänder nun mehr oder weniger haltlos im Bauchraum hin- und hertaumelt. Durch zu frühes oder langes Aufstehen kann es sein, daß er im Bereich des Gebärmutterhalses abknickt und ins kleine Becken rutscht. Dadurch kann der Wochenfluß nicht mehr abfließen, er staut sich in der Gebärmutterhöhle und Kreuzschmerzen entstehen. Dauert dieser Blutstau längere Zeit an, entsteht eine bedrohliche Gebärmutterentzündung, die sich zuerst mit Fieber bemerkbar machen wird.

STÖRUNGEN

BAUCHLAGE

Bei so einem retroflektierten Uterus ist neben den oben erwähnten Methoden sehr wichtig, die Wöchnerin darauf aufmerksam zu machen, daß sie unbedingt so lange wie möglich den Vierfüßlerstand oder die Bauchlage einnehmen und kräftiges Bauchmuskeltraining durchführen sollte. Das Uterustonikum sollte sie sich in diesem Fall auf dem Kreuzbein kräftig einmassieren lassen und auch die Wärmflasche im Wechsel mal ins Kreuzbein, mal auf den Bauch legen. Sollte bereits Fieber aufgetreten sein, muß schnellstens das richtige homöopathische Arzneimittel gefunden werden. Falls trotz Anwendung keine Blutung einsetzt und die Temperatur nicht bald sinkt, wird der Arzt die Frau vermutlich stationär einweisen müssen. Doch mit all den genannten naturheilkundlichen Maßnahmen und einem Neugeborenen, das in kurzen Zeitabständen gestillt werden sollte, wird sich der Selbsthilfemechanismus normalerweise einstellen.

❧ *HOMÖOPATHISCHE ARZNEIEN*

Bei einem Wochenflußstau helfen homöopathische Arzneien ganz bestimmt, aber nur unter der Berücksichtigung des Ganzheitsaspektes. Das bedeutet wieder einmal die tatsächliche Situation des Wochenbettes zu beachten und zu erkennen, was sich da so alles in der Familie anstaut. Ich möchte nur einige Arzneien aufzählen, die in Frage kommen, denn alle homöopathisch versierten Hebammen und Ärzte wissen, daß eine Vielzahl von Arzneien zu den gesammelten Symptomen paßt und daß es die große Kunst ist, das wirklich Ähnlichste zu finden. Vielleicht liegen Sie richtig mit *Aconitum, Belladonna, Pulsatilla, Sepia, Natrium muriaticum, Kalium carbonicum* oder auch *Nux vomica*.

Eines meiner eindrücklichsten Erlebnisse mit Natrium muriaticum möchte ich hier erzählen …

… Frau S. bat mich, zur Nachsorge zu kommen. Sie war diesesmal zwei Tage eher von der Klinik nach Hause gegangen, da ihre große Tochter sie so sehr brauchen würde. Beim ersten Hausbesuch empfing sie mich mit einem freundlichen Lächeln und fragte gleich nach, ob denn ihre Bettnachbarin schon bei mir angerufen habe, denn diese bräuchte dringend eine Hebammennachsorge. Beim Betreten des Wohnzimmers räumte sie mit schnellen Handgriffen die Kinderspielsachen zur Seite und entschuldigte sich für die Unordnung. Ich verrichtete meine übliche Neugeborenenpflege, doch bei der Uteruskontrolle war ich sehr erstaunt über die große, schlecht kontrahierte Gebärmutter. Mit einem eigenartigen, scheinbar unbekümmerten Lächeln versicherte sie mir, daß das Blut zwar gerade nicht besonders fließe, aber das würde schon wieder kommen. Ich konnte sie davon überzeugen, Rückbildungstee zu trinken. Mit einem komischen Gefühl habe ich das Haus verlassen und mir vorgenommen, am nächsten Tag besonders achtsam zu sein. Die Wöchnerin öffnete wieder mit ihrem gezwungenen Lächeln, berichtete, daß ihr Mann nicht da sei, aber sie werde schon zurecht kommen. Zunächst erzählte sie mir, daß das große Mädchen ja so vernünftig wäre und nicht mit Eifersucht reagiere, sogar problemlos mit der Oma mitgehe und sich vom Papa zu Bett bringen lasse. Ihre ganze Sorge sei wohl unberechtigt gewesen, aber sie freue sich, denn ihre ganze Liebe gelte dem großen Mädchen. Auf meine vorsichtige Frage, ob es denn nicht ein bißchen schmerze, daß das Kind so ohne die Mama zurecht käme, rollte eine Träne über die Wange der Mutter. Unter einigen weiteren Tränen, die sie aber schnell wegwischte, erzählte mir die Frau mit einigen Sätzen ihr ganzes Leid.

Angefangen von der lieblosen, geschäftstüchtigen und fleißigen Mutter, über die Angst vor dem Muttersein zweier Kinder bis hin zu ihren seit Jahren wiederkehrenden, für den Ehemann verborgenen, schwermütigen Stunden. Bei all diesen Einblicken, die sie mir von ihrem Leben bot, konnte sie mich nicht anschauen, ich erkannte, daß sie Trost nicht annehmen konnte, und bemerkte ihre trockenen Lippen mit einem großen Herpes-Bläschen. Es war mir klar: diese Frau brauchte Natrium muriaticum. Zum Schluß ihrer Erzählungen bat sie mich in ihrer scheuen Art um Hilfe: »Bitte entschuldigen Sie, daß ich Ihnen soviel Zeit geraubt habe, aber ich mußte Ihnen das alles einfach erzählen. Wissen Sie nicht ein paar Kügelchen für mich, ich hab wirklich oft Angst, all den Anforderungen nicht gerecht zu werden. Aber Sie sagen meinem Mann nichts davon, gell?« Ich versprach ihr, am nächsten Tag die Arznei Natrium muriaticum, das mir selten so passend schien, in einer LM-Potenz zu bringen, denn in solch einer kritischen seelischen Situation wollte ich keine Erst-Reaktion der Arznei riskieren. Der Wochenflußstau löste sich noch während des Gespräches. Mit den Tränen und dem Aus-sich-heraus gehen, hatten sich alle Stauungen gelöst. Frau S. rief mich, wie beim letzten Hausbesuch ausgemacht, eine Woche später wieder an und erzählte, daß sie seit unserem Gespräch und der Einnahme der Arznei relativ ausgeglichen sei und kein schlimmeres seelisches Tief mehr erlebt habe. Sie überlege sogar, ob sie nicht, wie von mir geraten, zu einer Gesprächstherapie gehen solle.

Mit diesem Wochenbetterlebnis möchte ich noch einmal darstellen, daß es in der Homöopathie darum geht, völlig wertfrei zu beobachten, Symptome zu sammeln und nicht nur auf den Uterus zu schauen, sondern eine Frau in ihrer seelischen und körperlichen Gesamtverfassung zu sehen. Nur auf diesem Weg wird die Arzneiwahl zum Ziel führen.

KRAMPFADERNENTZÜNDUNG

Nicht nur Uterus oder Lochienregelwidrigkeiten veranlassen mich, eine Wöchnerin ganz spontan auf Grund eines Telefonanrufes aufzusuchen und dann mit ihr in häufigem Kontakt zu sein. Auch eine Thrombophlebitis (Venenentzündung) kann mich aus meiner Hebammenzuversicht und Ruhe bringen, insbesondere in den ersten Jahren meiner Freiberuflichkeit war es so. Mittlerweile ist mein Vertrauen in die Naturheilkunde und meine vorbeugenden Maßnahmen so groß geworden, daß ich keine so großen Sorgen mehr habe, außerdem gibt es bei solchen Venenentzündungen noch immer die klinisch bewährten Heparinspritzen. Bislang aber nahm nur eine Wöchnerin das Rezept und Angebot des Arztes wahr. Die jungen Mütter bekommen von mir bereits nach der Geburt die im voraus besorgten oder von mir zur Verfügung gestellten Gummistrümpfe angezogen, wie es stationär ebenfalls der Fall ist. Die Frischentbundene wird täglich von mir in venenentlastenden Übungen unterwiesen und muß versprechen, diese häufig durchzuführen, die Beine hochzulagern und immer wieder aufzustehen. Dank Arnica kommt es selten zu größeren Problemen.

🌿 *NATURHEILKUNDLICHE MASSNAHMEN*
Tritt trotz aller Vorsichtsmaßnahmen eine Venenentzündung ein, dann wende ich schon mal die guten alten Binden an und scheue mich nicht, der Frau ihr Krampfadernbein zu wickeln.

Auf die schmerzhafte, gerötete Stelle lege ich dann entweder Heilerde oder Quark, oftmals beides im Wechsel, gemischt mit dem Krampfaderöl oder nur unter Zusatz der ätherischen Öle von *Lemongrass, Myrte, Schafgarbe, Wacholder* und *Zypresse*. Oftmals verwende ich auch *Retterspitz äußerlich*.

Innerlich kommt wieder ein homöopathisches Mittel zum Einsatz wie *Calendula, Hamamelis, Lachesis, Lycopodium* oder *Pulsatilla*.

Als junge Mutter werden Sie beim Lesen festgestellt haben, daß ich sehr häufig die Hebammen anspreche. Ich hoffe, Sie verstehen den Grund, denn solche krankhaften Zustände dürfen Sie niemals ohne Hebamme oder Arzt selbständig behandeln. Bitte ziehen Sie eine Hebamme hinzu, sie wird wissen, was Ihnen hilft.

DER BECKENBODEN, WUNDHEILUNGSPROZESS UND -VERSORGUNG

Durch die Geburt erfährt das Beckengewebe eine maximale Belastung, enorme Dehnung und fast immer kleinere, oft auch einschneidende Verletzungen. Die Muskulatur wurde in der Schwangerschaft hormonell, durch körperliche Übungen und naturheilkundliche Anwendungen auf diesen Prozeß vorbereitet. Im Frühwochenbett benötigt dieser Körperteil erst einmal Entlastung, Erholung und Heilung. Im Spätwochenbett erfährt die Muskulatur dann eine Festigung. Der gesamte post-partale Vorgang verläuft wieder unter hormonellem Einfluß und kann ebenfalls unterstützt werden durch gymnastisches Training sowie naturheilkundliche Anwendungen.

EMPFINDUNGEN, GEFÜHL

Es ist mir wichtig, allen Frauen mitzuteilen, daß die natürlichen Empfindungen in ihrem Intimbereich ganz sicher wieder zurückkehren, auch wenn anfangs ein ungewohntes Gefühl vorhanden ist. Immer wieder höre ich, gleich ob bei schwangeren oder frischentbundenen Frauen, zwischen den Zeilen unausgesprochene Ängste in Unsicherheit und Sorge über das Aussehen, den Zustand und das Empfindungsvermögen ihrer Geschlechtsorgane. Sicherlich machen sich auch die jungen Väter Gedanken über das »Danach«.

Ich kann Ihnen versichern, daß die Vagina bald wieder aussehen und empfinden wird wie früher. In den ersten Stunden sind die Schamlippen mehr oder weniger ödematös angeschwollen, verschließen aber den Scheideneingang wie gewohnt. Eine fremde Person wird beim Anblick des weiblichen Genitales niemals sagen können: »Aha, diese Frau hat wohl ein Kind geboren.« Die Natur öffnet dem Kind erst ganz zum Schluß des Geburtsvorganges die Tür zur Welt und verschließt sie auch unmittelbar danach wieder.

In den ersten Tagen besteht bei jeder Frau ein fremdes Gefühl bezüglich ihres Beckenbodens. Die Wöchnerin spürt keine Spannung, keine Dehnung, keine Belastung, es ist irgendwie gefühllos und doch so verletzt. Wir im Allgäu sagen: »Es fühlt sich pelzig an.«

Frauen, die keinen Dammschnitt haben, sind oft erstaunt, nicht völlig beschwerdefrei zu sein. Dies kann auch gar nicht sein, denn ein Geburtsvorgang kann nicht eine Stunde später einfach vorbei und vergessen sein, in der Empfindung sind eben auch »Nachwehen« vorhanden. Viele Frauen versuchen den richtigen Ausdruck zu finden und verwenden Worte wie: »Es fühlt sich alles irgendwie geschwollen an. Meine Vagina ist wie ausgeleiert. Es ist so, als wenn ich mit meinem Po beim Zahnarzt gewesen wäre. Es sitzt sich wie auf rohen Eiern. Er fühlt sich empfindlich und verwundet an.« Diese Empfindungen halten etwa zwei, maximal drei Tage an. Dann fühlt sich der Scheidenbereich wieder an wie eh und je, vorausgesetzt es hat keine größere Verletzung stattgefunden.

AUSSEHEN DES BECKENBODENS

Damit Sie als Frau Ihre Gefühle und Empfindungen für Ihren Intimbereich richtig einordnen können, erscheint es mir wichtig zu sein, sich sobald als möglich mit Hilfe eines Spiegels zu betrachten. Das Tasten allein ist sicher gut, wird jedoch bei aufgetretenen Verletzungen eher einen falschen Eindruck hinterlassen, oft trauen sich die Frauen gerade deswegen nicht, sich dort zu berühren.

Selbstverständlich sollen Sie selbst den Zeitpunkt bestimmen, zu dem Sie sich in der Lage fühlen und den Wunsch danach haben sich zu betrachten. Vielleicht wollen Sie es ganz für sich allein oder aber auch gemeinsam mit Ihrer Hebamme oder dem Partner tun. Alle, Männer und Hebammen möchte ich davor warnen, eine Frischentbundene mit dem Spiegel einfach zu überrumpeln und ohne zu fragen, zu einer Betrachtung zu zwingen. Dies würde einer seelischen Vergewaltigung gleichkommen. Wir betreuenden Personen müssen uns klar sein, daß sie sich durch die Geburt in ihrem intimsten Bereich verletzt fühlt und ihre eigenen Gefühle sich selbst gegenüber erst wieder ordnen muß. Dieser Vorgang braucht Zeit. Auch bei unserer Hebammenvisite müssen wir den Intimbereich der Frau wahren und sie bestimmen lassen, wann und an welchem Ort sie es uns erlaubt, uns ein Bild von dem Heilungsprozeß ihrer Geburtswunden zu machen. Viele Frauen werden stationär täglich in ihrem Empfinden so sehr verletzt, indem ohne Wahrung des Intimgefühls und ohne jede Hemmung ihre Geschlechtsorgane betrachtet, befühlt und beurteilt werden, meist natürlich von Männern. Zu Hause sollten wir deshalb jeder jungen Mutter das Gefühl vermitteln, daß sie ruhig wieder eine normale Scham aufbauen darf.

Sind Sie dann als Wöchnerin soweit, daß Sie einen Blick auf Ihre Scheide wagen wollen, werden Sie mit Hilfe eines Spiegels auch lernen, sich wieder anzufassen, und erkennen, daß das Kind Sie nicht verändert hat. Es ist möglich, daß Sie bei einer stattgefundenen Dammnaht erst einmal einen kleinen Schreck bekommen über die Größe und das Aussehen der Wunde. Mit weiteren täglichen Kontrollen werden Sie aber beobachten, wie der Heilungsprozeß fortschreitet. Bei meinen Hausbesuchen stelle ich fest, daß die meisten Wöchnerinnen von ihrem Aussehen angenehm überrascht sind. Haben Sie also Mut und betrachten Sie Ihre Vagina, vielleicht sogar gemeinsam mit Ihrem Partner. Es ist wichtig, daß Sie Ihren weiblichen Intimbereich nicht von der Visite beurteilen lassen, sondern sich selbst wiederfinden und in Ihrem Aussehen, Fühlen und Empfinden wieder mögen.

SCHONUNG DES BECKENBODENS

Aus meiner Erfahrung heraus versuche ich allen Frischentbundenen nahezulegen, ihren Beckenboden zu schonen, also soviel wie möglich zu liegen. Die kontrahierte Gebärmutter ist sehr schwer und der überdehnte Beckenboden erfährt dadurch im Stehen eine große Belastung. Auf Grund der erwähnten Gefühllosigkeit ist häufig ein Druckgefühl nicht erkennbar. Diese Warnung, die Scheiden- und Dammuskeln nicht unnötig zu belasten, brauche ich allerdings nur bei Müttern auszusprechen, die einen unverletzten Damm haben, denn alle Frauen, die geschnitten wurden oder gerissen sind, bleiben wegen dem Wundschmerz ohnehin gerne liegen.

BECKENBODENVERLETZUNGEN

VERHALTEN BEI EINEM DAMMRISS

Die Bettruhe und insbesondere das Vermeiden jeder Spreizhaltung der Beine ist oberstes Gebot für Frauen, die einen Dammriß erlitten haben, der nach der Geburt des Kindes nicht genäht wurde. Im Hausgeburtsbereich verzichten wir häufig auf das Nähen von kleinen Rissen. Die betroffenen Frauen müssen versprechen, in den ersten Tagen nicht zu sitzen und keine Beinspreizungen auszuführen – danach ist übrigens sowieso den wenigsten Wöchnerinnen zumute. Mit den ersten Schneidersitzhaltungen beginnen die Frauen normalerweise erst wieder einige Tage später. Bislang habe ich übrigens nur gute Erfahrungen sammeln können mit dem Abheilen von »unversorgten« Dammrissen. Alle Risse, auch die von mir als bedenklich eingestuften, sind bestens verheilt. Bei späteren Kontakten nutze ich die Gelegenheit, um nachzufragen, ob seit der Verletzung noch Beschwerden aufgetreten sind. Bislang wurde es immer verneint. Im Gegenteil ...

••• Simone meinte: »Ich bin so froh, daß wir den Riß nicht genäht haben, Du hattest recht, jetzt spüre ich, daß meine Anatomie am Scheideneingang wieder so ist, wie sie ursprünglich war. Das war nach dem genähten Dammschnitt bis zuletzt nicht der Fall.«

Also machen Sie sich bitte keine Sorge, wenn ein kleiner Riß nicht genäht wurde, sondern achten Sie auf entsprechende Schonung und Haltung.

SCHAMLIPPENVERLETZUNGEN (LABIENRISS)

Dasselbe gilt für Schamlippenverletzungen. In der Tat kommt es bei einem intakten Damm dann häufig zu Verletzungen der Labien. Stationär werden diese zum Teil genäht, aber auch wie im Hausgeburtsbereich ihrer Selbstheilung überlassen. Auch in solchen Fällen kann ich alle Frauen nur ermuntern und beruhigen, daß der Riß sicher gut verheilen wird. Schleimhautverletzungen, um die es sich ja hierbei handelt, heilen immer gut und schnell.

DAS FRÜHWOCHENBETT

HEILUNG – BESCHWERDEN EINES DAMMSCHNITTES

Bei einem Dammschnitt wird der Wundschmerz natürlich länger anhalten. Wie bei allen Schnittwunden kommt es auf die Länge und Tiefe der Wunde an. Die Schnittführung kann gerade in Richtung auf den Schließmuskel sein, oder schräg von der Dammitte in Richtung Gesäßmuskel. Die Länge kann von nur zwei Zentimetern bis zu ca. acht Zentimetern betragen. Nicht nur die Größe und Tiefe, sondern auch die Nahttechnik und der körpereigene Wundheilungsvorgang sind ausschlaggebend für den Wundschmerz. Der lokale Schmerz wird in den ersten Tagen vom allgemeinen Zerschlagenheitsgefühl überdeckt werden und sich erst am zweiten bis dritten Wochenbetttag deutlich als Schnittschmerz herauskristallisieren. Am vierten und fünften Tag erreicht das Verletzungsgefühl meist einen Höhepunkt, da das Nahtmaterial aufquillt und dadurch eine zusätzliche Spannung verursacht. Die erste Erleichterung wird spürbar mit dem Auflösen und Abgehen der Fäden. Da sehr unterschiedliche Fadenqualität verwendet wird, kann die Selbstauflösung entsprechend unterschiedlich dauern, zwischen fünf Tagen und drei Wochen. Es lohnt sich übrigens immer wieder diese Fäden oder Nahtreste einfach zu entfernen, wenn ein deutlicher Heilungsprozeß stattgefunden hat. Ich habe mir angewöhnt, ab dem vierten Tag mit dem teilweisen Ziehen der Fäden zu beginnen. »Aber die sind doch selbstauflösend, die brauchen Sie nicht zu ziehen.« Der Ausspruch ist mir zu allgemein. Die Erfahrung zeigt, daß bei der einen Frau die Naht am fünften Tag noch dringend den Halt der Fäden benötigt, während bei einer anderen Wöchnerin die Wunde so gut wie verheilt ist. Es muß also wieder individuell für jede Frau eine eigene Entscheidung getroffen werden, und nicht nach Qualität und Firmenname des Nahtgutes. Immer wieder kann ich bei der Nahtkontrolle beobachten, daß die Fäden vom Körper schon nach einigen Tagen nur noch als Störfaktor betrachtet werden. Sehr oft ist zu sehen, daß an jeder Einstichstelle das Gewebe gereizt und entzündlich ist. Den Wöchnerinnen versuche ich diese Erscheinung mit dem »Holzspreißelprinzip« zu erklären: Wenn wir uns einen Splitter eingestochen haben und nicht entfernen, dann beginnt der Körper nach einigen Tagen mit einem Abstoßungsversuch. Genauso erscheint es mir bei vielen Fäden der Dammnaht auch zu sein. Das rechtzeitige Entfernen der Fäden ist für die Mütter eine sehr hilfreiche und wohltuende Maßnahme, da sie dann von einem Zwicken und Spannen erlöst werden. Bei Intrakutannähten (der Faden verläuft unter der Haut) lohnt es sich, wenigstens den Knoten zu lösen, damit läßt ein sehr häufig beobachtetes Spannungsgefühl nach. Meiner Erfahrung nach heilen fortlaufende Nähte anfangs schneller und beschwerdefreier, aber bis zum endgültigen Auflösen des Fadens bereiten sie den Frauen dann doch Probleme. An dieser Stelle muß ich übrigens eingestehen, daß ich auch erst am eigenen Körper erfahren mußte, was es heißt, eine Dammnaht zu haben, bis ich die Frauen mit ihren Klagen und Schmerzen verstanden habe. Früher habe ich den viel gehörten Spruch der Ärzte einfach nachgeplappert: »Das kann nicht weh tun, die Naht sieht gut aus.« Sollen erst einmal alle Gynäkologen und Hebammen an ihren Geschlechtsteilen einen Schnitt und eine Naht haben, dann können sie mitreden. Als Hebamme weiß ich selbst, daß der eine oder andere Dammschnitt nicht zu vermeiden ist, doch dann sollten alle Geburtshelferinnen und Männer auch Verständnis für die Schmerzen und das Unwohlsein einer genähten Frau zeigen. Mir stellen sich die Haare auf, wenn ich von Männern den Geburtsbericht mit der lapidar klingenden Schlußbemerkung höre: »Bloß ein bißchen schneiden hat man halt müssen.« Hier ist schon allein die Formulierung sowie das Mitempfinden möglicherweise durch die Äußerung eines Arztes vorgeprägt. Wann hören Männer auf, unsere viel zu häufigen Dammschnitte als eine Kleinigkeit zu bezeichnen? Gisela spricht für viele Frauen: »Ich kann mich gut erinnern an die friedlich klingenden Worte des Arztes zur Hebamme: ›Ach machen wir doch eine kleine Entlastung.‹ Die hat mich monatelang sehr belastet.« In meine Sprechstunde kommen sogar immer wieder Frauen mit Klagen und Beschwerden, daß sie nach einem Jahr und länger noch Beschwerden durch diesen sogenannten Entlastungsschnitt haben.

Wenn eine Frau schon geschnitten wurde, was insbesondere bei operativen Entbindungen natürlich nie zu vermeiden sein wird, sollten wir, Hebammen, Ärzte und Lebenspartner alles unternehmen, um anschließend einen guten und schnellen Heilungsprozeß zu ermöglichen.

HILFREICHE MASSNAHMEN BEI GEBURTSVERLETZUNGEN

— *Körperhaltung*: In den ersten Tagen ist für jede Frau mit Dammschnitt oder größerem Dammriß das Wichtigste, so viel wie möglich zu liegen und jede Belastung durch Sitzen, Stehen oder Laufen zu vermeiden.
— *Liegen:* Im Liegen können Sie zusätzliche Entlastung erreichen, wenn Sie sich so oft wie möglich auf den Bauch legen, mit einem kleinen Kissen als Unterlage. Versuchen Sie trotz Wundschmerz beide Seitenlagen im Wechsel einzunehmen, damit Sie keine Schonhaltungen einnehmen und damit verbundene Verkrampfungen auch noch ertragen müssen. Noch einige kleine Tips, damit Sie ohne große Beckenbodenbelastung in Ihr Bett steigen können: Wenn Sie stationär untergebracht sind, lassen Sie sich am besten einen Schemel mitbringen, damit Sie beim Hinlegen keine so große Beinspreizung und somit Dammdehnung erleben müssen. Die hohen Krankenhaus-Betten sind sicher mit ein Grund, daß so mancher Riß genäht werden muß, um eine gute Heilung zu gewährleisten. Im trauten Heim sind die Betten glücklicherweise nicht so hoch. Am besten wird es für die Frischentbundene dann sein, im wahrsten Sinne des Wortes in ihr Bett zu krabbeln. Klettern Sie mit Händen und angewinkelten Knien auf Ihr Wochenbett und legen sich dann mit einer Drehbewegung hin. Beim Aufstehen werden Sie die Bettkante am besten ohne große Schmerzbelastung überwinden, wenn Sie rückwärts auf allen Vieren aus dem Bett krabbeln.
— *Sitzen:* Das Sitzen sollten Sie solange wie möglich vermeiden, und wenn, dann wird es anfangs nur mit einer Hilfe möglich sein. Ich rate allen Lebenspartnern von Wöchnerinnen mit großen Damm- und tiefen Scheidenverletzungen, egal ob stationär oder zu Hause, sich um einen Sitzring zu bemühen. Fragen Sie beim Personal nach oder besorgen Sie sich selbst einen Sitz- oder Schwimmring. Zur Not können Sie bestimmt eine Sitzhilfe basteln, indem Sie aus einem dicken Schaumstoff ein Loch herausschneiden, oder noch einfacher: Drehen Sie aus einem großen Badehandtuch eine feste Rolle und

formen damit einen Ring. Für die Hebammen in der Nachsorgetätigkeit ein Tip: Ich führe in meinem Auto für die ambulanten oder Hausgeburtsmütter immer einen Sitzring mit. Aber verlassen Sie sich als Eltern nicht auf diese Hilfe, vielleicht ist der Sitzring Ihrer Hebamme ja gerade dann bei einer anderen Wöchnerin im Einsatz!
- *Stehen:* Das Stehen ist mit Geburtsverletzungen sicher auch nicht angenehm, aber falls es nötig ist, dann wird es erträglicher, wenn Sie Ihren Oberkörper abstützen: z.B. an einer Stuhllehne oder am Tisch, dadurch erfährt Ihr Beckenboden eine Entlastung.
- *Laufen:* Laufen wird noch die angenehmste Abwechslung sein, jedoch wahrscheinlich nur mit kleinen Schritten einigermaßen ohne Schmerzen möglich sein. Es ist übrigens während des Wochenbettes erlaubt, Schuhe mit Absatz zu tragen, da auf diese Weise der Damm entlastet wird.

Es wird unterschiedlich lange dauern, bis eine Frau wieder völlig beschwerdefrei normal gehen, sitzen und längere Zeit stehen kann. Dies ist individuell verschieden und hängt unter anderem von den im letzten Kapitel genannten Faktoren ab. Wichtig ist, daß die Partner und die Frauen selbst keine Vergleiche anstellen mit anderen Wöchnerinnen, die vielleicht schneller »auf die Füße kommen.« Dies kann zu unnötigem Leistungsdruck führen oder eventuell sogar ein Minderwertigkeitsgefühl verursachen.

PHYSIKALISCHE ANWENDUNGEN

- *Kälteanwendungen:* Unmittelbar nach der Geburt, sowie am ersten Wochenbettstag, empfinden die Wöchnerinnen sogenannte Eiskrawatten als sehr wohltuend und schmerzlindernd. Auf den meisten Wochenstationen werden solche Cold-Packs angeboten, also verlangen Sie danach. Bei der häuslichen Pflege verwende ich sehr gerne Arnica- oder Calendulaeiswürfel. Die Eltern haben diese, wie besprochen, bereits vorbereitet, sie werden dann in Kompressen eingepackt auf die Geburtswunde gelegt. Arnicaeis kommt bei einem entstandenen Hämatom (Bluterguß) und bei Hämorrhoiden als Auflage in Frage. Sehr häufig entsteht am Dammschnitt ein Bluterguß, der sich aber mit einer sofortigen Eisauflage sehr schnell zurückbildet. Dasselbe gilt für Hämorrhoiden, die durch den Geburtsvorgang nach außen geschoben wurden. In solchen Fällen nehme ich einen Eiswürfel, wickle diesen in eine Kompresse und gebe Hämorroidensalbe darauf. Mit dieser Behandlung ist die Wöchnerin bald von ihrem Leiden erlöst, da sich die Thromben (Blutgerinnsel) dann in kurzer Zeit verkleinern und in einigen Tagen reponieren (zurückschieben) lassen. Calendulaeiswürfel verwende ich bei Dammrissen oder einem Vulvaödem (Scheidenschwellung) als Auflage. Aber bitte immer in mindestens drei E S-Kompressen gewickelt! So verpackt können die frischentbundenen Mütter in den ersten Stunden die Kälte sehr gut ertragen. Sobald sie aber die Eiseskälte spüren, wird es Zeit, mit diesen Kälteanwendungen aufzuhören. Wie immer können Sie sich gut auf die Signale Ihres Körpers verlassen.
- *Spülung:* Sehr wohltuend und gleichzeitig heilungsfördernd wird eine regelmäßige Spülung werden, die ich bereits im Kapitel »Wochenfluß« (Seite 219) beschrieben habe.
- *Luft und Sonne:* Eine altbewährte Methode zur Wundbehandlung und Heilungsunter-

stützung ist die Verwendung von Luft und Sonne. Versuchen Sie immer wieder, die Flockenwindel zu entfernen und eine Luftzirkulation an Ihren Wunden zu ermöglichen. Ich weiß, daß es stationär nicht allzu einfach ist, aber versuchen Sie dieses wenigstens unter der Bettdecke oder spätestens nach der Entlassung zu Hause. Bei schlechtheilenden Dammwunden bewährt es sich, wenn Sie sich nach jedem Toilettengang oder Sitzbad trocken föhnen. Selbstverständlich kann die Wundheilung durch Rotlichtbestrahlung gefördert werden. Allerdings werden Sie diese sehr intensive Wärme erst nach einigen Tagen ertragen können.

– *Sitzbad:* Die erfolgreichste und für Wöchnerinnen sehr angenehme Methode zur Wundheilungsförderung im Wochenbett ist ein Sitzbad. Auf den Wochenstationen wird die Sitzbadtherapie sehr unterschiedlich gehandhabt: Vom ersten Tag an ein bis mehrmals täglich empfohlen, oder sogar gänzlich abgelehnt. Die Anwendungen sind natürlich von den Gegebenheiten des Hauses abhängig. Im häuslichen Wochenbett dürfen Sie selbst entscheiden, ab wann Sie sich ein Sitzbad gönnen möchten. Als Hebamme kann ich nur empfehlen, sich sobald wie möglich in das vorbereitete Gefäß zu setzen. Unabhängig davon, ob die Wöchnerin einen intakten, geschürften, gerissenen oder geschnittenen Damm, bzw. andere Labien- oder Scheidenwandverletzungen hat, sie kann ab dem ersten Wochenbettstag ein Sitzbad genießen. Allerdings ist es wichtig, auf die richtige Wassertemperatur zu achten. Ich empfehle am ersten Tag kühles bis leicht lauwarmes (ca. 28°) Wasser, am zweiten und dritten Tag lauwarmes (ca.32°), und mit dem Nachlassen des Wundschmerzes rate ich ein körperwarmes Sitzbad zu nehmen.

❧ KRÄUTERHEILKUNDE

Als Sitzbadzusatz kann *Eichenrinde* gewählt werden, die durch den Gerbstoffanteil zusammenziehend und entzündungshemmend wirkt. Als bekanntester Zusatz gilt wohl die *Kamille*. Sie kann im Spätwochenbett noch als gute Heilungsunterstützung dienen, während sie in den ersten Tagen meines Erachtens nicht verwendet werden sollte. In den ersten Jahren meiner Freiberuflichkeit mußte ich bei zu früher Anwendung häufig feststellen, daß bei noch offenen Schleimhautwunden zunächst eine schnelle oberflächliche Heilung stattgefunden hat (wohl aufgrund des hohen Azulengehaltes), aber anschließend Reizungen und Rötungen bis hin zum Wiederaufgehen der Wunde auftraten. Da auch Dammrisse und Dammschnitte aus der Tiefe heraus heilen sollen, bin ich von Kamillenspülungen und -sitzbädern während des Frühwochenbetts abgekommen.

❧ ÄTHERISCHE ÖLE

Da ich mit ätherischen Ölen so viele gute Erfahrungen sammeln konnte, lag es nahe, diese auch für Sitzbäder zu verwenden. Als Emulgator für die Essenzen hat sich Totes-Meer-Salz angeboten, denn es ist bekannt für seine desinfizierende, reinigende und immunologisierende Wirkung. Der Hautaustrocknungseffekt ist bei Geburtswunden sehr erwünscht. Ein wohlriechendes Sitzbad mit ätherischen Ölen ist für eine Wöchnerin eine wunderschöne Wohltat. Ich habe folgende Essenzen ausgewählt: *Geranie, Kamille blau, Lavendel extra, marokkanische Rose* und *Schafgarbe*.

Die Wirkung der zur Verwendung kommenden Öle habe ich zum Teil bereits beschrieben. Hier verwende ich:
- die *Geranie,* um die Neubildung von Schleimhautgewebe zu aktivieren und einen Neubeginn annehmen zu können.
- die *blaue Kamille* als krampflösendes, stark wundheilungsförderndes Öl. Das auch im psychischen Bereich die Wirkung zeigt, dort Wogen zu glätten, wo die Sinne wund und gereizt sind. Dieser Effekt ist sicher bei Frauen angezeigt, die gereizt sind und sich seelisch verwundet fühlen durch ihren Dammschnitt.
- den *Lavendel extra,* der bei allen Wunden schmerzlindernd, kühlend und klärend wirkt.
- die *Rose,* die die Essenz ist, die zum Mutterwerden und Frauendasein gehört. Sie ist das Öl, das bei allen weiblichen, hormonellen und seelischen Prozessen eine wunderbare Unterstützung bietet und zudem sehr schmerzlindernde und bakterientötende Inhaltsstoffe besitzt.
- die *Schafgarbe* als das wichtigste ätherische Öl für eine Wöchnerin, es unterstützt die Heilung tiefer körperliche Wunden aufgrund des hohen Azulengehaltes ebenso, wie der seelischen und hilft der Frau ihre Mitte wiederzufinden.

Wochenbettbetreuung oder familiäre Wundpflege ohne das Wundheilungsbad könnte ich mir überhaupt nicht mehr vorstellen. Über Wundheilungsprozesse durch dieses wunderbare Salz in Verbindung mit den ätherischen Ölen könnte ich ein eigenes Buch schreiben. Es ist für mich selbst unfaßbar, daß ätherische Öle solch eine Heilkraft besitzen. Die eigenen Erfahrungen reichen von tiefen sekundären, infizierten Episiotomien (schlecht verheilenden Dammschnitten), über schlimme wunde Mamillen (Brustwarzen), über offene Kinderpopos bis hin zu klaffenden Wunden bei Kindern. Sehr viele Berichte erreichen mich seit Jahren: Von Kolleginnen, die es geschafft haben, daß dieses wunderbare Wundheilungsbad im Krankenhaus zum Einsatz kommt. Von Hebammen, die offene Beingeschwüre von Verwandten damit heilen konnten. Von einer Familie, die eine riesengroße Wunde ihrer todgeweihten Zuchtstute heilten und somit das wertvolle Tier retten konnten. Mit jedem weiteren Erlebnis wurde in mir das Bedürfnis größer, die Wirkungsweise der ätherischen Öle zu verbreiten und dafür zu sorgen, daß mit diesen kostbaren Essenzen achtsam und sparsam umgegangen wird. Nur so können die Menschen noch viele Jahrzehnte von der Heilkraft der Essenzen profitieren.

Ich rate jeder Mutter, die von mir ein Glas Wundheilungsbad im Wochenbett erhält, dieses sparsam zu verwenden und bei allen Wunden der ganzen Familie als Bad oder Kompresse einzusetzen.

SALBENKOMPRESSEN MIT PFLANZLICHEN PRODUKTEN

Leider kommt es immer wieder vor, daß der Dammschnitt einer Wöchnerin schlecht verheilt oder auf Grund einer Infektion sogar wieder ein Stück aufgeht. Interessanterweise kann ich mich aber nicht an davon betroffene ambulante Wöchnerinnen erinnern. Sind zu Hause die Vorbeugungs- und Pflegemaßnahmen doch besser? Ich will Ihnen in diesem Absatz einige Tips zur Anwendung von Heilkompressen geben. Viele Leserinnen werden noch eine Anzahl anderer guter Heilmethoden kennen, denn andere Menschen haben andere Erfahrungen. Ich möchte mit meinen Vorschlägen insbesondere unerfahrenen Müttern helfen und jungen Hebammen bei ihrem Einstieg in die Freiberuflichkeit Möglichkeiten einer naturheilkundlichen Betreuung mit auf den Berufsweg geben.

RINGELBLUMEN-, BEINWELL-, TRAUMEELSALBE
Frauen, deren Heilung wie oben beschrieben dann sekundär ist, sollen nach dem Sitzbad Luft- und Sonnenbäder nehmen oder ihre Wunde föhnen. Zusätzlich können Sie zweimal täglich eine Salbenkompresse auflegen. Bei rötlichen, leicht offenen Wunden überlasse ich ihr als Wochenbettbedarf, der mir von der Kasse erstattet wird, eine Tube *Ringelblumensalbe,* die in der Apotheke auf pestizidfreier Wollwachsbasis hergestellt wird unter Zusatz von Propolis und Bienenwachs. Die genaue Rezeptur können Sie im Buch »Medizin der Erde« von Susanne Fischer-Rizzi nachlesen. Ich bin ihr sehr zu Dank verpflichtet, daß sie es uns Hebammen mit ihren Rezepturen ermöglicht, den Frauen und Müttern eine natürliche Wundheilungsbehandlung zukommen zu lassen.

Bei weit klaffenden tiefen Dammwunden setze ich die hervorragende *Beinwellsalbe* ein. Beinwell hat die Fähigkeit tiefe Wunden zu heilen, indem die Zellerneuerung stark unterstützt wird. Die Beinwellwurzel besitzt eine phänomenale Wirkung in der Wundheilung. Es muß aber PA-freie Qualität sein. Die Salbengrundlage besteht ebenfalls aus Propolistinktur und pestizidfreiem Wollwachs, sowie Johanniskraut- und Calendulaöl.

Eine weitere heilende Salbe ist die *Traumeelsalbe.* Diese Wirkung zeigen alle Traumeel-Präparate. Auch als Tropfen sind sie als Heilungsmittel und entzündungswidriges homöopathisches Komplexmittel zur Wundheilung im Wochenbett zu empfehlen.

CALENDULA-ESSENZ ANWENDUNGEN

Mit einer Calendula-Essenz-Spülung oder einer Kompresse als Auflage, kann eine belegte sekundäre Epiheilung ebenfalls gepflegt werden. Die gute und seit altersher bekannte Heilwirkung der Ringelblume hat sich bei entzündeten Geburtswunden schon vielfach bewährt. Die Eltern erhalten dabei den Hinweis, daß sie den Rest der Essenz für infizierte Wunden verwenden können, die in der Familie zu behandeln sind. Dieses hörte ein Großvater, während ich mit der Wöchnerin über die Verwendung der Essenz sprach ...

... Es war mir aufgefallen, daß er mit immer mehr Aufmerksamkeit meinen Erklärungen lauschte und dann neugierig fragte: »D' Hebamm weiß doch vielleicht fir mi au ebas, oder? Seit oiner Wuche spring i für nix und wiedr nix zum Doktr! Mi hat do am Arm a Kuh derwischt, und die Wunde will und will nit heile. Kint i it au die Ringelblume herneame?« Ich gab ihm Recht und erklärte, wie die Wunde des Großvaters zu pflegen sei. Bereits zwei Tage später, als ich wieder zum Hausbesuch kam, berichtete er von der zusehends besser heilenden Wunde. Die Großmutter bedankte sich bei mir eine Woche später mit einem bunten Gartenblumenstrauß. Sie war so dankbar, daß der seit der Verletzung mürrische Großvater wieder gut aufgelegt war, weil er nicht mehr jeden Tag ins Dorf mußte zum Arzt, sondern daheim versorgt wurde und die Wunde nun fast verheilt war.

Solche Erlebnisse beleben den Alltag einer freiberuflichen Hebamme ungemein und zeigen, was es früher bedeutete: Die Dorfhebamme zu sein. Es macht Freude und ist die beste Anerkennung für mich, auch von den älteren Familienmitgliedern begrüßt zu werden. Fast immer werden mir ähnliche Geschichten »von unserer alten Hebamm« erzählt. Ich bin froh, daß das Berufsbild der »alten Hebamme« doch nicht ganz verloren gegangen ist.

MUTTERMILCHANWENDUNGEN

Eine weitere erfolgreiche, aber unter Medizinern sehr umstrittene Heilmethode ist die Verwendung von Muttermilch. Sehr viele Mütter berichten, daß ihr Arzt abfällig bemerkte: »So, hat die Hebamme bei Ihnen auch empfohlen, Muttermilch auf die Wunde zu geben. Sie glauben doch hoffentlich solchen Unsinn nicht?« Für viele Hebammen aber steht fest und mittlerweile schließen sich einige wenige, alternative Mediziner an: Muttermilch heilt alles! Denn Muttermilch enthält körpereigene Abwehrstoffe (genau diese sind pharmazeutisch nicht herstellbar), die jeden Heilungsprozeß unterstützen. Mütter, die Verständnis zeigen für diese Heilungsmethode, können ein wenig Muttermilch auf eine Kompresse träufeln oder ausfließende Milch verwenden und diese als Auflage auf ihren Dammschnitt geben. Frauen, die sehr viel Milch haben, können überschüssige Milch auffangen oder abdrücken und sie mit einem Sitzbad anwenden.

Wie erwähnt ist für viele Menschen diese Art der Heilungsunterstützung fremd und stößt häufig auf enorme Hemmungen. Es verwundert mich, wenn wir vor fremden, künstlich zubereiteten Stoffen keine Abscheu haben, aber unsere körpereigenen Möglichkeiten ablehnen. Jede Frau soll selbst entscheiden, mit welchen Mitteln sie ihre Geburtswunden bei der Heilung unterstützen möchte.

DER PARTNER IM WOCHENBETT

Wie ich mehrfach erwähnte, ist die Geburt eines Kindes die Krönung einer Liebesbeziehung. Somit ist das Wochenbett die Krönungsfeier, das bedeutet, daß der frischgebackene Vater genauso zum Wochenbett gehört wie Mutter und Kind. Leider sieht es in unserer Gesellschaft oft ganz anders aus. Immer wieder müssen Männer hören: »Nur weil seine Frau ein Kind geboren hat, will er jetzt so lange Urlaub und erscheint nicht mehr an unseren Stammtischen.« Es wäre schön, wenn das Vaterwerden nicht immer nur mit Alkohol, sondern auch mit Verständnis gefeiert werden würde.

Ich bin mir sicher, daß viele Männer ebenso ein Wochenbett und die damit verbundenen Stimmungsschwankungen erleben, denn sonst gäbe es doch gar nicht soviel zu begießen oder gar zu ertränken. Vater sein, das heißt Verantwortung tragen; das bedeutet, für Mutter und Kind sorgen zu müssen. Es kommt zu einer Neuorientierung als Mann: Wo stehe ich nun in dieser Beziehung? Kommt jetzt immer zuerst das Kind? Ist es vorbei mit Kuscheln, Schmusen, Streicheln und Lieben? Liegt das Kind nun immer dazwischen? Sicher sind schon bald erste Eifersuchtsgedanken vorhanden.

DER PARTNER

DIE ERSTEN TAGE

In den ersten Tagen kommen bei vielen Männern auch ernüchternde Gedanken bezüglich der eigenen Hilflosigkeit bei der Geburt auf. Dies ist besonders dann der Fall, wenn sie der Meinung waren, daß sie ihre Frau ja begleiten und ihr tatkräftig helfen könnten, sich aber nie so richtig klar geworden sind, daß sie nur beistehen, da-sein können. Die Folge ist häufig, daß die Väter erst einmal mit einer Magen-Darmgrippe reagieren und zu Hause im Bett liegen, während die Frau im Krankenhaus ihr Wochenbett verbringt. Bei vielen Männern ist dies sicherlich auch die körperliche Reaktion darauf, daß sie es besch… finden, von ihrem Kind und ihrer Frau getrennt zu sein. Denn interessanterweise höre und beobachte ich solche Phänomene bei ambulanten Geburten nicht.

Väter, die die Frischentbundene und das Neugeborene zu Hause pflegen dürfen, machen auf mich in den ersten Tagen den Eindruck des »Schweben und abheben Wollens«. Sie sind geschäftig, aufmerksam, liebevoll, umsorgend und beschützend zugleich. Wie eine männliche Fee huschen sie oft auf leisen Sohlen durch die Wohnung und organisieren, gleich einem gelernten Manager, daß es das Baby warm hat, daß das Essen kocht, die Waschmaschine läuft, das Telefon leise gestellt ist, Besucher begrüßt oder abgewimmelt werden, setzen sich dann ganz ruhig bei meinem Hausbesuch zu mir und ihrer Frau, obwohl schon längst der Abwasch fällig wäre. Es ist wunderschön, solche Familiensituationen zu erleben.

DER DRITTE TAG, HORMONSCHWANKUNGEN DER FRAU

Am dritten Tag allerdings gerät der Wochenbettmanager doch meist in Hektik, denn die Anrufe nehmen ständig zu, die Ämtergänge sollten erledigt werden, und die Nudeln sind bereits wieder übergekocht. Ein Vorschlag von mir, doch mal ein heißes Hähnchen zu holen oder die Oma oder eine Freundin einzuspannen, die schon längst auf Arbeit wartet, wird dann von den jungen Eltern als eine Super-Idee angenommen. So mancher Vater meint spätestens am dritten Tag, daß eine Familienpflegerin doch ganz praktisch gewesen wäre. Doch all diese Dinge sind eigentlich Nebensächlichkeiten für den Vater, denn sobald er sein Baby auf dem Arm hat, ist er wieder voller Stolz und der zärtliche, liebevolle Vater.

Mit den Hormonschwankungen seiner Frau, die meistens am dritten Tag am ausgeprägtesten sind, kommt der Partner allerdings nicht immer klar. Immer wieder muß ich für die Frau um Verständnis bitten und dem Mann erklären, daß sie halt wirklich lieber umarmt werden will, als ihn schon wieder mit dem Staubsauger herumsausen zu sehen. Oft sind auch geschäftliche Gespräche Anlaß für einen Weinkrampf der Frau. Der Mann versteht das überhaupt nicht, denn er hat doch heute schon alle anstehenden Arbeiten erledigt und muß einfach dringend diese berufliche Situation klären. Es ist sicher schwierig für einen Mann zu verstehen, daß seiner Frau, obwohl sie sich nun körperlich schon recht gut erholt, das Baby gesund ist und die Muttermilch zu fließen beginnt, trotzdem ständig die Tränen rollen. Immer wieder habe ich den Eindruck, den Männern erklären zu müssen, daß der geringste Anlaß ausreicht sie aus ihrer Fassung zu bringen. Sie ist Wöchnerin, sie hat ein Kind geboren und ist innerlich haltlos und leer. Sie sucht Schutz und braucht vorrangig Geborgenheit; ein gut organisierter Haushalt und ein Supermenü sind zunächst nebensächlich. Frauen, die das Wochenbett im Krankenhaus verbringen, erleben dies genauso. Oft sogar viel stärker, nur bekommen Sie als Mann höchstens einen Teil des Gefühlsausbruchs mit, denn die Tränen rollen am Abend unter der Bettdecke weiter, während Sie zu Hause sitzen oder zum Feiern gehen.

Der Hormonhaushalt der Frau erlebt Schwankungen wie sonst nie im Leben. Das eine Hormon fällt nach der Geburt in den Keller, das andere Hormon steigt durch den Milchbildungsprozeß ruckartig an. Es sind hormonelle (und somit auch Stimmungs-) Höhen und Tiefen die einer Achterbahn gleichen. Und diesen »Jahrmarkt der Gefühle« muß eine Frau nach einer beschwerlichen Schwangerschaft und anstrengenden Geburt erst einmal aushalten.

Versuchen Sie das als Partner zu ertragen, auch wenn Sie es nicht verstehen können. Bleiben Sie bei Ihrer Frau, legen Sie sich zu ihr und nehmen Sie sie in den Arm. Übrigens hier noch ein Tip von einer Frau: Wöchnerinnen freuen sich sehr über ein kleines Liebesgeschenk, auch wenn es altmodisch oder romantisch klingen mag. Ein Vater hatte die wunderschöne Idee zur Geburt der Tochter, seiner Frau einen Opal-Anhänger zu schenken, mit der Bemerkung: »Den kann das kleine Mädchen tragen, wenn es alt genug ist!«

DER VIERTE, FÜNFTE WOCHENBETTSTAG

Am vierten, fünften Wochenbettstag kehrt oft Ruhe und Erholung ein, denn die Eltern lassen die Arbeit entweder liegen oder von Helfern erledigen. Ich freue mich, wenn ich am Vormittag zum Hausbesuch komme, und der Vater mit der Matratze unter dem Arm die Wochenstube verläßt und schnell in der Dusche verschwindet. Andere Männer bleiben genüßlich im Bett liegen und genießen ihr Baby, das schlafend auf ihrem Bauch liegt, und erklären mir stolz: »Weißt Du, ich hab's endlich zum Einschlafen gebracht und jetzt bleib ich halt auch liegen, denn die Nacht war eh anstrengend und lang.« In diesen Tagen erlebe ich häufig, daß der Vater die Mutter ins Wickelgeschäft einführt, denn zu Hause übernimmt er in den ersten Tagen oft diese Aufgabe.

AB DEM SECHSTEN TAG

Ab dem sechsten Tag freuen sich die Männer, daß ihre Partnerin schon mal wieder die Wäsche sortiert oder abends dem »Großen« wieder die Gute-Nacht-Geschichte vorliest. Die Frauen finden es auch nicht mehr ganz so arg, wenn der Partner längere Zeit für den Einkauf benötigt.

DAS ENDE DES FRÜHWOCHENBETTES

Zum Ende des Frühwochenbettes versuchen die Familien, den Ablauf neu zu organisieren, stellen aber immer wieder fest, daß es noch schwierig ist, mit dem Neugeborenen irgendeine Routine einkehren zu lassen, täglich gibt es neue Überraschungen.

DIE ZEIT NACH DEM STATIONÄREN WOCHENBETT

Nach einem stationären Wochenbett beginnt für viele Männer das Vater-Sein erst so richtig. Leider haben Sie oft erst jetzt Zeit und Ruhe, Ihr Kind zu genießen. Nach einer Woche haben Sie endlich wieder die Gelegenheit, Ihr Kind nackt zu betrachten und zu küssen. Sie werden feststellen, daß Sie schnellstens die Wickelerfahrungen Ihrer Frau nachholen müssen, damit Sie nicht ins Hintertreffen kommen.

Oft werde ich bei meiner ersten Nachsorge vom Vater mit dem einwöchigen Kind auf dem Arm begrüßt: ...

... »Gut, daß Sie kommen. Gestern bei der Entlassung war noch alles in Ordnung. Jetzt liegt meine Frau im Bett und heult, das Baby schreit schon seit heute nacht und schläft nicht mehr ein, außerdem glaube ich, daß es Durchfall hat, beim Wickeln war ganz flüssiger Stuhlgang in der Windel.« Dann beginnt meine Aufgabe als Nachsorgehebamme: Dem Vater das schreiende Bündel abnehmen und mit meinem Finger, an dem es genüßlich saugt, zu beruhigen. Am Bett der Mutter erfahre ich, daß er halt bitte jetzt endlich dableiben und nicht schon wieder schnell im Geschäft vorbeischauen soll. Worauf er antwortet:»Ja, aber du sagtest doch gestern selbst, daß es Dir gut gehe und ich das noch erledigen kann.« »Ja aber jetzt ...«(die Mutter heult wieder). Das Neugeborene gibt sich mit meinem Finger nicht mehr zufrieden und brüllt plötzlich los. Auf meine vorsichtige Frage, ob die Mutter ihr Kind denn jetzt stillen möchte, antwortet die Frau schluchzend:»Ich hab doch keine Milch mehr, die Brust ist so weich, und außerdem hat es doch schon die ganze Nacht getrunken.« Darauf schicke ich den Vater in die Küche, um Wasser für einen Tee und eine Wärmflasche heiß zu machen. Letztere muß er natürlich erst einmal suchen. Mit der Mutter bespreche ich nun, wie es denn wirklich war mit dem nächtlichen Stillen. Wir kommen zu dem Entschluß, daß sie es noch einmal trinken lassen muß, ich dann mit ihrem Mann das Baby wickle und wir es mit einer Wärmflasche in die Wiege legen. Beim Stillen zeige ich ihr, daß da doch noch reichlich volle Milchseen zu tasten sind, und mache sie darauf aufmerksam, zu horchen wie das Kind schluckt. Beim anschließenden Windelwechseln erkläre ich dem Vater, daß dieser »Durchfall« ganz normaler Stillstuhl ist. Erleichtert atmen Mutter und Vater auf, nehmen sich in die Arme, küssen sich und lachen: »Vater werden ist nicht schwer, Eltern sein dagegen sehr!« Beim Abschluß meines Hausbesuches liegt das Kind natürlich doch nicht in der Wiege, sondern bei der Mutter im Bett, da wir geklärt haben, daß es dadurch sicher nicht verwöhnt wird. Der Vater hat den Telefonhörer aufgelegt, da er sich im Betrieb abgemeldet hat. Wir verabschieden uns und vereinbaren, daß ich am nächsten Tag wiederkomme. An der Haustüre gesteht der Vater: »Ich glaube, ich hätte Ihre Ratschläge in der Partnervorbereitung doch ernster nehmen sollen, ich dachte, das ist Frauengequatsche. Aber Vatersein ist wirklich auch ein Lernprozeß, doch ich bin glücklich, es zu erleben.«

Selbstverständlich werden Sie nun als lesender Vater bemerken: »Bei uns war das ganz anders.« Oder Sie werden sich vornehmen: »In unserem Wochenbett wird alles gut vorbereitet sein, uns passiert so etwas nicht.« Sie haben sicherlich recht, ein Wochenbettverlauf kann tausenderlei Variationen haben, aber denken Sie daran:

Es kommt erstens anders
zweitens als Sie denken
drittens so, wie es das Kind will.

DAS FRÜHWOCHENBETT

Ich wünsche allen Männern von Herzen, daß sie das Wochenbett nicht an sich vorübergehen lassen. Es ist eine schöne Zeit, die Sie sonst versäumen würden. Beim nächsten Kind können Sie es nicht nachholen, denn das ist dann ein anderes Kind. Suchen Sie nicht Ausflüchte wegen Ihrem Beruf. Wenn Sie »Wöchner« wären, müßte der Betrieb auch ohne Sie funktionieren, Ihre Frau würde Sie dann bestimmt genauso liebevoll pflegen, wie Sie es nun im Wochenbett tun werden. Nehmen Sie nach Möglichkeit zwei bis drei Wochen Urlaub. Es wird der Familie und Ihnen zugute kommen, denn nach den ersten zehn Tagen sind Sie als Vater auch erholungsbedürftig. Sie werden sehen, Sie freuen sich dann wieder auf Ihre Arbeit. Oft bekomme ich beim letzten Hausbesuch von den Vätern zu hören: »Dein Mann ist zu bewundern, ich könnte nicht Hausmann sein.« Andere wiederum erkundigen sich, wie es so bei uns zu Hause läuft. Irgendwie sei das gar nicht so schlecht, das Versorgen der Familie. Es ist schon interessant, wie verschieden Menschen auch in dieser Hinsicht sein können.

Ein kleiner Hinweis für Sie als Mann: Bestimmt haben Sie in den vergangenen Wochen viel Neues erlebt und wären manchmal dankbar gewesen früher zu hören, was einen jungen Vater erwartet. Vielleicht vermißten Sie ehrliche Gefühle und offene Mitteilungen von Mann zu Mann. Sie sind nun selbst um viele Erfahrungen reicher geworden und behalten diese nicht für sich, sondern gehen auch zu einem Gesprächskreis der »Schwangeren Väter«. Dieser wächst langsam und vorsichtig auch im »Erdenlicht« heran. Hätten nicht unzählige Gespräche von Frau zu Frau stattgefunden, gäbe es dieses Buch nicht. Warum nun nicht auch Gespräche von Mann zu Mann? Als Hebamme spüre ich da oft eine Informationslücke, aber als Frau gelingt es mir eben nicht in Männersprache zu sprechen und aus der Vaterwelt zu berichten.

DAS NEUGEBORENE

AUS DEM MUTTERLEIB IN DIESE WELT GEBOREN WERDEN

Das neugeborene Kind kommt aus einer Geborgenheit, in der es eine konstante Körperwärme genießen durfte. Es war monatelang sanft in Wasser gebettet, konnte sich aber in den letzten Wochen fast nicht mehr bewegen.

Das Baby wird auf seinem Weg in diese Welt durch einen knöchernen, aber gut gepolsterten Kanal teils geschoben, teils gedrückt, dann wieder versucht es, sich selbst um eine Kurve zu winden. Durch einen nachgiebigen, hautengen Schlitz gequetscht, gelingt es ihm schließlich, das grelle Licht der Welt zu erblicken.

Das Neugeborene wird von lauten Stimmen begrüßt, zuerst von in Gummi gehüllten Händen angefaßt, in harte Stoffe eingewickelt und ein kalter Luftzug schmerzt in seinen Lungen, so daß es aufschreien muß. Nicht genug der Strapazen wird ihm womöglich mit einem Plastikschlauch das bislang so wohlschmeckende Fruchtwasser aus dem Mund und vielleicht sogar aus dem Magen abgesaugt. Ein kaltes, hartes Stethoskop wird unter Umständen schon auf sein Herz gehalten, und ein komisches schwarzes Etwas bläst ihm ständig Sauerstoff in die Nase und den Mund. Mit einem Aufschrei versucht es, das Abtrennen der lebensspendenden Nabelschnur zu verhindern, doch zu spät, es ist schon passiert.

Welchen Eindruck wird das Kind wohl von unserer Welt gewinnen bei diesen (un-?) angebrachten Begrüßungszeremonien?

Wie schön, daß sich einige Eltern und Hebammen dieser Qualen bewußt sind und versuchen, das Kind ganz sanft in diese Welt gleiten zu lassen. Sie heißen es wilkommen in einem rötlichen Lichtschimmer und einem angenehm warmen Raum, eingehüllt in weiche warme Handtücher. Nach dem ersten Luftschnappen sind dann der mütterliche Herzschlag und die liebkosenden flüsternden Stimmen der Geburtszeugen die einzigen Geräusche.

GEBURTSSTRAPAZEN

Einige der noch nicht geborenen Kinder sind kurz vor dem Ziel schon so strapaziert, daß sie in der letzten Geburtswegkrümmung einfach aufgeben. Mit operativer Hilfe von Saugglocke, Zange oder Kaiserschnitt werden sie ans Licht der Welt gezerrt. Manche Neugeborene sind so empört darüber, daß sie lauthals schreien, zur Freude aller, die die Geburt mit Bangen und Hoffen und hochgekrempelten Hemdsärmeln erlebt haben. Andere Babies sind so geschockt vom Geboren-worden-sein, daß die Sauerstoffmaske die einzige

Chance ist, die Zeit zu überbrücken, bis sie sich freiwillig um eine ausreichende Lebensatmung bemühen. Zäh und lebenswillig sind viele Menschen schon von Geburt an, wie diese Neugeborenen, denn einige Minuten später recken und strecken sich gerade diese Kinder und beschweren sich über ihre Behandlung. Doch dies wird sicherlich mit Freude und Erleichterung begrüßt werden. Es schreit! Insbesondere die Saugglockenkinder bereiten ihren Eltern mit ihrem Aussehen Sorge. Sie haben meistens, ähnlich einem Papstkäppchen, eine sogenannte Geburtsgeschwulst am Kopf. Dieser kreisrunde, etwa sechs Zentimeter große blaue Fleck ist durch die Belastung der 5 atü Unterdruck der Saugglocke zustande gekommen. Er sieht bei glatzköpfigen Kindern wirklich erschreckend aus, doch diese Geschwulst wird in kürzester Zeit verschwunden sein. Bereits am nächsten Tag werden Nichteingeweihte nichts mehr davon erkennen können. Für das Kind ist die Saugglocke sicherlich eine Belastung, der Schädel wird dem Neugeborenen sicherlich »brummen« von dem Zug am Kopf. Seien Sie alle in den ersten Tagen sehr behutsam mit dem Köpfchen und schonen Sie es. Ich würde diesen Kindern auf alle Fälle eine homöopathische Arzneigabe Arnica C30 in die Wangentasche legen. Bei ambulanten Saugglockenkindern haben wir auch schon Arnica-Kompressen angewandt, damit das Hämatom schnell zurückgeht. Es ist übrigens später, über einen Zeitraum von einigen Monaten, immer wieder zu beobachten, daß das Kind sich ständig in eine Ecke seines Bettes drückt und versucht sich nach oben zu schieben. Damit sucht es wohl wieder das Gefühl seiner eingekeilten Geburtssituation. Lassen Sie Ihr Kind, es versucht vielleicht auf diese Art sein Geburtserlebnis zu verarbeiten. Dies ist natürlich auch bei Kindern zu beobachten, die ein natürliches Geburtserlebnis hatten.

Eltern, deren Kinder mit Saugglocke, Zange oder Kaiserschnitt geboren wurden, erzählen sehr häufig, daß die Kinder lange Zeit unruhige Schlafphasen haben. Verständlich, denn im Schlaf versuchen sie vielleicht immer wieder ihre Geburt zu bewältigen. In solchen nächtlichen Situationen hilft es übrigens oft, die Kinder eng und fest an sich zu drücken, ihnen noch einmal die Enge zu geben, von der sie vielleicht soeben geträumt haben, und sie dann ganz sachte und langsam in die Weite des Bettes (der Welt des Geborenseins) zu legen.

DER ERSTE SCHREI

Erstaunlicherweise warten alle Eltern auf das klassische Lebenszeichen des ersten Schreies und sind anfangs sehr beunruhigt, wenn ihr Kind gleich nach der Geburt nur kurz schaut und dann einfach wieder einschläft. Es gibt tatsächlich Kinder, die ihre eigene Geburt beinahe verschlafen. Doch wenn kontrolliert wurde, ob die Nabelschnur pulsiert, Lungentätigkeit und Herzschlag genau überprüft wurden und wenn die Haut sichtbar rosig wird, werden alle überzeugt sein, daß es wirklich nur schläft.

DIE ERSTEN LEBENSMINUTEN

AUSSEHEN, NABELSCHNURPULSATION, ATMUNG

In den ersten Lebensminuten sieht das Kind überhaupt nicht rosig aus, sondern eher blaßweißlich bis graublau. Erst mit Einsetzen der Eigenatmung wird das Neugeborene, zunächst am Rumpf, danach am Kopf und später an Armen und Beinen, seinen, für ein Baby typischen zartrosafarbenen Teint erhalten.

Interessant ist für mich zu beobachten, daß die Babies mit nachlassender Nabelschnurpulsation zunehmend rosiger werden. Spätestens beim Aufhören dieser Pulsation fangen fast alle Kinder kräftig zu schreien an. Vielleicht besteht weitaus mehr Zusammenhang zwischen Nabelschnuraktivität und Eigenatmung, als wir in der Geburtsmedizin annehmen. Immer wieder kann ich feststellen, daß es keinen Grund zur Sorge gibt, solange die Nabelschnur pulsiert. Und doch sind die ersten Minuten des Lebens begleitet von Bangen, Hoffen und Ängsten, ob es dem Kind gut geht, ob es atmet.

Sollten diese ersten Atemzüge besorgnis- oder angsterregend wirken, dann helfen hier die *Rescue-Remedy* Tropfen von Dr. Bach oder/und *Aconitum* hervorragend. Natürlich möchte ich meine Sauerstoffflasche nicht missen, aber meistens kann die Maske im Koffer bleiben.

Eine alte Hausgeburtshebamme ermutigte mich bei meinen anfänglichen Ängsten bezüglich der Hausgeburtshilfe mit den Worten: »Hab nicht soviel Angst, wir Hebammen hatten keine Ärzte, keine Medikamente, keinen Sauerstoff, und das nächste Krankenhaus war im Winter überhaupt nicht zu erreichen. Ich selbst konnte oft nur mit Skiern und Rucksack zu den Gebärenden durchkommen. Doch trotzdem ist mir kein Kind gestorben, alle hab ich durchgebracht, auch wenn Eure jungen Doktoren das nicht glauben. Solange die Nabelschnur noch aktiv ist, brauchst Du nicht unruhig zu werden. Aber bring das Kind irgendwie zum Schreien, wenn die Schnur nichts mehr tut. Sobald die Nabelschnur blaß und ›lätschig‹ (ein Allgäuer Ausdruck für schlaff) wird, dann darfst Du keine Zeit verlieren. Wir haben halt kaltes Wasser und unsere Hände benutzt, Ihr Jungen habt ja heute Euren Sauerstoff dabei. Egal was, aber unternimm etwas, damit das Kind atmet!« Diesen Erzählungen der alten erfahrenen Hebamme versuchte ich immer mit weit offenen Ohren zu folgen und bin heute noch dankbar für ihre Ratschläge und den Mut, den sie mir machte. Schade, daß ältere Kolleginnen so wenig von ihren Erfahrungen weitergeben, denn sie sind immer der Meinung, wir Jungen seien ja viel besser ausgebildet. Dabei verfügten Hebammen früher über einen riesigen Erfahrungsschatz, obwohl es noch keine Bücher von Leboyer oder Sheila Kitzinger gegeben hat. Wir Hebammen heute stehen dagegen zwischen dem Besitz moderner wissenschaftlicher Erkenntnisse und der Suche nach verlorengegangenen alten Weisheiten. Eine alte Erfahrung war wohl auch das warme Bad. Diese Erkenntnis kann ich nur bestätigen. Bei Anpassungsstörungen erholt sich das Neugeborene im warmen Wasser, in das es unmittelbar nach der Geburt gelegt wird, sehr schnell.

DAS NEUGEBORENE

STAUUNGSCYANOSE

Manche Neugeborene werden mit einem dunkelblauen Kopf geboren, einer sogenannten Stauungscyanose. Mit viel Mühe hat sich das Kind mit seinem großen Köpfchen durchgekämpft, und bis die breiten Schultern geboren werden, dauert es nochmal eine Geburtswehe lang. In dieser Zeit aber wird enormer Druck auf den Kopf ausgeübt, und der Blutrückfluß ist vermindert und staut sich im Kopf. Dadurch ensteht diese Blaufärbung, die von den Eltern mit Schrecken, von den Hebammen als erklärbare Selbstverständlichkeit zur Kenntnis genommen und als eine normale Stauungscyanose bezeichnet wird. Wir versuchen die Eltern zu trösten, daß diese Blaufärbung des Kopfes ganz bestimmt sehr schnell vergeht. Nur anfangs sieht es komisch aus: ein rosiges Baby - mit blauem Kopf. Der große Bruder eines »gestauten« Mädchens bemerkte abweisend: »Ich will kein Baby mit so einem dunklen Gesicht.«

Die Bäckchen werden aber bereits innerhalb der ersten Lebensstunde ein rosiges Aussehen annehmen, und das Köpfchen sieht am nächsten Tag aus, wie das von jedem anderen Baby auch. Beim näheren Betrachten werden allerdings noch klitzekleine blaue Flecken sichtbar sein, die wie kleine Streusel aussehen. Nach 48 Stunden sind auch diese meist verschwunden. Neugeborene mit solchen Stauungscyanosen erhalten von mir auf alle Fälle eine Gabe Arnica. Sehr wahrscheinlich vergeht die Blaufärbung deshalb so schnell.

DIE ERSTEN AUGEN-BLICKE

Ein äußerst interessantes und beobachtenswertes Schauspiel sind die ersten Augen-Blicke des Kindes. Im wahrsten Sinne des Wortes kann hier von den ersten Blicken der Augen gesprochen werden. Oft schauen die Kinder in der ersten Lebensminute schon mit großen weiten Augen in die Welt. Diese Blicke vermitteln den Eindruck, als ob die Kinder von einer weiten Reise kämen und ganz viel zu erzählen hätten. Der Gesichtsausdruck, die Mimik und die Augen selbst scheinen oft überhaupt nicht neu und fremd in die Welt zu blicken, sondern voller Lebenserfahrung. Oft bin ich die erste, die diesen Blick sehen darf, wenn das Neugeborene noch in meinem Schoß liegt und die Eltern sich erst einmal kurz erholen, aufschnaufen, sich küssen und dann erst den ersten Kontakt zum Kind knüpfen. Mir ist dabei, als wenn mir dieser kleine Mensch vieles berichten möchte und als ob er schon unendlich viel erlebt hätte. Just in diesem ersten Moment befinden sich dann auch immer die Augen der Mutter und des Vaters im Blickfeld des Neugeborenen. Sie sehen sich in die Augen und eine tiefe Liebe entsteht. Der bekannte unschuldige, unbekümmert strahlende Blick der Kinderaugen ist in den ersten Lebensminuten noch nicht vorhanden, er entwickelt sich erst in den späteren Lebenswochen.

GREIFEN, FASSEN, SAUGEN

Ein weiteres Phänomen der ersten Lebensminuten ist das Greifen, Fassen und Saugen des Kindes. Mit einer enormen Zielstrebigkeit finden relativ viele Babies ihre Finger oder

Fäustchen und saugen mit einer Inbrunst daran, wie sie selten in den nächsten Tagen zu beobachten sein wird. Das Neugeborene hält den Finger des Vaters fest, als wollte es sich nie mehr lösen, es sucht klammernd Halt in dieser fremden Welt. Sobald die Mutter ihr Kind in den Arm nimmt, sind die meisten Neugeborenen sofort auf der Suche nach der Mutterbrust. Diese blindlings schnappenden Bewegungen sind das erste schöne Gefühl von Mutterglück. Frauen können sich noch Jahre später daran erinnern. Nur wenige Kinder machen eine Ausnahme und ziehen für's erste ihre Finger der Brustwarze vor.

KÖRPERAUSSCHEIDUNGEN

Belustigung erfährt die Geburtsatmosphäre, wenn das Neugeborene bereits in den ersten Minuten seiner Mutter oder der Hebamme über die Hände »biselt«. Sehr oft finden die Kinder den Start ins Leben auch beschi…, denn sie entleeren schon schnell eine ganze Menge von dem ersten klebrigen schwarzen Kindspech. Das realistische Elterndasein beginnt damit sofort. Vater und Mutter bekommen von ihrem Kind bereits in den ersten Minuten signalisiert, daß es nicht nur ein Baby zum Liebhaben, sondern zum Ernähren, Säubern und Versorgen ist.

DIE STUNDE DANACH

Die Übergangszeit in das gemeinsame Wochenbett zusammen mit der Mutter ist für das Neugeborene noch mit allerhand Unannehmlichkeiten verbunden. Viele Babies werden so sauber geboren, daß wir uns entschließen, sie nicht zu baden. Ist ein Bad notwendig oder kliniküblich, kann der Vater unter fachlicher Anleitung dies übernehmen. Die meisten Kinder genießen dies. Trauen Sie sich als Vater dies zu tun, schließlich ist es Ihr Kind! Viele Männer erzählen lange Zeit stolz vom ersten Bad. Zu Hause verwenden wir oft einen Tropfen des kostbaren Rosenöls. Ein rosiges Kind in Rosenduft zu baden, ist ein wunderschöner Abschluß einer Geburt. In antiken Geburts- und Märchengeschichten ist zu lesen: »Und sie badeten das Kind in Rosenblättern«. Anschließend beginnt für das Neugeborene der unangenehme Teil des Lebens: Das Abtrocknen, die Nabelversorgung, das Messen, Wiegen und Anziehen ist trotz Wärmelampe für das Kind nur mit Saugen an Papas Finger einigermaßen erträglich. Ansonsten ist fast immer lauter Protest zu vernehmen.

Warm verpackt und ganz nah an die Mutter gekuschelt, fallen die meisten Kinder dann in einen erholsamen Schlaf. Bei einer ambulanten Geburt wird es in ein vorgewärmtes Körbchen gelegt und darf mit den frischgebackenen Eltern nach Hause fahren. Bleibt das Neugeborene stationär in der Klinik, so wird es entweder mit der Mutter in ein Mutter-Kind-Zimmer oder ins Säuglingszimmer verlegt. Etwa zwei bis drei Stunden nach dem Geburtserlebnis werden Mutter und Kind auf die Station gebracht, nach Hause entlassen oder, bei einer Hausgeburt, verläßt die Hebamme mit letzten Anweisungen die jungen Eltern.

DAS NEUGEBORENE

DIE ERSTEN LEBENSSTUNDEN, -TAGE UND -WOCHEN

In den folgenden Abschnitten werde ich mich bemühen, die erste Zeit im Leben eines Kindes zu beschreiben. Wie in den vorausgegangenen Kapiteln über das Wochenbett muß ich mich auf die angenommene Darstellung eines »Normal«-Verlaufes beschränken. Jedes Kind wird bereits in der Neugeborenenphase seine persönliche Art zu leben zeigen.

HÄUSLICHES WOCHENBETT

Ich werde versuchen, auch hier den Verlauf eines häuslichen Wochenbettes zu beschreiben, denn alle Frauen, die eine Hausgeburt erlebten, in einer Klinik oder einem Geburtshaus ambulant entbunden haben, werden das Wochenbett zu Hause verbringen. Es ist völlig natürlich, daß sich ein gesundes Neugeborenes im Kreise der Familie an das Dasein gewöhnen darf.

NEUGEBORENENSTATION

Selbstverständlich möchte ich für die vielen Mütter, die mit ihrem Baby noch für einige Zeit im Krankenhaus bleiben, kurze Bemerkungen einflechten. Das ist jedoch nicht so leicht für mich, denn zum einen bin ich freiberufliche Hebamme, und zum anderen existieren in jeder Wochen- und Neugeborenenstation hausspezifische Strukturen und Gewohnheiten, so daß keine allgemeingültigen Aussagen getroffen werden können. Ich denke, daß in diesem Buch trotzdem alle Mütter Rat, Hilfe und Erklärungen zum Wohl ihres Babys finden. Allen Wöchnerinnnen, die die ersten Tage im Krankenhaus verbringen, möchte ich Mut machen und ins Bewußtsein rufen, daß Sie nicht frühzeitig genug beginnen können, sich für die Bedürfnisse Ihres Kindes einzusetzen. Überlassen Sie die Betreuung nicht allein dem Personal und äußern Sie deutlich Ihre Wünsche.

Fast immer sind im Krankenhaus die Kinderschwestern der Säuglingsstation für das Neugeborene zuständig. In kleineren Entbindungsabteilungen und in wenigen großen Häusern wird aber auch dort die freiberufliche Beleghebamme der Mutter als Ansprechpartnerin zur Verfügung stehen und bei ihrem regelmäßigen täglichen Wochenbettbesuch nicht nur nach der Wöchnerin schauen, sondern sich auch um das Neugeborene kümmern, sowie beim Baden und Anlegen mit Rat und Tat zur Seite stehen.

Hebammen und Schwestern können nicht wissen, welche Beziehung zum Kind Sie bereits entwickelt haben. Noch immer gibt es Frauen, die lieber in Ruhe eine Zigarette rauchen möchten, während wir ihr Kind versorgen. Woran sollen die Schwestern erkennen, ob Sie zu den Müttern gehören, die nachts schlafen wollen und sich beschweren, weil sie zum Stillen geweckt werden? Oder ob Sie Ihr Kind selbstverständlich zu jeder Mahlzeit anlegen und versorgen möchten? Nicht jede Mutter ist vom Rooming-in überzeugt, Sie müssen mitteilen, ob Sie Ihr Kind so bald wie möglich bei sich im Zimmer haben möchten, bzw. in einer Mutter-Kind-Einheit untergebracht sein möchten. Es gibt sehr schöne, angenehme Wochenstationen, in denen alles versucht wird, die Einheit Mutter-Kind nicht zu stören. Auch dieses Buch bietet Ihnen die Möglichkeit, im Vorfeld darüber Informationen zu sammeln, nun liegt es mit an Ihnen, daß Sie ein erholsames, schönes Wochenbett genießen können.

Zeigen Sie Eigenverantwortlichkeit bereits vom ersten Tag an, denn ab dem Entlassungstag müssen Sie entscheiden, spätestens dann müssen Sie sich mit der Betreuung, Pflege und allen Problemen die das Baby betreffen, selbst auseinandersetzen. Fragen Sie die Schwestern um Rat und lassen Sie sich nicht von Ihren Bettnachbarinnen irritieren, die im Umgang mit ihrem Baby schon sicherer sind: sie sind Ihnen vielleicht nur einige Tage voraus. Beklagen Sie sich nicht nach der Entlassung, sondern sprechen Sie vor Ort mit dem Personal, so manches Mißverständnis wird sich schnell klären. Machen Sie nicht das Personal für Räumlichkeiten und Klinikalltag verantwortlich, sondern helfen Sie, die Wünsche der Schwestern zu unterstützen, und teilen Sie der Krankenhaus-Verwaltung in kurzen, präzisen Mitteilungen bestehende Mißstände mit.

In den ersten Lebensstunden, -tagen und -wochen sollten alle Menschen, die das Neugeborene betrachten, betreuen und pflegen, bedenken, welche Erlebnisse das Kind vor und unmittelbar nach der Geburt hatte. Ich meine, daß wir verpflichtet sind, dem Baby in den ersten Wochen einen möglichst sanften, behutsamen und angenehmen Start ins Leben zu ermöglichen. Dazu ist das mütterliche Wochenbett genau richtig. Die Neugeborenenphase dauert vier Wochen, fast so lang wie die hormonelle Umstellungszeit seiner Mutter. Am leichtesten wird es dem kleinen Menschen fallen, sich an diese harte Welt anzupassen, wenn wir ihm noch immer viel Wärme mit Geborgenheit, Nähe und ein kleines Nest anbieten. Lärm und störende Geräusche sollten - wie aus dem Mutterleib gewohnt - seine Ohren so gedämpft wie möglich erreichen. Auch die Lichteinflüsse können zunächst gering gehalten werden. Die Nahrungsaufnahme sollte das Neugeborene auch selbst bestimmen dürfen, denn im Mutterleib wurde es am Daumenlutschen und Fruchtwassertrinken auch nicht gehindert. Dasselbe gilt für seine Ruhephasen. Ich kenne keine Mutter, die in der Schwangerschaft ihr Kind geweckt hat. Sie war im Gegenteil sogar froh, wenn im Bauch Ruhe herrschte. Die Umgebung des Wassers können wir dem Kind schlecht zurückgeben, schließlich ist es ein Menschenkind. Wie bekannt, nimmt die Fruchtwassermenge am Ende der Schwangerschaft ab, das Kind soll sich also von diesem Element verabschieden. Aber mit sorgfältig ausgewählter Kleidung wird es sich schneller an Stoff und Luft gewöhnen. Dasselbe gilt für die Hautpflege: natürliche Produkte, frei von Reiz- und synthetischen Duftstoffen, werden von der Haut des Kindes am besten aufgenommen.

DER ERSTE SCHLAF

Wie unschwer nachzuvollziehen ist, fällt das Kind nach dem ersten Saugen, dem ersten Bad und dem ersten Wickeln in seinen ersten Schlaf. Er dauert nach der anstrengenden Geburt und den darauffolgenden Aktionen oft viele Stunden. Es ist schon erstaunlich, wie die Natur dafür sorgt, daß sich Mutter und Kind erholen können. Die Mutter ist zwar erschöpft, der Vater meistens müde, beide fallen aber selten in einen tiefen Schlaf, sondern liegen Arm in Arm, ihr Kind in der Mitte und lauschen ununterbrochen auf den Atem des Neugeborenen. Ein Kinderarzt meinte einmal: »Die Eltern sind die besten Intensivschwestern! Niemand beobachtet und spürt ohne jedes Überwachungsinstrument den Gesundheitszustand des Neugeborenen so gut wie frischgebackene Eltern.« Er sah keine Probleme darin, das Kind einige Stunden nach der Geburt nach Hause zu lassen. Diese Zustimmung war für mich Balsam auf meine Hebammenseele, denn endlich fand ich Bestätigung für meine jahrelangen Beobachtungen. Mediziner vertreten leider häufig genau die gegenteilige Ansicht, die beinhaltet, daß die Neugeborenenstation der optimale Aufenthaltsort für ein Neugeborenes wäre, denn die Kinderschwestern als fachlich kompetente Frauen würden das Kind überwachen. Daß jedoch das dortige Personal 'zig andere Kinder versorgen muß, oft im Nachtdienst allein für zwanzig Neugeborene zuständig ist, wird allzu oft vergessen. Meines Erachtens sollten »Fachleute« den Eltern die Entscheidung überlassen, ob sie ihr Kind in ihrem Bett oder im Neugeborenenzimmer lassen möchten. So wie es unterschiedliche Ansichten von Ärzten und Hebammen gibt, so haben Eltern verschiedene Bedürfnisse. Derzeit stellen zwar in vielen Orten die Befürworter eines gemeinsamen Wochenbettes von Mutter, Vater und Kind noch eine kleine Minderheit dar, aber deshalb sind diese Eltern und Hebammen keine Außenseiter. Ich habe noch nie Eltern zu Hause erlebt, die mit ihrem Neugeborenen in der ersten Nacht überfordert waren, noch nie Kinder gesehen, die unzureichend versorgt worden sind. Noch niemals stand ich bei meinem nächsten Hausbesuch vor einem wundgescheuerten Näschen eines Neugeborenen, während Babies, die ihre ersten Lebenstage im Kinderzimmer der Wochenstation verbracht haben, oft noch eine Woche später vom vielen Schreien Schorf auf ihrer Nase haben. Anders kann ich mir die Entstehung dieser Wunde nicht erklären. Ich habe selbst in meinen Klinikjahren die Neugeborenen nachts im Säuglingszimmer betreut und weiß, daß nur durch die Kopfbewegungen beim längeren Schreien die Nasen an der (rauhen) Bettwäsche wund gescheuert werden können.

DER ERSTE TAG

Viele der folgenden Hinweise sind für die gesamten ersten Wochen mit einem Neugeborenen interessant und sollten Sie veranlassen, immer wieder nachzulesen. Lassen Sie sich nicht von den Überschriften mit Angabe der Lebenstage irritieren, denn für viele Eltern ist der »erste Tag«, einfach der Tag nach der Entlassung nach Hause, das wiederum kann sowohl der sechste Tag nach einem regulären Klinikaufenthalt sein, als auch vier Wochen später, wenn ein Frühgeborenes entlassen wird.

Viele Fragen stellen sich bei jedem Baby ein und stehen irgendwann bei einem Hausbesuch an. Ich erwähne unter anderem die Themen: Wärmflasche, Wiegenschleier, Stoffwindeln, Windelservice, Saugbedürfnis, Schnuller, Seidenpüppchen, Teefütterung, Babymassage, Babyfell, Muttermilch, Stuhlbeschaffenheit, Gewichtszunahme, Geschlechtsorgane, Schlaf- und Wachphasen, Mütze aufsetzen, Schutzinstinkt, das erste Bad …

WÄRMEBEDÜRFNIS

Das Baby ist in den ersten 24 Stunden zufrieden, wenn es warm eingepackt im Elternbett oder mit einer Wärmflasche in seiner Wiege liegt. Konstante Wärme ist sicherlich das Wichtigste, damit alle Körperfunktionen optimal aufrecht erhalten werden können. Babies können nämlich in ihren ersten Lebenswochen ihre Körpertemperatur nicht selbständig regulieren. Sie kühlen sehr schnell aus, ja sie kommen sogar in den Bereich von Untertemperatur. Bei zu warmer Verpackung geschieht jedoch genau das Gegenteil: die Körpertemperatur steigt an, das Baby ist heiß und bekommt Fieber. Egal welche Extreme auftreten, die Kinder sind meist friedlich ihrem Schicksal ergeben. Deshalb ist bei meinen Besuchen immer der erste Blick auf die Hautfarbe des schlafenden Kindes gerichtet. An rosigen Bäckchen und rosigen Händen kann ich sofort erkennen, daß es dem Kind gut geht. Die Hände dürfen etwas blasser als das Gesicht sein. Zeigt sich mir aber ein geröteter Kopf, so ist Temperaturkontrolle notwendig. Ich werde das Kind dann ausziehen und seine Kleidung ansehen und kontrollieren, natürlich gemeinsam mit den Eltern, damit diese in Zukunft die richtige Wärmezufuhr herausfinden und die Körpertemperatur selbst kontrollieren können, ohne gleich zum Fieberthermometer greifen zu müssen. Bislang hatte ich ganz selten zu kühle oder überhitzte Kinder bei meinem ersten Hausbesuch, der übrigens einige Stunden nach der Klinikentlassung oder der Hausgeburt stattfindet, vorgefunden. Grundsätzlich gilt, daß ein ausgetragenes Neugeborenes weniger Wärmeverlust zeigt als ein frühzeitig geborenes Kind. Ebenfalls kann als Faustregel gelten, daß mit zunehmendem Geburts- und Lebensgewicht der Wärmehaushalt stabiler wird. Also gilt: je reifer, schwerer und älter ein Neugeborenes, desto stabiler seine Körpertemperatur.

Bei dem ersten Blick auf das Kind fasse ich außerdem mit meiner Hand vorsichtig, um es nicht im Schlaf zu stören, unter die Bettdecke, um die Wärme unter seinem Bauch und an den Füßen kontrollieren zu können. Ich bitte dann die Eltern, das gleiche zu tun, damit sie lernen, beurteilen zu können, ob die Wärme in dem Bettchen der Körpertemperatur von 37° entspricht oder davon abweicht. Liegt das Kind im Bett der Mutter, habe ich nie Sorge, daß es einer falschen Temperatur ausgesetzt ist, denn Wöchnerinnen sind sehr sensibel für Körpertemperaturen und erkennen an sich selbst, ob es zu warm oder zu kalt ist. Menschen sind übrigens die besten Wärmflaschen, vermutlich fühlen dies auch die Kinder, denn sie lieben es vom ersten Lebenstag an, im Erwachsenenbett zu schlafen. Da gibt es auf einmal kein Quengeln und kein Schreien mehr, fast alle Babies schlummern hier ganz friedlich, hören sie doch den vertrauten Herzschlag und träumen von den »alten Zeiten im Mutterbauch«. Geeignete Stellen zur Kontrolle der Körpertemperatur sind die Stirn und der Nacken des Kindes. Empfinden Sie diese so warm wie Ihre Hand, dann ist Ihr Kind richtig angezogen oder zugedeckt, ist es an Stirn, Nacken, Füßen oder Bauch kälter, dann muß dem Neugeborenen Wärme zugeführt werden. Lassen Sie sich im ersten Lebensjahr nicht von kalten Händen irritieren, denn die sind beim Neugeborenen sogar das ganze erste Jahr hindurch fast immer kühl. Eher sind wärmere Hände und womöglich – wie erwähnt – ein roter Kopf Anlaß, das Kind auszupacken. Mit einer Hand auf dem Bauch des Kindes läßt sich dann gegebenenfalls schnell eine übermäßige Wärme feststellen.

DAS NEUGEBORENE

NAHRUNGSAUFNAHME

Das Neugeborene möchte in den ersten 24 Stunden oft nur zwei bis dreimal gestillt werden, zwischen dem Anlegen begnügt es sich mit einem kurzen Saugen an seinem oder seiner Mutter Finger. Natürlich gibt es Babies, die öfter bei der Mutter nuckeln möchten. Ich überlasse es den Eltern, so einem saugbedürftigen Kind dann eventuell einige Schlucke Tee zusätzlich zu geben. Sollte das Neugeborene massive Übertragungszeichen aufweisen, dann lege ich den Eltern schon ans Herz, dem Kind genügend oft und reichlich Tee anzubieten. Allerdings kann ich häufig die Beobachtung machen, daß Mütter von übertragenen Kindern bereits reichlich Vormilch haben und das Kind somit ausreichend Flüssigkeit erhält. Ja, die Natur weiß schon, was sie einem Menschen unmittelbar nach der Geburt anbieten muß. Ich komme inzwischen allerdings immer mehr davon ab, den Neugeborenen in den ersten 24 Stunden Tee zu geben, denn die Vormilch reicht bestimmt aus. Sehr viele Babies erbrechen dieses Gemisch aus Tee und Muttermilch, wobei dieses Spucken in unseren Fachkreisen als völlig normal bezeichnet wird. Doch Eltern sind schon manchmal mit so einem würgenden und spuckenden »Frischling« überfordert. Das Kind selbst benötigt für dieses Spucken bestimmt sehr viel Energie und wird ebenfalls belastet. Muß es sein, daß wir aus Angst vor Laborwerten Mutter und Kind unnötig in Angst und Sorge versetzen? Ich bin mir sicher, daß die Hebammen früher schon wußten, weshalb das Kind in den ersten 24 Stunden keine Flüssigkeit erhielt. Das Vertrauen in einen natürlichen Vorgang sollten wir alle wieder zurückgewinnen. Ein Neugeborenes verhungert nicht in den ersten Lebensstunden, es wird allenfalls gestreßt sein, wenn es wegen Laborkontrollen ständig geweckt und gewickelt wird.

Es gibt tatsächlich eine große Anzahl von Neugeborenen, die in den ersten 24 Stunden, entgegen der verbreiteten Meinung von Medizinern und Kolleginnen, ohne Tee und ohne häufiges Gestilltwerden über die Runden kommen. Sie zeigen dabei keinerlei gesundheitlichen Schaden oder zu hohen Flüssigkeitsverlust, was entweder am Ausscheidungsprozeß, an Hauterscheinungen oder durch Temperaturkontrollen zu erkennen wäre. Ich weigere mich, alle Neugeborenen unter einen Hut zu stecken und zu sagen: »Das Kind muß Flüssigkeit bekommen«, was leider in vielen Neugeborenenabteilungen der Fall ist. Wieder sollte eine individuelle Entscheidung getroffen werden, ausgehend von Kontrollen der Vitalitätsfunktionen sowie der Hautbeschaffenheit, an Hand der Ausscheidung und dem Saugverhalten des Kindes. Auch stationär wird diese Aufgabe von Hebammen oder Kinderkrankenschwestern übernommen. Wir Hebammen sind ausgebildet, dies zu beobachten und zu überwachen!

WICKELMETHODEN

Gewickelt wird das Neugeborene in den ersten 24 Stunden meistens nur zweimal. Das erste Mal bei meinem ersten Hausbesuch nach der Geburt, da sind die Eltern froh, wenn ich es noch einmal zeige. Selbstverständlich können die Eltern dies auch selbst vornehmen, wenn sie das Bedürfnis danach verspüren. Vom Ausscheidungsprozeß her genügt ein zweimaliges Windelwechseln vollkommen. Ein häufigeres Auspacken wäre für das Kind nur mit einem unnötigen Wärme- und Energieverlust verbunden. Für die Haut des Babies würde ein häufigerer Windelwechsel womöglich nur eine Belastung durch Waschpulverrückstände darstellen.

Dem Kind wird natürlich selbstverständlich nach dem Wickeln das Mützchen wieder aufgesetzt, das es seit der Geburt trägt, damit seine empfindlichen Ohren vor lauten Stimmen und Geräuschen geschützt sind. Und, was noch wichtiger ist, es dient zum Vermeiden eines Wärmeverlustes, der sonst sehr beträchtlich ist, denn die Fontanelle ist noch groß und bietet ungehinderten Wärmeverlust. Der Kopf ist an dieser Stelle nämlich nicht durch einen Knochen verschlossen. Für das Kind bedeutet eine offene Fontanelle das gleiche wie für uns Erwachsene ein nackter unbedeckter Bauch im Winter. Genau diese Körperstelle aber versuchen die meisten von uns instinktiv vor Unterkühlung zu schützen, da dies zu enormen Beschwerden führen kann. So ergeht es dem Neugeborenen in den ersten Wochen mit einer unbedeckten Fontanelle: es ist allen Temperaturschwankungen ausgesetzt und fühlt sich ohne Hülle. Wie lange Eltern ihren Kindern ein Mützchen aufsetzen, ist ihnen selbst überlassen, aber da die Neugeborenenphase acht Wochen dauert, wäre zumindest diese Zeit beizubehalten. Um im Sommer einen Wärmestau zu verhindern, ist es sinnvoll, ein Seidenmützchen oder ganz dünnes Baumwollkäppchen mit Sonnenschutz zu verwenden. Daß Säuglinge und Kleinkinder im Freien fast immer eine Kopfbedeckung benötigen, leuchtet eigentlich allen Eltern ein. An windstillen, schattigen Plätzen darf an heißen Tagen schon mal darauf verzichtet werden. Wichtig ist es, insbesondere bei kaltem Wind die Ohren zu schützen. Wenn die Ohren bereits im Kleinkindalter erkranken, bleiben sie oft lebenslang ein für Entzündungen anfälliges Organ.

Am allerliebsten packe ich die Neugeborenen in den ersten Tagen in einen sogenannten Wickelpuck. Das bedeutet, daß das Kind keine Strampelhose trägt, sondern in ein großes, weiches, flauschiges Moltontuch eingeschlagen wird. Die meisten Mütter kennen diese Wickelmethode aus der Geburtsvorbereitung bzw. dem Säuglingspflegekurs. So eingewickelt hat das Baby warme Füße und kann dennoch seine bisher gewohnte Nacktheit wenigstens noch an den Füßen spüren. Daß so ein Wickelpaket wärmer ist als eine Strampelhose, verstehen Eltern sofort. Ich vergleiche diesen Wickelpuck in dieser Hinsicht mit einem Fausthandschuh, denn dieser wärmt kalte Finger auch weitaus besser als Fingerhandschuhe. Strampler sind zwar schön für das Auge, aber kalt für die Füße. Ob das Kind nur die ersten Tage oder einige Wochen lang in diesen Puck verpackt wird, entscheidet die Mutter natürlich selbst. Wenn Eltern den Wickelpuck ablehnen, sollten sie – wie es früher auch üblich war – Wollschühchen über die Stramplerfüße anziehen, besser noch Söckchen unter den Strampler, dann gehen sie nicht immer verloren.

Es gibt auch Familien, in denen das Neugeborene eine Strampelhose trägt und ohne Mützchen im Bett liegt. Die Entscheidung über die Pflege, Kleidung, Ernährung und den Umgang des Kindes liegt immer bei den Eltern. Ich kann als Hebamme nur beratend zur Seite stehen. Solange das Kind gedeiht und sichtlich keinen Mangel erleidet, werde ich die Maßnahmen der Eltern akzeptieren. Dasselbe gilt für die Wickelmethode.

Meine Beratung wird immer in Richtung Stoffwindeln gehen, denn, egal welche Argumente in der Diskussion vorgebracht werden – Umweltfreundlichkeit, Kostengründe, Praktibiliät oder was auch immer –, Stoff wird dem Kind auf der Haut angenehmer sein als Plastik. Auch wenn die Höschenwindelwerbung uns beweisen will, daß diese Windel noch so saugfähig, luftdurchlässig oder was auch immer sein soll. Ich kenne keine erwachsenen Menschen, die ihren Seiden- oder Baumwollschlüpfer eintauschen würden gegen ein Plastikhöschen. Erwachsene, die aus Krankheitsgründen Windelhosen tragen müssen, wären froh, wenn sie ohne ihre Schwitzpakete leben könnten. Erfreulicherweise tragen in neuester Zeit sogenannte Windelservice-Unternehmen dazu bei, daß Mütter ihre Kinder mit Stoff wickeln können. Das ist besonders vorteilhaft für Frauen, die alleinerziehend sind, sich bald schon wieder in das Berufsleben integrieren wollen oder schlicht keine Waschmaschine besitzen.

HAUTPFLEGE

Die Hautpflege im Windelbereich wird am ersten Tag nur darin bestehen, das klebrige Mekonium (Kindspech) mit warmem Wasser und notfalls mit Seife abzuwaschen. Danach öle ich mit in warmem Wasser angefeuchteten Händen und einem zimmertemperaturwarmen fetten Öl aus erster Kaltpressung (Mandel-, Avocado-, Oliven-, Calendula- oder Haselnußöl), mit einem Tropfen Rose vermischt, die sensible Haut des Neugeborenen ein. Dies muß sehr vorsichtig geschehen, denn die Hautoberfläche ist durch Luft- und Kleidungskontakt sowie durch Wasserverlust gespannt und empfindlich. Ich versuche den Eltern zu erklären, daß das Kind sich nun vielleicht genauso in seiner Haut fühlt wie wir Erwachsenen nach unserem ersten, meist zu langen Sonnenbad. Zu Beginn des Einölens schreien fast alle Kinder, jedoch mit zunehmender Feuchtigkeit auf der Haut werden sie ruhig, entspannen sich und genießen diese Zuwendung. Dieses Einölen unter Verwendung von heißem Wasser (ca. 43 °C) muß unter großer Aufmerksamkeit geschehen, denn sobald das Wasser zu kalt ist, könnte die Körpertemperatur des Kindes durch die relativ große Menge Flüssigkeit sofort absinken. Ich führe dies nur in gut geheizten Räumen durch, noch lieber unter einer Wärmelampe. Inbesondere bei übertragenen Kindern bewährt sich diese Wasser-Öl-Massage, denn die Haut dieser Kinder wird schnell trocken und rissig aufgrund ihres erlittenen Flüssigkeitsverlustes. Denn bei einer Übertragung hat die Haut den schützenden Käseschmieremantel verloren, wird empfindlich und schnell faltig. Bei Neugeborenen, die sehr viel später nach dem errechneten Geburtstermin geboren sind, kann es sein, daß an Händen und Füßen richtige Hautfetzen abgehen. Auf alle Fälle sollte deshalb besonders bei übertragenen Kindern ein großes Augenmerk auf die Pflege der Haut gerichtet werden. Immer wieder kann ich beobachten, daß Babies, die unruhig sind, aber nicht trinken wollen, nach so einer Hautbehandlung oft schnell und für eine längere Zeit einschlafen. Ich bin mir sicher, daß sich diese Kinder einfach in ihrer Haut nicht mehr wohl fühlten und deshalb so unruhig waren.

DER ZWEITE TAG

WÄRMEBEDÜRFNIS, RAUMTEMPERATUR, FRISCHLUFT

Noch immer braucht das Neugeborene eine gleichmäßige Körper- und am besten auch Umgebungstemperatur. Gut eingepackt, nahe an Mutters Körper, oder bei verschlossenem Wiegenschleier darf das Baby schon mal ein Lüften in der Wochenstube erleben. Im Sommer benötigen bestimmt beide, die Wöchnerin und ihr Kind, frische Luft. Das Wichtigste ist, egal zu welcher Jahreszeit: vermeiden Sie Zugluft. Sorgen Sie für frische Luft und packen Sie Ihr Kind nach den bereits genannten Beobachtungskriterien ein.

Beim Windelwechsel sollte es auf alle Fälle angenehm warm sein, mindestens 22°, lieber wärmer, deshalb wird sich die installierte Wärmelampe nun bestens bewähren. Die Kleidung wird am besten noch immer kurz vorgewärmt, dies vor allem dann, wenn keine Wärmelampe zur Verfügung steht. Damit wird ein Auskühlen durch das Wickeln vermieden.

NAHRUNGSAUFNAHME, FENCHELTEE

Der zweite Lebenstag wird oft mit Unruhe des Neugeborenen zu der Tageszeit beginnen, als die Wehen einsetzten oder die Geburt stattfand. Das Baby wird seine Stimme vielleicht mit mehr Kraft benutzen und nun meistens öfter nach Nahrung verlangen. Jedoch nach fünf Minuten kräftigem Saugen an beiden Brüsten wird es wieder erschöpft und gesättigt von der eiweiß- und kohlenhydratreichen Vormilch einschlafen. Die Muttermilch wird übrigens nie wieder so einen hohen Prozentsatz an Eiweiß aufweisen, wie in den ersten Lebenstagen. Ihr Kind wird also ganz sicher an der Brust satt werden.

Wenn Ihr Baby gerne zusätzlich von dem angebotenen warmen Fencheltee trinkt, können Sie ihm selbstverständlich davon geben. Bitte achten Sie immer darauf, daß der Tee körperwarm temperiert ist, was sich mit einigen, auf der Innenseite des Handgelenkes aufgetragenen Tropfen am besten kontrollieren läßt. Der Tee sollte aus dem Sauger nur herauströpfeln und hellgelb sein. Bitte kochen Sie Fencheltee nicht zu stark. Ein Viertel-Teelöffel frisch gestoßener Fenchelsamen auf 100 ml kochendes Wasser sind vollkommen ausreichend. Sie können Ihrem Kind selbstverständlich auch abgekochtes Wasser anbieten. Es gibt Babies, die jede Art von Flüssigkeit annehmen, und andere wiederum, die keinen Tropfen trinken. Die Hebamme wird Sie auf alle Fälle beraten, ob Ihr Kind wirklich zusätzliche Flüssigkeit benötigt, oder ob es ausreichend sein wird, zu stillen und das Saugbedürfnis anderweitig zu befriedigen.

SAUGBEDÜRFNIS, SCHNULLER

Immer wieder muß ich feststellen, daß Saugen-wollen nichts mit Hunger zu tun hat, sondern eine liebgewordene Gewohnheit aus dem Mutterleib ist. Vielleicht versuchen Sie dem Kind zu helfen, seinen Daumen wiederzufinden, oder Sie bieten ihm Ihren Finger an oder geben ihm einen Schnuller. Das Thema Schnuller muß tatsächlich oft schon am zweiten Lebenstag in der Familie diskutiert werden. Ich rate den Müttern lieber zu einem Ersatz als das Neugeborene zu häufig an die Brust zu legen. Sehr viele Frauen werden nämlich in der Folgezeit gereizte oder gar wunde Brustwarzen bekommen und gleichzeitig wird der Milchflußreflex so stark angeregt, daß der Milcheinschuß sehr stark wird und ihr unnötige Beschwerden verursacht. Die Hebamme wird mit ihrer Erfahrung schnell feststellen und Sie beraten, ob das Baby »nur« ein ausgeprägtes Saugbedürfnis hat oder wirklich Flüssigkeit benötigt. Bei der Kontrolle von Saugverhalten, dem Hautturgor (Spannungszustand der Haut), des Ausscheidungsvorgangs und der Oberbauchvölle wird sie es unschwer erkennen. Ist es wirklich ein Baby mit ausgeprägtem Nuckelbedürfnis, was sehr oft der Fall ist, so sollen Vater und Mutter selbst entscheiden, ob Schnuller, Daumen oder ein Seidenpüppchen das Geeignetere ist.

Sollten Sie dem Neugeborenen einen Schnuller anbieten, achten Sie auf die richtige Größe und seien Sie geduldig. Die meisten Babies weigern sich zunächst, so einen Gummi- oder Silikongeschmack anzunehmen. Beim ersten Saugversuch reagieren sie gerne mit einem Würgen und strikter Ablehnung, doch schon eine Minute später, beim zweiten vorsichtigen Versuch, schnappt das Baby den Nuckel und saugt genüßlich daran. Bereits in den ersten Tagen müssen Eltern lernen, daß ihr Kind oft erst beim zweiten Anlauf ihre Vorschläge akzeptieren wird. Doch bitte achten Sie darauf, nicht die Unart vieler Erwachsener zu übernehmen und den Schnuller erst in Ihren Mund zu nehmen und »sauber« zu lutschen, bevor das Neugeborene daran saugen darf! Bitte unterlassen Sie so ein Verhalten, denn der Nuckel wird sicher nicht gesäubert, sondern im Gegenteil mit vielen Keimen beladen, wobei sich besonders das Risiko einer Pilzsporenübertragung deutlich erhöht. Da aber Neugeborene in den ersten Lebensmonaten keine eigene Abwehrmöglichkeit besitzen, sind sie einer Pilzinfektion, einem sogenannten Mundsoor, hilflos ausgesetzt. Bitte kochen Sie den Schnuller die erste Zeit fleißig aus oder reiben Sie ihn mit Salz ab und bewahren ihn an einem luftigen, sauberen Plätzchen auf. Die älteren Kinder sollten ebenfalls von Anfang an lernen, daß dieser Sauger dem Baby gehört und in ihrem Mund nichts zu suchen hat.

SEIDENPÜPPCHEN, DAUMENLUTSCHEN

Ein Seidenpüppchen ist ein beliebtes hygienisches Schmuse- und Lutschtuch für Babies. Es besteht aus einem kleinen Stück pflanzengefärbtem Seidenstoff, in dessen Mitte ein Köpfchen, gefüllt mit Schafwolle, abgebunden ist. Die vier Ecken sind mit einem Knoten versehen. Seide eignet sich deshalb so gut, weil sie sehr anschmiegsam ist (erinnern Sie sich an die seidige Oberfläche der Plazenta), schnell zu waschen und im Nu wieder trocken ist. Außerdem hat Seide aufgrund seiner natürlichen Eiweißfaser die Eigenschaft, Bakterien abzutöten und somit keine »Keimschleuder« ist, was von vielen Eltern und Medizinern berechtigt als Argument gegen Lutschtücher aus anderen Materialien angeführt wird.

Ob ein Daumenlutscherkind durch ein Seidenpüppchen umgestimmt werden kann, ist fraglich, jedoch einen Versuch wert. Übrigens verlieren sehr viele Neugeborene ihre angeborene Fähigkeit des Daumenlutschens schon nach einigen Tagen. Sie werden auf diese Beruhigungstechnik erst wieder in einigen Wochen oder Monaten zurückgreifen, wenn sie keine andere Möglichkeit zum Saugen finden. Zahnärzte behaupten, daß Daumenlutschen für den menschlichen Gaumen weitaus schädlicher ist und zu schlimmeren Zahnfehlstellungen führt als ein Schnuller. Das Abgewöhnen des Daumes ist im vierten Lebensjahr vermutlich mit mehr Schwierigkeiten verbunden als das Entwöhnen vom Schnuller. Das Daumenlutschen hat den vermeintlichen Vorteil, daß das Baby sich nachts selbst beruhigt und die Eltern keine Last mit Schnullersuchen und Trösten haben. Dieses Argument sollte aber nicht entscheidend sein, dem Kind das Daumenlutschen anzuerziehen oder zu dulden. Schließlich sind Eltern auch nachts für ihre Kinder verantwortlich. Außerdem möchte ich Sie jetzt schon trösten: das nächtliche Aufstehen hat sicher irgendwann ein Ende. Sollten Sie ein Schnullerkind haben, das nachts nur den Nuckel braucht und dann problemlos weiterschläft, wird Sie das ewige Suchen bald mürbe machen: unter der Bettdecke, zwischen Matratze und Bett oder unter dem Bauch, oder nein, vielleicht doch am Fußende des Kindes? Bitte kommen Sie aber niemals in Versuchung und binden Schnuller irgendwo fest, Sie machen sich lebenslange Vorwürfe, wenn das Kind sich stranguliert. Legen sie sich einen Vorrat an Schnullern an und deponieren Sie sie immer an derselben Stelle, dann können Sie nachts die am Haken hängenden oder in einer Dose liegenden Vorratssauger verwenden. Es lohnt sich, daß Sie sich selbst und die anderen Familienmitglieder in diesem Punkt zur Ordnung erziehen. Jeder gefundene Schnuller kommt an den Sammelplatz! Tauschen Sie dabei regelmäßig einen alten gegen einen neuen Schnuller aus, damit sich das Kind nicht allzu sehr auf seinen gewohnten fixiert. Es wird nämlich ein Familiendrama werden, wenn genau dieser bei der Oma liegen geblieben ist, die Sie 100 km weit entfernt besucht haben.

Auch die Väter sollten an dieser Entscheidung – Nuckel als Brustersatz – mitbeteiligt sein und sie nicht immer von sich weisen mit der Bemerkung: »Das muß meine Frau entscheiden.« In einigen Wochen, wenn die Mutter erstmals ohne Kind außer Haus ist, werden Sie froh sein, daß Ihr Kind sich mit einem Brustersatz beruhigen läßt. Diesen Tröstungsversuch mit Tee oder Nuki sollten Sie aber nicht erst nach einigen Lebenswochen unternehmen. Das Experiment, Ihr Kind zum ersten Mal anderweitig zu beruhigen, wird dann vermutlich nicht gelingen. Ich kann hier nur selbst von dreimaliger Erfahrung berichten. Mein Mann legte beim dritten Kind gesteigerten Wert darauf, daß unser Kind nicht nur an der Mutterbrust zu beruhigen sein sollte. Dafür bin ich ihm auch jetzt noch dankbar, denn es war auch für mich ein Stück wiedergewonnene Freiheit, nicht mit Eile und schlechtem Gewissen nach Hause hetzen zu müssen. Die weit verbreitete Meinung, daß Kinder die Brust verweigern, sobald sie Tee oder andere Saugersatzmöglichkeiten erhalten, kann ich nach meiner eigenen Mutter- und jahrelangen Berufserfahrung überhaupt nicht bestätigen. Darin sehe ich Panikmache und Schaffung unnötiger Abhängigkeitsverhältnisse zwischen Mutter und Kind. Außerdem wird dabei vergessen, daß es wirklich sehr viele Väter gibt, die trotz Stillens der Frau die Betreuung des Kindes übernehmen und ebenfalls eine Möglichkeit benötigen, ihr Baby zu beruhigen, solange ihre Frau mal unterwegs ist. Beraten Sie sich also frühzeitig in Ruhe und ohne Zeitdruck.

DAS NEUGEBORENE

KÖRPERKONTAKT

Insbesondere beim ersten Kind werden Sie froh sein, wenn stationär die Kinderkrankenschwester oder zu Hause die Hebamme noch einmal das Windelwechseln übernimmt. Die ersten Wickelerlebnisse werden Sie noch einige Schweißtropfen kosten. Doch das Neugeborene ist auch am zweiten Tag noch genügsam, und es wird ausreichend sein, es alle fünf bis sechs Stunden zu wickeln. Die Kinder lassen Ihnen also genügend Verschnaufpausen. So anstrengend es sein mag, so neu und unerfahren Sie sich in diesem Metier auch fühlen mögen, so schön wird es sein: Sie können Ihr Baby anfassen, es streicheln und liebkosen. Sich kennenlernen und liebenlernen ist immer mit Hautkontakt verbunden. Genau dieser aber ist anfangs auch in einer Liebesbeziehung unter Erwachsenen noch selten und sehr behutsam. Sie beide, jetzt Mutter und Vater des Kindes, haben es auch damals erst lernen müssen, einander anzufassen und miteinander umzugehen. Es geschah vermutlich auch nicht von heute auf morgen. Deshalb lassen Sie sich nun Zeit, ziehen Sie das Baby nicht ständig aus, aber lassen Sie sich diese Gelegenheit des Körperkontaktes auch nicht nehmen. Ihr Kind wird Ihnen deutlich mit seiner Stimme vermitteln, ob ihm die Berührung zu oberflächlich oder zu fest ist. Beim Einmassieren werden Sie am Schreien merken, daß Sie vielleicht zu behutsam vorgehen, am »Knurren« und wohligen Räkeln aber erkennen, daß Ihr Kind sich geborgen und behütet fühlt. Bedenken Sie bei allem Handanlegen, daß das Neugeborene nicht zerbrechlich ist, daß es noch vor zwei Tagen in Ihrem Bauch war, in dem es fast keinen Platz hatte, und aus dem es durch Ihre Gebärmutter schließlich mit Wehen hinausgetrieben wurde. Das Kind hat diese Wehen sicher wie eine feste, kräftige Massage erlebt. Trauen Sie sich, Ihr Kind nun genauso zu kneten. Es wird sich entspannen und friedlich daliegen. Bei zu sanften, oberflächlichen Handgriffen wird es schreien und sich unwohl fühlen. Versuchen Sie sich zu erinnern, wie Sie auf einen besonders laschen Händedruck reagiert haben. Fühlen Sie sich in solchen Händen geborgen? Nehmen Sie als Eltern Ihr Kind so in den Arm und fassen Sie das nackte Körperchen so an, wie Sie selbst es auch lieben. Gehen Sie von Ihren Bedürfnissen aus, was Körperannäherung betrifft, das wird nie ein falscher Ansatz zum Umgang mit Menschen sein.

KÖRPERAUSSCHEIDUNGEN,

Beim Windelwechseln wird ein noch immer schwarz bis dunkelbraunes Kindspech zum Vorschein kommen. Die Konsistenz wird schon etwas weicher sein. Es kann auch sein, daß am zweiten Tag kein Stuhlgang vorhanden ist, weil schon am Vortag soviel in der Windel war. Die Hebamme wird sich auf alle Fälle täglich nach den Stuhlmengen und deren Beschaffenheit erkundigen. Sie können sich als Mutter darauf verlassen, daß sie erkennt, ob alles seinen normalen Weg geht.

Mütter, die mit diesem Kind zum ersten Mal ihr Wochenbett zu Hause oder stationär als rooming-in verbringen, sind erstaunt über die Stuhlmengen ihres Neugeborenen. Die Mehrfachmütter stellen oft verwundert fest: »Jetzt hab ich schon zwei Kinder, und beim dritten erst kapiere ich das Wort Kindspech. Wenn ich mir überlege, was mir alles verborgen blieb bei den anderen Kindern, denn die wurden von den Schwestern gewickelt. Jetzt wundert mich auch überhaupt nicht mehr, daß ein Neugeborenes soviel an Gewicht abnimmt, bei diesen Unmengen Kindspech.«

Die Urinmengen dagegen halten sich in den ersten zwei Tagen in Grenzen. Es sind meist nur kleine feuchte Flächen in der Windel. Am zweiten Tag bereite ich die Mutter immer darauf vor, daß sie nicht erschrecken soll, wenn sie an diesem oder dem nächsten Tag einen rosafarbenen ziegelmehlähnlichen Fleck in der Windel entdeckt. Dieser sogenannte Ziegelmehlurin wird von vielen Neugeborenen ausgeschieden, bei kleinen Jungen kann ich es allerdings häufiger beobachten. Dies ist ein ganz normaler Ausscheidungsvorgang und zeigt, daß das Baby wirklich den letzten Urinsatz ausscheidet und nun bald etwas mehr Flüssigkeit benötigt. Ich versuche den Eltern zu erklären, daß das Leben mit einem Fastenprozeß beginnt und alle Organe erst einmal gut ausscheiden müssen. Denn Fasten heißt entgiften, um alle Stoffwechselfunktionen »auf Vordermann« zu bringen. Der kleine Körper hat dadurch die Möglichkeit, in der Schwangerschaft angesammelten Giftstoffe auszuscheiden. Wäre dieser Fasten- und Ausscheidungsprozeß nicht notwendig, dann hätte die Natur sicher vorgesehen, daß die Mutter dem Kind bereits ab dem ersten Tag reichliche Mengen an Muttermilch zur Verfügung stellen könnte. Da aber die Milchproduktion erst später einsetzt, benötigt das Neugeborene wohl diesen Ablauf, damit sein ganzer Stoffwechsel angeregt wird.

HAUTPFLEGE, NEUGEBORENENAKNE

Auch über die Haut scheint bei einigen Kindern ein Ausscheidungsvorgang stattzufinden. Bereits am zweiten oder dritten Tag bildet sich bei vielen Neugeborenen eine sogenannte Neugeborenenakne. Bei Kindern, die mit grünem Fruchtwasser geboren wurden, ist dies öfter festzustellen. Die Haut ist mit einigen wenigen oder vielen gelben Pickeln übersät. Es sieht für das Auge der Mutter schlimmer aus, als es vom Kind vermutlich empfunden wird. Sollte es ein massiver Ausschlag werden, wobei die Pickel manchmal zu Bläschen werden, achten wir darauf, daß das Kind reizfreie Wäsche tragen kann, gekochte Baumwollunterwäsche oder ein Hemdchen aus Seide. So sehr ich sonst die Qualität der Wolle schätze, aber bei Kindern mit Neugeborenenakne greife ich dann doch lieber zu Baumwolle oder Seide. Lassen Sie sich aber nicht gleich von Fachleuten irritieren, die auf Grund dieser Bläschen von infiziertem Fruchtwasser sprechen und beim Neugeborenen eventuell eine bakterielle Infektion vermuten oder nachweisen möchten. Die Kinder sind sehr wohl fähig mit dieser extremen Hautreaktion selbst fertig zu werden. Zur Hautpflege verwende ich dann gerne einige Tropfen *Lavendel* im Waschwasser oder betupfe die Bläschen mit *Rosenhydrolat* dem wenige Tropfen der *Wundtinktur* (Lavendel ex., Rose, Tea Tree) beigefügt sind. Ansonsten wird es nicht notwendig sein, das Kind unnötig mit Wasser und einer Waschprozedur zu behelligen. Ich meine, es sollte alles unterlassen werden, was diese empfindliche Babyhaut belastet. Einölen mit Calendula in Mandelöl wird vollkommen genügen.

DER DRITTE TAG

WÄRMEBEDÜRFNIS, LAMM-, SCHAFFELL

Es wird weiterhin wichtig sein, den Wärmehaushalt des Kindes zu beobachten. Insbesondere bei Neugeborenen die sichtbar oder nachweislich viel an Geburtsgewicht verloren haben. Diese Kinder benötigen noch immer konstante Wärmezufuhr, denn ihre an sich schon geringen Fettpölsterchen werden nun noch weniger. Kinder mit einem Geburtsgewicht von ca. 3800 bis 4000 g werden beim Auswickeln nicht mehr so schnell bläulich werden und frieren. Beim Schlafen wird es von der Temperatur der jeweiligen Jahreszeit abhängen, ob das Baby noch eine Wärmflasche benötigt. Neugeborene, die auf einem Lamm- oder Schaffell schlafen können, haben eine gleichbleibendere Körpertemperatur, da ein Naturfell temperaturausgleichend wirkt. Die Neugeborenen verlieren nicht soviel an Geburtsgewicht, bzw. nehmen schneller zu. Es ist schon fast zur Selbstverständlichkeit geworden, daß Neugeborene auf ein Fell gebettet werden, sogar in Kliniken ist die Anwendung zum Teil üblich, ansonsten können Sie ja ein eigenes mitbringen. Die Kinder fühlen sich in diesem weichen kuscheligen Nest sehr wohl und bleiben meist lieber in ihrem Bettchen. Sehr häufig wird dieses Babyschaffell zum Lebensbegleiter. Sobald das Kind sein geliebtes Fell hat, fühlt es sich überall zu Hause und kann auch unterwegs gut schlafen. Sie sollten beim Kauf darauf achten, daß es waschbar und medizinisch gegerbt ist. Mittlerweile gibt es biologische, gut hautverträgliche Gerbungen, die sowohl umweltfreundlich im Gerbungsverfahren als auch nicht gesundheitsschädlich sind. Lassen Sie sich am besten von Firmen beraten, die sich auf Naturtextilien für Kinder spezialisiert haben. Sie sollten in die Wiege Ihres Kindes bitte kein Gummituch unter das Fell legen. Diese Unsitte ist leider weit verbreitet, aber damit hemmen Sie die Luftdurchlässigkeit des Felles und es kommt zu einem Temperaturstau, den man ja gerade vermeiden möchte. Besonders wichtig ist es, ein Fell regelmäßig zu lüften. Allergikerfamilien verzichten meist von Anfang an auf das Fell.

Fast immer stellt sich bei dem Neugeborenen am dritten Tag Heißhunger ein. Das bisher ruhige, verschlafene Kind wandelt sich jetzt völlig. Es möchte am liebsten alle zwei Stunden gestillt werden. Die Mütter verübeln dies ihren Kindern natürlich nicht, sondern sind im Gegenteil froh, denn der Hunger des Kindes geht fast immer mit dem gleichzeitigen Milcheinschuß einher. Mit einem lauten Schlucken und milchfeuchten Mundwinkeln genießt das Kind die Sättigung. Die Dauer des Stillens beansprucht nun meistens pro Brust 15-20 Minuten. Spätestens ab dem Tag, an dem es ausreichende Mengen Milch bekommt, also die Fastenzeit vorüber ist, lehnt das Neugeborene den Fencheltee ab. Es läßt seinen Vater mit der Teeflasche in der Hand einfach abblitzen und schreit so lange, bis es die Brust bekommt. Was den Vater nicht unbedingt frustriert, denn nun schläft der doch etwas gestreßte Hausvater vielleicht mal einfach eine Brustmahlzeit durch. Die Menge der Nahrungsaufnahme wird genauso unterschiedlich sein wie der Zeitpunkt, zu dem die beschriebene Wandlung eintritt. Das Kind kann nämlich schon am zweiten, vielleicht auch erst am dritten Tag seine Sättigung erreichen. Ob es wirklich satt wird, kann die Hebamme am Windelinhalt sehen.

DER DRITTE TAG

WINDELWECHSEL, AUSSCHEIDUNGEN, ÜBERGANGSSTUHL

Es wird nun ein regelmäßiges Windelwechseln etwa im Vierstundenrhythmus stattfinden müssen. Die Windeln werden jetzt nämlich zusehends feuchter, insbesondere dann, wenn das Neugeborene immer noch zusätzlich Tee trinkt. Mit steigender Muttermilchmenge wird aus dem Kindspech der sogenannte Übergangsstuhl, der alle Farbnuancen von braun bis grün beinhalten kann. Die Konsistenz wird flüssiger werden. Es ist nicht weiter beunruhigend, wenn wenig Stuhl vorhanden ist, ja oft sogar nur eine Spur davon in der Windel sichtbar ist. Erhält das Kind aber schon reichlich Muttermilch, wird auch der Windelinhalt ebenso reichlich ausfallen.

Häufig sind die Eltern überrascht, wenn sie plötzlich Blutspuren in der Windel finden oder beim Wickeln sehen, wie winzige blutige Schleimspuren oder Blutströpfchen aus der Scheide ihrer Tochter abgehen. Es besteht überhaupt kein Grund zur Beunruhigung, denn es ist völlig normal, daß zwischen dem dritten und fünften Lebenstag bei Mädchen ein dicker weißer Schleimabgang oder eine erste kleine Periodenblutung stattfindet. Dieser Vorgang kommt dadurch zustande, daß Ihre Tochter reichlich Muttermilch trinkt und damit sehr viele weibliche Hormone erhält, die zu dieser ersten Monatsblutung führen. Sie können somit sicher sein, daß sie funktionsfähige Geschlechtsorgane besitzt. Die Buben kommen durch die Hormonumstellung der Mutter auch nicht ganz ungeschoren davon, doch das zeigt sich erst ein oder zwei Tage später.

Meistens wird bei meinem Hebammenbesuch am dritten Tag das Thema Geschlechtsorgane ein Gesprächsthema sein, denn die Eltern gehen mit ihren Beobachtungen ohnehin nun eher ins Detail. Vielleicht dauert es einfach ein bißchen, bis die ersten Eindrücke von den relativ ausgeprägten Geschlechtsorganen in Worte gefaßt werden können. Es kann einen wirklich überraschen, daß die Hoden der Jungen und die großen Schamlippen der Mädchen so ausgeprägt sind, ebenfalls bedingt durch die mütterliche hormonelle Belastung. Der Hodensack ist oft dunkelrot bis dunkelbraun pigmentiert und manchmal wirklich überdimensional groß. Ein Elternpaar schilderte rückblickend den entsprechenden Eindruck im Wochenbett von dem ersten Buben: »Am Anfang dachte ich, mich trifft der Schlag, so ein Anhängsel. Aber während des ersten und zweiten Jahres hatten wir den Eindruck, alles wächst an unserem Kind, außer den Hoden, die sind eher geschrumpft.« Dem konnte ich nur zustimmen, mir war es beim ersten Anblick eines männlichen Neugeborenen ebenfalls so ergangen, nur wußte ich damals nichts von der Veränderung bis ins Kleinkindalter. Die Schamlippen der Mädchen sind ein gutes Reifekriterium. Je näher das Kind bis an oder über den Geburtstermin hinaus von der Mutter ausgetragen wurde, desto verschlossener sind die Labien.

Zum Säubern der Geschlechtsteile gilt: Alle Körperstellen und Falten der Geschlechtsorgane, müssen von Stuhl- und Urinresten befreit werden, bzw. gewaschen werden.

Bei den Mädchen sollen Sie also mit einem Finger im feuchten Waschlappen vorsichtig die Schamlippen von vorne nach hinten säubern. Bei Ihrer Tochter ist es genauso wichtig wie bei Ihnen selbst, die Scham in dieser Richtung zu waschen, um eine Keimverschleppung vom After in die Scheide zu vermeiden. Bei dieser in Richtung After führenden

Bewegung wird der Finger nur bis zu den kleinen Schamlippen in die Scheide eingehen, so daß auch dort keine Stuhlreste verbleiben. Der dicke weißliche Belag, der dabei zum Vorschein kommt, ist übrigens ein Rest von Käseschmiere und soll dortbleiben. Bitte benutzen Sie niemals Wattestäbchen zur Reinigung der weiblichen Geschlechtsteile, wegen der Verletzungsgefahr.

Bei den Buben werden Sie problemlos unter dem Hodensäckchen Stuhlreste entfernen könnnen, indem Sie es anheben. Bitte trocknen Sie diese Körperpartie gut ab, denn bei sehr großen Hoden neigt diese Hautstelle leicht zum Wund werden. Da die Vorhaut am Penis wirklich nicht leicht zu säubern ist, sollen Sie hier Ihre Finger solange davon lassen, bis Ihr Kind die Vorhaut selbst zurückschieben kann. Und wirklich keinen Tag früher! Es wird also ungefähr ein Jahr vergehen, bis Sie Ihrem Sohn in der Badewanne das Säubern seines Gliedes zeigen können. Bei angeblich enger Vorhaut wird es sich dann lohnen, das Kind häufig zum Zurückschieben der Vorhaut zu animieren, damit diese dehnfähig und nachgiebig wird. Ein Rest Dammassageöl wird eine erstaunliche Wirkung zeigen. Sie können Ihrem Sohn evtl. eine ärztliche Vorhautweitung ersparen. Aber bitte seien Sie als Eltern behutsam und führen diese Übung wirklich nur im warmen Wasser und unter Verwendung von Öl durch.

DER VIERTE TAG

WÄRMEBEDÜRFNIS, SCHLAFVERHALTEN, LAGE DES KINDES

Das Wärmebedürfnis ist nicht mehr so ausgeprägt, darf aber noch immer nicht unterschätzt werden. Ein Vorwärmen der Kleidung wird nur noch nach dem Baden des Neugeborenen erforderlich sein. Nach längeren Wachphasen, die jetzt schon möglich sind, kann eine Wärmflasche an den Füßen sicher noch gute Dienste leisten, ebenso in kalten Räumen oder kühlen Nächten. Oft ist es auch sinnvoll, die Wiege des Babies mit einer Bettflasche zunächst am Kopfende vorzuwärmen und beim Hineinlegen des Kindes die Flasche ans Fußende zu legen. Mit diesem kleinen Trick läßt sich so manches Neugeborene davon überzeugen, daß es auch im eigenen Bett recht gut schlafen kann.

Bei Eltern, die selbst über Schlafplatz und Schlafhaltung des Kindes bestimmen können, ist es für mich immer wieder erstaunlich, daß die Kinder die ersten Tage fast nur bei der Mutter oder dem Vater im Bett schlafen. Sie liegen am ersten Tag auf dem Rücken und am zweiten, dritten Tag auf der Seite. Ab dem dritten oder vierten Tag wird es aber den Eltern plötzlich ein Bedürfnis, daß das Kind in seinen Schlafphasen etwas mehr Abstand zu ihnen gewinnt. Es braucht meines Erachtens jetzt auch einmal alleine Ruhe im Schlaf, denn die Wöchnerin liegt jetzt auch nicht mehr ständig. Außerdem ist häufig Besuch da, und das Bett ist so nicht mehr der ruhigste Aufenthaltsort. Mit dem Einzug ins Schwebebett oder in die Wiege legen die Mütter die Kinder instinktiv auf den Bauch. Gefällt dem Kind die Lage, dann ist es sicher gut so. Zur Schlafhaltung erkläre ich den Eltern, daß es hier genauso wenig eine Norm gibt, wie für andere menschliche Bedürfnisse. Das eine Kind schläft lieber auf dem Rücken, das andere auf dem Bauch, ein anderes wiederum in der Seitenlage. Auf alle Fälle wird es in einer ihm unbequemen Lage solange meckern oder schreien, bis die Mutter es anders lagert. Zu der Behauptung, daß eine bestimmte Lage gefährlicher oder ungefährlicher ist in bezug auf einen plötzlichen Kindstod, kann ich nur mit den Achseln zucken und bemerken: »Typisch männliche Statistiken!« In den letzten fünfzehn Jahren mußten alle Kinder auf dem Bauch liegen, da angeblich die Rückenlage in den vorausgegangenen Jahren so lebensgefährlich gewesen war. Nun gibt es seit 1992 Statistiken, die beweisen wollen, daß alle Kinder, die im Säuglingsalter plötzlich verstorben sind, in der Bauchlage gelegen haben. Ich frage mich, in welcher Lage die Kinder sonst hätten sterben sollen, denn keine Mutter hat sich aus Angst getraut, das Kind in einer anderen Lage schlafen zu legen. Es war undenkbar, daß eine Mutter aus der Klinik entlassen wurde, ohne den Hinweis, daß sie das Kind zum Schlafen nur auf den Bauch legen dürfe. Ich weiß jetzt schon, nachdem nun die Bauchlage verpönt ist und von Ärzten und allen Medien als lebensbedrohlich angeprangert wurde, wie die neuesten statistischen Ergebnisse in fünfzehn Jahren ausfallen werden. Ich kann bei allen Müttern nur an den gesunden Menschenverstand appellieren und sagen: »Legen Sie Ihr Kind so schlafen, wie es gut und gerne schläft. Verlassen Sie sich auf Ihren gesunden Mutterinstinkt und nicht auf Pressemitteilungen und statistische Ergebnisse. Wenn die Lebensuhr des Kindes aufhört zu ticken, dann ist nicht die Mutter schuldig. Wenn die Menschheit ständig nach Motiven und Schuldigen sucht, dann liegt es daran, daß wir mit dem Tod und dem Sterben nicht mehr umgehen können.« Ich verwahre mich als Mutter und Hebamme dagegen, daß es stets mütterliche Betreuungsfehler sein sollen, die Kinder sterben lassen. Egal in welchem Alter eine Mutter ihr Kind zu Grabe tragen muß, es ist unmöglich für sie, diesen Vorgang zu verstehen. Die Gesellschaft hat kein Recht darauf, die Mutter auch noch mit Vorwürfen zu belasten, der Verarbeitungs- und Trauerprozeß ist ohnehin schwierig genug.

Vielleicht sind Sie darüber verwundert oder entsetzt, daß ich das Thema Tod hier beschreibe, doch paßt es genau in die Zeit des dritten - vierten Lebenstages. In diesen Tagen haben die meisten Mütter ihre seelischen Tiefen, die unter anderem mit den Gedanken verbunden sein werden, ob sie all den Belastungen, Sorgen und Krankheiten gewachsen sind, die das Leben mit diesem Kind mit sich bringen wird. Das Geburtserlebnis ist noch so frisch, wie auch die Gefühle, mit diesem Kind schon die Grenzen zwischen Tod und Leben gespürt zu haben und diese seelischen Wunden sind noch längst nicht verheilt. Durch banale Erscheinungen wie ein blaues Ärmchen, auf dem das Kind gelegen hat, wird der Mutter deutlich klar, daß es gar nicht so selbstverständlich ist, ein gesundes Kind zu haben.

Noch eine Anmerkung zur Schlaflage: Wenn Ihr Kind gerne auf dem Rücken liegend schlafen möchte, Sie aber Sorgen haben, da es gerne spuckt, legen Sie es lieber so auf die Seite, daß es auf seinem Schulterblatt zu ruhen kommt. Aber bitte nicht auf den Oberarm, da das Blut im Ärmchen dann gestaut wird. Zum Stabilisieren legen Sie Ihrem Kind die gerollte Spuckwindel in den Rücken. Somit haben Sie zwei Fliegen mit einer Klappe geschlagen, zum einen hat die Spuckwindel ihren Platz, die Sie sonst doch immer suchen müssen, zum anderen wird die Seitenlage des Babies gesichert.

DAS NEUGEBORENE

GEBURTSERLEBNIS

Es tut der Mutter nun gut, mit dem Kind im Arm noch einmal über den Geburtsverlauf zu sprechen. Es ist oft der Schlaf- und Wachrhythmus des Neugeborenen, der uns ins Gespräch über das Geburtserlebnis bringt. Für alle ist es wichtig, noch einmal erklärende Antworten zu finden, z.B. auf ein schreckhaftes oder unruhiges Verhalten des Kindes. Es hatte sowohl durch den Geburtsvorgang stark prägende Erlebnisse und Empfindungen als auch durch die stationär oft üblichen oder notwendigen Kontrollen, wie häufige Blutentnahmen. Dabei wird den Neugeborenen meistens an den Fersen Blut abgenommen: dieses Stechen hat es möglicherweise genauso wenig verarbeitet wie das Geburtsgeschehen selbst. Im gemeinsamen Gespräch versuchen wir Methoden zu finden, dem Baby bei der Bewältigung dieser Erlebnisse zu helfen und ihm immer wieder zu zeigen, daß es sich nun geborgen und behütet fühlen kann.

Immer wieder kommt an diesem Tag noch einmal die Namensgebung zur Sprache, denn insbesondere Hausgeburtseltern benötigen oft einige Tage, bis sie sich für einen Vornamen entscheiden können. Schließlich muß der Vater erst innerhalb einer Woche beim Standesamt die Geburt des Kindes anmelden. Trösten Sie sich also, daß Sie nicht die einzigen Eltern sind, die lange rätseln und unentschlossen sind in dieser Angelegenheit. Immerhin muß sich das Kind sein gesamtes Leben lang so nennen, und die Eltern haben Rede und Antwort zu stehen, weshalb sie sich gerade für diesen »blöden« Namen entschieden haben.

NAHRUNGSAUFNAHME, SPUCKEN

Das Baby trinkt noch immer in relativ kurzen Zeitabständen von etwa zwei bis drei Stunden. Der Magen ist klein und kann noch keine allzu großen Flüssigkeitsmengen verdauen. Viele Kinder trinken gierig so viel Milch wie möglich in sich hinein, erkennen aber beim Aufstoßen, daß es doch zuviel war und spucken dann zum Glück einiges wieder aus. Ich versuche den Müttern zu erklären, daß ihre Neugeborenen noch über ein gesundes und natürliches Überlaufventil verfügen. Es braucht Sie also überhaupt nicht zu beunruhigen, Sie können sich sogar freuen, denn dieses Spucken bedeutet, daß Ihr Kind genügend Milch trinkt. Betrachten Sie die gelben Spuckflecken Ihres Kindes und stellen Sie sich vor, Sie müßten nach einer Fastenzeit einen eiweißreichen und fetten Schweinebraten verzehren, da könnten Sie auch nur kleine Bissen bei sich behalten. So geht es dem Kind mit dieser fetten Muttermilch eben auch. Haben Sie Verständnis und lassen Sie Ihr Kind gewähren. Die Hebamme wird beim Wochenbettbesuch schnell erkennen, ob sich die ausgestoßene Menge in einem normalen Rahmen bewegt. Stationär sollten Sie auch versuchen, Ruhe zu bewahren und nicht den Kinderkrankenschwestern »auf die Pelle rücken«. Die wissen genau, daß Sie ein völlig normales Neugeborenes mit ebenso normalem Trinkverhalten haben, auch wenn Sie beide im »Kranken«-haus sind. Aber suchen Sie eine kompetente Frau, die Ihre Fragen ernst nimmt und Ihnen Rede und Antwort steht. Denn was für Kinderkrankenschwestern, Hebammen und Ärzte Routine ist, bedeutet für Sie als Mutter berechtigte Unruhe und Sorge, denn nur Sie fühlen und bangen um Ihr Kind.

DER VIERTE TAG

GEWICHTSABNAHME, GEWICHTSZUNAHME

Am vierten Tag steht beim Hausbesuch oft die Frage im Raum: »Nimmt das Kind jetzt wieder zu oder noch immer ab?« Da wir zu Hause niemals regelmäßige Gewichtskontrollen durchführen, sondern ich mich auf den visuellen Eindruck stütze, versuche ich auch damit der Mutter zu erklären, wie sie auf diese Weise ihr Kind immer beobachten kann. Spätestens am vierten Tag ist eigentlich deutlich zu erkennen, wie sich der zunächst eher abgeflachte Oberbauch wieder füllt und rundlich wird. Damit habe ich ein sicheres Zeichen für die Gewichtszunahme, die ich so täglich der Mutter verdeutlichen kann. Ich muß sie nicht in Folge von eventuellen Wiegefehlern beruhigen. Denn immer wieder kommt es vor, daß bei Eltern, die ihr Kind gerne täglich oder gar nach jeder Mahlzeit wiegen wollen, banale Unachtsamkeiten geschehen. Sehr schnell kommt Unruhe und Unsicherheit auf, nur weil das Kind beim letzten Wiegen einen Fuß außerhalb der Waage hatte, oder so geschrien hat, daß Hektik aufkam und bei der nächsten Kontrolle laut Waage erheblich abgenommen hat. Ich kann überhaupt nichts Positives an einer regelmäßigen Gewichtskontrolle erkennen. Im Gegenteil, nur Unsicherheiten und unnötige Sorgen für die Mutter und Trinkquälereien für das Kind können auftreten. Denken Sie immer bei jedem Stillen daran, daß das Baby genau spürt, mit welchen glücklichen Gefühlen oder sorgenvollen Hintergedanken Sie bei der Sache sind. Die Sinnesorgane des Fühlens, Riechens und Spürens sind beim Neugeborenen ganz enorm ausgeprägt und helfen ihm, sich in den ersten Lebenswochen zu orientieren. Es spürt und fühlt Ihre Ängste und kann Ihre, durch Anspannung veränderte Hautausscheidung riechen. Befreien Sie sich von allem, was Leistungsdruck und Unsicherheit verursacht. Deshalb bin ich als Hebamme bemüht, Kinder nie vor dem vierten oder lieber noch fünften Lebenstag zu wiegen, damit diese Nachricht dann zu einer positiven und erfreulichen Mitteilung für die Mutter wird. Bei allen meinen, zu Hause betreuten Neugeborenen ist es bislang niemals zu einer bedenklichen Gewichtsabnahme gekommen und wir mußten noch nie ein Baby mit Ersatznahrung zufüttern.

Wöchnerinnen, die stationär liegen, werden von den Schwestern die deutliche Mitteilung hören: »Ihr Kind hat heute zum ersten Mal zugenommen.« Sollte es jedoch noch am Abnehmen sein, wird ihr leider oft zu deutlich mitgeteilt: »Das Baby muß jetzt aber zunehmen, sonst müssen wir es zufüttern!« Wöchnerinnen fühlen sich durch solche Bemerkungen dann enormen Leistungsdruck ausgesetzt, Milch produzieren zu müssen. Bei jedem Stillen wird das Kind häufig zu lange angelegt, wodurch die Gefahr wunder Brustwarzen ebenfalls erhöht wird. Nun wird durch diesen »Druck« das Chaos perfekt, die Warzen schmerzen, das Kind spürt die Anspannung der Mutter, es lehnt gar die Brust ab. Nichts mehr fließt – außer den Tränen – alles eskaliert dann im mütterlichen Wochenbettief. Viele Mütter rufen dann verzweifelt in der Hebammensprechstunde an und bitten um einen außerklinischen Rat. Als erstes versuche ich sie zu trösten und zu erklären, daß doch eine Gewichtsabnahme des Neugeborenen physiologisch normal ist. Ein Kind darf nach der Geburt bis zu zehn Prozent seines Geburtsgewichtes verlieren. Beispielsweise bei einem Geburtsgewicht von 3300 g eine Abnahme von 300 g. Ich rate den Müttern dann immer, den Schwestern doch diese Rechnung aufzustellen, denn es ist selten, daß ein Kind wirklich die untere erlaubte Gewichtsverlustgrenze erreicht. Mit dieser Entgegnung zeigt die Mutter, daß sie informiert ist: »Aber Neugeborene dürfen doch abnehmen, das ist doch ein ganz normaler Vorgang. Es hat die zehn Prozent noch nicht erreicht. Morgen wird es bestimmt zugenommen haben, ansonsten können wir ja dann immer noch über das Zufüttern diskutieren.« Ich versuche die Mütter zu bestärken, zuversichtlich und geduldig zu sein und somit ein Stück Eigenverantwortung zu übernehmen. Ein Zufüttern des Kindes darf jedoch niemals prinzipiell abgelehnt werden, sondern muß wohl überlegt sein. Näheres dazu im Kapitel Stillzeit.

WINDELBEREICH, AUSSCHEIDUNGEN

Beim Windelwechseln zeigt sich jetzt deutlich die Notwendigkeit, für ein trockenes Nest zu sorgen. Die Windeln werden sicher mit jeder Mahlzeit erneuert werden müssen, denn Urin- und Stuhlmengen steigern sich mit der zunehmenden Nahrungsaufnahme. Es kommt jetzt auch schon mal vor, daß der gelbe flüssige Muttermilchstuhl dem Kind bis an die Füße hinunterläuft. Die Farbe des Windelinhalts reicht von braungelb über eigelb bis zu spinatgrün. Zu Ihrem Erstaunen wird die Kinderschwester oder Hebamme Ihnen mitteilen, daß alles normal ist. Ebenso ist es mit der Beschaffenheit des Stuhls, sie kann von weich geformt bis schleimig oder dünnflüssig reichen. Bei Neugeborenen, die weit über ihren Hunger hinaus Muttermilch trinken, wird die Windel ständig überquellen, und im Stuhl werden kleine, feste, Leinsamen ähnliche Körnchen zu sehen sein. Dies sind ganz einfach unverdaute Eiweißbestandteile der Muttermilch. Also besteht wieder kein Grund zur Beunruhigung. Bei Kindern, die noch immer knappe Mengen an Muttermilch erhalten, wird der Windelinhalt spärlich sein. Oft haben solche Kinder tagelang gar keinen Stuhlgang. Solange aber die Windel sechsmal pro Tag feucht oder naß ist und eine sichtbare oder nachweisliche Gewichtszunahme stattfindet, ist auch dieser Zustand normal. Die Hebamme wird sich auf alle Fälle beim täglichen Hausbesuch nach Stuhl und Einnässen erkundigen, bzw. beim Wickeln darauf achten und Ihnen mitteilen, ob alles in Ordnung ist. Häufig besteht der Grund meiner Hausbesuche lediglich darin, die Eltern zu beruhigen und ihnen zu vermitteln, daß alles in Ordnung ist. Denn genau diese Bestätigung benötigen Eltern im Wochenbett.

HAUTPFLEGE, BAD

Bei den steigenden Inhaltsmengen der Windeln wird es sich bewähren, das Baby anstatt mit Waschlappen, Seife und Handtuch besser gleich im Waschbecken zu waschen. Diese Art der Reinigung bewährt sich sehr gut. Wird das Kind noch in der Wochenstube gewickelt, wo meistens kein Waschbecken vorhanden ist, behelfen wir uns mit einer kleinen Waschschüssel. Die Kinder fühlen sich in einer so engen, warmen Umgebung geborgen und erinnern sich wohl zurück an den Mutterleib und nur ganz selten findet diese Waschprozedur unter Schreien statt. Selbstverständlich baden wir zu Hause die Kinder auch in der Babybadewanne, wenn dies praktischer ist. Als Nachsorgehebamme bin ich in jeder Beziehung anpassungsfähig und richte mich natürlich nach den häuslichen Gegebenheiten. Ob ein Neugeborenes täglich oder nur wöchentlich gebadet wird, bestimmt die Mutter. Sinnvoll ist, alle Hautfalten hinter den Ohren, im Hals-, Achsel- und Leistenbereich alle zwei Tage mit Wasser zu waschen. Beim Waschen des ganzen Körpers oder beim Baden sollte der Raum gut warm sein oder die bereits erwähnte Wärmelampe zur Verfügung stehen. Selbstverständlich sollte es sein, daß der Windelbereich regelmäßig gut gesäubert und gepflegt wird, um ein Wundwerden zu vermeiden.

Das erste Bad zu Hause ist fast immer ein kleines Familienfest; wir wählen einen Tag, an dem auch der Vater und vielleicht sogar die Geschwister anwesend sein können. Auch die Mehrfachmütter genießen es, wenn die Hebamme das Baby badet. Bei den Erstgeborenen wird das erste Bad meistens noch von mir allein vorgenommen, die Mutter oder der Vater begnügen sich gerne noch mit dem Zuschauen. Beim Zweitenmal baden die Eltern ihr Kind dann selber. Im Anschluß wird das Kind wieder einmassiert und in die vorgewärmte Kleidung gewickelt. Ob die Eltern einen Badezusatz wählen, ist ihnen dabei selbst überlassen. Auf alle Fälle werde ich sie beraten, sparsam in der Dosierung zu sein und auch bei dieser Körperkosmetik nur Naturprodukte zu wählen. Natürlich können wieder ätherische Öle wie Rose, Lavendel, Sandelholz, Vanille oder Mandarine zur Verwendung kommen. Diese müssen aber in Salz, Honig, Kleie, Sahne, Milch, Eigelb oder einer neutralen Seifenbasis emulgiert (vermischt) werden. Diese Badezusätze ziehe ich denen aller üblichen Baby-Firmen vor. Die Produkte sogenannter Alternativ-Firmen, die in Naturkostläden oder Reformhäusern zu erhalten sind, werden von der zarten Neugeborenenhaut ebenfalls gut vertragen. Ich weiß, daß diese Pflegeprodukte teurer sind als die herkömmlicher Firmen. Wenn Sie aber schon Salben, Badezusätze und Öle an die empfindliche Haut geben, dann sollten dies unbedingt naturbelassene Produkte sein, ohne synthetische Duftstoffe, Emulgatoren und Konservierungsmittel. Aus eigener Erfahrung weiß ich, daß Sie als Eltern nur bei der Erstanschaffung mehr ausgeben müssen, später werden Sie schnell feststellen, daß diese Babypflege weitaus sparsamer und ergiebiger ist.

DER FÜNFTE TAG

WÄRMEBEDÜRFNIS

Mit der Stabilisierung der Körpertemperatur findet das Kind allmählich auch seinen eigenen Schlaf- und Wachrhythmus. In seinem Bettchen liebt es noch immer gleichmäßige Wärme, aber auf die routinemäßige Bettflasche kann nun bei manchem Kind verzichtet werden. Auf dem Arm seiner Eltern oder Geschwister sollte es nach wie vor in eine Baumwoll- oder Wolldecke eingewickelt sein, außer natürlich bei hochsommerlichen Temperaturen. Achten Sie aber immer auf eine Kopfbedeckung als Schutz sowohl gegen Kälte als auch gegen Hitze, also entweder Wolle-, Baumwolle oder Seidenmützchen.

DAS NEUGEBORENE

SCHLAF-, WACHPHASEN, SCHUTZINSTINKT

Wie oben erwähnt stellt sich jetzt oft ein bestimmter Rhythmus ein, das Kind pendelt sich auf bestimmte Zeiten der Nahrungsaufnahme ein, schläft also auch mal für ein Paar Stunden. Sehr häufig geschieht dies tatsächlich im Vierstunden-Abstand. Einige Babies haben schon eine längere Wachphase von etwa einer Stunde, die sie allerdings meist nur mit Körperkontakt zu den Erwachsenen erleben mögen. Manchmal darf nun schon mal die Oma oder eine gute Freundin das Neugeborene im Arm halten. Sie werden dabei als Eltern feststellen, daß Sie große Schwierigkeiten haben, Ihr Baby aus den Händen zu geben. Dieser vollkommen natürliche Schutzinstinkt funktioniert nämlich bei uns Menschen noch recht gut. Obwohl die Oma oder die liebe Freundin schon eigene Kinder großgezogen haben, werden Sie sich dabei ertappen, diese erfahrenen Mütter belehren zu wollen bezüglich des Haltens und Tragens Ihres Kindes. Es kann sogar sein, daß Sie als Mutter mit Schweißausbrüchen reagieren, wenn Sie sehen, wie das Neugeborene in fremden Händen liegt. Es kann soweit gehen, daß Sie mit Tränen und Entrüstung reagieren, wenn die Oma meint, das Kindchen dürfe schon mal schreien. Sie werden richtige Herzschmerzen erleben, wenn die Kinderschwester Ihr schreinendes Baby mit ins Kinderzimmer trägt und meint: »Das beruhigt sich dann schon, keine Sorge.« Das sind einfach ganz normale Muttergefühle, die nur Sie selbst spüren können. Auch für mich waren diese Empfindungen erst mit meinen eigenen Kindern nachvollziehbar. Von da an konnte ich verstehen was es heißt, eine Glucke zu sein, die die eigenen Kinder fauchend verteidigt. Ich spürte, was die Worte bedeuten: Ein Mutterherz blutet. Geben Sie diesen Gefühlen nach und verteidigen Sie Ihr Kind. Auf diese Weise wird Ihre Bindung zum Kind noch intensiver, und Sie beide lernen sich immer besser kennen. Seien Sie aber nicht enttäuscht, wenn Fachpersonal oder Ihre besten Freundinnen für so ein gluckenhaftes Verhalten kein Verständnis zeigen. Vermutlich haben sie selbst noch keine Kinder und können solche Reaktionen nicht nachvollziehen. Erinnern Sie sich zurück: Hatten Sie beide sich nicht auch schon einmal im Anschluß an einen Besuch bei Bekannten vorgenommen: »So werden wir aber nicht werden, nur weil die beiden jetzt ein Kind haben, werden Radio und Fernsehen abgeschaltet, und es wird nur noch geflüstert. Und überhaupt, daß sie uns das Kind gerade für eine Minute in den Arm gegeben haben. Nein, so werden wir bestimmt nicht!« Natürlich kann es sein, daß Sie als Eltern sehr gut Ihr Kind in andere Hände geben können. Vielleicht kommen Sie gut klar mit diesem ersten Loslassen.

Als Hebamme gehe ich trotzdem immer sehr behutsam vor, wenn ich das Kind aufnehmen möchte. Ich würde auch allen jungen Kolleginnen, die ihre ersten Hausbesuche machen, raten, erst einmal vorsichtig die Mutter zu fragen, ob es in Ordnung ist, wenn sie das Kind aus dem Bettchen nehmen. Zu Hause ist es nämlich genau umgekehrt, da muß die Mutter gefragt werden. In der Klinik bestimmen die Schwestern, ob das Kind herausgenommen werden darf. Denn spätestens wenn das Wochenbett - ob zu Hause oder in der Klinik - beendet ist, muß die Mutter alle Entscheidungen selbst treffen und vor allem schon ab dem ersten Tag erkennen, daß sie die verantwortliche Mutter ist und wir lediglich beratend zur Seite stehen.

Mit den Wachphasen des Kindes gehen auch die ersten Schreistunden einher. Nun sind wir als betreuende Hebammen gefragt, um mit Rat und Erfahrung darüber aufzuklären, daß dieses Schreien nicht immer nur Hunger oder Bauchweh bedeutet. Mit viel Einfühlungsvermögen werden wir den Eltern erklären, daß das Neugeborene auch wirklich mal das Recht hat, seine Stimme zu benutzen, daß es nicht immer mundtot gemacht werden möchte. Doch immer wieder müssen wir uns eben auch darüber klar sein, daß ein schreiendes Baby den Eltern seelische Schmerzen bereitet. Ab dem fünften Tag wird aus der Nachsorge oft wieder eine Gesprächsstunde. Es geht jetzt nicht mehr darum, das Wickeln oder Baden zu zeigen, sondern mit den Eltern zu klären, warum und wieso das Kind sich so und nicht so verhält. Es ist vorteilhaft, den Eltern nun etwas mehr über das Baby-Handling zu zeigen: Sie zu ermutigen, das Neugeborene auch mal anders zu tragen. Mit dem wachen Kind, das bäuchlings auf dem Unterarm liegt, auch mal in der Wohnung herumzuspazieren oder mit dem Baby, das dabei quer über den Oberschenkeln liegt, am Tisch zu sitzen und zu essen. Ihnen den einen oder anderen Trick zu verraten, wie man das Baby überzeugen kann ein »Bäuerchen« zu machen.

Doch nicht nur schreiende und häufig wache Kinder fordern das beruhigende, aufklärende Gespräch zwischen Hebamme und Eltern heraus. Immer wieder sind schlafende, stille Kinder Anlaß für tröstende Worte. Mütter sind nämlich genauso beunruhigt, wenn sie ein Baby haben, das vier, fünf Stunden an einem Stück schläft. Es gibt sogar Neugeborene, die nachts tatsächlich schon sieben Stunden ohne Nahrungsaufnahme zurechtkommen. In diesen Fällen wird es notwendig sein, mit der Mutter noch einmal an Hand von Windelinhalt oder Gewichtszunahme zu klären, ob dieser Verlauf normal ist. Vielleicht wird es dann angebracht sein, die Mutter zu ermuntern, ihr Kind doch zu wecken, da es auf Grund einer Gelbsucht oder des Gewichtsverlustes doch noch mehr Mahlzeiten benötigt.

Es stimmt schon, daß die Kinder von Natur aus ihren Nahrungsrhythmus selbst bestimmen und wissen, daß fünf bis sechs Mahlzeiten ideal sind. Aber wie ich schon im Kapitel »Geburt« beschrieben habe, ist eine Naturerscheinung nicht immer angenehm und sanft, sondern oftmals sehr ereignisreich. So ist es auch im Umgang mit den Neugeborenen. Wir sollten, um ein Naturereignis abzufangen, uns auch trauen, rechtzeitig einzugreifen um dem Kind eine Hungerkatastrophe zu ersparen.

WINDELWECHSEL, AUSSCHEIDUNGEN

Zu diesem Thema gibt es ab dem fünften Tag nichts Neues zu berichten; außer, daß die Handgriffe der Eltern täglich mehr Routine gewinnen und der Wäscheberg nun leider sichtbar wächst, da das Neugeborene nun wirklich etwa sechs-, siebenmal gewickelt und oft zweimal frisch angezogen wird, weil es sich entweder vollgespuckt hat oder die Windel entgegen der üblichen Werbeaussage doch nicht »auslaufsicher« war.

DAS NEUGEBORENE

DER SECHSTE BIS ZEHNTE TAG

VORSORGE- UND BLUTUNTERSUCHUNG, GEWICHT

Zu den Themen Wärmebedürfnis, Nahrungsaufnahme und Windelwechsel gibt es jetzt keine Ergänzungen mehr, insbesondere nicht für die Kinder, die ihre Neugeborenenzeit mit ihrer Mutter zu Hause verbringen dürfen.

Zwischen dem fünften und siebten Tag wird die Hebamme das Kind allerdings noch etwas quälen müssen, da eine Blutuntersuchung auf Schilddrüsen- und Stoffwechselfunktion notwendig ist. Wir bemühen uns, das dann zu tun, wenn das Kind beim Hausbesuch gerade wach ist, warme Füße hat und gerade gestillt werden muß. Unmittelbar vor dem Anlegen kann ich dann mit einem Stich in die warme Ferse des Kindes, das auf dem Schoß der Mutter in senkrechter Körperhaltung ruht, das Blut abnehmen. Die Mutter kann dabei ihr Baby trösten und trinken lassen. So bleibt ihm ein langes Schreien erspart. Diese Blutabnahme wird auf freiwilliger Basis geschehen, sie ist zwar üblich, aber nicht zwingend vorgeschrieben. Als Hebamme werde ich den Eltern Sinn und Zweck erklären, und sie entscheiden dann selbst, ob sie diese Untersuchung für notwendig halten.

Irgendwann in diesen Tagen wird auch der Kinder- oder Hausarzt während eines Hausbesuches die Vorsorgeuntersuchung durchführen. Dieser Tag wird oft mit großer Spannung erwartet, denn es ist für die Eltern und die Hebamme immer wieder beruhigend, wenn die Ärztin bescheinigt, daß es sich um ein gesundes Neugeborenes handelt.

An dem Tag, an dem sich die Ärztin anmeldet, werden wir dann auf alle Fälle das Neugeborene wiegen, denn Kinderärzte verfügen meistens über keine transportable, zusammenfaltbare Waage. Mit Freude stelle ich dann immer fest, daß die meisten Babies ihr Geburtsgewicht fast oder wieder ganz erreicht haben. Häufig erlebe ich, daß Kinder bereits schon über dieser Marke liegen, die sie eigentlich erst mit zehn oder spätestens vierzehn Tagen erreichen sollen.

BADEN

In diesen Tagen werden dann auch die Eltern ihr Kind zum ersten Mal selbst baden. Bei den meisten geschieht dies noch unter meiner Anleitung. Es kann aber ebenso sein, daß ich das Neugeborene alleine bade. Beim Vorführen des Badevorgangs ist es mir wichtig, die Eltern darauf aufmerksam zu machen, daß es viel besser sein wird, das Neugeborene mit Blickrichtung Wasser in die Wanne gleiten zu lassen. Dies bedeutet, daß es bauchwärts und mit den Füßen voraus Kontakt zum Wasser bekommt. Somit sieht das Kind, daß es in die Badewanne darf und wird nicht vom »Feind« Wasser rücklings überrascht, wie es leider bei den meisten Säuglingskursen demonstriert wird. Das Handling des Babys ist so zwar etwas schwieriger, da die Gefahr des Wasserschluckens größer ist. Jedoch mit Zeit und Geduld haben die Eltern das Halten ihres Kindes schnell gelernt. Der Rat, reichlich Wasser in die Badewanne zu füllen, wird von den Eltern zunächst oft mit Erstaunen aufgenommen. Doch die Erklärung, daß wir Erwachsenen bei einem Vollbad auch nicht nur zehn

Zentimeter Wasser einlaufen lassen, leuchtet ein. Die Empfehlung, wenig Badewasser zu verwenden habe ich leider in meinen ersten Jahren auch gegeben, war sie doch Teil der Ausbildung. Doch schon bald mußte ich mit meinen eigenen Kindern lernen, daß die Fachausbildung doch oft sehr familien- und kinderfremd war. Theorie und Praxis sind eben oft verschiedene Dinge. Noch ein Trost an alle Eltern: Fast alle Babies schlucken mindestens einmal in den ersten Lebenswochen Wasser beim Baden, der Schreck für Sie wird größer sein als für das Kind. Versuchen Sie es im Wasser zu beruhigen, damit es nicht mit Schrecken und Schreien, sondern mit Wonne die Wanne verläßt und sich beim nächsten Mal sofort daran erinnert.

Oft aber haben die Eltern das Baden schon erledigt, bevor ich zum Hausbesuch komme. Das selbständige Baden durch die Eltern hängt davon ab, ob der Nabelschnurrest beim Kind schon abgeheilt ist oder noch von mir versorgt werden muß. Ist der Nabel vollkommen abgeheilt, steht übrigens nichts mehr im Weg, daß der Vater das Baby mit in die große Badewanne nehmen darf. Es ist für die frischgebackenen Väter ein besonders schönes Erlebnis, mit ihrem Kind in der Wanne zu liegen, denn dies ist endlich eine Aufgabe, die ihnen allein überlassen ist. Die Wöchnerin soll in den ersten Wochen nämlich wegen ihrer Blutung noch kein Vollbad nehmen. Ermutigen Sie als Frau oder Hebamme den Vater, so ein gemeinsames Bad mit dem Neugeborenen zu genießen. Vielleicht geht es Ihnen wie damals Frau W.:

... Sie erzählte erfreut am nächsten Tag: »Sie haben es mit Ihrem Vorschlag des gemeinsamen Bades von Vater und Tochter geschafft, daß mein Mann nach zehn Jahren wieder in die Badewanne gestiegen ist, denn während dieser Zeit hat er nur geduscht. Und nun ist er sogar der Meinung, das Kind müßte schon mindestens alle zwei Tage gebadet werden. Nach dem Säuglingskurs in Ihrer Praxis war er der Meinung, daß es sicherlich einmal die Woche ausreichend wäre, denn so ein enormer Wasserverbrauch sei unnötig. So ist das also, wenn der Vater mit seiner Tochter ...! Nun verstehe ich diesen Ausdruck.«

Wir Hebammen sind oft Verursacherinnen so mancher neuen Umstände in jungen Familien: Auf einmal ist da ein Schnullerkind oder ein steigender Strom- und Wasserverbrauch, weil wir den Vätern raten, das Kind trocken zu fönen, mit ihm zu baden und es auch mal mit dem Schnuller zu trösten. Denken Sie als junge Kollegin daran, daß Ihre Worte und Ratschläge noch viele Jahre nachwirken! Ich bin erstaunt, was sich im Gedächtnis der Eltern alles speichert.

Bei den Neugeborenen, die ihre ersten Lebenstage in häuslicher Umgebung verbringen, wird es für mich ab dem sechsten Tag meistens nur noch dann notwendig sein, das Kind zu versorgen, wenn der Nabelschnurrest noch nicht abgefallen oder die Nabelwunde nicht völlig verheilt ist. Sollte aber alles in Ordnung sein, sehe ich in diesen Wochenbetttagen bei meinen Hausbesuchen keine Veranlassung, das schlafende Kind zu wecken. Die Mutter wird bestimmen und mir mitteilen, ob es notwendig ist, das Neugeborene zu wecken oder nicht.

Eine der anstehenden Fragen könnte dann sein: »Ich weiß nicht, die Brust des Kindes sieht so verändert aus – irgendwie angeschwollen, sehen Sie bitte mal nach!« Manchmal gelingt es mir dann das schlafende Baby vorsichtig am Oberkörper auszupacken, ohne daß es wach wird. Denn in diesen Tagen sind die Wöchnerinnen außerordentlich froh, wenn es endlich schläft und sie sich nochmal für eine Stunde ins Bett legen können.

BRUSTDRÜSENSCHWELLUNG

Wie erwähnt fragen die Mütter oft wegen dieser Brustschwellung. In diesen Tagen macht sich noch einmal eine Hormonwirkung der Muttermilch bemerkbar. Die Babies entwickeln eine regelrechte Brustdrüsenschwellung. Eltern nehmen dieses Brustwachstum meist mit gemischten Gefühlen wahr, insbesondere bei den Knaben. Die Hebammen werden mal wieder sagen: »Das ist ein ganz normaler Vorgang.« Es stimmt auch, es ist ein Zeichen dafür, daß das Kind mit Muttermilch ernährt wird. Es kann dann sogar soweit kommen, daß dieser kleine Busen richtige Milch produziert. Dies ist oft ein Grund, daß die Väter aus dem Staunen nicht mehr herauskommen. Was die Natur so alles zu bieten hat, ist wirklich umwerfend. Diese sogenannte Milch-Produktion ist zwar nur von kurzer Dauer, dennoch ist es notwendig, die kleine gespannte Brust mit Watte zu polstern, auf die ich eventuell einen Tropfen Lavendel gebe, denn es bereitet dem Kind dieselben Schmerzen wie der Mutter beim Milcheinschuß. Bei extremen Verhärtungen habe ich auch bei einem Baby schon mal Quarkauflagen gemacht. Unterlassen Sie aber bitte jeden Versuch die Milch auszudrücken.

HEBAMMENBETREUUNG NACH DER KLINIKENTLASSUNG

Ab dem Tag der Klinikentlassung, egal ob nach sechs oder vierzehn Tagen, bzw. bei einem Frühgeborenen einige Wochen später, geht für viele Mütter und Väter das Eltern sein erst richtig los. Beim Betreten der Wohnungstüre wird ihnen bewußt, daß sie nun rund um die Uhr für das Neugeborene zuständig sind. Erst dann wird vielen Eltern klar, daß es wirklich ihr Kind ist, für das sie nun Verantwortung tragen. Die Erkenntnis, daß es niemanden mehr gibt, der auf Klingeldruck erscheint und mit Rat und Tat zur Seite steht, ist sicher manchmal beängstigend. Ich selbst kann mich zu gut an diese Gefühle erinnern.

Spätestens am ersten Morgen zu Hause erinnern Sie sich als Wöchnerin daran, etwas von Hebammenbetreuung gehört zu haben. Sie können dann immer noch versuchen eine Hebamme zu erreichen, was nicht überall problemlos gelingen wird. Nehmen Sie deshalb lieber bereits in der Schwangerschaft mit einer Hebamme Kontakt auf, die Sie dann bitten, nach dem Neugeborenen zu sehen. Sie wird dann den Nabel versorgen, weil Sie am Morgen feststellten, daß er doch nicht so problemlos zu versorgen ist, wie Sie beim Entlassungsgespräch geglaubt hatten. Seien Sie aber nicht erstaunt, wenn die Hebamme nicht sofort erscheinen kann, denn sicher hat sie noch viele andere Wöchnerinnen zu versorgen und häufig auch selbst Familie. Wundern Sie sich also bitte nicht, wenn der Partner der Hebamme am Telefon genauere Angaben wünscht und Fragen stellt. Er ist nicht neugierig, sondern meistens sind die Lebensgefährten der Hebammen so eine Art Vermittlungszentrale. Unsere Männer können meistens sehr wohl unterscheiden, in welchen Fällen es dringend ist, die Hebamme mit dem »Piepser« zu verständigen.

Bei den Hausbesuchen werden dann neben Nabelversorgung, Uteruskontrolle und Stillfragen noch alle Themen zur Sprache kommen, die ich in den vorausgegangenen Abschnitten im Rahmen der ersten sechs Tage dargestellt habe. Denn die Fragen nach Wärmehaushalt, Saugbedürfnis, Wickelmethoden, Baden und Handling etc. werden nach einer stationären Geburt gewöhnlich mit einigen Tagen Verspätung gestellt.

DER EINSATZ VON ÄTHERISCHEN ÖLEN BEIM NEUGEBORENEN

Bei vielen Hausbesuchen wird die Frage gestellt: »Welche ätherischen Öle kann ich in der Duftlampe, für ein Bad oder im Massageöl verwenden?« Ich freue mich, wenn Eltern sich über den richtigen Einsatz der ätherischen Öle Gedanken machen. Wie ich schon erwähnte, ist der Geruchssinn der Neugeborenen sehr ausgeprägt, sollte aber nicht irritiert werden. Bei vielen Menschen gehen Kindheitserinnerungen mit Geruchserinnerungen einher.

Ideal sind sicher Düfte, die die Mutter mit ihrem Neugeborenen in Verbindung bringt. Die ersten Worte einer Frischentbundenen zu einer Freundin sind meist: »Es ist ein rosiges, süßes Baby.« Damit sind die einzig passenden Duftöle für das Neugeborene schon benannt: *Rose, Vanille* und *Honig*. Diese ätherischen Öle sind sicherlich die einzigen, die Babies Nase in den ersten Wochen ertragen kann, ohne daß eine Irritation stattfindet. Immer wieder stellen Mütter fest, daß sie an der Stirn ihrer Kinder einen süßen, honigähnlichen Geruch wahrnehmen. Eine junge Mutter schwärmte von ihrem Baby: »Mmm, es riecht wie Vanille-Bonbon«. Über den Rosenduft haben Sie ja als den passendsten Duft für die Mutter und ihr Kind nun schon ausführlich lesen können. Viele Mütter singen (ohne, daß es ihnen bewußt ist) ihren Babies sogar von diesem Duft vor: »Guten Abend, gut Nacht, mit Rosen bedacht, mit Näglein (Nelken) besteckt, schlupf unter die Deck.«

Später, mit einigen Wochen, wird es sich in einem Bad mit den Ölen *Mandarine* oder *Lavendel* wohlfühlen. Im anschließenden Massagezeremoniell ist die Rose die schönste Essenz für das Kind. Bei Neugeborenenakne verwende ich auch gerne ein Öl, das zusätzlich noch die *römische Kamille* enthält. Sollte die Mutter des Rosenduftes überdrüssig sein, ist Honig ein schöner Duftzusatz für das Körperpflegeöl. Als Basisöle eignen sich Mandel-, Jojoba- oder ein fettes Calendulaöl.

Die Essenzen des Milchbildungsöles können wir dem Neugeborenen beim Stillen in geringen Konzentrationen zumuten, denn damit wird seine Verdauung angeregt. Es sind die ätherischen Öle von *Anis, Fenchel, Karottensamen, Koriander, Kreuzkümmel, Lavendel* und *Rose*.

Die gute Wirkung der Essenzen Anis, Fenchel, Kümmel und Koriander im »Vier-Winde-Öl« werde ich bei dem Thema Blähungen noch genauer beschreiben.

Gegen Ende der Neugeborenenzeit und in den ersten Lebensmonaten werde ich immer wieder nach geeigneten Duftmischungen für das Kind gefragt. Da sehr viele Eltern begeistert sind von den Dufterlebnissen aus der Schwangerschaft, der Geburt und dem Wochenbett möchten sie bei unruhigen Kindern gerne die Wirkung der ätherischen Öle nutzen, in der Hoffnung, daß der Familienfrieden erhalten bleibt. Es müßte aber jedem klar sein, daß ein temperamentvolles Baby durch die Wirkung der ätherischen Öle in der Duftlampe oder im Bad nicht plötzlich in ein stilles, ruhiges und verschlafenes Kind verwandelt wird. Die Essenzen helfen jedoch einem überdrehten Kind, das wegen vieler neuer Eindrücke und Wahrnehmungen nicht zum Einschlafen kommt. Einem sogenannten »Zappelphilipp«, der sich von allem ablenken läßt und noch keine innere Ausgewogenheit kennt, bringt die richtige Mischung vielleicht etwas Stabilität. Da es für Eltern immer schwierig ist, so viele teure Öle zum Ausprobieren zu kaufen, und es nicht einfach ist, die richtige Mischung selbst zu finden, oder weil die Duftkombination einfach nicht gelingen mag, habe ich zwei fertige Mischungen für die Eltern zur Verfügung. Selbstverständlich können Sie sich von Ihrer Nase selbst leiten lassen und versuchen, einen idealen Kinderzimmerduft zu finden. Bitte vermeiden Sie aber alle anregenden und erfrischenden Düfte, denn die meisten Kinder sind ohnehin Energiebündel.

Für Kinder mit Einschlafschwierigkeiten, insbesondere wegen Verdauungsproblemen halte ich für die ideale Mischung: *Fenchel*, *Lavendel extra*, *Orange* und *Zirbelkiefer*.

Bei Kindern, die leicht ablenkbar und quirlig sind, empfehle ich eine Mischung aus: *Honig*, *römischer Kamille*, *Mandarine* und *Sandelholz*.

Bei der Anwendung dieser Duftmischungen in der Lampe denken Sie bitte daran, daß für die Kleinen ein oder zwei Tropfen genügen werden. Sollten Sie ein Bad mit Honig oder Sahne zaubern wollen, dann genügen sicherlich drei bis fünf Tropfen.

NABELVERSORGUNG DES NEUGEBORENEN

Der etwa ein bis zwei Zentimeter lange Nabelschnurrest wird meistens nach der Geburt mittels einer Plastikklammer abgeklemmt oder mit einem Catgut Faden abgebunden, um ein Durchsickern des Blutes zu vermeiden. Dieser Nabelstumpf wird dann stationär täglich von der Beleghebamme oder der Kinderschwester versorgt. Zu Hause ist es die tägliche Aufgabe der Hebamme. Hier wie dort werden die Mütter – daheim übernehmen es oft die Väter – angehalten, ihn entsprechend der klinik- oder hebammenüblichen Behandlungsweise mitzubehandeln. Es gibt keine Normzeit, in der der Nabelschnurrest abfallen muß. Immer wieder betreue ich Neugeborene, deren Nabel bereits am zweiten Tag abfällt, während andere Nabelschnurreste sich hartnäckig halten bis zum zwölften Lebenstag. Eine interessante Beobachtung machte ich allerdings, daß es in der einen Familie immer lange dauert, während bei den Kindern der anderen Mutter die Nabel immer sehr schnell abheilen. Wirkung auf den Heilprozeß scheint auch die Jahreszeit zu haben. Vielleicht haben kosmische Kräfte Einfluß auf unseren Körper, die uns bislang nicht beobachtenswert waren. Aber Hebammen beginnen ja nun in der Geburtshilfe zu forschen.

In den folgenden Abschnitten wende ich mich insbesondere an die Kolleginnen unter den Leserinnen, die Themen sind aber für die Eltern sicher genauso interessant.

Das Wichtigste ist wohl immer noch, den Nabel trocken zu halten.

Ich habe dazu schon viele Methoden angewendet, von der Nabelbinde über die Kompresse mit oder ohne Netz bis hin zur ganz offenen Behandlung. In der Nabelversorgung bewährt sich, wie sonst auch, keine routinemäßige Anwendung, sondern individuelle Versorgung je nach Trockenheits- oder Feuchtigkeitszustand des Nabels.

DER NABEL ZUR WELT

Die Meinung der Mutter zum Thema Nabelversorgung sollte in der häuslichen Betreuung unbedingt mit einbezogen werden. Für die Mutter war die Nabelschnur ca. 40 Wochen lang die körperliche Verbindung zu ihrem Kind. Es wird ihr immer wieder deutlich, daß das Kind sich in ihrem Bauch durch diese Verbindung ernähren und dadurch wachsen konnte. Die Wöchnerin wird mit großem Respekt den Nabel behandeln und diesen Verbindungsrest keinesfalls verletzen wollen. Sollten wir doch überlegen, in welchem Zusammenhang wir in unserem Sprachgebrauch das Wort Nabel erwähnen: Wir sprechen von ihm bei entscheidenden Anlässen oder wichtigen Knotenpunkten z.B. vom »Nabel der Welt«. Wir Hebammen sollten diese letzte Mutter-Kind-Bindung ebenfalls respektieren und nicht gedankenlos damit umgehen. Weint das Kind bei der Nabelversorgung, bereiten wir auch der Mutter Schmerzen. Die lapidaren, abgedroschenen Worte: »Das tut dem Kind nicht weh, da sind keine Nerven drin,« mag die Mutter nicht hören. Die großen Geschwister werden dann mit einer Selbstverständlichkeit entgegnen: »Dann würde es jetzt aber nicht schreien. Gell, Mama, die Hebamme lügt.« Wir sollten endlich aufhören so medizingläubig zu sein: wo keine Nerven sind, da soll es keine Empfindungen geben! Obwohl Mediziner den Phantomschmerz nach Amputationen akzeptieren, wird ein Schmerzempfinden beim Nabel verneint. Dies kann ich nicht bestätigen, denn das ruhigste, entspannteste Kind wird sich wehren und schreien, wenn wir zu schnell und unvorsichtig an den Nabel herangehen. Bei vielen Kindern gibt es überhaupt keine Möglichkeit, ein Schreien bei der Nabelversorgung zu vermeiden, sie verstummen erst, wenn die Versorgung beendet ist.

NABELBINDE ODER -NETZ

Wenn eine Mutter von den Wochenbetten ihrer ersten Kinder gewohnt ist, daß eine Nabelbinde den Nabelschnurrest bedeckt, und sie es wieder so handhaben möchte, dann hat dies für uns Hebammen oberste Priorität. Viele Mütter kommen mit einer offenen Nabelbehandlung nicht zurecht, weil Sie es nicht ertragen können, den Nabelrest bei jedem Wickeln anschauen zu müssen. In solchen Fällen werde ich mich entschließen, den Nabel mit Kompresse und Nabelnetz zu versorgen.

DAS NEUGEBORENE

SÄUBERN DES NABELSTUMPFES

Bei einem feuchten, sich ablösenden Nabelrest wird es immer vorteilhaft sein, eine Kompresse zu verwenden, damit der Nabelgrund abtrocknen und eine schnelle Mumifizierung stattfinden kann. In solchen Fällen wird es sich auch bewähren, den Nabel vorsichtig mit einem Fön trocknen. Ob die Hebamme eine *Calendula- Essenz*, den *Wecesinpuder*, das ätherische Öl *Lavendel extra* oder ein *Rosenhydrolat* verwendet, soll ihr selbst überlassen sein.

MUTTERMILCH ZUR NABELPFLEGE

Viele Hebammen und Mütter lieben zum Leidwesen der Ärzte die Nabelversorgung mit Muttermilch. Ich kann dabei nur von guten Ergebnissen berichten. Daß Ärzte lieber hautschädigende Farblösungen oder antibiotische Puder verwenden, liegt wohl wieder in der Medizingläubigkeit, indem wir der Chemie und Pharmazie mehr Vertrauen schenken als unseren körpereigenen Fähigkeiten und Mitteln. Es kommt bei dieser Art der Behandlung sicher ganz besonders auf Ihre Eigenverantwortung und Mitentscheidung an. Sie müssen sich bewußt sein, daß Sie bei der anstehenden Vorsorgeuntersuchung, der U 2, von kinderärztlicher Seite eventuell eine starke Verunsicherung erleben werden oder gar einen Vorwurf ernten können. Wir Hebammen werden in weiten Teilen Deutschlands noch viel Überzeugungsarbeit leisten müssen, um zu beweisen, daß unsere Behandlungsmethoden auf z. T. jahrhundertealten Erfahrungen basieren. Wir dürfen dabei aber nicht vergessen, daß die jungen Mütter oft zwischen unserer Hebammenerfahrung und der ärztlichen Meinung wie zwischen zwei Stühlen sitzen, denn beides strahlt für sie Fachkompetenz aus und beide Gruppen sind von ihr gewählte Personen des Vertrauens.

ÄTHERISCHE ÖLE

Bei einer drohenden Nabelinfektion, und nur dann, wird das stark desinfizierende und virusabtötende ätherische Öl des *Tea-tree* zur Verwendung kommen. Für eine generelle Pflege scheint es mir nicht geeignet und für die empfindliche Nabelringhaut zu scharf zu sein. Der Duft entspricht nicht dem eines Babies, allerhöchstens bei erwähnter Problematik. Es muß dann unbedingt mit destilliertem Wasser oder einem Rosenhydrolat verdünnt werden. Bitte seien Sie, liebe Kollegin, im Umgang mit ätherischen Ölen vorsichtig und äußerst sparsam! Ein einziger Tropfen wird völlig ausreichend sein!

NABELGRANULOM, ÄTZEN DES NABELS

Große Zurückhaltung sollte meines Erachtens bei der Verwendung eines Ätzstiftes am Nabelgrund geübt werden. Viele sogenannte Nabelgranulome – im Volksmund als »wildes Fleisch« bezeichnet – heilen mit etwas Geduld ganz von allein ab. Selbst in hartnäckigen Fällen wird es genügen, diesen Silbernitratstift nur kurz und vorsichtig zu verwenden. Alle homöopathisch interessierten Hebammen und Mediziner sollten sich mit dem Arzneimittelbild des *Argentum nitricum* vertraut machen, vielleicht steigt dann die Hemmschwelle wieder etwas gegenüber diesem oft routinemäßigen Eingriff, der nur der beschleunigten Abheilung dient. Mütter, so stelle ich oft fest, haben von sich aus reichlich Geduld und Zeit bei der Nabelabheilung. Auch die Neugeborenen nehmen keinen Schaden, wenn der Nabelrest oder die Nabelwunde erst nach vierzehn Tagen abheilt. Wir Hebammen müssen dann eben mehr Hausbesuche machen. Oft kommen die Mütter aber bei einer extrem verzögerten Abheilung auch gern wieder in die Hebammensprechstunde.

Ein echtes Nabelgranulom habe ich schon oft unter der Gabe des homöopathischen Arzneimittels *Silicea* verschwinden sehen. Es lohnt sich, zuerst homöopathisch zu behandeln und erst bei wirklich hartnäckigen Fällen den Silbernitratstift einzusetzen. Bei den dadurch vielleicht auftretenden Argentum-nitricum Symptomen werden dieselben Globuli dem Kind wieder Ruhe verschaffen. Hier ist dann deutlich der Grundsatz der Homöopathie zu verstehen: Ähnliches mit Ähnlichem behandeln!

STOFFWINDELN WÄHREND DER NABELABHEILUNG

Immer wieder erzählen mir Mütter nach ihrer Klinikentlassung, daß sie erst nach Abheilung des Nabels mit Stoffwindeln wickeln möchten, da ihnen in der Klinik vorerst davon abgeraten wurde. Über diese Falschinformationen ärgere ich mich immer wieder, denn viele Eltern glauben diesen Unsinn und geben nun unnötig Geld für Höschenwindeln aus. Seit langem wünsche ich mir, daß ein Vater die Rechnung dieser Wegwerfwindeln an den Verwaltungschef des betreffenden Krankenhauses sendet. Soweit ist unsere Wegwerfgesellschaft gekommen, daß laut Auskunft von fachlich ausgebildetem Personal Neugeborene angeblich nur noch mit Einmalhöschenwindeln heranwachsen können. Für Sie als Eltern ist es dann verständlicherweise schwierig zu unterscheiden, was richtig und was falsch ist. Obwohl ja der gesunde Menschenverstand, ohne jede Fachschulung, erkennen müßte, daß wir alle bis Mitte der 70er Jahre vom Neugeborenenalter an bis zum Ende der Windelzeit mit Stoff gewickelt wurden. Bekanntlich hat erst die Industrie, als Reaktion aus unseren sich stetig steigernden Bequemlichkeitswahn, Einmalwindeln auf den Markt gebracht. Das einzige, was Stoffwindeln bei einem noch vorhandenen Nabelschnurrest oder noch nicht völlig abgeheilter Nabelwunde erfordern, sind ein paar Tricks in der Windelfalttechnik. Lassen Sie sich als Eltern also nicht von den altbewährten Stoffwindeln abbringen, sondern von Ihrer Hebamme unterweisen, wie Sie damit richtig wickeln, wenn noch ein Nabelrest vorhanden ist. Oft habe ich den Eindruck, daß Nabelwunden schneller abheilen bei solchen Babys, die mit Stoffwindeln und Wollhosen gewickelt werden. Aber dies ist auch »nur« wieder eine Hebammenerfahrung und kein wissenschaftliches Untersuchungsergebnis, das sich beindruckend über eine Statistik darstellen läßt.

KONTROLLE UND PFLEGE NACH ABFALLEN DES NABELSCHNURRESTES

Der Nabel kann übrigens auch einige Wochen nach dem Abfallen des Nabelschnurrestes immer noch ein bißchen schmieren, d.h. es tritt noch immer ein wenig Wundsekret aus, das manchmal sogar blutig sein kann. Immer wieder ist dies ein Grund, daß Wöchnerinnen in der Sprechstunde oder bei mir zu Hause ganz aufgeregt anrufen. Dafür habe ich Verständnis, es ist wirklich beunruhigend für die Eltern. Als Hebamme kann ich jedoch immer schnell trösten und die Erscheinung als vollkommen normal erklären. Sicher aber ist immer in solchen Fällen der Nabel anzuschauen, und oft muß noch einmal eine homöopathische Behandlung mit *Arnica, Calcium carbonicum* oder *Silicea* erfolgen.

DIE PFLEGE DES VERHEILTEN NABELS

Beim Pflegen und Reinigen des verheilten Nabels ist es notwendig, viel Sorgfalt anzuwenden. Trauen Sie sich als Mutter, den Nabel nach dem Bad etwas zu spreizen und den entstehenden Zwischenraum gut zu trocknen.

DER HAUTNABEL

Manchmal ist ein sogenannter Hautnabel zu sehen. Hier ist einfach die Bauchhaut ein kleines Stückchen an der Nabelschnur hochgewachsen. Nachdem der Nabelschnurrest abgefallen ist, steht dann dieser Hautnabel etwa einen Zentimeter von der Bauchdecke ab. Machen Sie sich keine Sorge, auch dieser Nabel wird irgendwann nach innen verschwinden. Vielleicht dauert es bis zu einem Jahr, seien Sie also geduldig. Bei nur ganz wenigen Kindern steht der Hautnabel ein Leben lang nach außen. Hebammen tragen übrigens keine Schuld am Aussehen des Nabels und verdienen auch kein Lob, wenn er besonders schön ausfällt. Form und Aussehen des Nabels liegen ganz allein an der Natur und der Individualität des Kindes.

Wir können vielleicht bei einem drohenden Nabelbruch anraten, doch die gute alte Nabelbinde einige Wochen anzulegen, oder der Mutter zeigen, wie der Nabel geklebt wird, aber Wunder können auch »weise Frauen« nicht vollbringen.

BESONDERE, NICHT ALLTÄGLICHE VORKOMMNISSE BEIM NEUGEBORENEN

Die folgenden Erläuterungen sind für Hebammen wichtig und Sie als Eltern sollten unbedingt Ihrer Hebamme die Entscheidung überlassen, wie sie damit umgeht und welchen Behandlungsweg sie wählt. Sie wird auch wissen, wann sie einen Arzt zuziehen muß.

NEUGEBORENENGELBSUCHT (IKTERUS)

Die Neugeborenengelbsucht ist eines der am häufigsten vorkommenden Probleme. Doch immer wieder muß ich feststellen, daß um etwas vollkommen Normales eine große Panik ausbricht.

NORMALE PHYSIOLOGISCHE GELBSUCHT

Normal ist nämlich, daß durch den Zerfall der roten Blutkörperchen das sogenannte Bilirubin entsteht und auf Grund einer Unreife oder Überlastung der kindlichen Leber vorerst in der Haut des Neugeborenen abgelagert wird. Sobald die Leber fähig ist, scheidet sie es über den normalen Stoffwechselvorgang aus. Tritt diese Gelbsucht ab dem dritten Lebenstag auf, so handelt es sich um eine physiologische Erscheinung, die selten einer Therapie bedarf.

Doch wie aus einem normalen Schwangerschaftsverlauf schnell ein Risikoverlauf werden kann und ein natürlicher Geburtsverlauf in einem operativen Eingriff enden kann, so ist es auch mit dem Ikterus. Die Grenzen des Naturereignisses und einer Naturkatastrophe liegen nahe beieinander, und oft greifen sie fließend ineinander über.

BEHANDLUNGSBEDÜRFTIGE GELBSUCHT

Unnormal ist, wenn die Gelbfärbung der Neugeborenenhaut zu früh und zu intensiv erscheint und das Bilirubin im Blut einen Grenzwert überschreitet. Die Gefahr, daß die Belastung zu bleibenden Schäden im Gehirn des Kindes führt, wächst mit dem ansteigenden Bilirubinspiegel vor allem in den ersten beiden Lebenstagen. Da aber das Kind mit jedem Lebenstag reifer und belastbarer wird, hängt diese Grenze vom Lebensalter des Kindes ab. Eine kontinuierliche Kontrolle ist also erforderlich, genauso wie Vertrauen in die Natur, daß sie weiß, weshalb sie dem Kind so früh solche Stoffwechselbelastungen zumutet. Wieder fällt mir die alte Allgäuer Hebamme ein, die meinte: »Wenn man Euch Junge hört, könnte man meinen, wir hier müßten alle Idioten sein, denn hier im Tal wurden fast alle zu Hause geboren. Meine Kinder waren gelb wie die Chinesen, aber alle sind sie was Vernünftiges geworden, haben zwar nicht alle das Abitur, aber es sind gesunde und kluge Menschen.« Diese Erfahrung kann ich nur bestätigen, auch meine drei Kinder waren quittegelb, und alle drei sind intelligent und gesund. Aber ich kann mich zu gut an die belastenden Tage im Wochenbett erinnern und an die wachsende Sorge um das Kind. Hinzu kommen dann noch lapidare Sätze wie: »Das ist doch ganz normal, das wird schon wieder.« Oder, noch schlimmer, die Freude der Besucher über dieses gesund aussehende Neugeborene und deren Frage: »Hast Du so viel Karotten gegessen in der Schwangerschaft, daß Dein Kind so eine schöne Hautfarbe hat?« Solche Bemerkungen führen dazu, daß die Wöchnerin tränenüberströmt und sich unverstanden fühlend in ihrem Bett liegt. Denn sie hat zum ersten Mal echte Sorge und Angst um ihr Kind, und sie meint, daß es niemanden gibt, der ihr Leid versteht.

KRANKENHAUSSITUATION

Im Krankenhaus wird die Neugeborenen-Gelbsucht entweder von der freiberuflichen Beleghebamme oder der Kinderkrankenschwester in Absprache mit dem Kinderarzt beobachtet. Bei den ersten Anzeichen wird dem Kind Fersenblut abgenommen, und sobald der

Laborwert eine bestimmte Grenze übersteigt, wird das Kind unter die sogenannte »Blaue Lampe« gelegt. Diese Phototherapie mit weißem Licht ist eine für das Baby relativ harmlose, aber wirkungsvolle Methode. Oft tritt bereits nach 24 Stunden eine deutliche Besserung durch die UV-Behandlung ein. Manche Neugeborenen müssen aber einige Tage im Inkubator (Brutkasten) nackt, mit verbundenen Augen unter der Lampe liegen. Die Mütter empfinden es als sehr belastend, da sie von ihrem Kind getrennt sind und ihnen der Anblick der abgedeckten Augen und des im Wärmebett liegenden Kindes seelische Schmerzen bereitet. Nur an ganz wenigen Krankenhäusern ist es nämlich üblich, daß diese Phototherapie mittels einer mobilen Einrichtung unmittelbar neben dem Bett der Wöchnerin durchgeführt wird.

NEUGEBORENENGELBSUCHT ZU HAUSE

Im häuslichen Bereich wird die Hebamme bemüht sein, den Grad der Gelbsucht zu erkennen und mit einem Farbspatel an der Nase des Kindes kontrollieren. Sie wird zum richtigen Zeitpunkt die entsprechenden Maßnahmen veranlassen.

Wie in vielen anderen Situationen, so sind auch hier die vorbeugenden Maßnahmen äußerst wichtig. Als Hebamme mache ich die Eltern immer wieder darauf aufmerksam, daß das besprochene Verfahren unbedingt eingehalten werden muß. Wie beim Vorgespräch in der Schwangerschaft schon geklärt wurde, dient das dazu, eine stationäre Verlegung des Neugeborenen zu vermeiden. Leider ist es noch nicht möglich, die Neugeborenen mit mobilen Phototherapieeinrichtungen ambulant zu behandeln. Für die Zukunft sehe ich aber hier einen Handlungsbedarf, Hebammen, Ärzte und Krankenkassen sollten sich gemeinsam um die Bereitstellung dieser Therapieeinrichtung bemühen. Schon aus Gründen der Kostenersparnis sehe ich einen Grund für diese familienfreundliche Einrichtung.

VORBEUGENDE, NATURHEILKUNDLICHE MASSNAHMEN

KONSTANTE KÖRPERWÄRME

Oberstes Gebot ist das Beachten einer konstanten Körpertemperatur, also kein unnützes Auswickeln und Abkühlen des Neugeborenen. Im seltenen Windelwechsel, einer Wärmelampe am Wickeltisch, einer Bettflasche oder dem Liegen in Mutters Arm sehe ich den Hauptschwerpunkt zur Vermeidung einer Gelbsucht.

MEDIKAMENTENVERZICHT

Ein weiterer Punkt ist sicher der Verzicht auf Medikamente während der Geburt, sowie eine medikamentenfreie Wochenbettzeit bei allen ambulanten und Hausgeburts-Wöchnerinnen. Die kindliche Leber erfährt dadurch keine zusätzliche Belastung.

FLÜSSIGKEITSZUFUHR

Bei den geringsten Anzeichen eines Ikterus sollte dem Baby vermehrt Fencheltee zugeführt werden. Damit wird zumindest ein Ausscheidungsprozeß angeregt, denn eine Aktivierung der Niere führt auch zu einer Leberanregung.

❧ KRÄUTERANWENDUNG

Bei einer bereits früh, also am zweiten Lebenstag auftretenden Gelbfärbung oder einem verlängerten Ikterus oder leicht erhöhtem Bilirubin erhalten die Mutter und das Kind einen speziellen leberanregenden Kräutertee aus: *Schöllkraut, Mariendistel, Löwenzahnkraut und -wurzel* sowie *Boldoblättern*. Von den Kräutern Mariendistel und Löwenzahnkraut und -wurzel sollten sie die eineinhalbfachen Mengen gegenüber dem Schöllkraut und den Boldoblättern verwenden. Die Wöchnerin soll zwei bis drei Tassen täglich trinken und dem Neugeborenen vor jeder Mahlzeit einen Teelöffel warmen Tee verabreichen. Bei Bedarf kann das Kind im Anschluß an die Brustmahlzeit noch Flüssigkeit zugeführt bekommen von dem stark verdünnten, oder mit schwach aufgebrühtem Fencheltee gemischten Lebertee. Sehr viele Kinder trinken diesen Tee auch ohne Zusatz von Zucker. Sollte aber das Neugeborene jede Zufütterung von Tee ablehnen, aber ein deutlicher Anstieg der Gelbsucht eine Flüssigkeitszufuhr erfordern, dann sollen die Eltern den Tee eben doch mit Traubenzucker süßen. Eine gängige Dosis von einem Teelöffel Traubenzucker auf 100ml Tee sollte nicht überschritten werden. Bitte in den ersten Lebensmonaten keinen Honig zum Süßen verwenden, da er abführend wirkt und leicht Blähungen verursacht. Wichtig ist, das Süßen der Teeflasche innerhalb kürzester Zeit wieder zu reduzieren.

AUSSCHEIDUNGSKONTROLLE

Es sollte unbedingt auf die Stuhlmenge und Stuhlbeschaffenheit des Neugeborenen geachtet werden. Sollten erst geringe Mengen Mekonium und Übergangsstuhl ausgeschieden worden sein, dann wird es notwenig sein, die Zufütterung von gesüßtem Tee sofort abzustellen, da Zucker bekanntlich stopft! Die Mutter sollte in der Förderung der Milchmenge Unterstützung finden und angehalten werden, das Baby öfters anzulegen. Hier bewährt es sich zu Hause sicherlich, daß keine obligatorische Zufütterung von Glucoselösungen stattfindet, wie es leider in vielen Kliniken geschieht. Ich sehe in dem normalen Fastenprozeß des Neugeborenen einen der natürlichsten Vorbeugungsmechanismen des Körpers. Sollte aber doch Flüssigkeitszufuhr erforderlich werden, wird sich bei mangelnder Mekoniumausscheidung das Süßen des Tees mit Honig wegen der abführenden Wirkung bewähren.

DAS NEUGEBORENE

ERNÄHRUNG

Die Wöchnerin sollte unbedingt auf Leberschonkost achten, also leberanregendes Essen und leberbelastende Nahrung vermeiden. Insbesondere auf tierisches Eiweiß (Fleisch und Wurst) sollten Sie in den ersten Tagen verzichten. Reduzieren Sie Fett und Hülsenfrüchte soweit wie möglich. Vor dem Verzehr von Tomaten möchte ich insbesondere warnen, denn diese sind sehr Vitamin-A-haltig, und somit leberbelastend. Trinken Sie viel und erinnern Sie sich daran, daß die Wöchnerinnen früher in den ersten Tagen meistens Suppe, Reis- und Haferschleim sowie Kartoffelspeisen erhalten haben. Eine gute, bald einsetzende und geregelte Verdauung durch ballaststoffreiche Ernährung der Mutter im Wochenbett wird dazu beitragen, daß die Gelbsucht des Neugeborenen nicht ansteigt.

SONNENLICHTBEHANDLUNG

Sobald bei dem Baby zu Hause die Gelbfärbung der Haut zunimmt, wird die Hebamme die Eltern bitten, das Kind dem Sonnenlicht auszusetzen, zumindest ausreichend Tageslicht auszunützen. Dann muß das Kind für einige Tage auf seinen dämpfenden Wiegenschleier verzichten, denn am besten wird es sein, die direkte Sonneneinstrahlung auszunutzen. Immer wieder räumen wir zu dieser Maßnahme einfach ein Fensterbrett ab, polstern es warm mit einem Fell und Wärmflaschen. So kann das Kind dann eine natürliche Phototherapie genießen. Zu Hause können wir auf das Verbinden der Augen verzichten, da das Baby bei direkter Sonneneinwirkung freiwillig die Augen schließt. Die Eltern sitzen neben ihrem Kind und achten darauf, daß es nicht zu heiß für den Sprößling wird. Innerhalb kürzester Zeit ist an der nachlassenden Gelbfärbung zu erkennen, daß das Kind gedreht werden muß und die noch gelbe Körperseite an der Reihe ist mit Tageslicht-Bestrahlung. Je nach Bilirubinwert wird es also notwendig sein, das Kind immer wieder mit nacktem Rücken und Bauch oder nur mit seinem Gesicht der Sonne auszusetzen. Diese Therapie ist natürlich auch von der Jahreszeit, der Wohnungs- und Familiensituation abhängig.

❧ HOMÖOPATHISCHE ARZNEIEN

Nicht verzichten könnte ich bei gelben Kindern auf den Einsatz von homöopathischen Arzneien. Zum wiederholten Male muß ich jedoch darauf hinweisen, daß diese Medikamente nicht von Laien wahllos angewendet werden dürfen. Nur Hebammen und Ärzte mit entsprechenden Kenntnissen werden damit umgehen können. Meine bei Gelbsucht meistgebrauchten Globuli sind: *Aconitum, Chelidonium, China, Lycpodium, Natrium sulfuricum, Sepia, Sulfur.*

HEBAMMENERFAHRUNGEN

Mit Hilfe des Lebertees und den richtigen Globuli war eine ernste Gelbsuchtgefahr in meiner Nachsorgetätigkeit immer wieder abzuwenden. Interessanterweise kann ich bei diesem auftretenden Risiko auch solche Eltern vom Einsatz homöopathischer Arzneien überzeugen, deren Einstellung diese medizinische Heilkunde in den Bereich des Okkultismus verweist. Manchmal kostet es mich sehr viel Überzeugungsarbeit, mit dem Grundwissen und den Grundgedanken Samuel Hahnemanns zu argumentieren, um ein falsches Bild und Voreingenommenheit aus dem Weg zu räumen. Ich lehne es ansonsten prinzipiell ab, mich missionarisch für diese Heilkunde einzusetzen, denn ich kann und muß jede Lebenseinstellung akzeptieren, doch bei einem Neugeborenenikterus gibt es keine anderen Alternativen. Jeder Kollegin möchte ich also noch einmal ans Herz legen, sich intensiv mit der Materie auseinanderzusetzen, um solchen Fragen und Diskussionen besorgter Eltern gewachsen zu sein.

Überhaupt wird die Betreuung eines gelben Kindes vom Erfahrungsschatz der Hebamme abhängig sein. Es kostet mich heute noch viel Energie und ständiges Hinterfragen meiner Sicherheit, ob ich mit dem Ikterometer (Farbskala zum Erkennen des Bilirubinwertes) wirklich richtig kontrolliere, denn ein zu langes Zuwarten könnte zu gesundheitlichen Folgen für das Kind führen. Ein zu schnelles Blutabnehmen führt beim Kind zu Schmerzen und einem sinnlosen Energieverlust und somit zu einer zusätzlichen Belastung des Stoffwechsels. Außerdem werden den Eltern unnötig Sorgen und Momente der Angst zugemutet. Diese Gefühle übertragen sich auf das Kind und werden die Situation wiederum negativ beeinflussen. Hier sind also Einfühlungsvermögen, Abschätzen und Erkennen der eigenen Grenzen der Hebamme gefragt. Denn ein stationär eingewiesenes Neugeborenes wird selten schnell wieder nach Hause entlassen, auch wenn die Hebamme oder der Kinderarzt nur »auf Nummer sicher« gehen wollten. Oft wird es heißen: »Wir müssen schon aus Sicherheitsgründen das Kind noch einige Tage überwachen.« Gelbe Kinder sind immer wieder der Grund, lieber einen Hausbesuch zu lange oder zu oft, einen Anruf zuviel zu tätigen als einmal zuwenig. Daß dies mit schlaflosen Nächten verbunden sein kann, weiß ich nur zu gut.

SCHMIERAUGEN DER NEUGEBORENEN

Leider ist es eine häufige Beobachtung, daß Neugeborene und Säuglinge immer wieder unter einer Augenentzündung leiden. Bei manchen Babies geschieht das schon in den ersten Lebenstagen, und die Mutter bittet deshalb nach ihrer Krankenhausentlassung um Rat, da sie die ärztlich verordneten antibiotischen Augentropfen nicht verwenden möchte.

VORBEUGUNG

Vorbeugend wird es immer wichtig sein, darauf zu achten, daß das Neugeborene nur mit sauberen, frisch gewaschenen Händen betreut und gepflegt wird. Den größeren Geschwistern sollte ebenfalls eine ausreichende Handhygiene anerzogen werden. Die Augenschleimhäute der Babies sind sehr empfindlich und müssen vor Verunreinigungen jeder Art geschützt werden. Eine ständig frische Spuckwindel im Bettchen und auf dem Arm der Eltern wird ebenfalls vorbeugend wirken.

Beim Waschen des Gesichtes ist es ratsam, nur Wasser zu verwenden und die Augen immer von außen nach innen zur Nase hin zu säubern, niemals in der entgegengesetzten Richtung.

Beim Lüften des Zimmers sollten Sie immer darauf achten, daß das Gesicht und die Augen des Kindes keiner Zugluft ausgesetzt sind. Schieben Sie also die Wiege zur Seite oder schließen Sie den Wiegenschleier.

🙵 NATÜRLICHE BEHANDLUNGSMÖGLICHKEITEN

Bei bereits schmierenden, leicht entzündeten Augen des Neugeborenen setzen die eben voraus erwähnten vorbeugenden Maßnahmen als erste Behandlungen ein. Zusätzlich kann dann zur Anwendung kommen:

- Im Anfangsstadium, also bei tränenden Augen, gebe ich dem Kind *Euphrasia* (Augentrost)-*Augentropfen*. Die Mutter soll diese regelmäßig bei jedem Wickeln in das betroffene Auge träufeln. Selbstverständlich können Sie mit einem Augentrostaufguß die Lösung selbst herstellen, dann aber nur als Kompressen auf dem betroffenen Auge verwenden, um jegliche Verunreinigung und Schleimhautreizung durch Mikrobestandteile zu vermeiden. Sie sollten deshalb zur Herstellung einen sehr feinen Filter benutzen.
- Bei bereits leichten Augenrandrötungen überlasse ich der Mutter *Calendula-D4-Augentropfen* und Euphrasia-Augentropfen, die sie dem Kind im Wechsel bei jedem Wickeln oder Stillen in die Augen träufeln soll. Fast immer führt diese Behandlung zum Erfolg. Selbstverständlich können die genannten Präparate dem Neugeborenen auch homöopathisch potenziert in Globuli eingegeben werden. Neben Euphrasia, Calendula ist oft *Argentum nitricum*, *Pulsatilla*, *Sulfur* oder *Thuja* angezeigt.

Zum Auswischen und Säubern des verklebten Auges empfehle ich der Mutter, abgekochtes Wasser unter Zusatz einer Prise Salz zu verwenden, wobei natürlich für jedes Auge und bei jedem Reinigen eine frische Kompresse notwendig ist.

Rosenwasser zum Auswaschen wird bestimmt gleichzeitig die Heilung unterstützen, und bei einem beginnenden Schmierauge eine ausreichende Behandlung sein.

Häufig rate ich der Mutter zum Säubern sowie als Augenauflagen während des Stillens, eine Lösung des Wundheilungsbades zu verwenden. Sie können eine Prise dieses Salzes in einem Glas mit abgekochtem Wasser auflösen, das täglich frisch angesetzt wird, und bei jeder Anwendung einen frischen Wattepad eintauchen. Diese ausschließliche Methode hat schon oft zum Erfolg geführt.

Auch eine *isotonische Kochsalzlösung* mit dem Zusatz von *Lavendel extra* führt zu einer Abheilung des Auges. Eltern können sich diese Lösung in der Apotheke besorgen, aber auch ich habe diese in meinem Nachsorgekoffer dabei. Ich verwende 30 ml Kochsalzlösung mit drei Tropfen Lavendel zur Herstellung dieser Mischung.

Auch hier kann in der Stillzeit die Mutter selbstverständlich die Augen des Kindes mit *Muttermilch* behandeln. Alle Entzündungen dürfen prinzipiell mit Muttermilch behandelt werden. Diese einfache natürliche Methode wird immer zum Erfolg führen.

Bei allen naturheilkundlichen Anwendungen muß die Mutter des Neugeborenen beraten werden, da es kein Wundermittel gibt, das von heute auf morgen hilft, denn gut Ding will Weile haben. Aber bis auf ganz wenige Einzelfälle führt die Naturheilkunde eigentlich immer innerhalb einer Woche zum Erfolg.

WUNDSEIN BEIM NEUGEBORENEN

Das Wundsein des Neugeborenen ist immer wieder ein Thema, das Eltern und Hebamme im Wochenbett und während der späteren Wochen beschäftigen wird.

VORBEUGUNG

Vorbeugend sind hier alle Maßnahmen zu nennen, die ich am Anfang dieses Kapitels erwähnt habe unter dem Aspekt der ersten Tage des Neugeborenen. Durch Waschen mit eher kühlem Wasser und Seife, Verwendung eines kaltgepreßten fetten Öles und einer Salbe auf natürlicher Basis, Benutzung von Stoffwindeln und regelmäßigem Windelwechsel wird ein Wundwerden meiner Erfahrung nach am ehesten zu vermeiden sein. Das Abwaschen mit einem kühlen Waschlappen oder einem Naturschwamm ist eine der besten vorbeugenden Maßnahmen. Dadurch wird die Haut gut durchblutet, somit widerstandsfähiger und in ihrer Fähigkeit zur Krankheitsabwehr gestärkt. Dasselbe gilt für eine kräftige tägliche Massage insbesondere des Windelbereiches. Um ein Wundsein zu vermeiden, sollten Sie diese Tips wirklich berücksichtigen. Eine frühzeitige angenehme Abhärtung wird Ihr Baby vor einem Wundsein besser schützen als irgendwelche durch die Werbung angepriesenen Kosmetiktüchlein.

NATÜRLICHE BEHANDLUNGSMÖGLICHKEITEN:

Ist es trotz allem zu einem wunden Popo gekommen, wird folgendes zu einer schnellen Abheilung verhelfen:
- *Windelwechsel:* Häufiges Windelwechseln, wobei Sie auf ein äußerst saugfähiges Wickelpaket achten sollten. Bei der Verwendung von Höschenwindel bei stark einnässenden Kindern empfiehlt es sich, die etwas größeren zu kaufen oder zusätzlich eine Vlieswindel einzulegen. Achten Sie bei Wegwerfwindeln immer darauf, daß die Windel nicht direkt am Po anliegt, sondern ein genügend großer Luftraum zur Verfügung steht.
- *Nacktstrampeln:* Das Kind muß so oft und so lange wie möglich an einem warmen Platz nackt strampeln können, ohne sich dabei zu unterkühlen. Denn Luft und wenn möglich zusätzlicher Sonneneinfluß sind bewährte natürliche Anwendungen, um einen Hautheilungsprozeß zu unterstützen.
- *Sitzbäder oder Waschungen:* Das Wundheilungsbad mit den ätherischen Ölen Schafgarbe, Lavendel extra, Kamille blau, Rose und Geranie auf der Basis von Totes-Meer-Salz hat sich bei wunden Kinderpopos schon hunderte Male bestens bewährt. Sie können Ihr Baby täglich ein oder mehrmals in eine Schüssel setzen oder bei jedem Windelwechsel mit einem Waschlappen säubern, der in einer Lösung mit dem Wundheilungsbad getränkt wurde.

- *Trocknen-, Wärmeanwendungen:* Im Anschluß wird es sinnvoll sein, das Neugeborene trocken zu fönen, denn ein wunder Po schmerzt die Kinder bei jeder Berührung. Mit dem Fön ersparen Sie dem Kind Schmerzen, führen Luft und Wärme zu und halten die Haut trocken. Bitte achten Sie unbedingt darauf, daß dabei ein Waschlappen oder eine Windel als Schutz vor einem tödlichen Stromschlag vorhanden sein muß, falls Ihr Kind Wasser lassen muß.
Nach dem Säubern des Popos können Sie ihn auch für einige Minuten mit einer Rotlichtlampe bestrahlen. Daß das Kind dabei nicht unbeaufsichtigt gelassen werden darf, ist sicher selbstverständlich.
- *Salbenbehandlungen:* Nach der Reinigungs- und Trockenzeremonie wird es sinnvoll sein, bei leichtem Wundsein eine Ringelblumensalbe aufzutragen und bei schon schlimmeren Stadien die Beinwellsalbe Spezial zu verwenden. Sicherlich gibt es noch einige andere gute Heilsalben, die Ihnen Ihre Hebamme empfehlen kann. Ich habe schon sehr viele Fertigmischungen in meinen Jahren der Freiberuflichkeit und an meinen eigenen wunden Kindern ausprobiert, doch erst mit den Salbenrezepturen aus dem Buch von Susanne Fischer-Rizzi »Medizin der Erde« habe ich wirklich gute Heilerfolge innerhalb kürzester Zeit erreichen können.
- *Seidenwindeleinlagen:* Eine weitere gute Methode zur Abheilung eines wunden Kinderpos sind Seidenwindeleinlagen aus Bouretteseide. Ob das Kind mit Stoff- oder Höschenwindeln gewickelt wird, bei beiden Methoden bewähren sich diese Einlagen. Sobald Sie eine leichte Hautrötung bemerken, sollten Sie sofort zu den Einlagen greifen. Seide hat die Fähigkeit, Flüssigkeit von der Haut abzuleiten und ist auf Grund ihrer Beschaffenheit sehr wundheilungsfördernd. Drei dieser Seidenwindeleinlagen sollte meines Erachtens jede Mutter besitzen. Sie können sie am besten sofort unter heißem Wasser mit Kernseife auswaschen. Sie trocknen sehr schnell und können anschließend wieder verwendet werden. Bei häufiger Kochwäsche leidet reine Seide allerdings sehr und wird zu schnell verschlissen.
- *Muttermilchbehandlungen:* Sehr hilfreich kann hier wieder Muttermilch sein. Bei beginnendem Wundsein empfiehlt es sich, die kostbare Frauenmilch auf den Kinderpo zu streichen und es wird erst gar nicht zu einem Wundwerden kommen. Über eine meiner ersten Muttermilcherfahrungen möchte ich doch erzählen: ...

... Brigitte, eine Freundin von mir, war gerade dabei, ihr Neugeborenes zu wickeln, als ich sie besuchen kam. Erstaunt sah ich, wie sie in ihre Hand hellgelbe Flüssigkeit gab, die in einem kleinen Gläschen auf der Wickelkommode stand. Mit Liebe, wie es nur eine Mutter kann, massierte sie ihrem Baby damit die Pobacken und Gesäßfalten ein. »Schau nicht so verdutzt! Was meinen Brustwarzen zur Vermeidung von Wundsein hilft, kann doch meinem Sohn nicht schaden, oder? Ja, Du hast es erraten, es ist Muttermilch.« Durch dieses Erlebnis, ganz zu Anfang meiner Freiberuflichkeit, war mir klar geworden, daß diese sogenannten alternativen Methoden etwas für sich haben. Ich möchte seit dieser Zeit nicht mehr auf den Rat zur Heilanwendung mit Muttermilch verzichten müssen. Gut, daß es Frauen gibt, die uns Hebammen, über das Erlernte hinaus zeigen, wie Kinder natürlich und einfach zu behandeln sind!

- *Ernährung der stillenden Mutter:* Selbstverständlich wird bei einem wunden Kinderpo die Frage nach der Ernährungsweise der stillenden Mutter nicht ausbleiben können. Nicht immer, aber relativ oft sind scharfe Gewürze oder ein Übermaß an Vitamin C die Verursacher des Wundwerdens. Mit etwas Feingefühl und gemeinsamen Überlegungen wird es sich schnell klären lassen, ob es die Peperoni auf der Pizza, die Kiwi im Müsli oder der frischgepreßte Apfelsaft sein können, die über die Muttermilch im Windelbereich des Kindes als Reizstoffe sichtbar werden.
- *Zinksalben:* Eine der häufigsten vorsichtigen Anfragen von Großmüttern höre ich in diesen Situationen immer in bezug auf die gute alte Penatencreme. Es stimmt schon, mit einem dicken Klatsch dieser Creme ist ein Wundsein zu vermeiden, weil reizstoffreicher Stuhl oder saurer Urin des Wickelkindes gar nicht erst lange mit der Haut des Babies in Berührung kommen. Aber: Alle diese festhaftenden dicken Salben, die ein Kind laut Werbung vor Wundsein schützen, sind mit mehr oder weniger hohem Anteil an Zink versehen. Das Metall Zink in Wund- und Heilsalben verschließt Hautwunden tatsächlich sehr schnell. Das ist aber kein Grund, diese zinkhaltigen Salben schon im Vorfeld ständig zu verwenden und das Kind somit einer ständigen Zinkbelastung auszusetzen, ganz zu schweigen von dem Zinkanteil der Höschenwindeln, die deshalb nicht kompostierbar sind, da der Boden auf Jahre hinaus einer viel zu hohen Metallbelastung ausgesetzt wäre. Bei einem tatsächlichen Wundsein gelingt es mit einer Zinkpaste wirklich sehr schnell, die Wunden zur Abheilung zu bringen, jedoch wird damit die Ursache nicht beseitigt. Giftstoffe, die der Körper über die Haut im Windelbereich auszuscheiden versucht, müssen nun einen anderen Weg suchen. Sie werden wieder nach innen gedrängt und werden ein anderes Organ oder eine andere Körperstelle belasten. Verdrängen ist aber nicht immer der richtige Weg. Im Gegenteil, die Homöopathie urteilt nach der sogenannten Hering'schen Regel, die lautet: »Eine Heilung nimmt den richtigen Weg, wenn sie von oben nach unten und von innen nach außen verläuft!« Versuchen Sie also ein Wundsein der Haut zuzulassen und unterstützen Sie den Körper in seinem Selbstheilungsmechanismus mit entsprechenden natürlichen Präparaten.

❧ HOMÖOPATHISCHE ARZNEIEN

Die Homöopathie kann immer sehr erfolgreich bei wunden Kindern eingesetzt werden. Doch neben den bewährten Arzneien *Arnica, Calendula, Hypericum, Sulfur, Symphytum* kommen hier die sogenannten *miasmatischen Mittel* zum Einsatz. Diese Therapie erfordert viel Zeit und sollte wirklich nur von ausgebildeten Homöopathen angewendet werden. Jedoch spätestens, wenn keine der erwähnten Therapien zum Erfolg führt, sollte die Zeit gekommen sein, sich in der Hebammensprechstunde mit der möglichen Ursache auseinanderzusetzen und nach dem geeigneten Mittel zu forschen. Gegebenenfalls werden wir den Eltern empfehlen, sich an eine in der klassischen Homöopathie ausgebildete Ärztin oder Heilpraktikerin zu wenden.

BLÄHUNGEN

Im Neugborenenalter sowie in den ersten drei Lebensmonaten ist bei Hausbesuchen, am Telefon und vor allem in der Sprechstunde die häufigste Frage der Mütter: »Was kann ich tun? Mein Kind hat so arge Blähungen.«

WACHPHASEN

Als erstes versuche ich dann zu klären, ob es sich wirklich um Blähungen handelt, oder ob das Baby einfach mit seinen Wachphasen nichts anderes anfangen kann, außer zu schreien. Bei dieser Gelegenheit will ich klarstellen, daß ein Baby seine Stimme schon auch mal benutzen darf. Jede Mutter sollte selbst feststellen können, daß ihr Kind keine volle Windel, keinen Hunger, keinen aufgeblähten Bauch, keine kalten oder zu heißen Füße, sondern ganz einfach nur Langeweile hat. Es will getragen und beschäftigt werden, doch seine Mutter möchte vielleicht gerne einmal duschen, muß kochen oder die großen Geschwister noch versorgen. In solchen Situationen hat die Mutter nur die Möglichkeit, das Baby ins Körbchen zu legen. Es wird quengeln oder auch richtig lauthals protestieren. Das Kind darf sich in solchen Fällen beschweren, also auch wirklich einmal schreien, dann müssen Sie sich nicht als Rabenmutter fühlen, sondern können selbst erkennen: »Ich lasse dem Kind sein Recht, Protest einzulegen, aber diesem wird jetzt nicht stattgegeben.« Ich bin mir sicher, daß entweder das Kind nach fünf Minuten sein Schreien einstellt, ohne Schaden zu nehmen, oder die Mutter ihre Bedürfnisse und Erledigungen beendet hat und schnell das schreiende Bündel wieder zu sich holt. Ein geeignetes Hilfsmittel für Kinder, die ständig getragen werden wollen, ist übrigens das Tragetuch. Mit dieser Tragehilfe schonen Sie Ihren Rücken, haben Ihre Arme für die Arbeit zur Verfügung, das Kind nimmt am Tagesablauf teil und ist zufrieden. Lassen Sie sich aber nur ja nicht gleich wieder verunsichern von Ihren Mitmenschen, die vielleicht die Tragetuchtechnik nicht für gut halten. Viele Ärzte befürworten das Tuch ebenso wie die Mütter. Alle Zweifler und Kritiker fordern Sie am besten auf, doch einmal für einige Tage Ihr Kind samt Haushaltsarbeit zu übernehmen.

SCHREISTUNDEN, ECHTE BLÄHUNGEN, DREIMONATSKOLIKEN

Echte Blähungen oder Dreimonatskoliken sind von den typischen Abendschreistunden fast nicht zu unterscheiden. Letztere treten, wie der Name schon sagt, abends auf, für die Dauer von zwei bis drei Stunden, mit einem Beginn zwischen 17°° und 20°° Uhr. Bei vielen Neugeborenen läßt sich die Uhr nach diesen Schrei- oder Blähungsphasen stellen.

Die Schreistunden sind daran zu erkennen, daß das Baby sich durch nichts beruhigen läßt, Stillen hilft nur für kurze Zeit, ebenso wie das Herumtragen. Ein Bad mit Massage bringt dann für kurze Zeit vielleicht Ruhe. Es fallen mir bei diesem Thema der abendlichen Unruhen immer wieder die Worte meiner Söhne ein, als unsere Kleinste abends so unruhig war: »Mama, Babies weinen halt mal am Abend.« Diese Bemerkung war für meinen Mann und mich sehr tröstend, denn Kinder haben ein sehr gutes Gespür für die Bedürfnisse ihres Geschwisterchens. Oft gelingt es ihnen viel schneller, ein Baby zu trösten oder zum Lachen zu bringen, als Erwachsenen.

Echte Blähungen aber verursachen dem Kind wirkliche Schmerzen. Sie können feststellen, daß es einen roten Kopf oder auch eine extrem blasse Gesichtshaut aufweist, und vielleicht hat es sogar Schweißperlen zwischen den Augen oder auf der Stirn. Der Bauch des Neugeborenen ist meistens aufgebläht und wird als Trommelbauch bezeichnet. Es kann sein, daß das Kind seinen Körper ruhig hält beim Schreien oder aber die Füße anzieht und diese ruckartig wieder streckt. Häufig gehen dabei reichlich Winde ab. Beim Tragen wird es die Fliegerhaltung, also bäuchlings auf dem Unterarm liegend, bevorzugen. Achten Sie überhaupt beim Tragen immer wieder darauf, daß die Bauchmuskulatur des Kindes entspannt ist, es also mit rundem Rücken und eher hängendem Kopf und Füßen auf Ihrem Arm, über der Schulter oder auf einem Oberschenkel ruht. Eine gute Möglichkeit, ein Neugeborenes zu beruhigen, insbesondere zu den unruhigen Tagesstunden, ist der Pezzi- oder Togu-Ball. Dieser Gymnastikball hat einen Durchmesser von ca. 60cm und ist eine bequeme und gesunde Sitzmöglichkeit für die Eltern. Setzen Sie sich mit Ihrem Baby, das dabei bäuchlings quer über Ihrem Oberschenkel liegt, auf den Ball und wippen oder kreisen Sie auf dem Ball. Diese Bewegungen schaffen Ihrem Kind ganz sicher Linderung. Auch Ihre Wirbelsäule, sowie Nacken- und Schulterbereich werden eine Entlastung erfahren. Während der Rückbildungsgymnastik nehme ich immer wieder die schreienden Babies zu mir, und wir hopsen gemeinsam auf dem Ball. Es macht Spaß und beruhigt die Kinder. Die Wöchnerinnen werden durch dieses Beispiel motiviert, mit ihrem schreienden Kind auch mal etwas in diese Richtung auszuprobieren.

Von Koliken sprechen Eltern und Mediziner, wenn die Schrei- und Schmerzattacken mit ruckartigen, krümmenden Bewegungen und wechselnden Ruhephasen einhergehen. Die Kolikschmerzen sind vergleichbar mit Wehenschmerzen, ein ständiges Kommen und Gehen. Nichts scheint dem Kind Erleichterung zu bringen.

ZUGRUNDELIEGENDE (SEELISCHE) VERDAUUNGSPROBLEME

Bei all diesen Bauchschmerzen liegen meistens Verdauungsprobleme zu Grunde. Der Magen- und Darmtrakt des Neugeborenen hat in den ersten zwölf Wochen erhebliche Probleme und scheint seiner Aufgabe manchmal nicht gewachsen zu sein. Vielleicht fällt es dem Neugeborenen wirklich schwer, das Leben außerhalb des Mutterleibes »zu verdauen«. Bei diesen Schreiattacken muß wieder ein ganzheitliches Denken einsetzen. Wieso bläht sich das Neugeborene so auf? Will es Aufmerksamkeit erregen? Bedeutet diese Reaktion vielleicht, daß es die Art wie mit ihm umgegangen wird, nicht akzeptieren kann? Muß es schreien und sich aufbäumen gegen die übertriebene Fürsorge oder den lauten Fernseher, die häufigen Besuche oder die schrecklich grellen Farben, die es am Einschlafen hindern? Ein zunächst friedliches, fröhliches Kind, das dann auf dem Arm zu schreien beginnt, teilt übrigens nicht immer Schmerz, sondern auch einmal den Wunsch nach Bettruhe mit. Ich weiß, daß viele Eltern tatsächlich erst als Mehrfacheltern das Schreien des Babies mit Ablegen in sein Bett beanwortet haben und als Erfolg ein einschlafendes Kind erleben konnten. Uns erging es ebenso: erst beim dritten Kind machten wir uns gegenseitig darauf aufmerksam, daß das Neugeborene vielleicht lieber in sein Bett wollte. Ich möchte Ihnen noch einmal Mut zusprechen, sich zu trauen Ihr Kind schreiend in die Wiege zu legen. Es wird einen Versuch wert sein, vielleicht will es wirklich ganz einfach seine Ruhe haben. Manche Kinder schalten ihr Schreien ab wie einen Lichtschalter, drehen ihr Köpfchen zur Seite und schlafen ein. Hätte ich dies nicht beim zweiten Kind selbst erlebt, ich würde es nicht glauben.

»RAUCHERKINDER«

Viele Kinder müssen vielleicht wirklich mit allen Mitteln Rabatz machen, um auf Mißstände aufmerksam zu machen. Sie wollen so den Eltern das Rauchen abgewöhnen, denn erwiesenermaßen haben »Raucherkinder« weitaus mehr Bauchweh als Babies, die in Nichtraucherfamilien aufwachsen. Seien Sie also streng mit den Familienmitgliedern und Besuchern, und verbieten Sie das Rauchen in der Wohnung generell. Es nützt nichts, wenn nur in einem Zimmer weiter geraucht wird, denn die Rauchschwaden ziehen durch alle Öffnungen, zudem hängt der Geruch an der Kleidung und das Kind nimmt über die Nase die Nikotinwirkung auf. Schützen Sie Ihr Kind wie eine Glucke vor drohendem Unheil.

STILLZEITEN, ERNÄHRUNG DER STILLENDEN MUTTER

Stillende Frauen sollten bei ihren Kindern, die zu Blähungen neigen, verstärkt darauf achten, die Stillzeiten einzuhalten. Nach Möglichkeit also das Baby nicht in kürzeren Abständen als drei Stunden an die Brust legen. Denn Muttermilch benötigt drei Stunden, bis sie verdaut ist, und jeder Schluck frische Milch, der neu zu dem noch nicht beendeten Gärungsvorgang dazukommt, wird erst recht zu Verdauungsbeschwerden führen. Versuchen Sie sich für ein oder zwei Tage strikt an feste Zeiten zu halten, sehr häufig wird das Problem mit den Blähungen dann besser. Wenn auch damit keine Änderung eintritt, so können Sie sich zumindest sagen: »An den unregelmäßigen Mahlzeiten liegt es auch nicht.« Ich weiß, daß Sie als Stillmutter sowieso endlos viele Ratschläge erhalten und tausend Eß-Gebote und Verbote einhalten sollen. Es tut mir leid, wenn ich ebenfalls darüber schreiben muß. Aber häufig liegt tatsächlich die Ursache der Neugeborenen-Blähungen mit bei der Ernährung der Mutter. Ich betone MIT, denn es wird nie die alleinige Wurzel des Übels sein. Sehr viele Flaschenkinder leiden ebenfalls unter massiven Verdauungsproblemen und Blähungen, dann liegt das Bauchweh nie am Blaukraut, dem Sauerkraut oder den Allgäuer Kässpatzen. Es stimmt schon, bei den Stillkindern mit Blähungen fühlt sich zunächst oft die Mutter als die Alleinverursacherin. Dem möchte ich aber widersprechen, denn sehr viele Flaschenkinder leiden wie gesagt ebenfalls an Blähungen.

Achten Sie als Mutter lediglich darauf, daß Sie alles vermeiden, was Ihnen und Ihrem Partner Verdauungsprobleme bereitet. Das Kind hat ja schließlich Erbanlagen von Ihnen beiden mitbekommen. Seien Sie vielleicht auch etwas vorsichtig mit Lebensmitteln, die Ihnen in der Schwangerschaft nicht bekommen sind, denn es ist Ihr Kind und hat Ihnen vielleicht im Bauch schon signalisiert, daß es dieses oder jenes nicht mag. Ich weiß, es hört sich vielleicht an, als sei dieses Argument an den Haaren herbeigezogen. Aber es bewahrheitet sich immer wieder. Das Thema Milch möchte ich nicht unerwähnt lassen, da ich bis zum Zeitpunkt meiner eigenen Stillerlebnisse nicht glauben wollte, daß Kuhmilch für viele Kinder nicht verträglich zu sein scheint. Doch auch ich mußte mich wieder mal von der lieben alten Kollegin belehren lassen: »Ja, weißt denn Du nicht, daß die Kinder keine Kälbchen sind? Die Milch vom Bauern ist doch viel zu fett für Euch beide«, waren ihre Worte, als sie mich mit meinem schreienden Blähungskind erlebte. Dankbar habe ich das Trinken von Kuhmilch aufgegeben, das ich bislang ohnehin noch nie getan hatte, denn eigentlich habe ich nur aus Vernunft, nicht aus Überzeugung literweise Milch getrunken. Zwei Tage später schrie mein Neugeborenes nur noch halb so oft. Ich will damit nicht sagen, daß dies die Non-Plus-Ultra Lösung gegen Blähungen ist, aber in vielen Fällen hat der Rat schon geholfen. Eben dann, wenn die Mütter ihrem Kind zuliebe erst in der Stillzeit Milch trinken, bislang aber immer eine Abneigung dagegen verspürt hatten.

Es wird in jedem Fall vorteilhaft sein, scharfe und fremde Gewürze zu vermeiden. Immer wieder müssen wir feststellen, daß die Pizza vom Italiener einem Neugeborenen nicht bekommt. Dasselbe gilt für Vitamin-C-reiche Südfrüchte. Das Neugeborene wird nicht nur wund werden, sondern häufig bekommen die Kinder auch Blähungen von nicht heimischen Speisen.

Am besten wird es sein, daß Sie als Mutter einfach einen Versuch starten und bewußt an einem Tag eine bestimmte Obst- oder Gemüsesorte essen und dabei das Verhalten des Babies aufmerksam beobachten. Jede Mutter wird bei jedem Kind andere Feststellungen machen. Sicher sollten Sie aber in den ersten Wochen einen frischen Zwetschgenkuchen meiden. In drei Monaten stellen Sie jedoch vielleicht fest, daß Ihr Kind am Abend keine Blähungen mehr von Speisen bekommt, die anfangs schreckliche Bauchschmerzen verursachten. Von Nahrungsmitteln, die schnell verdaulich sind, wird das Neugeborene schneller Blähungen bekommen als von schwerverdaulichen, da kann es einen halben Tag dauern, bis es mit Beschwerden reagiert.

FLASCHENKINDER

Bei Flaschenkindern können Blähungen wie erwähnt genauso auftreten. Hier liegt es sehr oft am falschen Saugerloch, das dazu führt, daß das Neugeborene beim Trinken zu viel Luft schluckt. Achten Sie darauf, daß die körperwarme Nahrung aus dem Saugerloch wirklich nur tropft. Die Nahrungszubereitung sollte so erfolgen, daß das Fläschchen vor dem Trinken schon kurze Zeit stand. Denn beim Anschütteln der Nahrung bilden sich sehr viele Luftbläschen, was am Schaum der Milch zu erkennen ist, der sich erst setzen muß. Bereits beim Wasserabkochen sollten Sie darauf achten, daß die Kalkbestandteile im Wassertopf zurückbleiben und nicht in die Flasche geraten. Denn in vielen Gegenden ist das Trinkwasser sehr kalkhaltig, sie erkennen dies an der Graufärbung des Wassers, bzw. an den sich durch häufiges Abkochen im Topf haftenden Kalkbestandteilen. Bei vielen Babies ist es hilfreich, die Fertigmilch mit für Babynahrung geeignetem Mineralwasser (Etiketthinweis) oder mit Fencheltee zuzubereiten.

BEHANDLUNGSMÖGLICHKEITEN BEI BLÄHUNGEN

Bei Blähungen und Koliken kommen folgende Möglichkeiten in Frage, die natürlich oft erst die Symptome lindern, aber auch die Ursachen beeinflußen können:

ÄTHERISCHE ÖLE

Sinnvoll ist eine Bauchmassage mit dem *Vier-Winde-Öl*, das aus einer Mischung aus *Anis, Fenchel, Koriander* und *Kümmel* in Mandelöl besteht. Diese Massage darf nur (!) im Uhrzeigersinn durchgeführt werden und am besten bereits schon beim Wickeln vor der meist üblich einsetzenden Blähungszeit. Während der Blähungsphase kann man diese Massage vielleicht noch einmal wiederholen oder das Öl als feucht-warme Bauchkompresse oder emulgiert in Honig, Salz oder Sahne als entspannenden krampflösenden Badezusatz anwenden.

Dieses Öl hilft bei Erwachsenen genauso gut, wie ich mit folgender Geschichte beweisen möchte ...

... Mit dieser Vier-Winde-Öl Mischung hatte ich bei einer Fortbildung, an der uns Linseneintopf serviert wurde, ein bemerkenswertes Erlebnis. Bald nach dem Essen baten alle um eine Pause. Wir standen alle vor den Fenstern, ließen erstaunt Luft ab und rieben unsere aufgeblähten Bäuche. Keine Hebamme hatte große Lust weiter zu lernen. Wir wußten uns nicht zu helfen, bis mir die rettende Idee kam, uns ein Öl zu mischen. Innerhalb kürzester Zeit waren unsere Blähungen im wahrsten Sinne des Wortes wie weggeblasen und wir konnten wieder konzentriert weiterarbeiten.

Für die Duftlampe eignen sich die erwähnten ätherischen Öle einzeln oder als Mischung, ohne Basisöl versteht sich, denn in der Lampe werden immer nur die reinen Essenzen in die Wasserschale gegeben. Bei der Anwendung im Kinderzimmer bitte immer darauf achten, daß Sie nur die Hälfte der normalen Dosierung verwenden.

Bei Stillkindern bringt das erwähnte *Milchbildungsöl* (s. S. 329) oft denselben Erfolg. Mütter berichten, daß Neugeborene weniger Blähungen haben, wenn sie ihre Brust mit dem Öl einmassiert hatten. Mangels eines Vier-Winde-Öles können Sie dem Kind auch den Bauch mit dem Milchbildungsöl einmassieren.

FENCHEL-, KÜMMELTEE

Bei allen Kindern ist es oft sehr hilfreich, ihnen vor der Mahlzeit einen Teelöffel Fenchel- und Kümmelaufguß anzubieten. Sie können auch noch ein Lorbeerblatt mit in den Aufguß legen. Ein Löffel dieses schwachen Aufgusses wird genügen, um die Verdauung positiv zu beeinflussen. Stillenden Müttern rate ich, selbst reichlich Kümmel-, Fenchel- und Lorbeertee zu trinken.

❧ HOMÖOPATHISCHE ARZNEIEN

Homöopathische Arzneien sind eine der hilfreichsten Möglichkeiten, schlimme Blähungen bei Neugeborenen zu lindern. Ich möchte einzelne Arzneimittel genauer beschreiben, da es immer mehr Eltern gibt, die im Besitz einer homöopathischen Hausapotheke sind. Sollte jedoch beim ersten Arzneimittel keine Besserung eintreten, wird es gut sein, wenn Sie sich noch einmal mit Ihrer Therapeutin in Verbindung setzen.

Belladonna –
- das Kind bekommt bei seinen Schreiattacken einen hochroten Kopf,
- es schwitzt an der Stirn,
- es liegt lieber in seinem Bett, will seine Ruhe haben,
- eine warme Bettflasche hilft.

Chamomilla –
- das Kind hat abends gegen 21°° Uhr seine Hauptunruhezeit,
- es liegt eine gereizte Grundstimmung zu Grunde,
- es will etwas haben, aber die nächste Minute ist es damit unzufrieden,
- häufig ist bei den Schreiattacken eine Wange rot, eine blaß.

Cuprum metallicum –
- das Kind ist enorm verkrampft, hat kolikartige Krämpfe,
- hat dabei seinen Daumen fest in der Faust eingeschlagen,
- die Haut ist blaß-bläulich,
- die Bauchdecke ist gespannt und soll nicht berührt werden.

Colocynthis -
- das Kind hat schlimme Blähungskoliken, die wie Wellen erscheinen,
- es bäumt sich auf und krümmt sich,
- es liegt am liebsten über der Schulter der Mutter,
- harter Druck bessert (Schulter) die Schmerzen.

Lycopodium –
- das Kind hat Schwierigkeiten mit dem Aufstoßen und hat oft Schluckauf,
- es trinkt gierig, aber wenig, und ist schnell müde,
- es hat einen aufgetriebenen Bauch und liebt es, ausgepackt zu sein,
- die schlimmste Zeit ist von 16°°-20°° Uhr, aber nachts schläft es ruhig.

Magnesium carbonicum –
- das Kind hat kolikartige Blähungsschmerzen, die oft schon während dem Stillen oder kurz danach beginnen,
- es spuckt häufig saure Milch,
- der Stuhl riecht sauer und sieht schaumig-grün aus,
- es liebt Druck auf dem Bauch und krümmt sich.

Magnesium phosphoricum –
- das Kind hat kolikartige Schmerzen, die blitzartig kommen,
- der Stuhl ist grünlich und spritzig,
- jede Bewegung und kurzfristige Kälte machen alles schlimmer,
- dem Kind hilft Wärme und eine Bauchmassage.

MUND- UND WINDELSOOR (CANDIDAINFEKTION)

Eines der leider unangenehmen und oft langwierigen und hartnäckigen Probleme bei Neugeborenen und Kindern im Wickelalter ist eine Infektion mit Candida. Diese Hefepilze sind eine Erscheinung unserer modernen Wohlstandskultur. Leider bekommt das Neugeborene von der Mutter keinen sogenannten Nestschutz dagegen mit, wie es gegen andere Krankheitserreger der Fall ist. Ab dem ersten Lebenstag ist das Kind diesen Pilzen hilflos ausgesetzt. Es dauert etwa bis zum ersten Lebensjahr, bis das Immunsystem einigermaßen reaktionsfähig wird. Deshalb gilt es so gründlich wie möglich vorzubeugen, da ein Candidabefall leider nicht so schnell zu bekämpfen ist und eine Mundbesiedelung fast immer den gesamten Darm befällt und dann als Windelsoor wieder ans Tageslicht kommt. Dieser begleitet den Säugling häufig in immer wiederkehrenden Schüben das ganze Wickelalter hindurch. Der Windelsoor wird immer wieder dann auftreten, wenn das Kind in seiner Abwehrlage geschwächt ist, z. B. durch Schnupfen, Erkältung oder Impfungen.

VORBEUGENDE MASSNAHMEN

So wichtig es ist, ein Baby in den ersten Lebenstagen warm zu halten, so notwendig ist es bereits in der zweiten Woche mit kaltem Abwaschen, sowie einem Luft- und Sonnenbad die Haut vor einer Pilzinfektion zu schützen. Sie müssen immer daran denken, daß Pilze in einem feuchten, dunklen und warmen Milieu die idealen Wachstumsbedingungen vorfinden. Wenn dann noch für Süßes gesorgt wird, fühlen sich die Pilze rundum wohl. Noch ein Grund, den süßen Kindertee so schnell wie möglich wieder in einen ungesüßten zu verwandeln. Übrigens, Fruchtsäfte enthalten auch Zucker! Bitte verdünnen Sie unbedingt die Säfte, die später das Lieblingsgetränk des Kindes werden können! Eine stillende Mutter sollte unbedingt auf Süßigkeiten verzichten, denn auch dadurch wird ein Mundsoor beim Säugling begünstigt werden. Achten Sie insbesondere darauf, daß Sie selbst oder auch größere Geschwister den Schnuller oder Flaschensauger nicht in den Mund nehmen. Durch diese Unsitte werden Pilzsporen leider am häufigsten übertragen.

Die alte Weisheit, für einen kühlen Kopf (damit ist nicht die Kopfbedeckung sondern frische Luft gemeint) und warme Füße zu sorgen, wird bei einem Neugeborenen die beste Vorbeugung gegen einen Mundsoor darstellen. Achten Sie darauf, daß das Kind warm eingepackt so oft wie möglich an der frischen Luft oder im kalten Zimmer schläft, dann wird den Pilzen die Grundlage für ein Wachstum eher entzogen werden. Immer wieder muß ich feststellen, daß mit Beginn der Heizungsperiode die Mundsoor-Infektionen zunehmen.

Im Windelbereich gelten dieselben vorbeugenden erwähnten Maßnahmen wie gegen Wundsein (s. S. 293).

MUNDSOOR-BEHANDLUNGSMÖGLICHKEITEN

Ein Mundsoor ist zu erkennen an einem weißen, nicht abwischbaren Zungenbelag, der allerdings schwer zu unterscheiden ist von einem normalen Milchbelag. Treten dann aber an der Wangenschleimhaut, Ober- und Unterlippeninnenseite oder am Gaumen weiße oder graue Stippchenbeläge auf, so können Sie sich sicher sein, daß Ihr Kind einen Mundsoor hat. Es lohnt sich, als Mutter oder Hebamme dem Kind regelmäßig in den Mund zu schauen, denn je eher ein Soorbelag erkannt wird, desto besser und schneller ist er naturheilkundlich zu behandeln. Bei einem massiven Soorbefall hilft allerdings meistens nur ein vom Arzt verordnetes Antimycoticum.

Ein sofort zu Beginn erkannter Mundsoor läßt sich sehr gut mit einem *Rosenhydrolat* behandeln. Die vom Pilz befallenen Stellen werden dann mit einem rosenwassergetränkten Wattestäbchen betupft, oder der gesamte Mundraum wird mit einem Stoffläppchen ausgewischt. Dieses Tüchlein muß natürlich jedesmal erneuert werden.

Bei intensiverem Pilzbefall wird es notwendig werden, das Rosenwasser durch zusätzliche ätherische Öle zu ergänzen. Auf ein Schnapsgläschen *Rosenwasser* werden wenige Tropfen der *Pilztinktur* zugegeben, die aus einer Mischung besteht von *Lavendel extra*, *Rose* und *Tea-tree*. Bitte betupfen Sie damit sehr sparsam und vorsichtig die Mundschleimhaut.

WINDELSOOR-BEHANDLUNGSMÖGLICHKEITEN

Der Windelsoor ist anfangs zu verwechseln mit einem normalen Wundsein. Zeigen Sie als Mutter Ihr wundes Kind einer erfahrenen Therapeutin, Ihrer Hebamme oder Kinderärztin, denn nur ein geübtes Auge erkennt den Befall sofort. Es sind kleine kreisrunde Pünktchen, die einen roten Mittelpunkt, mit einem feinen weißen Kranz herum haben. Diese Pünktchen verbreiten sich meistens in Windeseile im gesamten Windelbereich. Zunächst ist wieder dieselbe Behandlung angesagt, die im Kapitel »Wundsein« (s. S. 293/294) erwähnt ist.

ÄTHERISCHE ÖLE
Ein Windelsoor kann mit der ätherischen Wund- bzw. Pilztinktur: *Lavendel extra*, *Rose*, *Tea-Tree* behandelt werden. Zusätzlich muß aber oft noch ein Nystatinpräparat (Vorsicht, Zink!) besorgt werden. Zur Heilung der betroffenen Hautstellen sollten Sie wieder die *Beinwellsalbe Spezial* verwenden.

HOMÖOPATHISCHE ARZNEIEN
Eine sehr gute zusätzliche Therapie sind beim Mundsoor sowie beim Windelsoor homöopathische Arzneien. Zur Verwendung kommen häufig: *Borax, Graphites, Kalium muriaticum, Lycopodium, Medorrhinum, Mercurius, Natrium carbonicum, Sulfur*. Wie immer wieder erwähnt, dürfen diese Arzneien nur unter genauer Kenntnis der einzelnen Arzneimittelbilder von TherapeutInnen verwendet werden.

Bei allen Candida-Behandlungen ist wichtig, daß die Therapie lange genug, am besten noch einige Tage über die vollständige Abheilung hinaus, durchgeführt wird. Weiterhin ist es wichtig, alle vorbeugenden Maßnahmen, wie kaltes Waschwasser, Luftbad und Seidenwindel beizubehalten. Wie erwähnt, kann in manchen Fällen lediglich ein »Schlafenlegen« der Hefepilze erfolgt sein und bei der nächsten Abwehrschwäche wie beim ersten Zahn oder einem Schnupfen werden sie wieder zum Ausbruch kommen.

SCHNUPFEN

Es ist sehr erfreulich für mich, wenn Mütter soviel Vertrauen gewonnen haben, daß sie bei Problemen auch nach dem Ablauf der acht Wochen noch immer Hebammenhilfe in Anspruch nehmen möchten. Bei vielen Babies ist der erste Schnupfen für die Mütter ein Grund zur Sorge, um anzurufen, oder in der Sprechstunde vorbeizukommen. Ich darf dann natürlich nur noch Rat und Hilfe anbieten von Mutter zu Mutter, doch ich war selbst auch sehr froh, von Freundinnen hilfreiche Tips zu erhalten, und habe alles unternommen, um natürliche Methoden aus Büchern zu sammeln. Denn diese waren einfach hilfreicher und unschädlicher.

NATÜRLICHE BEHANDLUNGSMÖGLICHKEITEN

– *Muttermilch:* Das einfachste Mittel, das ich Ihnen als Nasentropfen empfehlen kann, ist Muttermilch, sofern Sie noch stillen. Sie sollte dem Kind in die Nase geträufelt werden und hilft viel besser als alles andere, die Heilkraft habe ich ja bereits oft genug erwähnt. Ansonsten können Sie sich eine *physiologische Kochsalzlösung* in der Apotheke besorgen, das wird hilfreich und besser sein, als die bekannten Nasentropfen zu verwenden, die nicht ganz frei von Nebenwirkungen sind.
– *Nasenabsauger:* Da der Säugling seine Nase noch nicht selbst durch Schneuzen reinigen und entleeren kann, muß die Mutter dies tun. Ich rate Ihnen, sich den preiswerten Mucex-Schleimabsauger für Neugeborene zu kaufen, den es ebenfalls in der Apotheke gibt. Die häufig angebotenen Gummiklistiere sind für die kleinen Näschen im ersten Halbjahr viel zu groß.

✤ ÄTHERISCHE ÖLE

Selbstverständlich kann ich Ihnen auch noch eine Salbe mit ätherischen Ölen empfehlen: den *Engelwurzbalsam.* Er bringt verstopfte Nasen zum Fließen und beruhigt gereizte Nasenschleimhäute. Tragen Sie ihn auf Stirn und Nasenrücken auf. Bei Neugeborenen reicht es, ein Tüchlein damit zu bestreichen und in der Wiege in Kopfhöhe zu befestigen. Das *Erkältungsöl* habe ich eigens gemischt für Menschen, die in homöopathischer Behandlung sind. Ich konnte kein Öl finden, das nicht zu stark für die kleinen Nasen und frei von Minze, Menthol und Campfer ist. Mittlerweile ist dieses Erkältungsöl sehr beliebt geworden, es kann in der Duftlampe verwendet oder ein Tropfen auf das Kopfkissen gegeben werden.

DER ERSTE ZAHN

🌿 ÄTHERISCHE ÖLE

Bei den ersten Zahnungsproblemen können Sie das Zahnungsöl aus reinen ätherischen Essenzen anwenden, das sich aus *Nelke* und *römischer Kamille* auf *Jojobaölbasis* zusammensetzt. Dieses Öl wird dem Baby auf die Wangen einmassiert.

Bei Zahnungsproblemen sowie Schnupfen ist die Homöopathie eine hervorragende Behandlungsmethode. Jedoch ist dies nicht mehr Inhalt dieses Buches der Hebammen-Sprechstunde, sondern der homöopathischen Hausapotheke. Die interessierten Eltern können im »Erdenlicht« regelmäßig solche Seminare besuchen, die wir gemeinsam mit homöopathisch arbeitenden Ärztinnen anbieten oder ich lasse mich gerne für eine solche Fortbildung von einer Gruppe einladen. Vielleicht können Sie zu diesem Thema schon bald ein weiteres Buch von mir zu den Seminaren erhalten.

Sehr hilfreich wird für Sie bei allen homöopathischen Fragen und Behandlungsmethoden das Buch Ganzheitliches Wohlbefinden – Homöopathie für Frauen, Herder-Verlag 1994 von Dr. Friedrich Graf sein. Dort können Sie auch zu den Themen Vitamin K-, Vitamin D-Prophylaxe und Impfungen nachlesen. Diese Themen habe ich bewußt nicht erwähnt, da dies in den Rahmen der ärztlichen Vorsorge gehört. Daß wir Hebammen uns mit diesen Fragen auseinandersetzen müssen und bei den Hausbesuchen um Rat gefragt werden, dürfte klar sein. Ich bespreche mit den Eltern die Themen von der Sichtweise der Naturheilkunde, als auch von der der Schulmedizin. Entscheiden müssen Sie als Eltern aber dann schon selbst, welchen Weg Sie gehen wollen. Bitte bedenken Sie eines: Wer nein sagt zur Impfung, sagt ja zur Krankheit! Prüfen Sie sich genau, ob und mit welchen Therapeuten Sie der Krankheit Ihres Kindes begegnen können. Bedenken Sie aber auch, daß Impfen nicht nur schützt, sondern auch schaden kann. Allerdings werden Sie darüber in den Medien bislang nur wenig erfahren und lesen können. Doch auch zu diesem Thema werden Sie Literatur finden.

DIE STILLZEIT

Dieses Thema stelle ich bewußt außerhalb der Kapitel Wochenbett und dem Neugeborenenzeitraum dar. Der Bereich »STILLEN« sollte Sie als Frau bereits in der Schwangerschaft interessieren, damit Sie sich auf Ihre Aufgabe als Mutter gut vorbereiten können. Meines Erachtens sollte eine Mutter das Stillen ihres Kindes als »Beruf« für die nächsten Monate ansehen, was zur Folge hat, daß Sie sich darüber informieren müssen und besser »ausgebildet« sein sollten als jede Krankenschwester oder Hebamme. Das Thema »Stillen« wird Sie nicht nur in der Schwangerschaft oder nach der Geburt beschäftigen, Sie werden die gesamte Stillzeit hindurch Fragen oder Unsicherheiten entdecken. Es kann sein, daß Ihr Kind zu früh zur Welt kommt und Sie erst viele Wochen nach der Klinikentlassung feststellen, daß es Fragen zum Bereich »Normal« oder »Unnormal« geben wird. Dieses Kapitel soll Ihnen als erstes Nachschlagewerk dienen, aber auch wieder in Erinnerung rufen, daß es vielleicht doch hilfreich sein kann, mit einer Hebamme Kontakt aufzunehmen.

Das Stillthema ist für uns Hebammen ein sehr wichtiges Informationsgebiet in der Schwangerschaft. Immer wieder kommen werdende Mütter in die Sprechstunde, um sich Informationen und Ratschläge zu holen, damit dieses Mal im Wochenbett alles besser läuft. Im Wochenbett, bei den täglichen Hausbesuchen, ob bei ambulanten- oder Hausgeburts-, sowie bei Nachsorgemüttern nach der Klinikentlassung: immer wieder steht die Stillberatung an erster Stelle. Mehrfachmütter können dieselben Unsicherheiten entdecken wie Frauen mit ihrem ersten Baby. Noch Monate nach der Geburt kommen viele Mütter wieder in die Hebammensprechstunde oder zu anderen Treffen in die Praxis, um Fragen bezüglich des Stillens zu klären. Als Hebamme empfehle ich dann immer wieder, in der folgenden Zeit zum Erfahrungsaustausch die Treffen der Stillgruppe aufzusuchen. Sollten aber Gesprächsrunden und gleichgesinnte Frauen nicht weiterhelfen, oder tritt gar ein krankhaftes Stillproblem auf, dann kommt es vor, daß ich auch einer Frau mit ihrem bereits sieben Monate alten Säugling noch einmal einen Hausbesuch abstatte. Erfreulicherweise gibt es immer mehr Ärzte, die Mütter mit Stillproblemem zur Hebamme schicken, denn die gestaute Milchbrust zu entleeren oder zu behandeln ist eben doch Frauen- und Hebammensache. Wenn ein Kassenrezept des Arztes vorliegt, kann diese Hebammenleistung von der Krankenkasse finanziert werden. Allerdings entspricht die Gebühr dieser Hilfeleistung, die häufig weit über eine Stunde dauert, nicht unseren Leistungen. Bereits in früheren Abschnitten ist Ihnen vielleicht deutlich geworden, daß unsere Hausbesuchsgebühr nicht einmal der Hälfte eines Handwerkerhonorares entspricht. Dieser kann jede angefangene Stunde in Rechnung stellen, unsere Leistungen werden nicht nach Zeit, sondern pauschal berechnet. Schade, daß die meisten Politikerinnen und Ehefrauen der Politiker über das gebärfähige Alter hinaus sind und nicht wissen oder vergessen haben, wie hilfreich Hebammenhände bei einem Milchstau sein können. Ein begleitender Einsatz bei einer Hebamme wäre wohl eine geschickte Möglichkeit auf die Mißstände in unserer Freiberuflichkeit hinzuweisen.

Wie in den anderen Kapiteln des Buches, werde ich hier nützliche Hinweise und meine Erfahrungen als Hebamme an die Leserinnen und Leser weitergeben. Das meiste Wissen über diese Themen habe ich selbst erst durch die Betreuung von Müttern oder meine eigenen Stillzeiten erlernt. Ein großes Lob muß ich an dieser Stelle den Stillgruppenleiterinnen aussprechen, die mir in meinen eigenen Stillerfahrungen sehr viel geholfen haben. Ich möchte meine Erfahrungen anderen Frauen zur Verfügung stellen, damit sie wirklich informiert und dadurch in ihrem Mutter-Dasein unabhängig sind. Vielleicht dient dieses Kapitel »Stillen« auch einigen Kolleginnen als Nachschlagewerk, denn die Lehrbücher lassen diesbezüglich sehr zu wünschen übrig. Doch eine Buchempfehlung will ich hier schon aussprechen: »Das Stillbuch« von Hanni Lothrop. Dieses Buch ist in unserer Praxis mehrfach vorhanden, und die werdenden Mütter können es sich ausleihen. Es sollte eine Pflichtlektüre für alle Frauen sein.

VORAUSSETZUNG FÜR EIN ERFOLGREICHES STILLEN

INFORMATIONEN, UM ZUR RICHTIGEN ÜBERZEUGUNG ZU KOMMEN

Mit dem Wort Überzeugung will ich aussagen, daß eine Mutter überzeugt sein sollte vom Sinn und Nutzen des Stillens. Durch meine Hebammenerfahrung kann ich davon ausgehen, daß tatsächlich 99% der Frauen stillen können. Aber nur eine umfassende Information ermöglicht es, daß sie auch über eine längere Zeit stillen und nicht nur einen kläglichen Versuch starten. Die Mutter sollte nicht aus einer Trendbewegung heraus sagen: »Ja, ich versuchs' halt mal, damit ihr (Freundin, Ehemann, Hebamme, Ärztin) mich in Ruhe laßt. Ich weiß ja, daß Stillen heute ›in‹ ist.« Jede Frau sollte wissen, daß Muttermilch die optimale Nahrung für ihr Kind sein wird. Es gibt keine einzige industriell gefertigte Milchnahrung, die der Zusammensetzung der Frauenmilch wirklich entspricht. Alle Babynahrungen sind nur Ersatzmischungen, wobei die Basis immer aus Kuhmilch oder Sojamilch besteht. Unsere Neugeborenen benötigen aber Menschenmilch. Nur in dieser sind die Immunstoffe enthalten, die sie benötigen, um in den ersten Lebensmonaten vor Krankheiten geschützt zu sein. Immer wieder werden Stimmen laut, die unseren enormen Anstieg von Allergikern in Verbindung bringen mit dem Sinken der Stillfreudigkeit in den 60er und 70er Jahren. Viele Mütter von Neurodermitiskindern stammen aus Generationen, in denen die Babies von Geburt an ausschließlich mit Fertigmilchprodukten ernährt wurden. Damals waren diese noch weniger als heute der Frauenmilch angeglichen. Im Moment sind diese Vermutungen einer Verbindung zwischen fehlenden Immunstoffen und einer Allergisierung späterer Generationen noch Spekulation. Aber bereits in einigen Jahren könnte es durch geeignete Forschungstätigkeit vielleicht doch möglich sein, Untersuchungen in dieser Richtung anzustreben – soweit es hierfür überhaupt Interessenten gibt. Denn sobald bei Forschungsarbeiten ein wirtschaftlicher Nutzen fehlt, bleiben bekanntermaßen die Finanzen aus. Insbesondere im Bereich der medikamentösen Geburtshilfe und der Babyernährung fällt mir immer wieder der Spruch eines Mediziners ein: »Die Erkenntnis von heute ist der Wahnsinn von morgen!«

Meines Erachtens kann eine Mutter sicher sein, ihr Kind wenigstens in den ersten acht Wochen stillen zu können, wenn sie ausreichend informiert wird. In den Geburtsvorbereitungskursen ist es deshalb ein wichtiges Thema. Es geht nicht darum, die werdenden Mütter zu überreden, sondern sie vom Sinn des Stillens zu überzeugen. Ein Überreden würde nur Stillprobleme für Mutter und Kind nach sich ziehen, denn ihr Körper wird jede seelische Zwangshandlung nicht lange ohne körperliche Beschwerden über sich ergehen lassen.

FEHLINFORMATIONEN, PARTNERPROBLEME, FAMILIENSITUATION

Als Mutter sollten Sie entmutigende Berichte und ein Abraten vom Stillen seitens Ihres Bekanntenkreises immer hinterfragen und als ein persönliches, oft nicht verarbeitetes Erlebnis der erzählenden Frau sehen. In der Hebammensprechstunde erlebe ich sehr häufig, daß bei angeblich nicht stillfähigen Frauen immer ein tiefes Problem der Einzelnen dahinter steckt. Vorrangig sind es Fehlinformationen, falsche Vorstellungen über den Stillvorgang, über die Beeinträchtigung und angebliche Veränderung des Frauenkörpers. Partnerschaftliche Probleme und die Schwierigkeit, sich selbst als Frau anzunehmen, sind die häufigsten Ursachen dieser Stillablehnung. Noch immer gibt es Männer und Frauen, die im Stillen einen Vorgang sehen, den sie aus sexuellen Motiven ablehnen. Die männlichen Partner üben, wenn häufig auch unbewußt, einen starken Einfluß aus, mit Bemerkungen wie: »Jetzt gehört ja der Busen nur noch dem Kind! Meine Frau besteht nur noch aus milchproduzierenden Brüsten, alles andere kennt sie nicht mehr!« Sehr viele Mütter werden durch eifersüchtige Männer in ihrem Stillwillen enorm beeinflußt und behindert. In den letzten Jahren hat sich die Einstellung unserer Gesellschaft endlich wieder etwas verändert, und eine stillende Frau muß sich nicht ständig von allem öffentlichen Geschehen fernhalten. Noch immer aber erfahren in den eigenen vier Wänden viele Frauen massive Negativ-Beeinflussung, egal ob in sexuellem oder partnerschaftlichem Verhalten. Dabei aber ist wichtig zu wissen, daß Sie, sobald Sie Ihr Wochenbett verlassen haben und der hormonelle Umstellungsprozeß vollendet ist, trotz Stillens wieder Freude an Sexualität und Lust empfinden werden. Die Brust muß vom Partner bei Liebesspielen nicht als Tabuzone betrachtet werden. Im Gegenteil, Sie werden beide feststellen, daß eine sensiblere Gefühlswelt entstanden ist.

Eine große Verunsicherung findet immer wieder durch Freundinnen und Großmütter statt, mit ihren Bemerkungen: »Was, Du willst wirklich stillen? Also bei mir hat das nicht funktioniert. Ich kann mir kaum vorstellen, daß das bei Dir was wird. Du kannst ja machen, was Du willst, aber ich würde Dir raten, mit diesem Zinnober erst gar nicht anzufangen.«

Versuchen Sie als werdende oder junge Mutter bei solchen Ratschlägen am besten, Ihre Ohren »auf Durchzug« zu stellen. Oder reagieren Sie wie Marion ...

... »Meiner Mutter und meiner Schwester werde ich beweisen, daß ich sehr wohl ein Kind stillen kann, auch wenn die beiden behaupten, daß die Frauen aus unserer Familie keine ›Milchmütter‹ sind.« Sie hatte tatsächlich einen harten Kampf durchstehen müssen, denn es war nur mit viel Mühe, Ausdauer und Zuspruch von mir möglich, daß sie ihr Kind voll stillen konnte. Eines Tages sagte die Großmutter bewundernd zu mir, die nun selbst stolz war auf ihre stillende Tochter: »Daß eine Frau aus unserem Clan stillen kann, ist allein Ihr Verdienst; meine Hebamme und auch die meiner anderen Tochter hat sich nicht so viel Mühe gegeben.« Ich war dankbar für diese Anerkennung. Denn die vielen Stunden der Beratung und Hilfestellung bei den Hohlwarzen der jungen Mutter waren sowieso nicht zu bezahlen und erst recht nicht der Kasse in Rechnung zu stellen. Doch unser Beruf lebt eben auch von Anerkennung, denn Seelenbalsam benötigen auch Hebammen.

STILLBÜSTENHALTER

Manche Frau schreckt der Gedanke ab, in den nächsten Monaten nicht mehr ohne Still-BH sein zu können, wobei sie doch bisher nie einen trug. Diese weitverbreitete Meinung ist vollkommen realitätsfremd. Jede Frau kann und darf selbst bestimmen, ob sie einen Still-Büstenhalter tragen muß oder will. Viele Frauen benötigen den Halt und die Stütze, andere wiederum fühlen sich eingezwängt und behindert. Bei einer »fließenden Brust« wird eine junge Mutter nach Möglichkeiten suchen, daß die saugfähigen Stilleinlagen nicht verrutschen, aber ein BH-Hemdchen wird denselben Zweck erfüllen. In den ersten vier bis acht Wochen tragen viele Wöchnerinnen einen BH, danach ändern sich die individuellen Gewohnheiten der Mütter wieder. Die stillende Mutter wird selbst entscheiden, ob sie wenigstens nachts schon bald auf diesen »Panzer« verzichten kann. Sie nimmt in Kauf, daß sie mit hoher Wahrscheinlichkeit etwas milchgebadet aufwacht, oder sie wird feststellen, daß wider Erwarten kein Tropfen Milch ausgelaufen ist. Der Partner könnte sicherlich seine Frau darauf aufmerksam machen, ob sie es nicht versuchen möchte, mal wieder »oben ohne« zu schlafen. Aber Vorsicht: vielleicht sieht sie in dieser Bemerkung schon wieder einen Ausdruck sexueller Erwartung und sie selbst ist noch nicht soweit!

Prinzipiell gilt: Eine Frau kann selbst entscheiden, ob sie überhaupt und wie lange sie einen Still-BH tragen wird. Bei der Visite hat kein Arzt einer Frau Vorschriften zu machen, daß es nun an der Zeit wäre, einen BH zu tragen.

BRUSTVERÄNDERUNG WÄHREND DER STILLZEIT

Jede Frau sollte darüber informiert sein, daß ihre Brust sich durch die Hormonumstellung verändern wird, nicht aber allein durch das Stillen.

In den ersten Tagen wird die Brust immer voller werden und bald wird ein pralles Gefühl entstehen. Dieses anfängliche Ziehen und Spannen ist dem zu Beginn der Schwangerschaft oder dem am Tag des Eisprungs sehr ähnlich.

Doch schon etwa ab dem dritten Tag, wenn die Milch »einschießt«, werden die Brüste fest, knotig oder gar hart werden, was durchaus als schmerzhaft empfunden werden kann.

DIE STILLZEIT

Spätestens um den sechsten Tag nach der Geburt sollte so ein unangenehmes Gefühl nur noch kurz vor dem Anlegen des Kindes vorhanden sein.

Ansonsten ist die milchproduzierende Brust nun in den nächsten Wochen, bis etwa zum Ende des Wochenbettes, schön wie selten und die meisten Frauen, sicher auch ihre Partner, sind stolz darauf. Eine Frau meinte morgens beim Waschen: »Toll, so einen Busen möchte ich behalten.« Die Zimmernachbarin dagegen war der Meinung: »Ich weiß nicht, ich kann mich mit meinem ›Atombusen‹ noch nicht anfreunden. In der Schwangerschaft habe ich meine Schamhaare nicht gesehen, wegen dem Bauch, jetzt sehe ich nicht mal mehr meinen Bauch wegen meinem ›Vorbau‹«. Warten Sie ab, wie sich Ihre Brust verändern wird und machen Sie Ihre eigenen Erfahrungen. Sehr wahrscheinlich werden Sie bald feststellen, daß die Brust sich füllt und leicht spannt, kurz bevor das Kind gestillt werden möchte. Es könnte möglich sein, daß aber erst bei den ersten Zügen des Kindes ein prickelndes »Einschießen« der Milch zu erkennen ist. Bei manchen Frauen genügt allein schon der Gedanke an ihr Kind, daß die Milch zu tropfen beginnt, vor allem aber, wenn das Baby schreit, wird die Milch einschießen und als Milchflecken an der Bluse sichtbar werden. Doch an dieses Auslaufen gewöhnen Sie sich bestimmt recht schnell. Es ist dann sicherlich sinnvoll, sich mit der Wahl einer pflegeleichten Kleidung darauf einzustellen.

Spätestens mit Ende des Spätwochenbettes, häufig auch schon zum Ende der ersten zwei Wochen, wird die Brust wieder weich werden und die frühere Größe angenommen haben. Es wird Ihnen wie allen Frauen gehen, die feststellen: »Wenn ich mein Kind nicht schlucken hörte, und die Milch in seinen Mundwinkeln sehen könnte, sowie das ständig zunehmende Gewicht auf meinem Arm spürte, dann würde ich auf Grund meiner Brustgröße sagen, das arme Kind muß verhungern, so klein ist der Busen wieder geworden.«

Keinesfalls wird am Ende der Stillzeit nur noch ein schlaffes »Etwas« oder ein »Hautanhängsel« übrigbleiben, was leider oft zu hören ist. Sicherlich ist es eine falsche Vorstellung, daß die Mutter eines acht Monate voll gestillten Kindes dieselbe straffe und feste Brust hat wie eine Jungfrau. Doch es stimmt einfach nicht, daß eine Frau so sehr von ihrer Weiblichkeit einbüßt. Die Brust wird weicher sein und etwas hängender, vielleicht sogar ein bißchen kleiner geworden sein, aber mit Oberkörper- und Brustmuskeltraining, das übrigens ebenfalls zur Rückbildungsgymnastik gehört, wird sich die Brust wieder festigen. Nach Beendigung der Stillzeit wird eine Busenmassage mit den ätherischen Ölen der Geranie und der Angelikawurzel, emulgiert in fettem Öl, sehr viel bewirken. Ich meine, daß es eine schöne Möglichkeit für den Partner ist, die Brust der Frau auf dem Weg der Massage wieder neu zu entdecken. Also nicht den Kopf und die Brust am Ende der Stillzeit hängen lassen, sondern bereits während des Stillens das Brustbein aufrichten und später dann eben die Brüste pflegen und »bearbeiten«. Eines ist sicher, und hat nicht nur Gültigkeit für die Zeit der Schwangerschaft und der Geburt: Andere, auch Ihr Partner, werden Sie nur so mögen, wie Sie sich selbst gerne sehen. Wer sich selbst nicht mag, wird auch von anderen nicht geliebt! Lernen Sie sich nach der Geburt eines Kindes im Spiegel zu betrachten und als Mutter in Ihrem Rund- und Weichsein zu akzeptieren. Kinder mögen keine kantigen Mütter! Eine Mama soll zum Kuscheln und Anlehnen da sein, da gehört ein weicher Bauch und Busen dazu.

VORAUSSETZUNGEN

STILLENDE MUTTER SEIN

Zu der Überzeugung, eine gute stillende Mutter zu sein, gehört eine große Portion Selbstbewußtsein und ein gesundes Vertrauen in Mutter Natur. So wie die Natur uns Frauen das Gebären und den Kindern einen normalen Geburtsverlauf zumutet, genauso hat sie es ermöglicht, daß das Kind von der Mutter ernährt werden kann. Sie können sich sicher sein, daß die Muttermilch immer in der richtigen Zusammensetzung individuell auf Ihr Kind abgestimmt sein wird. Sie wird immer richtig temperiert sein, Tag und Nacht ausreichend zur Verfügung stehen. Lernen Sie als Mutter Ihr Kind zu verteidigen und lassen Sie sich nicht von Sprüchen aus der Werbung irre machen, wie: »Und sollte Ihr Kind nicht ausreichend satt werden und noch nach dem Stillen schreien …!«, oder von gut gemeinten Fragen aus der Verwandtschaft: »Was, von dieser wässrigen Milch soll das Baby satt werden?« Oder gar von Ihrem Arzt, der der Meinung ist, daß acht Wochen Stillen ausreichend seien, oder daß Sie gar zu stillen aufhören sollten, weil das Kind 50 Gramm pro Woche zu wenig zugenommen hat. Setzen Sie sich für die beste Ernährungsmöglichkeit Ihres Kindes ein, zeigen Sie wie eine Raubtiermutter Ihre Zähne und fauchen Sie, denn Sie werden schon bald feststellen, daß Ihr Instinkt der richtige ist! Spätestens in einem Jahr sind Sie in anderen lebenswichtigen Entscheidungen für Ihr Kind auch auf sich gestellt. Plötzlich kümmert es keinen Menschen mehr, wie Sie als Mutter mit anstehenden Problemen fertig werden, dann sagen eben diese Ärzte, Nachbarinnen und die ganze Gesellschaft: »Hätte sich die Mutter nur ein bißchen für ihr Kind eingesetzt, dann hätte vermieden werden können, daß …!« Lassen Sie sich als Frau nicht nur in der Schwangerschaft und während der Geburt von Ihrem Gefühl leiten, sondern erst recht als Mutter. Und das beginnt in der Stillzeit.

Seien Sie von sich selbst und Ihrem Handeln überzeugt, und bleiben Sie dem Gedanken treu, daß Stillen das einzig Richtige und Beste für Ihr Kind ist. Aber informieren Sie sich über die natürlichste Sache der Welt, denn eben dieses Normale ist vielen Frauen verloren gegangen oder nicht mehr überliefert worden!

Neben dem Willen ist die zweite der drei Hauptvoraussetzungen für ein erfolgreiches Stillen: Ruhe!

ÄUSSERE RUHE

Mit diesem Wort Ruhe ist zunächst erst einmal die äußere Ruhe um die Wöchnerin herum gemeint. Es sollte selbstverständlich sein, daß in Gegenwart einer stillenden Frau nicht laute Diskussionen geführt werden, Radios und Fernsehapparate laufen. Vor allem während der gesamten Wochenbettzeit muß in der Umgebung der Mutter für Ruhe gesorgt werden. Sie soll sich ganz und gar ihrer Aufgabe des Stillens widmen können. Es müssen eigentlich nie die kleinen Kinder zur Ruhe ermahnt werden, denn diese betrachten eine stillende Mutter anfangs mit großen Augen und einer spürbaren Ehrfurcht. Erwachsene jedoch, so habe ich den Eindruck, wissen häufig überhaupt nicht, wie sie sich verhalten sollen. Entweder ignorieren sie den Stillvorgang gänzlich und quatschen munter drauflos, oder

DIE STILLZEIT

noch schlimmer, sie machen darüber Witze und überspielen damit ihre Hemmungen. Eine Begebenheit, die kaum zu glauben ist, aber der Wahrheit entspricht: ...

... Das Neugeborene mußte in der Kinderklinik überwacht werden, die Mutter hatte mit viel Mühe das Personal überzeugt, daß sie ihr Kind stillen durfte, zumindest einen Versuch starten dürfe. Endlich, nach schweißtreibenden fünfzehn Minuten war es der Wöchnerin gelungen, ihr Baby zum Saugen an der Brust anzuregen. Just in diesem Moment wurde sie aufgefordert: »Bitte nehmen Sie doch dort drüben den anderen Stuhl, wir brauchen diesen hier ganz dringend!« Ein Handwerker benötigte gerade in diesem Augenblick einen Stuhl zum Auswechseln einer Lampe. Ich habe nichts gegen Arbeit, die erledigt werden muß, aber es mußte doch nicht ausgerechnet diese stillende Mutter gestört werden, die dann übrigens ihr Kind zu dieser Mahlzeit nicht mehr »an die Brust bewegen« konnte.

INNERE RUHE

Viel entscheidender neben der äußeren ist aber die innere Ruhe der Mutter für ein Gelingen der Nahrungsaufnahme. Wenn zu Ihrer Überzeugung, Stillen zu wollen, nur viel Wissen kommt, wird dies nicht ausreichen und Hebammen und Kinderschwestern werden stöhnend sagen: »Wieder einmal eine Mutter, die meint, nur weil sie alles weiß, kann sie gleich voll stillen.« Kommt aber dann noch Gelassenheit hinzu, können Sie ruhig zusehen, wie Ihr Kind saugt. Sie haben die notwendigen Haushaltserledigungen delegiert und organisiert, und die Zuständigkeit für das Geschäftstelefon dem Anrufbeantworter überlassen. Auch die Betreuung der großen Kinder ist gewährleistet und Sie können in Ruhe abwarten, bis Ihr Baby die Warze findet, richtig in den Mund nimmt und saugt. Das bedeutet, daß Sie sich während des Anlegens entspannen können und nicht nachdenken müssen, ob Ihr Neugeborenes nun 90 oder 110ml Muttermilch trinken muß. Sie sind informiert und wissen, daß es bei einem Stillkind nicht auf die Trinkmenge, sondern auf die Sättigung ankommt. Wenn all diese Faktoren gewährleistet sind, können Sie Ihre innere Ruhe finden. Und wenn Sie dann Ihren Atem in Ruhe fließen lassen, wird auch die Milch ausreichend fließen. Damit meine ich, daß eine Mutter nicht ständig unsinnigen oder unnötigen Anforderungen ausgesetzt sein sollte, die in einem Wochenbett fehl am Platz sind. Sie sollte Ruhe bewahren können, auf Grund ihrer Vorbereitungen, zu denen auch die gewonnene Überzeugung gehört, daß Mutter Natur ihre Kinder nicht verhungern läßt.

Ich bin mir sicher, wenn Sie das Wochenbett entsprechend den Hinweisen in diesem Buch vorbereitet haben, gewinnen Sie von Anfang an die nötige Ruhe, und es wird zu keinen gravierenden Stillproblemem kommen.

Allzu häufig aber erlebe ich, daß Eltern meine gut gemeinten Ratschläge zur Vorbereitung auf das Wochenbett und somit auch auf die Stillzeit nicht nachvollziehen können. Dann kann folgendes passieren, wie es bei Andrea war: ...

... Sie hatte ihr zweites Kind zu Hause geboren, und alles war gut gegangen, die Eltern hatten das Gefühl, im »Siebten Himmel« zu schweben. Bereits am zweiten Tag lief fast alles wieder wie gewohnt, die Mutter lag zwar im Bett, aber sie fühlte sich zuständig für die ältere, zweijährige Tochter. Spielzeug und Lesebücher waren rund um die Mutter verstreut, die Nuckelflasche und der Mittagsschlaf gehörten auch in Mamas Bett. Das wäre eigentlich nichts Unnormales für ein Wochenbett. Aber irgendwie schien sich mir die Zuwendung zum großen Kind von Tag zu Tag zu steigern. Andrea suchte die Hausschuhe für die Tochter, gab der Dorfhelferin komplette Haushaltsanweisungen und klagte, daß der Vater schon wieder ganz und gar seiner Arbeit nachginge. Sie brachte das große Mädchen ins Bett und sorgte sich in ihrer (zu?) fürsorglichen Weise um alles, was Haushalt und Kind betraf, zwar alles vom Wochenbett aus dirigierend, aber einfach zuviel. Es dauerte auch nicht lange, bis ich sie tränenüberströmt antraf, denn das Neugeborene weigerte sich, an die Brust zu gehen. Mindestens zehn Minuten vergingen, bis es die volle Brust annehmen wollte, um dann genüßlich mindestens eine halbe Stunde zu trinken. Sie weinte: »Jetzt funktioniert es dieses Mal mit der Milchmenge, und ich bin so zuversichtlich, daß das Baby satt wird, außerdem nimmt es ja gut zu. Und nun macht das Kind so ein Theater, meine Tochter fragt schon immer, warum der Buzzel so lange sucht und schreit, bis er endlich saugt. Was soll ich bloß tun, wie wird es erst, wenn die Dorfhelferin wieder weg ist und noch mehr Besuch kommt?« In einem langen Gespräch konnten wir erkennen, daß das Kind mit seinem Verhalten die Mutter zu etwas mehr Zeit für sich selbst aufforderte, denn wenn es einfach die Brustwarzen fassen und zügig trinken würde, dann würde seine Anwesenheit vermutlich fast nicht registriert werden und die Mutter das Wochenbett schon verlasssen haben. Die Mutter stellte selbst fest, daß sie sich überforderte und sich nichts sehnlicher wünschte, als ihren Mann bei sich zu haben und mit ihm allein zu sein. Wir hatten beschlossen, daß sie sich dem Neugeborenen endlich ganz und gar widmen solle und dürfe. Mit ihrer Tante haben wir besprochen, daß sie das große Kind zu sich nimmt, während die Oma jeden aufdringlichen Besuch abwimmeln solle. Dem Vater habe ich erklärt, daß vielleicht doch so manche Arbeit im Geschäft liegen bleiben könne und er jetzt das Wochenbett mit erleben müsse, denn im Gegensatz zur Arbeit sei dies nicht nachzuholen.

Am darauffolgenden Tag traf ich die Wöchnerin im Nachthemd an, der Ehemann saß bei ihr am Bett, beide strahlten und waren glücklich. Die »Große« sei freudig mit zur Tante gefahren, die Oma waltete über Küche und Besucher, kein Mensch könne die Türschwelle überschreiten, ohne zu hören, daß eine Wöchnerin im Haus sei. Ja, und zu guter Letzt lachte die Mutter: »Mein Buzzel sucht noch immer mit Ausdauer nach der Warze, aber diese Zeit genießen wir jetzt beide. Es stimmt schon, sonst hätte ich wirklich nur ein schlafendes Kind im Arm. Danke, daß Du uns zurechtgewiesen hast.«

Im Nachhinein machte ich mir ein bißchen Vorwürfe, denn ich hatte mit den Beiden eigentlich kein gemeinsames intensives Vorbereitungsgespräch bezüglich des Wochenbettes geführt. Ich war der Meinung, in diesem Haus sehe alles so gut organisiert aus, habe aber nicht erkannt, daß die Mutter allein dafür zuständig war. Sie hat die Kontrolle nun abgeben müssen, um endlich ihre innere Ruhe für das Stillen zu finden.

Der letzte Begriff für eine gelungene Voraussetzung zum Stillen lautet:

AUSDAUER

Haben Sie sich letztlich ausreichend über das Thema Stillen informiert, werden Sie Ihre innere Ruhe finden und deshalb in vielen Situationen nur noch Ausdauer beweisen müssen, damit all Ihr angeeignetes Wissen auch zum Tragen kommt. Für ein erfolgreiches Stillen sind nämlich nicht sogenannte »wandelnde Stillbücher« erforderlich, wie »kopflastige«, stillwillige Wöchnerinnen gerne bezeichnet werden, sondern Frauen, die zu ihrer Ruhe und Überzeugung auch noch Ausdauer mitbringen.

DIE STILLZEIT

Diese ist oft schon ganz zu Anfang notwendig, denn es gibt tatsächlich einzelne Babies, die nur mit raffinierten Tricks dazu zu bringen sind, an der Brust zu saugen. Obwohl in den Stillbüchern geschrieben steht, daß ein Kind durch bloßes Streicheln seiner Wange den Kopf zu Mutters Brust dreht und dann einfach die Warze in den Mund nimmt und saugt. Manches Kind weiß dies wohl nicht, denn es will einfach nicht saugen, gerade dann, wenn die Mutter oder die Kinderschwester oder die Nachsorgehebamme es wollen. Aber mit Geduld wird die Mutter ihr Neugeborenes einige Zeit später ganz allein anlegen können.

Manche Wöchnerin muß lange warten, bis endlich der ersehnte Milcheinschuß stattfindet. Von wegen am zweiten oder dritten Tag nach der Geburt! Just bei ihr dauert es fünf Tage, bis das erhoffte Spannungsgefühl eintritt.

Eine weitere Form der Ausdauer werden Sie beweisen müssen, wenn das Baby halt eine halbe Stunde saugen möchte, bis es satt ist, anstatt der viel zitierten fünf bis zehn Minuten pro Brust. Doch nicht genug der Geduldsprobe, es dauert dann womöglich noch eine halbe Stunde, bis es endlich sein »Bäuerchen« macht. Und einschlafen wird es deshalb auch nicht gleich, es möchte mit Ausdauer herumgetragen werden.

Geduld wird erforderlich sein, die Zeit der Hormonumstellung mit häufig einhergehendem Milchmangel zu überbrücken und das Kind häufig anzulegen. Ausdauer wird es kosten, einen kranken Säugling stündlich zu stillen, weil er Schmerzen beim Schlucken hat. Sehr viel Kraft kann es schließlich eine Mutter kosten, ihre Umgebung zu überzeugen, warum sie ihr Kind ausschließlich mit Muttermilch ernährt und daß es dabei trotzdem nicht verhungern wird.

EIGENSCHAFTEN EINER MUTTER

Ausdauer, Geduld und die Fähigkeit abwarten zu können, diese Eigenschaften werden von Frauen im Prozeß des Mutterwerdens und -seins immer gefordert werden. Es beginnt beim sehnsüchtigen Warten auf die Periode, dann folgt der Kinderwunsch mit der Hoffnung, daß die Blutung doch endlich einmal ausbleibt. Die Schwangerschaft beginnt mit der Geduld, die Übelkeit zu ertragen, dem sehnsüchtigen Warten auf das Spüren der ersten Kindsbewegungen. Es fordert schon ein gewisses Maß an Ausdauer die vierzig Wochen der Schwangerschaft zu durchleben und mit Geduld auf den Geburtsbeginn zu warten. Enorm viel Ausdauer benötigen viele Frauen für die Stunden der Eröffnungs- und Geburtswehen. In der Stillzeit nehmen manchmal die Geduldsproben kein Ende, wie Sie in diesem Abschnitt lesen können. Auch beim Heranwachsen des Kindes erleben Eltern, daß Geduld und Ausdauer immer wieder gefordert sind, bis dann eines Tages die Mutter zu Hause sitzt und ungeduldig wartet, bis das zehnjährige Kind nach Hause kommt. Aber gleichzeitig werden Sie sich hoffentlich sagen: »Die Ausdauer hat sich gelohnt, es ist groß und auf dem Weg zur Selbständigkeit, was sind schon die paar Jahre des Wartens während eines langen, etwa 70jährigen Lebens.«

Ich möchte Ihnen Mut machen und helfen, bereits zu Beginn des gemeinsamen Lebens mit Ihrem Kind diese Ausdauer zu entwickeln. Es wird sich lohnen, denn diese innige Verbundenheit werden Sie nie mehr nachholen können. Außerdem werden Sie sich im Krank-

VORAUSSETZUNGEN

heitsfalle oder in schwierigen pubertären Phasen zurückerinnern, daß sich schon damals Ausdauer und Geduld gelohnt hat. Keine Erfahrung wird im Leben mit Ihrem Kind umsonst sein, auch wenn sie Zeit benötigt. Diese aber meinen leider viele Menschen heute nicht mehr zu haben. Sie werden es mit Ihrem Kind wieder lernen können, Zeit zu haben und ausdauernd zu sein. Mit Freude werden Sie in einigen Jahren an die Zeit des Stillens zurückdenken. Lassen Sie sich dieses Erlebnis als Frau nicht vorenthalten. Eine wunderschöne, erfüllende und bestätigende Aufgabe wartet auf Sie.

Unter Berücksichtigung der dargestellten Aspekte Überzeugung, Ruhe und Ausdauer werden Sie ausreichend für die Stillzeit informiert sein, denn alles übrige wird »Mutter Natur« dann ganz alleine in Gang bringen.

DAS SCHÖNE »STILL-GESCHÄFT«

Beim Lesen mögen Sie nun den Eindruck gewonnen haben, daß diese Stillerei ja ungemein schwierig ist und Sie nun erst recht nicht den Mut finden, sich durch all diese »Schwierigkeiten« zu boxen. Deshalb möchte ich Ihnen jetzt viel Erfreuliches über das Stillen erzählen:

Diese Zeit gehört Ihnen noch ganz allein. In späteren Jahren werden Sie sich immer wieder an die Augenblicke zu zweit erinnern. Denn der Blick in die Augen des Kindes wird vielleicht nie mehr so tief und voller Liebe sein. Sehen Sie Ihrem Kind in die Augen, und Sie werden feststellen, daß Sie eine kleine Welt um sich herum aufgebaut haben, die niemand stören darf und kann.

Das Kind mit Muttermilch zu ernähren, hat so viele praktische Aspekte, die Sie erst richtig wahrnehmen werden, wenn Sie abgestillt haben. Deshalb haben es schon viele Frauen bereut, sich zu wenig über die Vorteile der Muttermilch informiert zu haben: Die Milch wird immer richtig temperiert sein, im Winter nie zu kalt sein und im Sommer nie verderben können. Sie müssen am Wochenende nicht schnell zum Einkaufen sausen, weil das Milchpulver ausgegangen ist. Sie werden sich nicht ärgern, weil die Preise der Babynahrung schon wieder gestiegen sind. Die Küche von übergekochter Milch reinigen zu müssen wird Ihnen fremd bleiben, denn es gibt Eltern, die sich für eine selbstzubereitete Babymilch entschlossen haben, aus Kostengründen und Ernährungsbewußtsein. Sie können Feste besuchen und ausgedehnte Wanderungen unternehmen mit Ihrem Brustkind. Eine Fahrt in den Urlaub wird zum herrlichen Erlebnis, denn Ihr Kind kennt keine Wasser- oder Ernährungsumstellung. Sie müssen nur an seine Windeln denken, und da diese aus Stoff sind (!?), wird es ebenfalls kein Problem sein, denn Wasser, Seife, Luft und Sonne gibt es in jedem Land.

Sie werden feststellen, daß Ihr Baby einen guten Schutz vor Krankheiten hat, solange Sie es stillen, jedoch der erste banale Schnupfen da ist, sobald Sie zufüttern.

Es gibt in meinen Augen kein einziges Argument, das stichhaltig genug ist, daß eine Frau sich deswegen gegen das Stillen entscheidet. Nicht einen Tag meiner Stillzeiten möchte ich missen, im Gegenteil, heute würde ich meine Kinder mit noch mehr Hingabe und Sicherheit selbst ernähren, denn meine Erfahrungen sind um ein Vielfaches gewachsen. Ich hoffe jetzt, Ihnen damit eine positive und schöne Stillzeit zu ermöglichen.

Eine liebe Kollegin meinte nach den vorbereitenden Gesprächen in der Gruppe: »Na ja, so viele Probleme wird es schon nicht geben.« Daraufhin war ich der Meinung: »Anfangs wird es schon ›ein bißchen ein Gschäft‹ sein, aber wenn die ersten Anlaufschwierigkeiten überwunden sind, macht es Spaß.« Bereits einen Tag später war die Kollegin ebenfalls Mutter eines Kindes geworden, und wir lachten beide, als sie ihr Kind an die Brust legte. »Ja, das ist doch so ein ›Gschäft‹, die Stillerei.« Einige Wochen später bestätigte die strahlende stillende Hebamme: »Inge, das ist aber das schönste ›Gschäft‹ das ich je erlebt habe.«

PRAKTISCHE STILLINFORMATIONEN

Um einigen praxisnahen und alltäglichen Stillfragen nicht ratlos gegenüberzustehen, gebe ich den werdenden Müttern in den Vorbereitungskursen auf meinem Merkblatt bereits in der Schwangerschaft weitere Informationen, die ich hier darstellen möchte:

ANLEGEN DES KINDES, STILLHALTUNG

Voraussetzung für ein erfolgreiches Stillen ist eine entspannte Körperhaltung. Anfangs wird sich die Seitenlage anbieten, um den Beckenboden mit seinen eventuellen Geburtsverletzungen zu schonen. Sie sollten sowohl Ihren Rücken als auch den Kopf mit Kissen unterstützen, um wirklich entspannt liegen zu können, denn nur dann wird die Milch wirklich richtig fließen können. Wird das Baby dann angelegt, wenn es schreit und durch Fingerlutschen oder schleckende Saugbewegungen ein deutliches Saugbefürfnis zeigt, findet es ganz von alleine die Brust. Wollen Sie Ihr Kind allerdings zu einer festgelegten Zeit anlegen, weil es beispielsweise morgens um neun Uhr so üblich ist, kann es mitunter schon etwas problematisch werden. Bei den Neugeborenen zu Hause habe ich dagegen noch keine größeren Stillhindernisse oder Anlegschwierigkeiten erlebt, denn sie bestimmen selbst ihre Saug- und Schlafphasen. Trotzdem ist es gut, sich etwas näher mit der »Technik« des Anlegens zu beschäftigen. Aber bitte, machen Sie keine Maschine aus sich und Ihrem Kind! Bleiben Sie ruhig, seien Sie überzeugt und ausdauernd! Es klappt schon.

Versuchen Sie, das Baby so neben sich liegen zu haben, daß Sie es mit Ihrem Unterarm fest an sich und Ihre Brust halten können. Aber Vorsicht, Sie dürfen das Kind nicht drücken oder zu derb an Ihren Körper pressen, es fühlt sich dann womöglich eingeengt und versucht, sich mit Schreien zu wehren. Ehe Sie nun dem Kind die Brust reichen, sollten Sie mit einer Ihnen vertrauten Reizung Ihre Warzen aufrichten, wodurch das Baby sie viel leichter in den Mund nehmen und auch automatisch vom Warzenhof ausreichend fassen kann. Bieten Sie ihm nun mit Ihrer, dem Kind gegenüberliegenden Hand die Brust an. Fassen Sie Ihre Brust so, daß sie zwischen Daumen und Fingern liegt, und stellen Sie eine leichte Spannung auf der Hautoberfläche her, indem Sie sie ganz leicht in Richtung Ihres Körpers ziehen, also weg vom Kind. Dadurch wird sich die Warze bestimmt ausreichend aufrichten. Durch leichten Druck auf die Brust, so als wollten Sie mit Ihrem Daumen Ihre Finger spüren, helfen Sie dem Kind, den Milchflußreflex zu unterstützen. Im weiteren

Verlauf des Kapitels Stillen werde ich diesen Handgriff als »Druckgriff« bezeichnen. Denn durch diese melkende Bewegung, die irrtümlich immer als streifende Bewegung beschrieben wird, kommt die Milch leichter und schneller zum Fließen. Dieser Griff ist insbesondere bei trinkschwachen Kindern oder prallen Brüsten vorteilhaft, da das Kind entweder die Brustwarzen nur schlecht fassen kann oder zu wenig vom Warzenhof »erwischt«. Oft bringt es auch einfach zu wenig Kraft zum Saugen auf. Allerdings müssen Sie mit dem Druck sofort nachlassen, wenn Ihr Kind richtig saugt und die Milch zum Fließen kommt, denn sonst hat es das Gefühl, in Milch ertränkt zu werden. Gegen Ende des Trinkens an einer Brustseite kann es vorteilhaft sein, dem Kind mit diesem Druckgriff Milch in den Mund zu spritzen und damit zu zeigen, daß es sich lohnt, noch einmal kräftig zu saugen, da die Brust noch nicht vollständig leergetrunken ist. Sie können auf diese Weise unterstützen, daß zumindest die zuerst angebotene Brust wirklich entleert wird.

Diese »Technik« liest sich etwas kompliziert, aber Sie können es bestimmt. Außerdem finden Sie bestimmt eine erfahrene Frau, die Ihnen den einen oder anderen Tip geben kann. Es muß nicht immer die Kinderschwester oder Hebamme sein, denn vielleicht haben diese Hemmungen Ihre Brust anzufassen. Eine gute Freundin – hier trifft der Begriff »Busenfreundin« voll zu –, die selbst schon Kinder gestillt hat, bringt oftmals mehr Zeit, Erfahrung und Ruhe mit.

Die immer noch kursierende Angst: »Das Kind muß unbedingt sein Näschen frei haben, um atmen zu können!« ist wirklich völlig fehl am Platz. Ehe ein Kind an der Mutterbrust ersticken würde, ist es selbst so klug, die Brustwarze loszulassen. Oder es fordert mit Strampeln und Zappeln die Mutter auf, ihre Position zu verändern.

Nach einigen Tagen und in der späteren Stillzeit werden Sie lieber eine sitzende Haltung einnehmen. Wieder kommt es darauf an, daß Sie entspannt sind. Denken Sie an die innere und äußere Ruhe. Versuchen Sie, auf Ihre Körperhaltung zu achten, lassen Sie die Schultern fallen, suchen Sie nach einer Unterarmstütze und stellen Sie Ihre Füße auf einen Schemel. Bei meinen ersten Hausbesuchen ist es immer wieder eine meiner ersten Taten, die stillende Mutter auf eine entspannte Haltung hinzuweisen. Mangels eines Stühlchens nehmen wir dann einfach den nächsten Sessel, die Tischkante, ausgediente Bücher oder eine Bierkiste als Fußablage. Egal wie, aber achten Sie darauf, daß Sie immer beide Füße ganz auf der Erde oder eben abstützen können. Dies gilt nicht nur für die Fußspitzen, sondern für den gesamten Fuß. Sitzen Sie so, daß Ihr Kind auf Ihren Oberschenkeln ruhen kann. Sobald Sie das Gefühl verspüren, Ihr Kind mit dem Arm und einer Schulterspannung hochhalten zu müssen, bzw. Ihren Oberkörper zur Entlastung der Arme nach vorne beugen, dann haben Sie sich einfach nicht ausreichend gepolstert. Alle Partner sind aufgefordert, die »Arbeitshaltung« der Mutter zu kontrollieren und notfalls mit Kissen zu korrigieren. Eine verspannte Haltung beim Stillen hat schmerzhafte Muskelverspannungen zur Folge. Sitzen Sie jedoch aufrecht und entspannt zugleich, werden Sie viele Monate ohne körperliche Belastungen stillen können.

DIE STILLZEIT

ABNEHMEN DES KINDES VON DER BRUST

Fast immer lassen die Babies die Brust von allein wieder los, wenn sie satt sind. Manche schlafen aber auch gerne mit der Warze im Mund ein, jedoch bei gereizten oder wunden Brustwarzen kann es erforderlich sein, das Kind doch besser vorher von der Brust abzunehmen. Versuchen Sie dem Kind Ihren kleinen Finger in einen Mundwinkel zu schieben. Sie unterbrechen dadurch das Saugen und werden problemlos die Warze aus dem kleinen Mund ziehen können.

DAS ERSTE ANLEGEN DES KINDES

Das erste Anlegen sollte wenn irgendwie möglich noch im Entbindungsbett, also unmittelbar nach der Geburt geschehen. Die meisten Neugeborenen zeigen innerhalb der ersten Lebensstunde einen sehr stark ausgeprägten Saugreflex. In fast allen Kliniken werden die Hebammen darauf achten, daß Sie Ihr Baby anlegen und Ihnen dabei behilflich sein. Dies ist übrigens auch nach einem Kaiserschnitt möglich.

STILLDAUER UND WECHSELSEITIGES ANLEGEN

Zunächst wird eine Stilldauer von etwa fünf Minuten an jeder Brust ausreichend sein. Die Neugeborenen sind selten an einem längeren Saugen interessiert, bzw. ermüden meist sehr schnell in ihren ersten Lebenstagen. Auch wenn es Ihnen schwer fällt, nehmen Sie das Kind nach fünf Minuten von der Brust ab. Achten Sie auch deshalb darauf, daß Sie es vor lauter Begeisterung nicht zu lange an einer Brust saugen lassen, weil leider so manches Wundsein der Warzen seinen Beginn bereits im Geburtsbett hat.

BEIM ERSTEN BABY

Wenn es Ihr erstes Baby ist, wird es ratsam sein, zunächst immer beide Brüste bei jeder Mahlzeit anzubieten. Wechseln Sie die Brust nach der angesprochenen Anfangszeit von fünf Minuten und steigern Sie die Trinkdauer täglich, bis das Kind ab dem Milcheinschuß seine Trinkdauer selbst bestimmen kann.

Sie werden feststellen, daß sich das Trinken an einer Brust auf eine Zeitdauer von etwa zwanzig Minuten einpendelt. Im Normalfall wird ein kräftiges Neugeborenes mit einem zügigen Trinkverhalten die Brust nach ca. zehn Minuten entleert haben. Sollte es langsam und genüßlich trinken, wird es eben länger brauchen. Doch Sie sollten immer berücksichtigen, daß das Neugeborene bald »Säugling« genannt wird, weil das Saugen sein Lebensinhalt ist. Es möchte also nicht nur Sättigung an der Brust erfahren, sondern auch sein Saugbedürfnis befriedigen, und dies dauert pro Mahlzeit eben mindestens eine halbe bis dreiviertel Stunde. Zudem wird in der zweiten Trinkhälfte, also nach einer kurzen Verschnauf- oder Unterbrechungspause, die Brust noch vollkommen entleert werden.

Es ist ratsam, das Kind in den ersten Tagen nach zehnminütigem Saugen an die andere

Brust zu legen, damit es auch diese leertrinkt. An der zweiten Brust darf es dann solange saugen, bis auch dieses Bedürfniss ausreichend gestillt ist.

Bei der nächsten Brustmahlzeit sollten Sie mit der Brustseite beginnen, mit der Sie das letzte Mal zu Stillen aufgehört haben. So werden beide Brüste im Wechsel zur Milchbildung angeregt und entleert. Sollten Sie Schwierigkeiten haben sich zu merken, welche Seite an der Reihe ist, dann binden Sie sich eben ein buntes Bändchen an den Still-BH oder befestigen Sie eine hübsche Brosche am Nachthemd. Sollten Sie das vergessen, passiert auch nicht so viel, denn spätestens, wenn Sie sich im Spiegel betrachten, oder bereits einfach am einseitigen Spannungsgefühl der Brust, werden Sie feststellen können, welche Brust »dran« ist.

Ab dem Tag, an dem Sie den Milcheinschuß empfinden, ist es möglich, daß eine Brust pro Mahlzeit ausreicht. Ich würde Ihnen unbedingt raten, die erste Brust ausgiebig leertrinken zu lassen. Nach dem Wickeln können Sie das Baby dann eventuell noch einmal an derselben Brust anlegen, und nur bei echtem, noch sichtbar vorhandenem Hunger des Neugeborenen die zweite Brust anbieten. Ab jetzt bestimmt das Kind auch die Trinkdauer selbst, doch dürfen Sie es mit dem erwähnten Druckgriff schon zum Weiter- und Leertrinken der ersten Brust anhalten. Denn zu schneller Seitenwechsel regt die Milchbildung zu diesem Zeitpunkt vielleicht unnötig an.

MEHRFACHMÜTTER

Bei den Mehrfachmüttern wird sich das Stillverhalten nach Milcheinschußsituation und Milchmenge bei den vorausgegangenen Kindern richten. War das Einschießen der Milch unproblematisch und mußten Sie das Kind immer an beiden Brüsten trinken lassen, dann wird es ratsam sein, so vorzugehen, wie ich es eben beschrieben habe.

War der Milcheinschuß aber sehr unangenehm und mit Milchüberschuß verbunden, so ist es günstiger, spätestens am zweiten Tag nach der Geburt nur noch eine Brust zu jeder Mahlzeit anzubieten. Vielleicht gehören Sie zu den Frauen, die fast gelitten haben unter Ihrer viel zu reichlichen Milchmenge. Also zu den Fällen, in denen das Neugeborene nicht einmal eine Seite zur Hälfte leer getrunken hat. Dann rate ich dringend, ab der Geburt zu jeder Stillmahlzeit das Kind an nur einer Brust anzulegen. Vermeiden Sie dann auch ein zu häufiges Stillen, damit Sie dieses Mal einen normalen Milcheinschuß erleben. Am vierten und fünften Tag werden Sie als Mutter selbst erkennen, ob Sie weiterhin nur eine oder doch besser beide Brüste anbieten. Ganz sicher wird Ihnen die Hebamme den richtigen Rat erteilen können.

DAS BÄUERCHEN

Bereits in den ersten Tagen, spätestens ab dem Zeitpunkt des Milcheinschusses, wird es notwendig werden, das Kind aufstoßen zu lassen. Legen Sie Ihr Neugeborenes dazu am besten auf Ihre Schulter. Sie können diesen, für das Kind manchmal anstrengenden Vorgang mit rhythmischem Klopfen Ihrer hohlen Hand zwischen den Schulterblättern des Kindes gut unterstützen. Es kann natürlich sein, daß Ihr Baby bereits an der Brust, während des Saugens aufstößt. Oder daß es sofort beim Hochnehmen sein Bäuerchen macht. Andere Babies wiederum müssen nicht nur geklopft oder stirnwärts über den Kopf gestreichelt werden, sondern in einer Stillpause zehn Minuten getragen und sanft geschüttelt werden, bis das »Kopperle« endlich funktioniert und das Stillen weitergehen kann. Kinder sind eben unterschiedlich veranlagt. Übrigens übernehmen zu Hause fast immer die Väter dieses »Bäuerchen« – Zeremoniell.

Schließlich wird es vielen Eltern einfach zu dumm, so lange zu warten, bis das Kind die (wahrscheinlich gar nicht vorhandene) Luft im Bauch herausläßt, und es darf weiter saugen. Das Baby schläft dann genauso friedlich ein wie das der Bettnachbarin. Es gibt sehr viele Stillkinder, die überhaupt nicht aufstoßen müssen. Es ist ganz und gar vom Trinkverhalten des Neugeborenen abhängig. Ein Kind mit gierigem Saugverhalten, das dabei auch entsprechend Luft mitschluckt, muß aufstoßen, da diese sonst zu Blähungen und Bauchweh führt. Ein Säugling, der langsam, fast gelangweilt trinkt und genüßlich Schluck für Schluck in aller Ruhe zu sich nimmt, wird vielleicht nie Bäuerchen machen müssen.

DIE ZUSAMMENSETZUNG DER FRAUENMILCH

100 ml enthalten	Frauenmilch (FM)			Kuhmilch frisch
	Vormilch (Kolostrum)	Übergangs-FM (transitorische FM)	Reife FM	
Eiweiß (g)	2,7	1,6	1,2	3,3
Fett (g)	2,0	3,0	3,5	3,8
Kohlenhydrate (g) (Milchzucker)	5,7	6,4	7,0	4,7
Mineralsalze (g)	0,31	0,27	0,20	0,72
Brennwert (kcal)	57	63	67	65
(kJ)	240	260	280	270

(aus: Gerhard Martius, Hebammen-Lehrbuch. Georg Thieme Verlag, 5. überarb. Auflage)

DIE VORMILCH

Vom ersten Tag der Geburt bis zum sogenannten Milcheinschuß produziert die Brust das Kolostrum = Vormilch. Diese oft nur wenigen Tropfen, die klebrig gelb sind, enthalten aber die doppelte Eiweißmenge der späteren Frauenmilch. Der Fettanteil ist in den ersten Tagen etwas geringer und steigt schließlich laut Tabelle fast um das Doppelte an. Die Milchzuckermenge ist im Verhältnis zur Flüssigkeitsmenge relativ hoch, steigt aber in den nächsten Wochen noch zusätzlich an. Besonders interessant ist der reichliche Mineralstoffgehalt, er ist um ein Drittel höher als in den folgenden Wochen. Wenn also auch nur einige Tropfen produziert werden, so wird das Kind damit ganz bestimmt ausreichend satt, und der kleine Magen kann sich langsam an die steigende Milchmenge gewöhnen.

DIE ÜBERGANGSMILCH

Diese Frauenmilch wird ab dem Zeitpunkt des Milcheinschusses gebildet. Sie nimmt nun eine dottergelbe Farbe an, und bereits daran ist zu erkennen, daß der Fettanteil rapide ansteigt und das Kind damit seinen Gewichtsverlust schnell wieder ausgleichen kann. Der Eiweißanteil sinkt bei steigender Flüssigkeitsmenge um ein Drittel, während der Gehalt an Milchzucker allerdings noch etwas ansteigt. Neugeborene erhalten also tatsächlich süße Milch. Bedenken Sie aber, daß dieser Milchzucker an Frauenmilcheiweiß gebunden ist. Die nun reichlich fließende Muttermilch sorgt für eine optimale Sättigung und Gewichtszunahme des Kindes und behält etwa zwei Wochen lang diese Zusammensetzung. Sehr häufig erlebe ich auch, daß nach einigen Wochen noch immer diese Übergangsmilch produziert wird. Da die Milchmenge sich nicht gesteigert hat, bleibt der Eiweißgehalt konstant. Somit werden auch solche Neugeborene zunehmen, die laut Tabelle schon viel mehr trinken müßten.

DIE REIFE FRAUENMILCH

Ab etwa der dritten, spätestens der achten Lebenswoche wird dann die reife Frauenmilch in der weiblichen Brust hergestellt. Diese sieht dann eher wäßrig bläulich aus. Im Normfall wird nun der Eiweißgehalt gegenüber der Vormilch um die Hälfte gesunken sein, der Fettgehalt fast verdoppelt und der Milchzucker nochmals angestiegen sein. Allerdings möchte ich mit solchen Pauschalaussagen sehr vorsichig sein, denn die Muttermilch wird sich in ihrer Zusammensetzung immer nach der bisherigen Trinkmenge des Kindes richten. Die Brust einer Frau, deren Kind selten trinkt, wird eine sättigendere Milch produzieren als eine Brust an der das Kind ständig saugen will. Allein der Muttermilchfettgehalt kann zwischen 0,8% und 4,5% schwanken, was auch ich erst nach dem Einblick in die Ergebnisse von zahlreichen Muttermilchuntersuchungen feststellen konnte. Es ist und bleibt ein Phänomen, wie sich der Körper einer Mutter auf die Bedürfnisse des Säuglings einstellt.

Wenn Sie sich diese Anpassungsvorgänge klar machen, werden Sie verstehen, daß industriell gefertigte Babynahrung in den ersten Wochen den individuellen Bedürfnissen eines Neugeborenen niemals gerecht werden kann.

DER MILCHEINSCHUSS

Das Einschießen der Muttermilch findet etwa zwischen dem dritten und fünften Wochenbettstag statt. Das bedeutet, daß ab dieser Zeit die Milchproduktion so richtig in Gang kommt. Bei vielen Wöchnerinnen, insbesondere im häuslichen Wochenbett, verläuft dieser oft gefürchtete Tag völlig harmlos und beschwerdefrei. Ich bin mir sicher, daß dies an der ganzheitlichen Wochenbettsituation liegt. Stationär wie auch zu Hause stellen viele Mütter fest, daß ihre Brüste anschwellen, prall und voll werden. Am liebsten würden sie nur mit abgewinkelten Oberarmen liegen, damit keine Brustberührung stattfinden kann. Denn schon ein zu fester Kontakt mit der Brust kann unangenehm sein oder die Milch zum Auslaufen bringen. Auch sind die meisten jungen Mütter erfreut, wenn sie an diesem Tag nicht allzu stürmisch begrüßt und umarmt werden.

Die unangenehmen Begleiterscheinungen sind fast immer innerhalb von ein oder zwei Tagen vorüber, da zum einen der Körper der Frau nun die Milchmenge in etwa auf die Bedürfnisse des Babies eingestellt hat, und zum anderen die Wöchnerin gelernt hat, mit ihrer vollen Brust umzugehen.

Es kommt aber immer wieder vor, daß Frauen während des Milcheinschußes über Probleme beim Anlegen und Schmerzen in der Brust klagen. Sie werden verursacht durch harte Knoten und eine heiße, unter enormer Spannung stehende Brust.

Lesen Sie noch einmal die Kapitel »Wochenbett« und »Das Neugeborene in den ersten Tagen« nach, vielleicht können die Unannnehmlichkeiten dann zum Teil vermieden werden.

VORBEUGENDE MASSNAHMEN

Voraussetzung für einen harmlosen Milcheinschuß ist sicherlich das Stillen nach Bedarf. Weiter scheint mir wichtig, die im Abschnitt »Wechselseitiges Anlegen, Stilldauer« beschriebenen Aspekte zu berücksichtigen. Überlegen Sie gut, ob Sie wirklich immer beide Brüste anlegen sollen. Denken Sie daran, daß jedes Anlegen und Saugen des Kindes die Milchbildung noch mehr anregt.

Sobald Sie ein Spannungsgefühl in Ihren Brüsten entdecken, sollten Sie es vermeiden, ständig zu trinken. Achten Sie darauf: in der trockenen Krankenhausluft trinken Sie sicher zu reichlich! Insbesondere den Milchbildungstee sollten Sie nun reduzieren oder gänzlich weglassen. Seien Sie vorsichtig, daß Sie nicht zu viele »Gläschen Sekt auf die Geburt« trinken, wie es auf Wochenstationen in Maßen sogar empfohlen wird, weil es die Milchbildung anregt.

Vor dem Stillen wird es sinnvoll sein, die pralle Brust, die nun dem Kind angeboten wird, mit dem Milchbildungsöl einzumassieren, dann wird die Milch besser fließen.

HILFREICHE NATÜRLICHE MASSNAHMEN BEI BESCHWERDEN

Pralle, schmerzhafte Brüste und Probleme mit bereits zu *reichlich fließender Muttermilch* können Sie mit folgenden Maßnahmen lindern helfen:
- Sie sollten wirklich nur noch eine Seite pro Mahlzeit anlegen.
- Vor dem Stillen die zu entleerende Brust mit einem warmen Umschlag und einer sanften Massage mit dem Milchbildungsöl zum Fließen bringen. Dabei auch unbedingt die Brustwarze aufrichten, damit das Kind die volle Brust gut fassen kann. Eventuell zunächst etwas Milch von Hand abdrücken, somit erleichtern Sie Ihrem Kind das Trinken.

- Während des Stillens die andere Brust mit einem Kühlakku oder Eiswürfeln (in einem Waschlappen), den Sie unter die Achsel klemmen, kühlen, damit nicht noch mehr Milch produziert wird.
- Ihre Trinkmenge erheblich reduzieren und nur soviel Flüssigkeit wie notwendig in kleinen Schlucken trinken.
- Nach dem Anlegen die Brust wieder kalt behandeln. Am besten sogar einen kühlen Quarkwickel mit einigen Tropfen Lavendel vermischt, auflegen, das hilft am schnellsten. Um die Milchreduzierung mit ätherischen Ölen zu unterstützen, empfiehlt es sich, Minze (Homöopathische Wechselwirkung, also nicht verwenden, wenn sie homöopathische Arzneien verwenden), Zitrone oder Zypresse auf die Eiswürfel zu geben oder in den Quark zu rühren.
- Wenn es wirklich erforderlich ist, kann die homöopathische Arznei Phytolacca in einer tiefen bis mittleren Potenz gegeben werden. Hier erfordert die Potenzwahl etwas Fingerspitzengefühl. Ich kann allerdings auf sehr viele erfolgreiche Behandlungen zurückblicken. Immer wieder erlaube ich mir hier, auch Telefondiagnosen zu stellen, wenn die Wöchnerinnen sich hilferufend aus der Klinik an mich wenden.

Es gibt eine Vielzahl von Möglichkeiten, um pralle, schmerzhafte, knotige Brüste bei aber noch immer *nicht ausreichender Milchmenge* zu behandeln:
- Ein klärendes Gespräch, weshalb nichts zum Fließen kommen kann (wo ist im Wochenbett oder dem Mutterglück ein Knoten?).
- Regelmäßiges Schulterkreisen und sanftes Massieren der Brust stern- und kreisförmig mit dem Milchbildungsöl vor jedem Anlegen des Kindes, Wärmeanwendungen vor dem Stillen in Form von Rotlichtbestrahlungen oder Heißwasserkompressen, die auf die mit Milchbildungsöl oder im Notfall mit dem restlichen Dammassageöl einmassierte Brust gelegt werden.
- Eventuell mit Hilfe der Hebamme oder Kinderschwester und dem »Druckgriff« dem Neugeborenen helfen, eine Brustseite leer zu trinken. Es wird eine feste Brustmassage notwendig sein, die von heißen Auflagen unterbrochen werden kann. Dies ist eine mühsame, aber lohnende »Handarbeit«. Wenn sich die Diagnose der zu geringen Milchmenge wirklich bestätigt, dann wird natürlich die zweite Seite ebenfalls angeboten werden müssen.
- Die hilfreichsten homöopathischen Arzneimittel sind in solchen Situationen immer die Pulsatilla und Bryonia. Erstere wird dann richtig sein, wenn alles gestaut ist: die seelische Situation der Frau, die Milch, der Wochenfluß und womöglich auch noch die schmerzhaften Krampfadern. Unter Pulsatillawirkung wird wieder Fröhlichkeit und Milchfluß einkehren. Bryonia wird dann die richtige Arznei sein, wenn die Brust knotig und jegliche Berührung für die Frau mit Schmerzen verbunden ist. An ein Ausdrücken der Milch ist nicht zu denken. Mit einer Gabe Bryonia ist es mir schon innerhalb von zehn Minuten gelungen, Mütter von den Schmerzen in ihrer Brust zu befreien.

DIE STILLZEIT

WEITERER MILCHEINSCHUSS

Ein zweiter und dritter Milcheinschuß kann zehn Tage nach dem ersten und nach weiteren drei Wochen einsetzen. Diese beiden zusätzlichen Milcheinschußzeiten gehen fast immer einher mit einem Wachstumsschub des Kindes, das dann auch mehr Nahrung benötigt. Somit bleiben meistens schlimmere Beschwerden aus oder vergehen weitgehend unbemerkt, weil es nicht so schnell zu einer spannenden übervollen Brust kommt.

Der letzte Milcheinschuß nach etwa acht Wochen ist fast immer mit einem Hormonschub des weiblichen Körpers verbunden. Nach dieser Zeit ist sehr häufig zunächst noch einmal eine Milchmangelphase zu beobachten. Denn Ihr Körper versucht zu klären, ob das Östrogenhormon Oberhand bekommt und somit einen Eisprung hervorrufen kann, oder ob doch das Prolaktin-, das Milchbildungshormon, bestimmend bleibt. Durch wiederum häufiges Stillen können Sie in dieser Zeit selbst mitbeeinflussen, ob Sie weiterhin ausreichend Muttermilch für Ihr Kind zur Verfügung haben. Innerhalb von einigen Tagen wird sich Ihre Geduld durch einen sanften Milcheinschuß lohnen. Das Baby wird weiterhin, auch mit wieder längeren Trinkpausen, satt werden.

Das bedeutet also, daß der »Stillzug« acht Wochen lang für Sie zur Verfügung steht und Sie innerhalb dieser Zeit immer wieder die Chance haben, einzusteigen. Sollten Sie aus irgendwelchen, sicherlich berechtigten Gründen Ihr Kind teilgestillt und mit Zusatznahrung zugefüttert haben, so besteht in dieser Zeit die Möglichkeit, doch noch ein volles Stillen Ihres Kindes zu erreichen. Insbesondere wenn Sie krank waren, oder ein frühgeborenes oder krankes Kind geboren haben, sollten diese acht Wochen »Bedenkzeit« ein Ansporn und Lichtblick sein. Sehr wahrscheinlich werden Sie über eine Hebammenbetreuung und die Begleitung der Stillgruppen-Mütter sehr froh sein. Mir fällt bei diesem Thema immer sofort Frau H. ein ...

••• Ihr Baby war durch einen Kaiserschnitt als Frühgeburt im Ausland geboren worden. Dort war es üblich, die Kaiserschnitt-Frauen sofort mit einer Spritze abzustillen. Traurig und enttäuscht erschien sie ohne ihr Kind vierzehn Tage nach der Geburt bei uns in der Praxis. Sie hätte so gerne ihrem Baby Muttermilch gegeben. Ich machte ihr Mut, sich sofort eine gute elektrische Pumpe zu besorgen, reichlich zu trinken und fleißig zu pumpen. In der dritten Lebenswoche kam das Baby nach Deutschland, die Mutter produzierte beim Anblick ihres Kindes sofort mehr Milch, und sieben Wochen nach der Entlassung aus der Kinderklinik konnte sie ihr Kind voll stillen. Dies alles war natürlich nur möglich durch ihren eisernen Willen und felsenfester Überzeugung, der wiedergewonnenen Ruhe und ihrer beispielhaften Ausdauer.

TRINKMENGE UND GEWICHTSZUNAHME DES STILLKINDES

Wie bereits an verschiedenen Stellen erwähnt, wird es ganz individuell vom Kind und der Muttermilchproduktion abhängen, wieviel das Kind trinkt. Es gibt keine starre Regel für Brustkinder! Fangen Sie gar nicht erst an, die Trinkmenge auf der Waage zu kontrollieren und ersparen Sie sich diesen nervenden Wiegestreß. Die Hauptsache ist, daß Ihr Kind zunimmt. Die Hebamme wird eine, wenn Sie es wünschen auch mehrere Gewichtskontrollen durchführen und Ihnen entsprechende Ratschläge geben. Sollten Sie selbst eine Waage besitzen oder in einer Apotheke ausgeliehen haben, dann legen Sie das Baby entweder nackt oder nur mit einem Hemdchen bekleidet auf die mit einer Mullwindel bedeckte Waagschale. Notieren Sie das Gewicht mit dem Vermerk, ob nüchtern oder gestillt. Einige Tage später können Sie dieses wiederholen, entweder wieder nüchtern oder gestillt, auf alle Fälle im selben Zustand wie beim letzten Mal. Die Differenz zeigt Ihnen nun, ob und welche Gewichtszunahme stattgefunden hat.

Ganz wichtig ist dabei zu beachten, daß ein Neugeborenes zunächst bis zu 10% seines Geburtsgewichtes abnehmen darf. Es handelt sich um eine natürliche physiologisch bedingte Gewichtsabnahme durch den Mekonium- und Flüssigkeitsverlust nach der Geburt. Erst mit zunehmender Muttermilchmenge wird eine Gewichtszunahme stattfinden, also ab dem vierten oder fünften Lebenstag. Nach zehn bis vierzehn Tagen sollte das Neugeborene dann sein Geburtsgewicht wieder erreicht haben. Für die weiteren acht Wochen gilt eine simple Faustregel: 100 Gramm pro Woche sind eine notwendige Gewichtszunahme, 200 Gramm in einer Woche sind eine hervorragende Bilanz.

Bei der anstehenden Vorsorgeuntersuchung zwischen der vierten und sechsten Lebenswoche wird der Kinderarzt das Gewicht ohnehin überprüfen. Sollte es tatsächlich bedenklich nahe an der unteren Gewichtskurve sein, können Sie als Mutter wieder mit Ihrer Hebamme oder dem Kinderarzt besprechen, wie eine weitere sinnvolle Kontrolle aussehen kann. Sicherlich besteht aber kein Grund zur Panik. Verlieren Sie nicht die Nerven, rufen Sie einfach Ihre Hebamme an, wie viele andere Mütter es seit Jahren auch tun. Ich weiß aus eigener Erfahrung, daß das angebliche Untergewicht Ihres Kindes Sie sehr nachdenklich machen wird, und daß Sie dringend den Rat einer erfahrenen Mutter oder Hebamme benötigen, denn sonst wird allein schon die besorgniserregende Mitteilung der Ärztin Anlaß dafür sein, daß Ihre Milch rapide zurückgeht. Mit solchen typischen Mutterängsten sollten Sie nicht allein sein. Der Trost einer kinderlosen Bekannten wird wenig helfen: »Hör auf, Dir Sorgen zu machen, das Kind wird schon nicht gleich verhungern.« Ich weiß, daß wirklich nur kompetenter Zuspruch und gleichgesinnte Mütter in solchen Situationen hilfreich sind. Immer wieder ist das Gewichtsthema ein Grund für Wöchnerinnen, zur Rückbildungsgymnastik zu kommen, denn in dieser Gruppe finden sie, was sie brauchen.

Aber denken Sie daran: Kinder sind keine Verkörperung von Tabellen und wollen gar keiner Norm entsprechen. Sie etwa? Da gibt es Wochen, in denen Ihr Baby sehr viel trinkt und auch zunimmt. Dann hat es Zeiten, in denen es mit einem Minimum an Milch zufrieden ist. So wie es von heranwachsenden Kindern auch bekannt ist. Diese ernähren sich oft eine Zeitlang nahezu von Luft, dann wiederum essen sie wochenlang wie die »Scheunendrescher«. Solche Wachstumsschübe und Entwicklungsphasen beginnen schon im Neugeborenenalter. Entsprechend wird die Gewichtskurve sein. Also ersparen Sie sich doch besser diesen Wiegestreß! Allenfalls Statistiker unter den Eltern könnten Freude an solchen Aufzeichnungen finden. Aber viel mehr Spaß wird es machen, in dieser Zeit mit dem Kind zu spielen und zu schmusen als Notizen über Gewicht und Größe aufzulisten.

In Ausnahmefällen wird Sie die Hebamme oder der Kinderarzt auffordern, eine

Tagestrinkmenge zu kontrollieren. Sie müssen dann also Ihr Kind zu jeder Mahlzeit über eine Zeitdauer von 24 Stunden vor und nach dem Stillen wiegen, ohne zwischenzeitlich zu wickeln. Erst nachdem das Baby auf der Waage war, erhält es eine frische Windel. Nur so kann ein Überblick über die gesamte Trinkmenge gewonnen und Rückschlüsse gezogen werden für eine weitere Vorgehensweise bezüglich der Ernährung des Kindes.

Ich möchte Sie aber noch einmal darauf aufmerksam machen, daß Sie durch Beobachten sehr gut feststellen werden, ob das Kind ausreichend gesättigt wird. Ein normal gedeihendes Kind wird zwischen fünf und acht Brustmahlzeiten am Tag verlangen und dabei fünf bis sechs Windeln täglich einnässen. Das Bäuchlein wird zusehends voller und breiter werden. Spätestens wenn die Kleidung nicht mehr paßt, wird die Gewichtszunahme offenkundig. Sollten Sie unsicher sein, ob Ihr Kind gedeiht, dann fragen Sie eine kompetente Frau um Rat. Lassen Sie sich nicht von vorgefertigten Tabellen und Meßeinheiten irritieren. Sollten Sie als Eltern z. B. zu den Kleinwüchsigen oder Federgewichten zählen, dann sollten Sie und auch der Kinderarzt nicht erwarten, daß Ihr Kind soviel zunimmt wie Nachbars Baby, dessen Mutter 1.80m groß ist und dessen Vater 100 kg auf die Waage bringt.

Ich könnte Bände schreiben von angeblich unterversorgten Säuglingen, die dringend zugefüttert werden müßten, nur weil sie nicht in das Deutsche-Norm-Schema passen. Mit tröstenden Worten für die Mutter und dem einen oder anderen Rat gedeihen diese Kinder dann auch ohne Fertignahrung. Ist es nicht viel wichtiger, daß das Baby gesund ist und einen gleichmäßigen Entwicklungsfortschritt zeigt? Wie würden wir Erwachsene reagieren, wenn wir in ein DIN-Schema gepreßt würden?

PRAKTISCHE HILFEN ZUR BEEINFLUSSUNG DER MUTTERMILCHMENGE IN DER GESAMTEN STILLZEIT

Die wichtigste Faustregel für die gesamte Stillzeit wird sein:
– Das Anlegen beider Brüste pro Mahlzeit – steigert die Milchmenge!
– Das Anlegen einer Brust pro Mahlzeit – reduziert die Milchmenge!

STEIGERUNG DER MILCHMENGE

HÄUFIGES ANLEGEN

Häufiges Anlegen des Säuglings steigert die Milchproduktion, während selteneres Anlegen das Gegenteil bewirkt. Durch Stillen nach Bedarf wird sich die Relation von Milchangebot und Nachfrage ganz von selbst regeln. Im Normfall wird es vier bis acht Wochen dauern, bis Hunger des Kindes und Milchangebot übereinstimmen. Ich versuche den Müttern diese Regel immer mit einem Beispiel aus der freien Wirtschaft zu erklären: Wenn eine Frau einmal am Tag nach frischen Brötchen fragt, wird der Bäcker sich nicht beeinflussen lassen. Steht sie aber zehnmal am Tag im Laden, wird der Besitzer versuchen, sich nach den Wünschen der Kundin zu richten, auch wenn es einige Tage dauern wird. Aber Ausdauer lohnt sich auch in diesem Fall. Genauso wird es bei der Milchproduktion sein: nach einigen Tagen Stillens im Zweistundenabstand wird die Milchmenge ansteigen und das Kind ganz von allein wieder längere Stillpausen einlegen. Dieses Stillen nach Bedarf führt immer wieder mit größter Sicherheit zum Erfolg. Die Mutter sollte also das Baby nicht zufüttern und mit allen Mitteln einen vier Stunden-Rhythmus erzwingen, sondern anlegen, wenn es schreit und sucht. An dieser Stelle könnte ich über Hunderte von Streßsituationen nach Klinikentlassungen erzählen. Immer wieder werden Mütter entlassen mit dem Hinweis, das Neugeborene müsse zugefüttert werden, da die Milch nicht ausreiche. Doch durch dieses Zufüttern wird der Regelkreis Angebot-Nachfrage gestört, so daß die Brust dem Kind zuwenig Milch anbietet. Da die oben erwähnte Kundin halt zur Konkurrenz wechseln würde, wäre für den Bäcker auch kein Anreiz zum Backen frischer Brötchen mehr vorhanden. Allein durch das Reduzieren oder gänzliche Weglassen der Fertigmilchnahrung werden die meisten Kinder innerhalb von einigen Tagen ausreichend Muttermilch erhalten. Sicher erfordert dieses häufige Anlegen viel Zeit, und die Eltern müssen dringend von der Hebamme unterstützt und ermutigt werden. Die im Anfang des Kapitels erwähnten Bedingungen sollten dabei noch einmal durchdacht werden.

BÜSTENHALTER

Eine einfache, aber sehr hilfreiche Methode, um die Milchmenge zu unterstützen, ist das Verzichten auf einen Still-BH. Die Brust wird durch das Freiheitsgefühl und Raumvolumen sicherlich mehr Milch produzieren können. Immer wieder sind die Mütter sehr erfreut über diesen Rat, legen den Büstenhalter sofort ab und teilen mir schon während des Hausbesuches mit, daß sie das Gefühl hätten, als ob es in der Brust zu prickeln anfängt. Viele Frauen empfinden das Einschießen der Milch auf diese Weise.

KRÄUTERANWENDUNGEN

Die Flüssigkeitszufuhr der Mutter beeinflußt die Milchmenge innerhalb von drei Tagen. Dieser Aspekt sollte nicht unterschätzt werden! Zunächst geht es bestimmt um die Flüssigkeitsmenge im allgemeinen. Sie werden aber schnell feststellen, daß Mineralwasser und Kräutertees die optimale Möglichkeit darstellen. Die weitaus besten Erfahrungen zur Steigerung der Milchmenge konnte ich seit 1979 sammeln mit dem *Milchbildungstee*.

Er wird zu gleichen Teilen gemischt aus Kräutern und Samen von *Anis, Fenchel, Schwarzkümmel, Dill, Majoran, Kreuzblume* und *Melisse*. Die langjährige gute Erfahrung bestätigt sich täglich aufs Neue. Viele Wöchnerinnen erzählen, daß sie noch am selben Tag mehr Milch hatten, nachdem sie von ihrer Bettnachbarin diesen Tee angeboten bekamen. Wichtig ist bei dieser Mischung, daß die Samen frisch angestoßen werden. So bleiben die ätherischen Öle in einer Dose oder dunklen Verpackung bis zu drei Wochen wirksam. Danach läßt die milchbildungsfördernde Wirkung um die Hälfte nach. Bitte achten Sie darauf, daß Sie die maximale Tagesdosis von einem Liter höchstens für einen Tag überschreiten, denn ansonsten wirkt der Tee zu stark abführend für Sie und Ihr Kind. Väter erzählten mir, daß sie in einen unangenehmen unausgeglichenen Zustand gerieten, nachdem sie den Tee eine Woche lang mitgetrunken hatten. Vielleicht beweist dieser Effekt die hormonelle Wirkung der Kräuter und Samen. Es könnte natürlich auch am Zustand des väterlichen Wochenbett-Tiefs liegen, werden jetzt einige Männer meinen.

In stark verdünnter Form können Sie Ihrem Kind diesen Tee bei Blähungen anbieten.

❧ HOMÖOPATHISCHE ARZNEIEN

Selbstverständlich ist die Homöopathie wieder eine hilfreiche natürliche Möglichkeit, um die Laktation (Milchproduktion) zu unterstützen. Doch wird wieder der Kontakt mit einer homöopathisch versierten Hebamme oder Therapeutin unumgänglich sein. Nur mit Kenntnis der einzelnen Arzneimittelbilder wird es ohne großen Zeitaufwand möglich sein, auf Anhieb das richtige Mittel zu finden. Ich möchte aber keinesfalls behaupten, daß es mir immer so schnell gelingt, auf homöopathischem Weg einer Frau zu helfen. Eine schnelle und sichere Therapie ist dann gewährleistet, wenn ich die Frau bereits seit der Schwangerschaft kenne und mir ihre Grundkonstitution und persönliche Lebenssituation schon ein Stück bekannt ist.

Wie schon erwähnt ist die *Pulsatilla* ein häufig passendes Arzneimittel. Alle Frauen, die mit dieser Arznei bereits in der Schwangerschaft gute Erfahrungen machten, können sie im Wochenbett selbstverständlich wieder einsetzen. Die Pulsatilla macht die Ganzheitstherapie der Homöopathie bestimmt am deutlichsten. Diese Pflanze zieht sich ähnlich einem roten Faden durch dieses Buch, der sich anschließend auch in der Kindheit des Neugeborenen fortsetzen läßt. Lesen Sie in den einzelnen Kapiteln noch einmal nach, um zu wissen, ob Sie diesem Typ Frau entsprechen.

Folgende Arzneien können ebenfalls zum Einsatz kommen: *Agnus castus, Bryonia, Calcium carbonicum, Lac caninum, Lac defloratum, Secale* und *Sepia* sind die Mittel, die ich bislang angewendet habe. Sicherlich gibt es Kolleginnen, die auch mit anderen Arzneien sehr erfolgreich Mütter mit zu wenig Muttermilch behandelt haben. Homöopathie ist eben eine Erfahrungstherapie.

❧ ÄTHERISCHE ÖLE

Die ätherischen Öle sind wie in der gesamten übrigen Geburtshilfe auch bei Milchmangel eine sehr hilfreiche Möglichkeit. Eigentlich sind sie meine liebsten Hilfsmittel, denn mit einem Massageöl erfährt die Wöchnerin körperliche und seelische Zuwendung. Ein Duft, der Sie in Ihrem Muttersein unterstützt, wird Ihre Stimmung heben. Zudem können Sie sich selbst helfen und sind nicht auf Medikamente und andere Heilmethoden angewiesen. Die Aromen führen Sie zu einer gewissen Selbständigkeit und werden Ihr Selbstbewußtsein stärken. Meines Erachtens kann eine Mutter sowieso nicht genug davon besitzen.

Das *Milchbildungsöl* ist eine meine jüngeren »Kompositionen«, denn seit Jahren war ich daran gewohnt das Oleum Lactagogum (von Weleda) zu empfehlen und zu benutzen. Ich stellte jedoch fest, daß ich seit der Verwendung der reinen Öle aus Wasserdampfdestillation dieses Öl zunehmend als zu scharf und intensiv empfand, es war mir zu wenig weiblich. Von mir betreute Wöchnerinnen bestätigten dies und waren erfreut darüber, das neue, von mir gemischte Öl ausprobieren zu dürfen. Einige Mütter waren spontan bereit, das eine Öl an der einen Brust und das »meine« an der anderen anzuwenden. Es dauerte nur ein oder zwei Tage, bis ich die überall deutlich gleichlautende Antwort zu hören bekam: »Die Mischung von Dir riecht nicht nur angenehmer, sondern wirkt schneller und besser. Zudem ist sie sparsamer.« Ich konnte es erst nicht glauben, doch mittlerweile höre ich nur noch solche Bestätigungen. Erfreulich ist für mich auch, daß Frauen selbst erkennen, wie sparsam diese Essenzen in Mischungen zu verwenden sind. Es ist für mich ein ständig zunehmendes Bedürfnis, mit diesen Kostbarkeiten der Natur behutsam umzugehen. Sie werden mit enorm viel menschlichem Aufwand für uns aus überwiegend biologischem Anbau gewonnen. Bedenken Sie dies beim Einkauf, bei der Verwendung und bei allen Weiterempfehlungen. Wenn wir die Essenzen bewußt und sinnvoll einsetzen, so werden sie zu einem unschätzbaren Wert für uns werden, und noch viele Generationen können davon profitieren. Wir müssen nur sensibel genug sein, die Wirkungsmechanismen der Öle und den einsetzenden Selbstheilungsprozeß zu erkennen, damit wir sie auch wirklich als Raritäten anwenden. Das Milchbildungsöl wird Sie zur Sparsamkeit erziehen, denn die Nase des Neugeborenen ist noch sehr sensibel, und das Kind wird sofort in einen Trinkstreik treten, wenn die Brust zu intensiv duftet.

SINN UND WIRKUNG DER ÄTHERISCHEN ÖLE IM MILCHBILDUNGSÖL

Ich verwende zu einer Basis von Calendula in Mandelöl folgende Essenzen: *Anis, Fenchel, Karottensamen, Koriander, Kreuzkümmel, Lavendel extra* und *Rose*.

Das *Fenchelöl* gehört natürlich an erster Stelle zur Milchbildung. Vom Fenchelsamen, Teezubereitungen und dem Gemüse ist uns die milchfördernde Wirkung längst bekannt. Durch das Anstoßen der Samen kommt das ätherische Öl genauso zur Wirkung, wie wir es um ein vielfaches intensiver im Milchbildungsöl benützen. Der Pflanzenspruch in einem Buch lautet: »Komm her und laß Dich trösten.« Ich meine, daß Fenchel das Öl der Mütterlichkeit schlechthin ist.

Anis, Koriander und *Kreuzkümmel* sind einige der bekanntesten und erwiesenermaßen wirksamen Pflanzen, die die Milchbildung bei Frauen unterstützen. Diese Öle sind verdauungsfördernd, krampflösend, erwärmend und werden bei erotisierenden Mischungen als das »Tüpfelchen auf dem i« bezeichnet. Deshalb passen sie so gut zur Situation des Stillens. Die Mutter benötigt Wärme, soll die Milch fließen lassen und das Kind dieses Produkt verdauen. Das geht um so besser, je entspannter sie ist. Und die weibliche Brust gehört nun auch einmal zu den erotischen Reizen einer Frau. Eine junge Mutter wird vielleicht auch irgendwann bestätigen: so ein kleines bißchen Lust ist auch beim Stillen dabei. Eine passende Pflanzenbotschaft habe ich beim Koriander gefunden: »Schau hin und konfrontier' Dich, nur so kannst du wachsen.« Spricht hier nicht eine Frau, die sich ihrer Brust als Nahrungsquelle bewußt wird, zu ihrem Neugeborenen, daß es hier wachsen kann?

Dem Öl der *Karottensamen* wird ebenfalls eine milchbildende Wirkung nachgesagt, zudem regt es den Lymphfluß und die Leber-Gallenfunktion an. Für die Neugeborenen entsteht mit diesem Öl sicher eine positive Beeinflussung der Verdauung und der Ikterusgefahr.

Das ätherische Öl des *Lavendel* kann in einer doch oft so angespannten und unklaren Situation wie der Milchbildung nicht fehlen. Die Mutter erfährt Beruhigung und eine geklärte Position durch dieses Öl. Sie wird Klarheit gewinnen in ihr eigenes Vertrauen, ruhig und zuversichtlich sein, daß das Stillen schon klappen wird. Denn Lavendel können wir auch übersetzen mit lavare, d. h. klären, reinigen, also auch Klarheit im seelischen Bereich finden.

Als Abrundung und eine der schönsten weiblichen Komponenten darf ein Hauch *Rose* für die Wöchnerin und das Neugeborene nicht fehlen. Sie fühlt sich zwar nun mit der blühenden Rose nicht mehr so stark verbunden, doch sie ist sich ihrer Weiblichkeit ständig bewußt. Diese ist allgegenwärtig und nicht zu verdrängen. Wie zart duftend und leicht verletzlich sind doch die Blütenblätter einer verblühenden Rose. In alten Märchen wird immer wieder von duftenden Rosenblättern im Bett von Frauen und Liebespaaren erzählt. Im Abendlied singt die Mutter für ihr Kind: »... mit Rosen bedacht.« Eine Rose verblüht nie, sie ist im getrockneten Zustand viele Jahre eine Augenweide. Nur durch das Verblühen werden neue Knospen entstehen können. Deshalb ist für mich der Rosenduft im Wochenbett und in der Stillzeit noch immer passend, aber nicht mehr vorherrschend.

Das Basisöl aus *Mandelöl*, in dem *Ringelblumen* angesetzt worden sind, ist für die empfindliche Stillbrust bestimmt die beste Pflege. Dadurch kann unter Umständen Entzündungen vorgebeugt werden, bzw. erfährt die Brust durch die doch stark reizenden Öle wie Kümmel und Koriander eine gute und hautverträgliche Pflege.

Mit diesem Brustmassageöl können Sie regelmäßig täglich Ihre Brust ab dem ersten Wochenbettstag einmassieren, um einen baldigen und problemlosen Milcheinschuß zu unterstützen. An diesem Tag wird die Milch dann besser fließen. Sollte die Milch noch immer nicht ausreichend sein, dann massieren Sie vor jedem Anlegen Ihre Brust damit stern- und kreisförmig ein, so wie Sie es in der Schwangerschaft schon zur Vorbereitung auf die Stillzeit getan haben. Zu allen Gelegenheiten während der gesamten Stillzeit, bei zuwenig Milch, bei allen gestauten oder schmerzhaften Bruststellen, wird Ihnen dieses Öl ein gutes Hilfsmittel sein.

REDUZIERUNG DER MILCHMENGE

Eine zu reichlich fließende Brust ist sicherlich genauso belastend wie das Gegenteil. Mit den folgenden Hinweisen konnte ich schon viele Frauen von ihrem Problem befreien. Sollten Sie vorbeugend handeln wollen, finden Sie Hinweise in den ersten Abschnitten dieses Kapitels.

– Anlegen des Kindes: Wie dort erwähnt, wird der erste Schritt sein, das Baby nur immer eine Seite leertrinken zu lassen. Dabei müssen Sie aber währenddessen die andere Brust

mit Kälte in Form von Kühlakkus oder Eiswürfelauflagen kühlen. Mit einem kräftigen Daumendruck auf die Warze für etwa ein bis zwei Minuten können Sie die Brust ebenfalls am Einschießen weiterer Milch hindern.
- Büstenhalter: Zwischen den Stillmahlzeiten ist es hilfreich, einen engen, festen BH zu tragen oder gar nach Möglichkeit für kurze Zeit auf dem Bauch und der Brust zu liegen.
- Quark: Auch während den Stillpausen sind kalte Umschläge, für die Sie auch Quark verwenden können, angebracht.

HOMÖOPATHIE

Die Homöopathie kennt für solche Überproduktionen eine sehr nützliche Planze, die *Pytholacca (Kermesbeere)*. Diese Arznei, in einer tiefen Potenz (D3 - D8) eingesetzt, wird die Milchproduktion bestimmt verringern. Die Potenz und Dosiswahl wird ein besonderes Fingerspitzengefühl für die Arznei verlangen, aber eine erfahrene Hebamme wird sie schnell herausfinden.

ÄTHERISCHE ÖLE

Bei den ätherischen Ölen ist in diesem Fall der *Salbei* sehr hilfreich, um die Muttermilchmenge zu reduzieren. Sie können entweder ein oder zwei Tropfen der Salbeiessenz nach dem Stillen auf die Brustwarze träufeln, was in vielen Kliniken oder von Hebammen empfohlen wird. Aber bitte nur bei überschüssiger Produktion anwenden! Salbeiöl kann auch in den Quarkumschlag gegeben werden. *Lemongrass, Minze, Zitronen-* oder *Zypressenöl* sind ebenfalls in solchen Überproduktionszeiten angebracht. Weil ich kein passendes Öl zur Hand hatte, habe ich einer Wöchnerin ausnahmsweise empfohlen, ihre Brust nach dem Stillen mit dem Krampfadernöl einzureiben. Am nächsten Tag war sie sich sicher, daß ihre Brust nicht mehr so voll sei. Sie hatte auf alle Fälle geschlafen, ohne »ausgelaufen« zu sein.

Bei allen Therapien zur Muttermilchreduzierung muß mit sehr viel Sensibilität vorgegangen werden, damit eine Frau nicht »aus Versehen« abgestillt wird!

PFLEGE DER BRUST IN DER STILLZEIT

Immer wieder fragen mich Frauen, wie sie ihre Brust pflegen sollen. Es gibt diesbezüglich eigentlich nicht viel zu beachten. Der Frauenkörper hat von Natur aus keine besonderen Vorkehrungen getroffen, also muß sich auch die Wöchnerin nicht mehr als sonst um die Brustpflege kümmern. Von Natur aus neigen Wöchnerinnen höchstens zu häufigen Schweißausbrüchen und haben deshalb ein gesteigertes Bedürfnis, sich zu waschen oder zu duschen. Eine normale Körperhygiene ist vollkommen ausreichend.

DIE STILLZEIT

VORBEUGENDE PFLEGEMASSNAHMEN ZUR VERMEIDUNG VON PROBLEMEN

Um ein Wundwerden der Brustwarzen zu vermeiden, sollten Sie darauf achten, daß Ihre Warzen weich und geschmeidig bleiben, sich also vor einem Hitze- oder Nässestau und vor extremer Kälte schützen.

Nässe und feuchte Körperwärme würden eine Pilzinfektion begünstigen, die übrigens äußerst unangenehm ist, juckt und zu wunden, rissigen Brustwarzen führen kann. Deshalb sollten Sie die Brust nach dem Stillen möglichst an der Luft trocknen lassen, Muttermilchreste müssen nicht restlos entfernt werden, aber sollten eben lufttrocknen dürfen! Verwenden Sie keine Stilleinlagen mit irgendwelchen Nässe- oder Auslaufschutzvorrichtungen. Immer wieder wird Frauen der unsinnige Rat erteilt, Slipeinlagen in den BH zu kleben, um ausfließende Milch aufzusaugen. Bitte beachten Sie solche Ratschläge nicht, denn Sie würden so eine Brustwarzeninfektion unterstützen!

Extreme Kälte kann auch zu Rissen oder Schrunden in der Warze führen. So wie im Winter unsere Hände und Lippen in der Kälte spröde werden, verhält es sich mit den Brustwarzen in der Stillzeit. Vermeiden Sie unter allen Umständen, ohne wärmende und schützende Stilleinlagen bei kaltem Wind zu allen Jahreszeiten und im gesamten Winter ins Freie zu gehen. Das Schwimmen in einem ungeheizten Schwimmbad oder kalten See sollten Sie sich als stillende Mutter gut überlegen. Auch ein Aufenthalt auf dem Balkon, um Wäsche aufzuhängen, kann zu einem Warzenproblem führen. Im Extremfall kommt es zu einem sogenannten »Milchkrampf«, wenn das Kind unmittelbar im Anschluß an solch eine Kälteeinwirkung gestillt werden soll. Die Brust gibt die Milch gar nicht, oder nur unter großen Schmerzen frei. Meistens führt dies dann zu einem Milchstau, der fiebrig werden könnte.

Als Gegenmaßnahme bei einer Kälteeinwirkung, müssen Sie sofort für Wärmezufuhr sorgen. Im Sommer sollten Sie sich nach dem kalten Bad im See sofort abtrocknen, warm anziehen und die warmen Sonnenstrahlen ausnützen. Im Herbst und Winter können Sie zu Hause Rotlichtbestrahlungen oder heiße Wickel anwenden. Dann werden Sie die genannten Folgen wie Risse, Schrunden, Stau oder Milchrückgang sicherlich vermeiden können.

STILLEINLAGEN AUS NATURFASERN

Die beste vorbeugende Maßnahme ist mit Sicherheit das Tragen von Stilleinlagen aus naturbelassener Wolle und reiner Seide. Mit diesen Textilien können Sie beide genannten Probleme, Nässestau und Kälte, vermeiden. Seit ich den Wöchnerinnen diese Stilleinlagen empfehle, bzw. ihnen in der Wochenbettpackung ein Paar überlasse, möchte ich behaupten, daß Probleme durch wunde Brustwarzen auf ein Minimum gesunken sind. Zu Beginn meiner Berufsausübung kann ich mich an eine Vielzahl von Frauen erinnern, deren rissige blutende Warzen der häufigste Grund für einen Hausbesuch waren. Dies hat mit der Verwendung der natürlichen Stilleinlagen schlagartig abgenommen. Die Wirkung läßt sich auf eine ganz natürliche Art erklären:

Wolle und Seide sind tierische Eiweißfasern und somit auf Grund des Wollwachsgehaltes bakterizid. Sie bieten deshalb keinen Nährboden für Keime und sind entzündungshemmend und heilend. Beide Naturfasern sind atmungsaktiv und gewährleisten somit eine gute Luftzirkulation an der Brust.

Wolle wärmt die Brust und saugt bis zu 40% des Eigengewichtes an Flüssigkeit auf. Die Brust bleibt trocken, denn die Flüssigkeit wird nach außen abgeleitet. Zum Vergleich saugt Baumwolle nur 6% auf und gibt trotzdem die Flüssigkeit langsamer ab. Ein kleines Experiment mit einem Schnapsglas voll Wasser, ausgegossen auf einen Baumwollstoff und reine naturbelassene Wolle, wird Ihnen helfen diese Eigenschaft zu erkennen. Oder denken Sie an einen Wollpullover, bzw. an ein Baumwoll-Shirt im Waschbecken. Welches Kleidungsstück taucht sofort ein, und welches geht zögernd unter, saugt aber dann alles Wasser in sich auf?

Seide fühlt sich glatt, fein und weich an, verursacht keine Hautreizungen und wird von allen wollempfindlichen und -allergischen Frauen sehr gut vertragen. Diese Naturfaser eignet sich sehr gut für stillende Mütter, denn sie kühlt bei Hitze und wärmt bei Kälte. Die heilende Wirkung der Seide habe ich bei wunden Kinderpopos bereits erwähnt. Auch Seide ist saugfähig, ohne sich feucht anzufühlen.

Auf die berühmte Brustwarzensalbe kann bei der Verwendung von Naturfaser-Stilleinlagen aus Wolle und Seide gänzlich verzichtet werden. Nicht nur in dieser Hinsicht sind sie besonders sparsam im Gebrauch, denn ein oder zwei Paar werden völlig ausreichend sein. Es fällt keine Arbeit mit Auskochen an, Sie haben keinen Abfall, Sie müssen nicht dauernd neue Einwegeinlagen kaufen und können sie später für weitere Wundbehandlungen in der Familie verwenden. Handwäsche mit Neutral- oder Kernseife bei Milchflecken ist völlig ausreichend.

Stilleinlagen aus Baumwolle wären eine Alternative zu Wegwerfeinlagen, besitzen aber nicht die genannten Eigenschaften der Wolle und Seide. Bitte wechseln Sie täglich diese Baumwollstilleinlagen und kochen Sie sie regelmäßig aus.

ERNÄHRUNG DER STILLENDEN MUTTER

Im Kapitel »Das Wochenbett« und »Das Neugeborene« habe ich wiederholt auf die Ernährung einer stillenden Mutter hingewiesen. Blättern Sie bitte noch einmal zurück.

Beachten Sie bei allen Fragen, daß sich das Baby bis zur achten Lebenswoche »neu-geboren« fühlt und Sie sich als Mutter noch in der hormonellen, seelischen und körperlichen Umstellungsphase befinden. In den bisherigen Kapiteln habe ich immer wieder auf die Signale eines gesunden Körpers hingewiesen, dies gilt für die Ernährung in der Stillzeit genauso. Eine gesunde, Ihrem Körper vertraute Hausfrauen- bzw. Hausmannskost wird Ihrem Säugling nicht schaden. Essen und trinken Sie eine zu Ihrem regionalen Bereich und Ihrer natürlichen Umgebung passende Kost. Vermeiden Sie es, in der Stillzeit Ihre Ernährungsgewohnheiten umzustellen, speziell auf exotische Küche. Verwenden Sie keine scharfen Gewürze. Wenn Sie eine Vorliebe für Kohl besitzen, beginnen Sie lieber vorsichtig mit Blumenkohl und Brokkoli. Diese beiden Sorten bereiten den Neugeborenen vielleicht am wenigstens Blähungen. Kartoffeln und Karotten können in vielerlei Variationen eine ausgewogene, gesunde Ernährung darstellen. Insbesondere unter Verwendung von Kümmel und Fenchelgewürz werden Sie keine Schwierigkeiten feststellen. Vera erzählte, daß sie allerdings nur ältere Lagerkartoffeln verwenden durfte, bei neuen hat ihr Baby ebenfalls mit Bauchweh reagiert. Hausfrauenkost zu kochen bedeutet, was Ihr Garten oder die Erde in Ihrer Umgebung wachsen läßt. Es wird keine afrikanische Mutter geben, die während des Stillens täglich Allgäuer Kässpätzle zu sich nimmt. Bitte essen Sie also nicht täglich frische Ananas, Kiwi, Mango und sonstige Südfrüchte.

Alkohol und Coca-Cola sind hoffentlich nicht Ihre Gewohnheitsgetränke. Ein Glas Wein oder ein alkoholreduziertes Bier aber wird Ihr Wohlbefinden fördern und Ihrem Kind somit auch nicht schaden. Dasselbe gilt für Kaffee. Wenn dieser seit Jahren zu Ihrer Lebensfreude beiträgt, werden Sie nun hoffentlich keine Entziehungskur wagen, denn die bekommt das Kind auch mit. Aber denken Sie daran: bei ätherischen Ölen und homöopathischen Arzneien ist es sinnvoll, in der Schwangerschaft und in der Stillzeit die halbe Dosis zu verwenden. Kaffeeduft ist auch Aromatherapie! Bitte reduzieren Sie Ihren Koffeinkonsum und versuchen Sie auf Getreidekaffee umzusteigen.

Immer wieder stelle ich fest, daß der Mutter nicht die Ernährungszusammensetzung Probleme bereitet, sondern das Einnehmen einer Mahlzeit überhaupt. Nicht nur das Baby fordert sehr viel Zuwendung, auch sie selbst ist mit der Umstellung vom geregelten Berufsalltag und dem nun unregelmäßigen Hausfrauen- und Mutterdasein stark beansprucht. Sie vergißt sich selbst, und das Kochen für sie allein scheint zu aufwendig. Eine stillende Frau aber benötigt unbedingt eine ausreichende sättigende Ernährung, denn der Energieverbrauch ist in der Stillzeit sehr groß. Außerdem sollte sie wirklich ein Abnehmen unter das Ausgangsgewicht wegen einer damit verbundenen Schadstoffausscheidung unbedingt vermeiden. Diese sind nämlich im Fettgewebe gespeichert und ruhen dort. Damit die stillende Mutter nun zu einer ausgewogenen Nahrungszufuhr kommt, ohne ständig kochen zu müssen, aber auch nicht anfängt, von Schokolade und Kaffee zu leben, empfehle ich den Müttern sich Milchkugeln zuzubereiten. Sie können gut auf Vorrat hergestellt werden, sind schnell fertig, im Kühlschrank lange haltbar und schmecken sehr gut. Das Rezept lautet:

1 kg Weizen - Gerste - Hafer mischen und grob schroten,
in einer Pfanne rösten bis zur Bräunung
300 g gekochten Vollreis -
350 g Butter – kalt zugeben und mit 1 Glas Wasser einrühren
300 g Honig hinzufügen
aus der Masse Bällchen (2cm Durchmesser) formen
täglich 2-3 Kugeln essen

BESONDERHEITEN MÜTTERLICHERSEITS IN DER STILLZEIT

FLACH-, HOHL- UND SCHLUPFWARZEN, HILFSMITTEL

Eines der vorübergehend unangenehmen Probleme können Flach-, Schlupf- oder Hohlwarzen sein. Es gibt keinen Grund deshalb nicht zu stillen. Sie haben sich diesbezüglich hoffentlich bereits in der Schwangerschaft mit Ihrer Hebamme beraten. Nun beginnt die Zeit, das Neugeborene mit viel Geduld und einigen Tricks anzulegen. Bitten Sie unbedingt die Kinderschwester oder Hebamme um Hilfe. Am besten legen Sie eine halbe Stunde vor der Stillmahlzeit Ihre Brustschalen auf die Warzen. Durch die Körperwärme entsteht ein Vakuum, die Warzen richten sich auf. Nehmen Sie Ihr Baby in den Arm und entfernen Sie die Schalen erst unmittelbar bevor es ansaugen möchte, dann kann das Kind die Warze bestimmt gut fassen. In manchen Fällen wird es auch vorteilhaft sein, zunächst mit einem Stillhütchen zu stillen. Versuchen Sie aber immer wieder, ohne dieses auszukommen.

Meine erste Tat bei vielen Wochenbettnachsorgen ist immer wieder, das Baby ohne Hütchen anzulegen. Die Kinder nehmen anstandslos die Brust, und die Mütter sind erstaunt, daß ihr Kind auch ohne Abstandshalter trinken kann. Manchmal frage ich mich, welche Personen den jungen Müttern immer wieder sofort, ohne erst andere Möglichkeiten auszuprobieren, zur Einhaltung eines solchen Abstandes raten. Ich denke, daß richtige Stillhilfe auch etwas zu tun hat mit menschlicher Nähe, daß es aber Menschen gibt, die eben immer den berühmten Sicherheitsabstand bewahren müssen. Akzeptieren Sie als Mutter, daß nicht alle Schwestern und Hebammen mit Ihrer Brust umgehen können, aber Sie selbst müssen doch nicht vor Ihrem eigenen Körper und Ihrem Kind diesen Abstand einhalten.

SCHRUNDEN (RHAGADEN), WUNDE BRUSTWARZEN

Trotz aller Vorsichtsmaßnahmen kann es doch zu wunden, rissigen oder blutigen Brustwarzen kommen. Dieses ist leider eine sehr schmerzhafte Angelegenheit, insbesondere wenn das Kind ansaugt. Nach den ersten Schlucken jedoch läßt der Schmerz nach und sie können Ihr Kind problemlos die Brust leertrinken lassen.

Das Wichtigste für eine Wöchnerin ist in so einem Falle sicher, die Hebamme um Hilfe zu bitten. Sie wird auf Grund ihrer Erfahrung mit Rat und natürlichen Möglichkeiten Unterstützung anbieten, damit eine baldige Heilung und Schrundenfreiheit erfolgt. Wunde Brustwarzen sind kein Grund, um einer Frau zum Abstillen oder Pumpen zu raten, sondern ein Anlaß, sich intensiv um eine gute Still- und Heilberatung zu kümmern.

Als erstes wird es notwendig sein, die »Stilltechnik« zu überprüfen. Das Kind muß soviel wie möglich vom Warzenhof fassen und sollte die Warzen nicht unnötig lange strapazieren. Sie müssen also überprüfen, ob das Baby nicht zu lange während einer Mahlzeit an der Brust bleibt. Und Sie sollten auch wirklich darauf achten, Ihr Kind nicht von der Warze abzuziehen, sondern wie erwähnt, den Unterdruck unterbrechen, indem Sie ihm einen Finger in den Mundwinkel schieben.

DIE STILLZEIT

Beachten Sie all die vorbeugenden, in den vorherigen Kapiteln immer wieder erwähnten Maßnahmen, wie z. B. die Heilwirkung von Luft, Licht, Sonne, sowie Stilleinlagen und richtiges Anlegen des Säuglings.

GEREIZTE WARZEN

Gereizte Warzen normalisieren sich durch die genannten allgemein gültigen Pflegemaßnahmen und das Einhalten eines Drei-Stunden-Rhythmus meist schnell wieder. Sie können gegebenenfalls ein oder zweimal am Tag ihre Warzen dünn mit Ringelblumensalbe behandeln. Bitte geben Sie niemals dicke Salbenkompressen auf die Warzen, denn diese weichen sie viel zu sehr auf, behindern die Luftzirkulation und schaffen eine feuchte Kammer für Bakterien und Pilzsporen.

❧ NATÜRLICHE BEHANDLUNG

Das oberste Gebot bei wunden Brustwarzen wäre die Verpflichtung zum Tragen reiner Seidenstilleinlagen um eine optimale Heilung und Belüftung der Wunde zu erreichen.

Schrunden und Rhagaden der Brustwarzen können mit unverdünnter *Calendula-Essenz* oder *Ratanhiatinktur* behandelt werden. Beträufeln Sie damit ein Wattestäbchen, und säubern Sie vorsichtig vor und nach dem Stillen die Wunden.

Ein Brustbad mit den wundheilungsfördernden ätherischen Ölen der Sitzbadmischung kann auch hier sehr hilfreich und heilend sein. Sie können, sooft Sie Zeit und Lust dazu haben, ein warmes Brustbad zubereiten und im Anschluß Ihre Brust trocken fönen oder mit Rotlicht bestrahlen. Zweimal täglich sollten Sie anschließend die heilungsfördernde Brustwarzensalbe, Ringelblumen- oder Beinwellsalbe dünn auftragen. *Lavendel extra, Tea-Tree, Salbei* (Vorsicht, kann die Milchmenge reduzieren!) und *Myrrhe* sind geeignete Heilessenzen und dürfen ebenfalls pur auf die schmerzhaften Rhagaden geträufelt werden.
Die homöopathischen Arzneien *Arnica, Castor-equi, Causticum, Phytolacca, Sepia, Silicea* und *Sulfur* waren für mich schon sehr oft hilfreiche Medikamente, um einer Frau mit wunden Warzen zu einer schnellen Heilung zu verhelfen.

HEBAMMENHILFE BEIM HAUSBESUCH

Meistens gebe ich eine passende homöopathische Arznei, eine entsprechende Essenz und die Naturfaser-Stilleinlagen, sowie die Beinwellsalbe Spezial. Damit sind die schlimmen Beschwerden fast immer innerhalb einiger Tage vergessen. Als Hebamme versuche ich alles zu tun, damit eine schnelle Besserung eintritt, denn ich weiß aus eigener schmerzlicher Erfahrung, was es heißt, wochenlang mit Tränen in den Augen das Baby stillen zu müssen. Allen Hebammen möchte ich ans Herz legen, einer Frau mit wunden Warzen hilfreich zur Seite zu stehen und ihr viel Zuspruch zu geben, damit sie ihr Kind weiterhin stillen kann. Es lohnt sich auch in diesen Situationen, in der Familie auf gereizte und belastende Stimmungen zu achten, vielleicht machen die Warzen die Frau indirekt auf einen Mißstand aufmerksam, weil die Mutter sich nicht selbst traut, um Hilfe zu bitten.

STILLHÜTCHEN

In manchen Situationen ist es allerdings doch ratsam, einer Frau zum Anlegen ein Stillhütchen anzubieten, damit die Warze geschont wird. Es muß aber darauf geachtet werden, ob dies wirklich eine Schonung oder nicht gar eine Mehrbelastung darstellt. Doch immer bewährt es sich, allen zu zeigen, daß nicht nur die Warze, sondern eben die Frau selbst einer Schonung bedarf. Es hat aber keinen Sinn, vorhandenen Problemen nur »einen Hut aufzusetzen«. Sollte das Stillhütchen über einen längeren Zeitraum benutzt werden, ist es notwendig, eine wöchentliche Gewichtskontrolle beim Neugeborenen durchzuführen. Das Baby kann nämlich bei der Verwendung des Hütchens mit seiner Zunge nicht richtig melken, sondern saugt überwiegend nur mit den Lippen, anstatt mit dem Gaumensegel, was eine erfahrene Hebamme sofort sehen wird. Es macht zwar vom langen Saugen einen müden Eindruck, ist aber vielleicht nicht immer satt. Die Babies sollten wenn irgend möglich nur die ersten fünf Minuten mit einer Stillhilfe trinken und dann die Brust unbedingt ohne Hütchen leertrinken.

Mangels eines Stillhütchens habe ich schon oft einen NUK-Flaschensauger als Brustaufsatz verwendet. In den Sauger steche ich mit einer glühenden Nadel noch ein oder zwei Löcher, damit sich das Kind daran gewöhnt, daß aus der Brust immer mehrere Milchgänge Milch absondern und es selbst mit seinem Gaumen die Milchzufuhr und Trinkgeschwindigkeit regulieren kann und muß. Mit dieser Hilfe trinken insbesondere flaschenverwöhnte Kinder meistens sofort und ohne jedes Problem. Dieser Trick ist auch dann hilfreich, wenn die mütterliche Brust zu viel Milch produziert und das Baby sich beim ersten kräftigen Ansaugen ständig verschluckt, deshalb die Brust losläßt, schreit und sich oft sogar weigert weiter zu trinken, oder nur die ausfließende Milch abschleckt, sich aber nie satt trinkt. So erzählen viele Frauen, daß ihnen ständig die Milch davonfließt, das Kind ständig gestillt werden will und doch niemals einen satten Eindruck macht. Bei diesen Stillproblemen genügt es das Baby die ersten Minuten, in denen die Brust fast »überläuft«, mit diesem NUK zu stillen, allerdings ohne zusätzliche Löcher. Nach einigen kräftigen Zügen kann das Kind dann genüßlich ohne »Hut« die Brust leeren und sich sättigen. Im Laufe von einigen Wochen kann meist gänzlich auf den Zusatz verzichtet werden. Hilfe bietet die Methode auch bei Kindern, die wegen zu schnell fließender Milch und hastigem Saugen reichlich Luft schlucken und deshalb unter Blähungen leiden. Mit diesem Stillhütchen wird auch dieses Problem beseitigt, da das Kind langsamer trinken wird.

So sehr ich mich gegen Firmen und ihre Flaschennahrungswerbung wehre, so dankbar war ich häufig schon um diese Hilfe. Es hat eben doch alles zwei Seiten im Leben.

Setzen Sie sich aber immer als Ziel eines Tages ohne Stillhilfe zu stillen, der direkte Weg ist immer der Beste.

DIE MILCHPUMPE

Der Einsatz einer elektrischen Pumpe scheint mir nur in ganz wenigen Sondersituationen gerechtfertigt zu sein. Fast immer ist es für die Mutter eine Dreifachbelastung, denn sie muß nun ihre Brüste leerpumpen, das Baby mit dieser Milch in der Flasche füttern und dann noch alle Gerätschaften säubern und auskochen. Kein Wunder also, wenn sich noch gereiztere Warzen einstellen, die Milch zurückgeht und Sie kurz vor dem Abstillen sind, bis Sie dann doch noch zu guter Letzt die Hebamme um Hilfe bitten. Ich möchte allen Müttern raten, sich bei Stillproblemen sofort zu melden, denn in bereits festgefahrenen Situationen können wir auch nicht von heute auf morgen ein Wunder geschehen lassen. Versuchen Sie, vor dem Einsatz der elektrischen Pumpe eine Hebamme zu finden, die Ihnen hilft, dies zu vermeiden. Ich habe mir zu Beginn meiner Freiberuflichkeit geschworen, keine Frau pumpend zu verlassen, die ein gesundes Baby zu Hause hat. Bislang konnte ich diesen Vorsatz immer ausführen. In meinen Augen ist eine Pumpe nur bei zeitlich begrenzten echten Notfällen angebracht, ansonsten wird das Stillen nie durch eine Maschine ersetzt werden können. Es sind zwar zeitraubende Hausbesuche erforderlich, die mit viel Aufklärungsarbeit verbunden sind, aber alle Frauen und Hebammen werden bestätigen, daß sich spätestens im Wochenbett eine ausführliche Stillberatung bezahlt macht, die schon in der Schwangerschaft erfolgt ist. Trotzdem sollte sich eine Hebamme nie scheuen, sich die Zeit zu nehmen, einer Mutter im Wochenbett hilfreich zur Seite zu stehen und mit viel Geduld den Säugling an die Brust zu gewöhnen. Die Wöchnerin wird dankbar sein, wenn sie von einer Maschine befreit wird. Bislang habe ich diese langen Stunden niemals bereut.

Es sollten sich übrigens alle Fachfrauen und Mütter davon überzeugen können, daß keine Pumpe eine Brust so gut entleeren kann wie ein gesundes Baby. Ich konnte diese Erfahrung selbst machen, sie war schmerzhaft und enttäuschend, aber eindrucksvoll. Menschen sind von Geburt an nicht durch Maschinen zu ersetzen, letztere können höchstens kurzzeitig ein kleiner Ersatz oder eine Erleichterung für Mütter sein, deren Kinder krank sind.

EINFRIEREN VON MUTTERMILCH

Handmilchpumpen sind vorübergehend immer wieder eine angenehme Hilfe, vor allem um überschüssige Milch auf Vorrat in der Tiefkühltruhe zu lagern. Achten Sie darauf, daß Sie aber die Übergangsmilch nur für einige Tage, maximal bis zur vierten Lebenswoche verwenden können. Ihr drei Monate altes Kind wird nämlich dann die anders schmeckende Milch aus den ersten Wochen ablehnen. Die reife Frauenmilch können Sie allerdings einige Wochen tiefgekühlt aufbewahren.

Es ist ein sehr beruhigendes Gefühl für eine Mutter, die z. B. in einem Verkehrsstau steht, zu wissen, daß das Baby zu Hause in der Zwischenzeit von ihrem Mann auch mit aufgetauter Muttermilch gefüttert werden kann.

Das Abpumpen von Muttermilch können Sie auch ohne Pumpe erlernen. Dieses Abspritzen der Milch in ein ausgekochtes Gefäß ist anfangs etwas mühsam, aber mit ein wenig Geduld und Übung geht es bald sehr schnell. Es ist übrigens die schmerzloseste Methode, um eine Brust zu entleeren, und bewährt sich bei wunden Warzen hervorragend. Das Erlernen dieser Abspritztechnik mit dem beschriebenen Druckgriff hat mich in der Überzeugung bestätigt, daß wir Hebammen wirklich einen handwerklichen Beruf ausüben.

DER MILCHSTAU, DIE BRUSTENTZÜNDUNG (MASTITIS)

Eine der gefürchtetsten Krisensituationen für eine Frau in der Stillzeit ist ein Milchstau oder gar eine Brustentzündung. Aber nicht nur die Mütter, sondern auch Hebammen fürchten diese Probleme. Eine Brustentzündung trifft die Frau in ihrer Weiblichkeit und Intimsphäre. Doch Dank der naturheilkundlichen Möglichkeiten kann ich allen Frauen nur Mut machen, bzw. möchte ihnen die Angst vor dieser Krankheit nehmen. Ich will damit das weitverbreitete Gerücht entkräften, daß bei einem fieberhaften Milchstau oder einer Brust-entzündung sofort abgestillt werden muß, da sich sonst ein Abszeß bilden kann, der nur mit einem operativen Eingriff behandelbar ist. In all den Jahren meiner Freiberuflichkeit mußte ich nur ein einziges Mal eine Mutter betreuen, deren Brustdrüsenentzündung in einem Abszeß endete und eine chirurgische Behandlung notwendig machte. Danach konnte sie aber weiterstillen und war innerhalb einiger Tage beschwerdefrei. Manchmal denke ich, wenn mir mein heutiges Wissen damals schon zur Verfügung gestanden hätte, wäre dieser chirurgische Eingriff vielleicht nicht notwendig gewesen. Nur einige wenige stillende Mütter, die ich betreute, mußten antibiotisch behandelt werden oder haben wegen einer fieberhaften »Brustgeschichte« abgestillt. Solch eine Entzündung kam diesen Frauen leider immer ganz gelegen, und sie hatten so einen Grund, endlich abzustillen. Immer wieder kann ich feststellen, daß manchmal der Körper der Frau ein »Machtwort« sprechen muß, wenn sie es vom Willen her nicht selbst schafft. Dies trifft natürlich in anderen Lebenssituationen bei Männern und Kindern ebenfalls zu. Körperliche Beschwerden haben mit hoher Wahrscheinlichkeit immer eine seelische Ursache. Nicht umsonst gibt es vielleicht mittlerweile immer mehr psychisch kranke Menschen, denn die Natur läßt es sich nicht gefallen, wenn immer nur körperbezogene symptomorientierte Unterdrückungstherapie durchgeführt wird.

SEELISCHE URSACHEN

Ein Milchstau ist eines der besten Beispiele für seelische Ursachen. Der wirkliche Hintergrund ist zwar selten auf Anhieb erkennbar, doch lohnt sich der Zeitaufwand, um ein Gespräch mit der Betroffenen zu suchen und nach Problemen in der Familie oder der Beziehung zu ihrem Partner oder auch zu ihrer neuen Mutterschaft zu forschen. Die meisten Stauungen treten am Wochenanfang auf. Bei meinem Nachfragen, ob der Ehemann noch Urlaub hat, kommt fast immer die Antwort: »Das ist es ja, er muß wieder arbeiten gehen, und ich komme überhaupt nicht klar, da ich mit allem allein fertig werden muß«. Andere Mütter erzählten bei weiterem »Nachbohren« was sich denn so alles staute in ihrer Umgebung, wie es auch bei Frau A.M. war ...

... »Ach wissen Sie, ich weiß gar nicht mehr, was richtig ist. Mein Mann und meine Schwiegermutter meinen, ich solle dem Kind doch eine Flasche geben, es sei jetzt nach vier Monaten an der Zeit. Aber jetzt, mit meiner vollen, gestauten Brust, muß ich doch wieder oft anlegen, oder?« Im gemeinsamen Gespräch konnten wir erkennen, daß die Mutter sehr dankbar war über diesen Stau, und ihn nicht als sonderlich schlimm empfand. Die Frau stillte ihr Kind mit viel Hingabe und Freude. Wir haben gemeinsam geklärt, daß sie zu ihrer Meinung stehen dürfe und daß ein Kind wirklich bedenkenlos ein halbes Jahr oder länger gestillt werden kann, egal was andere sagen. Sie hat dies auch mit ihrem Mann erläutert und der Schwiegermutter erklärt, daß das Kind keine Flasche bekommen werde, solange ihr das Stillen Freude bereitet. Frau A. M. war sehr glücklich und sagte beim Abschied: »Gut, daß ich den Milchstau habe, jetzt konnte ich mit Ihnen noch einmal darüber reden, einfach so habe ich mich nicht getraut anzurufen.«

An dieser Stelle möchte ich alle Mütter bitten, daß sie sich bei Unklarheiten oder Informationslücken, auch wenn sie keine Beschwerden haben, mit ihrer Hebamme oder einer Stillgruppenleiterin in Verbindung setzen. Versuchen Sie, Ihre Hemmungen abzubauen und stehen Sie zu Ihren Problemen und Fragen, anderen Müttern geht es auch nicht anders.

UNTERSCHEIDUNG VON MILCHSTAU UND BRUSTENTZÜNDUNG

In vielen Fällen ist es schwierig zu unterscheiden, ob es sich um einen Milchstau handelt, der seine Ursache in einem stattgefundenen zusätzlichen Milcheinschuß hat, oder ob es sich um einen richtigen Stau handelt, der beginnt fieberhaft zu werden, oder ob es gar schon einen entzündlichen Prozeß darstellt. Meines Erachtens geht es aber auch nicht darum, daß eine Hebamme zunächst die richtige Diagnose stellt, sondern um sofortige Hilfe für die stillende Mutter.

Ein Milchstau bereitet Schmerzen, die Brust ist gespannt und prall, ähnlich wie bei einem Milcheinschuß. Häufig kann das Saugen des Kindes an der Brust der Mutter, sowie jegliche Berührung, äußerst unangenehm sein. Es besteht aber auch die Möglichkeit, daß die Brust nur an einer Stelle gestaut ist wobei ein Knoten entsteht, der ebenfalls auf Berührung reagiert und vielleicht leicht gerötet ist. Bei den verschiedenen Formen des Milchstaues stellt sich zunächst noch kein Fieber ein.

Eine Brustentzündung zeigt dieselben Symptome wie der Milchstau, jedoch fühlt sich die stillende Frau körperlich krank und hat häufig grippeähnliche Gliederschmerzen. Fast immer steigt die Körpertemperatur innerhalb kürzester Zeit an und erreicht oft 40°. Die betroffene Brust ist an der gestauten Stelle gerötet und fast immer schmerzempfindlich. Die Rötung kann klar begrenzt oder großflächig und fließend auftreten. Immer wieder sind streifenähnliche rote Entzündungsstellen sichtbar.

URSACHEN EINES MILCHSTAUES

Die Ursachen eines Staues sind sehr vielfältig. Es kann wie erwähnt eine Anhäufung von seelischen Problemen sein, die zu einem körperlichen Stau führen. Auf alle Fälle ist es wichtig, daß sofort eine Hebamme hinzugezogen wird, denn sie wird am meisten Erfahrung mit einer stillenden Mutter haben. Warten Sie nicht zu lange, scheuen Sie sich nicht, Ihre Hebamme auch am Wochenende anzurufen, denn aus einem falsch oder nichtbehandelten Milchstau wird im Handumdrehen eine Brustentzündung. Allen Kolleginnen möchte ich Mut machen, Brustprobleme zu behandeln und den Ausbildungs- und Klinikschrecken davor abzulegen. Es gelingt sehr häufig, solche Milchstauprobleme zu lösen und nur relativ selten entwickeln sich daraus wirklich bedrohliche Entzündungen.

Möglicherweise ist auch ein späterer Milcheinschuß, der nach drei oder erst nach acht Wochen stattfindet, die Ursache dieses Staues.

Vielleicht ist gerade zu diesem Zeitpunkt das Kind krank und trinkt plötzlich die Brust nicht mehr ganz leer, so daß ein Mißverhältnis zwischen Angebot und Nachfrage zu einem Milchstau führt.

Auch positive Erlebnisse können manchmal Folgen haben: Sie haben sich gut in der angenehmen Urlaubssonne erholt und Entspannung gefunden, und vielleicht auch noch ein Fest gefeiert, bei dem milchfördernder Sekt ihr Lieblingsgetränk war. All das kann zu einem sprunghaften Anstieg der Milchproduktion führen, so daß Ihr Kind dann plötzlich mit einer Brustseite satt ist, während die andere über viele Stunden hinweg nicht mehr entleert wird. Immer wieder ist der Grund für einen Milchstau auch das langersehnte Durchschlafen des Säuglings. Das Kind schläft zum ersten Mal sieben Stunden durch, die Mutter jedoch sitzt im Bett, weil ihre vollen Brüste schmerzen.

Vielleicht liegt die Ursache des Milchstaues aber auch nur in einem zu engen oder in der Nacht hochgerutschen Still-BH, der dann einen Milchsee abgedrückt hat.

Ein weiterer schmerzhafter Grund für einen Milchstau könnte auch ein Saugbläschen sein, das eine Milchdrüse verschließt. Zunächst äußert sich dieser Stau ohne sichtbare Symptome. Die Mutter empfindet lediglich Schmerzen und erzählt, daß ihr Kind die Brust sehr schnell wieder losläßt und sich weigert, weiter zu trinken, obwohl sie selbst genau fühlen kann, daß die Brust noch nicht leergetrunken ist. Sie können nach dem Stillen lediglich einen kleinen gelben Punkt auf der Brustwarze sehen und beim genauen Betrachten feststellen, daß ein durchsichtiges Häutlein einen Milchausgang verdeckt. In solchen Fällen bleibt Ihnen nichts anderes übrig, als mit einer desinfizierten Nadel das Bläschen aufzustechen und die gestaute Milch auszudrücken. Oft genügt es, das Kind dann an der Brust trinken zu lassen und den gestauten Bereich mit der Hand zusätzlich auszustreifen. Ich werde mein erstes Saugbläschenerlebnis, das zu einem Milchstau führte, nicht vergessen ...

... Frau M. rief mich am frühen Morgen an und bat mich mit besorgter Stimme um Hilfe: »Können Sie heute bei mir noch einmal vorbeischauen, irgend etwas stimmt an meiner rechten Brust nicht. Sie tut so weh, ist hart und gespannt, außerdem will das Baby einfach nicht richtig trinken, es läßt die Brust bald wieder los und schreit, obwohl sie noch nicht leergetrunken ist. Ich kenne mich nicht mehr aus«. Ich versprach, gleich nach ihr zu sehen. In der Zwischenzeit solle sie aber schon einmal Quarkauflagen machen. Sie hatte zwar noch kein Fieber festgestellt und keinen roten Fleck, aber trotzdem ist mir wichtig, den Frauen in solchen Momenten schon immer einen Rat zu geben, damit die Spannung in der Brust und damit auch ein Teil der seelischen Spannung nachläßt. Bei meinem Eintreffen war ich selbst erstaunt: keine Rötung, keine Temperatur und keine schmerzhafte Stelle war an der Brust zu entdecken, aber es war eindeutig der obere äußere Quadrant voller Milch. Herr M. trug seinen Sohn spazieren, der unruhig und quengelig war. Mit meinem Kontrollgriff wollte ich schauen, ob Muttermilch ausfließt. Aus zwei Milchgängen tröpfelte Milch aus, aber plötzlich war an einer Stelle ein goldgelber kleiner

341

Fleck im Durchmesser von einem Milimeter sichtbar. »Was ist denn das?« fragte ich erstaunt. Beim wiederholten Versuch, an dieser oberen Brustseite Milch auszudrücken, wurde dieses Pünktchen noch ein wenig größer, und ich konnte nun erkennen, daß ein kleines zartes Häutchen einen Milchausgang verdeckte. Ich bat den Vater, mir eine Stecknadel zu bringen. Mir wurde plötzlich heiß und kalt zugleich, denn mir war eingefallen, daß der junge Vater Mediziner war. ›Was wird er wohl sagen, wenn ich an der Brust seiner Frau mit einer ordinären Stecknadel hantiere?‹ überlegte ich für mich. »Egal«, dachte ich, »der Frau muß geholfen werden« und ich teilte ihm mein Vorhaben mit. »Tun Sie, was Sie für richtig halten, Hauptsache, der kleine Kerl da wird wieder satt, und meine Frau hat keine Schmerzen mehr. Nach dieser anstrengenden Nacht habe ich eh erkannt, daß ich meiner Frau nicht selbst helfen kann.« So tauchte ich die Stecknadel in Calendula-Essenz, betupfte damit ebenfalls die Brustwarze, und beherzt durchstach ich das Saugbläschen. Ein »Mini-Muttermilch-Korken« landete in meinem Auge, die Milch tröpfelte heraus und während wir uns alle über dieses Geschehen amüsierten, lag der »kleine Kerl« schon wieder an der Brust, die er laut schmatzend leer saugte. Die Mutter strahlte und freute sich über die Erleichterung der sich leerenden Brust, und der Vater faßte sich mit beiden Händen an den Kopf und erklärte erleichtert: »Ihr Hebammen habt auch immer einen Trick auf Lager, ich habe schon meine Frau unter dem chirurgischen Messer gesehen und mir vorgestellt, wie verändert ihre Brust sein würde mit einer Narbe. Danke!« Daraufhin meinte ich irgendwie stolz: »Und ihr Ärzte seht immer alles nur von der schlimmsten Seite. Das war allerhöchstens ein leises Anzeichen von einer beginnenden Mastitis. Ihre Frau hatte ja noch keine deutlichen Zeichen einer Entzündung. Aber nun kann ich erst verstehen, weshalb Sie so unruhig mit Ihrem Kind auf und ab gelaufen sind. An so etwas Schlimmes habe ich überhaupt nicht gedacht.« Auf der Weiterfahrt zur nächsten Wöchnerin mußte ich über meinen eigenen Einfall lächeln, ich hätte es auch nie für mich möglich gehalten, daß ich je an einer weiblichen Brust mit einer Stecknadel »operieren« würde. Aber Not macht eben erfinderisch, und ich war glücklich darüber, daß meine Beobachtungsgabe und mein Einfallsreichtum der stillenden Mutter so schnell Erleichterung gebracht hatten. Inzwischen habe ich in meiner freiberuflichen Hebammenzeit die Stecknadel immer wieder erfolgreich eingesetzt.

NATÜRLICHE BEHANDLUNGSMÖGLICHKEITEN EINES MILCHSTAUES UND DER BRUSTENTZÜNDUNG

Bei einem Milchstau lesen Sie zunächst noch einmal unter dem Kapitel »Milcheinschuß« nach. All die Hinweise dort können auch hier helfen und wirken bestimmt schnell.

Das Wichtigste ist, das Baby nun so häufig wie möglich trinken zu lassen und im Zweifelsfall lieber einmal zu wecken, damit die Brust baldmöglichst wieder entleert wird. Interessanterweise aber berichten die meisten Mütter: »Erstaunlich, mein Baby spürt anscheinend, daß es häufig trinken soll. Seitdem ich diesen Stau habe, trinkt es oft und schläft dann wieder ganz lieb ein bis zwei Stunden.« Ich bin mir sehr sicher, daß die natürliche Verbindung zwischen Mutter und Kind in solchen Situationen bestens funktioniert. Oft fehlt es uns nur an Vertrauen.

Das *Milchbildungsöl, Quarkkompressen* mit ätherischen Ölen und die homöopathischen Arzneien *Bryonia, Phytolacca* sowie *Arnica, Aconitum* und *Belladonna, Pulsatilla, Silicea, Borax* und viele andere sind bestimmt hilfreich.

Sollten Sie als Mutter in Ihrer homöopathischen Hausapotheke Bryonia und Phytolacca sowie Pulsatilla besitzen, überprüfen Sie, ob eines der Mittel für Ihre Beschwerden passend sein könnte. Ansonsten wenden Sie sich bitte sofort an eine Hebamme oder eine Therapeutin, die homöopathisch bewandert ist. Diese wird Sie dann genauestens nach Ihren Symptomen befragen und in einem Fachbuch repertorisieren (Verzeichnis von Krankheitssymptomen und Arzneimittelbildern). Wundern Sie sich also nicht, wenn Ihre Hebamme ein Buch aus der Tasche zieht und in Ruhe nach dem, den Krankeitssymptomen ähnlichsten Arzneimittel sucht. Alle homöopathisch ausgebildeten Hebammen sind in der Zwischenzeit sicherlich im Besitz des Repertoriums von Dr. Graf, das sehr hilfreich ist und bestimmt das richtige Kügelchen finden läßt. Eine gute homöopathisch bewanderte Therapeutin zeichnet sich eben dadurch aus, daß sie immer wieder Bücher zu Hilfe nehmen muß, denn ansonsten müßte sie ein wandelnder Computer sein. Die große Anzahl an Arzneien mit ihrer ganzheitlichen Wirkungsweise kann einfach nicht immer im Kopf parat sein. Die Schulmedizin kennt z. B. bei einem Milchstau überhaupt kein Medikament, sondern nur Alkokolumschläge, und bei einer fieberhaften Brustentzündung lediglich ein fiebersenkendes Mittel und die Gabe eines Antibiotikums. Ganz anders die Naturheilkunde, wie Sie aus diesem Beispiel ersehen können.

BEI EINER BRUSTENTZÜNDUNG (MASTITIS)

Eine echte fieberhafte Mastitis ist eine sehr schmerzhafte Erkrankung, die nur im Bett liegend auskuriert werden kann. Sollte eine stillende Mutter zunächst nur leicht erhöhte Temperatur aufweisen, muß sie trotzdem sofort das Bett hüten. Umso schneller wird alles überstanden sein. Ich muß immer wieder feststellen, daß gerade solche Frauen einen fieberhaften Milchstau entwickeln, die ihr Wochenbett nicht eingehalten haben. Es ist wieder einmal zu erkennen, daß der Körper sich holt, was er braucht. Manchmal muß er nun mal viel Energie (= Fieber) einsetzen, um auf seine Bedürfnisse aufmerksam zu machen.

HEBAMMENHILFE

Als Hebamme bin ich in solchen Situationen doppelt gefordert, denn es geht nicht nur darum, der Frau Verhaltenshinweise zu geben, ihr beim richtigen Anlegen des Kindes behilflich zu sein und den Rest der gestauten Milch auszudrücken. Im gleichen Atemzug muß ich der Familie die Angst vor der Brustentzündung nehmen, aber mit Bestimmtheit klarmachen, daß die Mutter ins Bett gehört und ihr Partner zu Hause bleiben muß. Wenn dies überhaupt nicht möglich ist, muß ich unbedingt für eine Familienpflegerin sorgen. Ich muß dem Arzt dazu vielleicht erst einmal klarmachen, daß die Betroffene nicht durch Antibiotika auf die Beine gestellt werden muß und schon überhaupt nicht vom Abstillen die Rede ist, sondern lediglich eine Bescheinigung für die Familienpflege erforderlich ist. In solchen Momenten wünsche ich mir immer sehnlichst den leider ausgestorbenen Beruf einer Wochenbettpflegerin herbei. Wie nützlich müssen diese Frauen früher gewesen sein. Wer weiß, vielleicht graben wir mit unseren alten Heilmitteln auch wieder ein altes

Berufbild aus. Wünschenswert und absolut notwendig wäre es. Dabei bin ich wieder bei einem sozialpolitischen Thema gelandet, denn mein zweiter Wunsch an einem solchen Tag, der dann oft prompt auch noch ein Sonntag ist, lautet, es möge mich doch endlich einmal ein Herr vom Gesundheitsministerium begleiten. Diese zweifeln nämlich ständig unsere Gebührenforderungen an und sind womöglich noch der Meinung, Hebammen könnten bei einer angemessenen Bezahlung ihren Beruf des Verdienstes wegen ausüben! So wird es weiterhin Idealismus bleiben, weshalb eine Hebamme ohne Zuzahlung und Berücksichtigung von besonderen Erschwernisgründen oder an Sonntagen Hausbesuche vornimmt, während ihre eigene Familie wieder einmal allein einen Spaziergang unternehmen muß.

Ich habe erfreut festgestellt, daß die Ärzte sich an einen Hebammeneinsatz bei einer Brustentzündung gewöhnt haben und daß es mittlerweile eine sehr gute Zusammenarbeit im Interesse der stillenden Frau gibt. Sehr häufig rufen Frauenärzte an und bitten darum, daß ihre Patientin von einer Hebamme unterstützt wird. Zu Beginn meiner Freiberuflichkeit war dies anders. Ich mußte mich schützend vor die junge Mutter stellen und erklären, daß ich mit meinem Anruf nur meine Pflicht erfülle, daß es aber wirklich auch mit Naturmitteln möglich sei, der Frau zu helfen. Allzu leichtfertig wurde immer sofort ein Antibiotikum verordnet, ohne zu bedenken, daß das Kind von der Arzneiwirkung mitbetroffen wäre. Ich hatte oft den Eindruck, daß der Säugling bei dieser Problematik überhaupt nicht berücksichtigt wurde. Allen Kolleginnen möchte ich Mut machen und sie um Ausdauer bitten, wenn sie noch Basis- und Überzeugungsarbeit leisten müssen. Es lohnt sich, und Sie werden es schaffen, daß eine Frau mit einer Brustentzündung tatsächlich weiterhin voll stillen kann. Tun Sie es im Interesse der Kinder, deren beste Chance die Muttermilch ist. Ich lehne diese schulmedizinische Behandlungsmöglichkeit einer fieberhaften Brustentzündung nicht grundsätzlich ab, schon gar nicht, wenn die Eltern sie wünschen, aber zunächst scheint es mir immer wichtig zu sein, Eltern und Mediziner darauf hinzuweisen, daß es naturheilkundliche Möglichkeiten gibt.

Meine Behandlung richtet sich zunächst nach den Grundsätzen des Stillens, die ich in den Abschnitten Anlegen, Milcheinschuß und Milchstau erklärt habe.

Als erstes werde ich mir ein Bild von der seelischen Situation und der körperlichen Verfassung der Frau machen und versuchen, für mich zu beurteilen, ob auch die Familie bereit ist, ein Auskurieren auf pflanzlicher Basis mitzuverantworten. Dabei taste ich meistens schon die Brüste ab und fühle vorsichtig nach, wo und wie groß der Milchstau oder der beginnende Entzündungsherd ist. Sehr wichtig ist für mich, die Größe und Intensität der Rötung zu betrachten, um bei weiteren Hausbesuchen den Verlauf korrekt beurteilen zu können. Während des Abtastens und Betrachtens erkläre ich ihr, wie ich diese Brustproblematik beurteile und was ich ertasten kann. Danach versuche ich immer, etwas Milch auszudrücken, um deren Farbe und Konsistenz zu beurteilen. Das Wichtigste ist nun, die gestaute Milch zu entleeren. Wir versuchen gemeinsam, das hungrige Kind an die Brust zu legen, und achten dabei darauf, daß der Unterkiefer des Babies an der Brustseite des gestauten Quadranten liegt. Auf diese Weise kann das Kind die zähe gestaute Milch besser aussaugen. Wenn der Säugling schläft oder der Mutter das Saugen zu schmerzhaft ist, muß ich mit meiner Hand die gestaute Milch ausdrücken. Anfangs wird dies Schmerzen bereiten, doch schon innerhalb einiger Minuten empfinden die Frauen eine deutliche Besserung und eine Schmerzerleichterung. Ein Nachlassen der Spannung in der entzündeten Brust geht immer damit einher. Oft genügt ein einmaliges Ausdrücken der gestauten, alten gelben Milch, die dann fädig und zäh aus einem gestauten Milchsee tropft. Manchmal muß die Prozedur ein zweites oder drittes Mal an den folgenden Tagen wiederholt werden. In den meisten Fällen einer Brustentzündung sinkt etwa eine Stunde nach dieser Behandlung die Körpertemperatur. Doch immer wieder kommt es vor, daß sie noch einmal sehr hoch ansteigt, um dann am darauffolgenden Morgen gänzlich zu verschwinden. Sie sollten dann aber unbedingt noch mindestens einen fieberfreien Tag im Bett verbringen. Ich rate dringend in den folgenden Wochen die erkrankte Brust sehr gut zu beobachten und insbesondere vor Kälte zu schützen. Ein ganz eigenartiges Phänomen ist nämlich bei vielen Frauen zu beobachten: die Entzündung wandert von der einen zur anderen Brust.

❧ HOMÖOPATHIE

Solche Phänomene sind wie immer ein hervorragendes Krankheitssymptom für die Homöopathie. In dieser Heilkunde sind Beschreibungen solcher Zustände zu finden und führen zu dem Arzneimittel *Lac caninum*. Aber es können auch andere Mittel in Frage kommen wie: *Aconitum, Belladonna, Bryonia, Chamomilla, Gelsemium, Lachesis, Phytolacca, Pyrogenium, Silicea*. Ein eindrucksvolles Belladonna-Mastitis-Bild möchte ich hier noch schildern, um zu verdeutlichen, wie wichtig es ist, genau hinzuschauen und nachzulesen ...

... Frau G. hatte mich gerufen, da sie erhöhte Temperatur habe und eine Brust rot und schmerzhaft sei. Wie beschrieben machte ich mir ein Bild von der Brust und versuchte die Milch auszudrücken. Sie konnte die Berührung nicht ertragen, wollte lieber in ihrem abgedunkelten Schlafzimmer liegen bleiben und fragte, ob es nicht vielleicht ein paar Kügelchen gebe, die ihrer spannenden, heißen Brust Erleichterung verschaffen könnten. Ich wollte ihr zunächst die Arzneien Bryonia und Phytolacca geben, denn es hatte sich wirklich bewährt, diese Mittel als erstes einzusetzen. Es entspricht zwar nicht unbedingt der klassischen Homöopathie, aber auch ich konnte wie mein Homöopathie-Lehrer die Erfahrung machen, daß es fast immer diese beiden Mittel sind, die sich hinter einer Mastitis zeigen. Doch plötzlich hielt ich inne und überlegte nocheinmal: Es war nicht die typische knotige, schmerzhafte Entzündung. Die Rötung der Brust sah anders aus. Ich durfte für einen Augenblick Tageslicht ins Zimmer lassen, sah nun deutlich, daß sich ein roter Streifen vom Warzenhof bis zum Brustansatz gebildet hatte. Beim genauen Betrachten waren nun die Symptome deutlich: der rote Kopf, die Lichtempfindlichkeit, das Ruhebedürfnis und der Widerwille gegen jegliche Berührung. Ich las in meinem Buch nach und konnte im Arzneimittelbild der Belladonna lesen: entzündete Brust mit Rötung wie Radspeichen. Genau das war es, ein sogenanntes Radspeichensyndrom! Nach einer Gabe Belladonna C 30, in einem Glas aufgelöst und gut umgerührt, war Frau G. eine halbe Stunde später bereit, die gestaute Milch ausdrücken zu lassen. Wie immer habe ich auch bei dieser Frau nach dem Stillen Quark auf die betroffene Bruststelle gestrichen. Bei meinem späteren Anruf war das Fieber bereits im Sinken begriffen und am nächsten Tag, wie auch die Brustschmerzen, vollkommen verschwunden. Lediglich eine leichte Berührungsempfindlichkeit hielt noch einige Tage an. Dies ist allerdings völlig normal, denn wie auch andere Entzündungen unseres Körpers, ist eine Brustentzündung nicht innerhalb eines Tages ausgeheilt.

DIE STILLZEIT

Mit der Kenntnis von der Heilkraft homöopathischer Arzneien haben Brustentzündungen für mich ihren Schrecken verloren. Es lohnt sich für eine Nachsorgehebamme, diese Heilkunde zu erlernen, denn nur mit eigenen Erfahrungen werden Sie sich überzeugen lassen.

❦ QUARKUMSCHLÄGE

Als begleitende Maßnahme bei der Anwendung einer homöopathischen Arznei ist die entzündliche, schmerzhafte rote Stelle mit kühlem Quark zu bestreichen und dieser solange auf der Brust zu belassen, bis er trocken ist. Entweder Sie streichen den Quark pur auf die Brust und legen sich ein kleines Handtuch oder eine Windel darauf. Oder Sie verpacken den Quark in eine große ES-Kompresse, indem Sie diese mit Quark bestreichen und einschlagen. Ein kleiner feuchter Baumwollappen, den Sie mit ätherischen Ölen oder mit Retterspitz äußerlich getränkt haben, erfüllt selbstverständlich auch seinen Zweck. Dieses Tuch legen Sie dann auf die mit Milchbildungsöl eingeölte Brust und nehmen es erst wieder ab, wenn der Quark abgetrocknet ist. Bitte legen Sie niemals Plastiktüten oder sonstige kunststoffbeschichtete Materialien auf die Brust, um die Feuchtigkeit aufzusaugen, sondern das oben erwähnte Handtuch, eine Woll-Stilleinlage oder einen Wollschal. Bei allen feuchten Brustbehandlungen müssen Sie auch darauf achten, daß es nicht zu naß wird und die Feuchtigkeit Ihre Nierengegend berührt. Daß Sie mit einem feuchten Quarkwickel nicht in der Wohnung unterwegs sein sollen, sondern ins Bett gehören, dürfte klar sein.

Auch wenn eine allgemeine Besserung eintritt, muß die Brust noch für mindestens einen Tag mit Quark behandelt werden.

❦ ÄTHERISCHE ÖLE

Wie beschrieben, können ätherische Öle in Quark eingerührt werden oder als kühlender Umschlag auf eine nasse Windel geträufelt werden. Die beste Erfahrung habe ich bislang mit *Lavendel extra* machen können.

Sehr wichtig ist es natürlich, ausreichend Flüssigkeit zu sich zu nehmen, damit die Milchmenge nicht wegen des Fiebers zurückgeht.

Nicht immer wird diese doch schwere Erkrankung so schnell überwunden. Bitten Sie rechtzeitig um Hilfe, sobald Sie einen beginnenden Milchstau feststellen, dann wird es nicht zu einer so schmerzenden fieberhaften Brustentzündung kommen. In der Geburtsvorbereitung sage ich den Teilnehmerinnen immer: »Sollten Sie Schmerzen haben, eine Rötung entdecken oder die Brust als sehr gespannt empfinden, dann nehmen Sie in die eine Hand das Telefon, mit der anderen Hand streichen Sie sich Quark auf die Brust.« Sie müssen sich nur klar sein, ob Sie weiterstillen wollen oder nicht. Dementsprechend müssen Sie entweder die Hebamme oder den Arzt verständigen. Die Hebamme wird natürlich dann im Bedarfsfalle einen Arzt zuziehen, und sie werden gemeinsam beraten, wie die Behandlung aussehen soll.

BESONDERHEITEN BEIM KIND WÄHREND DER STILLZEIT

ZWILLINGS- UND PROBLEMKINDER

Zunächst werden Mütter von Problemkindern oder Mehrlingen wieder feststellen: »Typisch, an uns hat sie in diesem Buch nicht gedacht.« Doch das ist nicht so. Sehr gerne würde ich auf die Alltagssituation von Problemkindern eingehen. Aber es würde den Rahmen dieses Buches sprengen. Mein Anliegen ist, über natürliche Anwendungsmethoden bei normalen Verläufen aufzuklären. Wenden Sie sich vertrauensvoll an eine Hebamme, wenn Ihr Kind zu früh, krank oder eben anders geboren wurde. Sie wird Ihnen beim Stillen Ihrer Zwillingskinder ebenso helfen wie einer Mutter, die mit Kaiserschnitt entbunden hat. Vielleicht gibt es in Ihrer Umgebung eine Interessengruppe von gleichgesinnten Eltern, in der Sie ebenfalls eine Antwort auf Ihre Fragen bekommen können.

Häufig wird es auf Grund der seelischen oder körperlichen Belastung nicht möglich sein, diese Kinder voll zu stillen. Vor allem wenn Ihr Kind noch in der Kinderklinik bleiben muß, werden Sie sich mit dem Abpumpen der Milch, den täglichen Besuchen in der Klinik, den vielleicht schon vorhandenen Geschwistern und dem Haushalt überfordert fühlen. Immer wieder höre ich dann von einer Nachbarin, daß Frau XY sich nicht traue bei mir anzurufen, da sie ihr Kind ja noch nicht zu Hause hat. Nehmen Sie sich ein Herz und melden Sie sich bei Ihrer Hebamme. Sollten Sie noch keine kennen, dann werden Sie in der Klinik, beim Arzt oder Ihrer Krankenkasse Adressen erhalten. Immer wieder muß ich feststellen, daß gerade solche Frauen keine Unterstützung oder Informationen erhalten. Mit ein paar Tips oder Hinweisen kann dieser schwierige »Alltag" bestimmt entlastet werden. Ganz wichtig ist es, daß Sie Unterstützung und Beratung in bezug auf das Stillen bekommen, denn gerade kranke und zu früh geborene Kinder sind auf die Immunstoffe in der Muttermilch angewiesen. Auch wenn es Ihnen zunächst nicht gelingt, voll zu stillen, so sollte das Kind doch wenigstens die Muttermilch bekommen, die Sie zur Verfügung haben. Seien Sie nie der Meinung, daß das »bißchen Milch« nichts wert ist, ein bißchen ist immer noch mehr als gar nichts. Wenn Sie Ihr Kind dann nach Hause nehmen dürfen, möchte ich Ihnen wieder raten, die Hebamme um einen Hausbesuch zu bitten, denn für Sie ist der Entlassungstag der Tag des Alleinseins, wo Sie die Verantwortung für Ihr Kind übernehmen. Sie sind bestimmt dankbar für kleine Pflegehinweise oder für erneute Stillhinweise. Denn mit viel Zeit und Ruhe werden Sie Ihr nun gesundes oder großgewachsenes »Problemkind« bald doch stillen können. Sollten Sie dann noch immer mit Fertignahrung zufüttern müssen, ist das auch nicht dramatisch, denn wie erwähnt, ein bißchen Muttermilch ist besser als gar keine. Ich habe schon sehr viele Mütter betreut, die dann innerhalb einer Woche ihr Baby voll stillen konnten. Sehr wichtig ist natürlich, daß Sie sich wie auf ein verspätetes Wochenbett einstellen, Ihr Mann also Urlaub hat oder eine Oma Sie im Haushalt unterstützt.

DIE STILLZEIT

ZUFÜTTERN DES STILLKINDES

FLASCHENNAHRUNG

Immer wieder werde ich in der Sprechstunde gefragt, ob es denn schlimm sei, wenn das Kind einmal am Tag eine Fertigmilchnahrung oder selbst zubereitete Milch aus der Flasche erhält. Selbstverständlich kann und darf eine Mutter dem Kind etwas zufüttern, wenn sie bei dem bereits einige Monate alten Säugling feststellt, daß sie einfach nicht mehr ausreichend Milch produziert. Manchmal habe ich den Eindruck, daß in unserer nun wieder stillfreudigeren Zeit Mütter ein schlechtes Gewissen bekommen, wenn sie sich eingestehen müssen, daß sie nicht mehr in der Lage sind, ihr Kind voll zu stillen. Doch so sollte es nicht sein. Immer wieder rate ich in diesen Fällen, lieber einmal zuzufüttern – vielleicht genügt wirklich eine einzige Flasche –, ehe der Haus- und Familiensegen schiefhängt, oder die Mutter dem Zusammenbruch nahe ist. Es hilft der Familie überhaupt nicht, wenn eine Frau voll stillt, aber dadurch ein nervliches Wrack wird. Der goldene Mittelweg ist immer besser als ein erzwungener, extrem steiniger Pfad. Sie müssen als Frau selbst entscheiden, mit welcher Ernährungsweise Ihres Kindes Sie selbst zufrieden und glücklich sind. Weder das Kind, noch Ihr Mann oder die Verwandtschaft werden Ihnen danken für ein übertriebenes »Aufopfern« zu Lasten Ihrer Gesundheit. Sie werden immer zu hören bekommen: »Ja, Du wolltest es doch so, nun mußt du halt sehen, wie Du klar kommst.« Stillen ist eine enorme Energiebelastung für eine Frau und ist selten ohne Kräfte- und Säfteverlust auf längere Zeit durchzuhalten.

FESTE KOST

Zufüttern in Form von Obst, Gemüse und fester Nahrung sollte immer wieder individuell entschieden werden. Dann, wenn die Mutter spürt, wie das Stillen sie auszehrt und dazu das Kind speicheltriefend dem Eßteller und Löffel seiner Mutter nachguckt, wird der richtige Zeitpunkt gekommen sein, auf feste Nahrung umzusteigen, oder zumindest damit zuzufüttern. Diese Beobachtung werden Sie als Mutter irgendwann zwischen dem dritten und sechsten Lebensmonat machen.

Achten Sie aber darauf, daß die Geschmacksempfindungen Ihres Babys noch nicht so ausgeprägt und vielseitig sind, wie bei Ihnen oder einer Babynahrungsfirma. Suchen Sie wieder Kontakt mit Stillgruppen-Frauen und den erfahrenen Müttern im Ernährungskreis oder lassen Sie sich von Ihrer Hebamme in der Sprechstunde einen für Sie zutreffenden Rat geben. Die Ernährung eines Kleinkindes wird heute als etwas sehr Problematisches und Kompliziertes dargestellt, wenn Sie Informationsbroschüren lesen. Bleiben Sie aber auch hier bei Ihrer natürlichen Denkweise und verlassen Sie sich auf Ihren Mutterinstinkt. Ein Baby kann tatsächlich auch in unserer heutigen Zeit mit einem geriebenen Apfel, einer zerdrückten Banane, Karottenmus, Blumenkohl- und Kartoffelpüree aufwachsen. Sie sollten aber dabei das oben angesprochene Geschmacksempfinden berücksichtigen und mit einem langsamen Aufbau der Nahrungskette beginnen.

Prinzipiell können Sie bedenkenlos Ihr Kind bis zum vollendeten sechsten Lebensmonat voll stillen. Ab diesem Zeitpunkt wird das Kind von sich aus den Wunsch äußern und fähig sein, sich etwas in den Mund zu stecken. Es muß dann nicht Spielzeug, sondern darf auch etwas Eßbares sein. Vielleicht dauert es auch bis zum achten Lebensmonat, bis Ihr Säugling dieses Signal sendet. Seien Sie geduldig und stellen Sie sich auf die Bedürfnisse Ihres Kindes ein. Informationsbroschüren oder Ratschläge von Fachpersonen können nur Hinweise geben, die aber nicht als Fixdaten oder absolutes Muß anzusehen sind.

MUTTERMILCH UND SCHADSTOFFBELASTUNG

Ein sehr wichtiges und alle Menschen betreffendes Problem unserer Zeit ist die Umweltbelastung. Insbesondere stillende Frauen werden sich plötzlich mit diesem Thema konfrontiert sehen. Ob in Zeitschriften oder anderen Medien, bei kommunalen Veranstaltungen, auf dem Spielplatz, beim Gynäkologenbesuch oder den Vorsorgeuntersuchungen beim Kinderarzt, überall werden Sie hören: »Sie stillen Ihr Kind noch? Obwohl unsere Umgebung so verseucht ist?« Verunsicherte Mütter fragen in der Rückbildungsgymnastik, rufen an oder kommen mit diesen Problem in die Sprechstunde: »Was ist nun wirklich richtig? Darf ich noch stillen oder nicht?« Alle Frauen versuche ich dann zu beruhigen und erkläre, daß sie ihr Kind bedenkenlos stillen können. Immer wieder wird anhand von Muttermilchuntersuchungen festgestellt, daß die Schadstoffbelastung in der Frauenmilch vorhanden ist, aber deswegen kein Grund besteht abzustillen. Vollkommener Unsinn scheint mir die immer wieder zu hörende Empfehlung zu sein, daß eine Frau ihr Kind nicht länger als sechs Monate stillen sollte. Die höchste Schadstoffbelastung der Muttermilch ist bekanntlich in den ersten sechs bis acht Wochen nachweisbar. Ab diesem Zeitpunkt nimmt die Belastung ständig ab. Außerdem werden die meisten Kinder ab etwa einem halben Jahr mit fester Kost zugefüttert, und somit gibt es überhaupt keinen Grund, im sechsten Lebensmonat panikartig abzustillen.

Sollten Sie als Mutter trotz allem sehr verunsichert sein oder meinen, daß Sie einer besonderen Belastung ausgesetzt sind oder waren, können Sie sich mit Ihrem zuständigen Gesundheitsamt in Verbindung setzen und um eine Untersuchung Ihrer Muttermilch bitten. Allerdings wird nur in begründeten Fällen eine Untersuchung auf Dioxinbelastung vorgenommen, denn dies erfordert sehr teure Tests, die vom zuständigen Land finanziert werden müssen. Aber vielleicht können Sie gemeinsam mit einer Graueninitiative und der Unterstützung von Hebammen und Kinderärzten Ihren Amtsarzt von einer notwendigen Untersuchungsreihe überzeugen.

Um die Belastung der Muttermilch nicht unnötig zu erhöhen, ist es besonders wichtig, in der Stillzeit keinen unnötigen Gewichtsverlust zu provozieren. Fastenkuren oder Diäten, die zu einem schnellen Abnehmen führen und Sie vor allem unter das Ausgangsgewicht vor der Schwangerschaft bringen, würden dazu beitragen, daß Sie Schadstoffe über die Muttermilch ausscheiden, die sich seit Jahren stabil im Fettgewebe abgelagert haben.

DIE STILLZEIT

ABSTILLEN DES KINDES

Irgendwann zwischen dem dritten Lebensmonat und dem ersten oder zweiten Lebensjahr werden Sie sich mit dem Thema des Abstillens beschäftigen müssen. Sehr viele Kinder bestimmen diesen Zeitpunkt selbst und lehnen von heute auf morgen die Brust ab. Dies ist natürlich ein idealer Vorgang.

Bei vielen Frauen überträgt sich der persönliche Wunsch abzustillen sehr schnell auf die Milchproduktion und auf das Kind. Die Milchmenge wird von Woche zu Woche weniger, der Säugling trinkt gerne am Abend eine Milchflasche und nimmt immer mehr feste Kost zu sich.

Bis zum Ende des ersten Lebensjahres kann es sinnvoll sein, das Baby im Laufe von etwa zwei bis drei Wochen an Flaschennahrung zu gewöhnen und die Brustmahlzeiten ständig zu reduzieren. Das kann unter Umständen sehr problematisch werden, wenn das Kind bislang noch nie eine Flasche erhalten hat. Es wird dann einfacher sein, den Säugling erst zu dem Zeitpunkt abzustillen, wenn er bereit ist, feste Kost vom Löffel zu essen. Ein Kind kann übrigens auch ohne Flasche groß werden. Denn es kann bald schon Flüssigkeit aus einer Tasse oder einem Glas trinken. Ist es dazu aber noch zu klein, müssen Sie eventuell einige Tricks kennen, um es an den Gummisauger zu gewöhnen. Entweder Sie pumpen Ihre Muttermilch ab und geben sie in eine Flasche, oder Sie setzen den Flaschensauger auf Ihre Brustwarzen, damit es sich an das neue Sauggefühl gewöhnt. Dazu sollten Sie aber noch ein oder zwei zusätzliche Löcher in den Nuckel stechen, denn sonst wird das Kind ungeduldig, da es bislang gewöhnt war, aus vielen Kanälen gesättigt zu werden.

Je überzeugter Sie von Ihrem Tun sind und je mehr Ruhe und Zeit Sie sich nehmen, desto einfacher und unproblematischer wird das Abstillen über die Bühne gehen.

Vielleicht aber hat sich Ihr Kind so sehr an die Brust gewöhnt, daß es sich weigert, irgendeinen Ersatz anzunehmen. Insbesondere bei älteren Kindern erlebe ich das sehr häufig. Da hilft oft nur eines: Sie machen Urlaub, bzw. nehmen sich ein freies Wochenende, und Ihr Partner übernimmt die Betreuung und Fütterung des Kindes. Diese echte Entziehungskur ist dann die einzige Chance auf einen Erfolg. Erst wenn die Mutter nicht mehr zu sehen und zu hören ist, und gewiß vor allem auch nicht mehr zu »riechen« ist (denn sie duftet sicher nach Muttermilch) akzeptiert das Baby einen Ersatz. Sollten Sie nun sagen: »Nein, ich kann doch nicht so brutal sein und mein schreiendes Kind meinem Mann überlassen, und überhaupt, das arme Kind!« dann stillen Sie doch weiter! Ich denke, Sie selbst wollen dann das Stillen noch gar nicht beenden.

Vielleicht aber nimmt Ihr Kind von einem Tag auf den anderen die Flasche lieber an, als die Brust. Das gibt es zum Leidwesen der Mutter häufig, denn es ist sehr frustrierend und mit vielen Tränen verbunden. Aber trösten Sie sich damit, daß Ihr Säugling sich halt wirklich schon »abgenabelt« hat und reif ist, ohne die enge Mutter-Kind-Bindung zurecht zu kommen. Ihr Kind wird Sie noch häufiger im Leben mit einer selbst getroffenen Entscheidung überraschen. Trennung schmerzt in solchen Momenten immer, wird aber schnell von Stolz über die Selbständigkeit des Kindes verdrängt werden.

Relativ oft sollen Frauen wegen einer notwendigen medikamentösen Behandlung dringend abstillen. Ich kann ihnen dann nur raten, genaue Auskünfte einzuholen, denn dies wird oft vorschnell und unüberlegt empfohlen. In solchen Situationen lese ich immer erst im Buch »Arzneimittel in der Schwangerschaft und Stillzeit« von Kleinebrecht und Windorfer oder im »Taschenbuch der Arzneimittelverordnung in Schwangerschaft und Stillzeit« von H. Spielmann und R. Steinhoff nach. Ist dies nicht ausreichend, rufe ich meinen Apotheker an, der sich mit Hilfe der in seinem Computer gespeicherten Daten oder direkt bei der Arzneimittelfirma kundig macht. Sehr oft konnten wir die Frauen gemeinsam beraten und nach Rücksprache mit dem Arzt ein entsprechend anderes Arzneimittel finden. Diese Vorgehensweise ist mühsam und zeitraubend, aber unsere Kinder sollten es uns wert sein, daß ihnen das Kostbarste nicht frühzeitig, nur auf Grund einer Fehlinformation vorenthalten wird.

EINIGE PRAKTISCHE RATSCHLÄGE ZUM ABSTILLEN

Reduzieren Sie Ihre Trinkmenge auf ein Minimum. Vermeiden Sie alle treibenden Flüssigkeiten wie Bier, Weizenbier, Apfelwein oder Sekt. Am besten trinken Sie schluckweise Salbeiblättertee. Wenn Sie nicht in homöopathischer Behandlung sind, geben Sie noch Pfefferminze dazu. Außerdem können Sie Zitrone in allen Variationen essen oder trinken.

Tragen Sie einen engen, gut sitzenden Büstenhalter und legen Sie sich so oft wie möglich einen kalten Wickel auf die Brust.

HOMÖOPATHISCHE ARZNEIEN

Mit der homöopathischen Arznei *Phytolacca,* in einer D 1 Potenz in stündlichem Abstand eingenommen, wird die Milch nicht mehr einschießen können. Vergrößern Sie die Zeitabstände der Arzneieinnahme bei weicher Brust solange, bis Sie nach drei oder vier Tagen nur noch drei Mal täglich fünf Globuli lutschen. Nach einer Woche können Sie die Einnahme beenden. Aber auch *Lac caninum* und *Pulsatilla* könnten hilfreich sein. Setzen Sie sich noch einmal mit Ihrer Hebamme zusammen, sie wird wissen, welche Arznei die richtige ist. Denn die beiden letzten müssen wirklich indiziert sein und sollten nicht ohne ausreichende Kenntnis eingenommen werden.

ÄTHERISCHE ÖLE

Die ätherischen Öle *Geranie, Minze, Zitrone* und *Zypresse* als kalte Kompressen oder in einer Quark-Auflage sind bestimmt genauso hilfreich. Bitte bedenken Sie aber die Antidotierung von homöopathischen Mitteln bei der Verwendung von Minze! Das Aufstellen einer Duftlampe mit diesen Essenzen wird Ihnen ebenfalls gut tun. Doch sollte das Baby besser nicht in diesem Raum sein, denn die Essenzen Minze und Zitrone sind psychisch stark anregende Öle und Ihr Kind wird nicht zur Ruhe kommen.

DAS SPÄTWOCHENBETT

Mit der Abheilung der Geburtswunden in den ersten zehn Tagen beginnt der bereits beschriebene hormonelle Umstellungsprozeß des Spätwochenbettes, der etwa acht Wochen dauert. Die Beziehung zwischen dem neugeborenen Kind und der Familie muß sich nun festigen und aufeinander einspielen. Die erste Euphorie ist vorüber und der Alltag beginnt. Aber wie einleitend im Kapitel Wochenbett erwähnt, ist das innere Gleichgewicht einer jungen Mutter noch gestört. Sie glaubt, mit dem Verlassen des Bettes nach einer Woche sei alles abgeheilt. Doch schon nach einigen Tagen wird ihr ihre Unausgeglichenheit bewußt.

Sie ist nicht mehr schwanger, nicht mehr frischentbunden, aber auch nicht die Frau, die sie vor dem Prozeß dieses Mutterwerdens war. Sie fühlt sich meist instabil, unausgeglichen und auf der Suche nach ihrem momentanen ICH. Am Abend schmerzt der Beckenboden, im Laufe der Wochen werden die Rückenschmerzen immer heftiger, und oft stellen sich Schulterverspannungen ein.

Ihr Beckenboden ist nämlich noch überhaupt nicht gefestigt und kann das Körpergewicht nicht stundenlang tragen. Durch dieses Druckgefühl wird ihr bewußt, daß sie noch fleißig Beckenbodentraining machen muß.

Die Verspannung der Rückenmuskulatur wird durch eine meist ungünstige Stillhaltung und das häufige Herumtragen des Babies verursacht. Schließlich hat sich auch diese Muskulatur noch überhaupt nicht von der Schwangerschaft erholt. Die Bauchmuskulatur ist oft noch so weich und haltlos, daß die Rückenmuskulatur für die stabile Körperhaltung alleine zuständig ist. Die Gebärmutter belastet das Kreuzbein zusätzlich, denn die Mutterbänder verlieren immer wieder die Kraft, bzw. besitzen noch nicht ihre alte Festigkeit, womit der Uterus immer wieder in eine Retroflexio-Stellung (Knickstellung) zurückfällt.

Die genannte Instabilität und die ungünstige Stillhaltung führen dann zusätzlich zu einer Oberkörperverspannung, die sich durch Nacken- und Schulterschmerzen bemerkbar macht.

All die erwähnten Beschwerden können Sie aber vermeiden, wenn Sie sich des Wöchnerinnenzustands bewußt sind und etwa acht Wochen nach der Geburt beginnen, regelmäßig an der Rückbildungsgymnastik teilzunehmen. Erfreulicherweise finden viele Frauen den Weg in das »Erdenlicht« bzw. andere Hebammenpraxen auch noch nach einigen Monaten und genießen die Atmosphäre unter Gleichgesinnten.

FAMILIENALLTAG UND HAUSFRAUENSITUATION DER WÖCHNERIN

Lassen Sie sich im gesamten Spätwochenbett Schonung und Unterstützung zukommen. Nehmen Sie also von Ihrer Freundin oder der Großmutter solche gutgemeinten Angebote an, die vielleicht lauten: »Kann ich Dir etwas helfen?« Ihre Antwort sollte dann freudig klingen: »Ja, hier steht ein Korb Bügelwäsche und die Fenster lassen nur noch ›gefilterten‹ trüben Sonnenschein durch.« Trauen Sie sich, um Hilfe zu bitten und angebotene anzunehmen. Oder wenn Oma anruft: »Wir würden Dich gerne besuchen kommen und unser Enkelkind wiedersehen.« Dann antworten Sie mit gutem Gewissen: »Ihr seid willkommen, wenn Ihr Kuchen und Abendessen mitbringt.« Sie werden erleben, daß sie sich darüber sehr freut, da sie sich nicht so unnütz vorkommt. Vielleicht helfen Sie ihr sogar damit, sich besser in ihrer neuen Frauenrolle als Oma zurechtzufinden. Über klagende Großmütter könnte ich ein eigenes Buch schreiben. Sie sind oft sehr traurig, daß sie so gar nichts helfen dürfen, denn »die jungen Frauen von heute machen lieber alles allein«. Wirklich?

Mit der Berufstätigkeit ist es für die nächste Zeit vorbei, die Aufmerksamkeit der Freunde und Verwandten läßt nach, der Partner muß wieder zurück ins Berufsleben. Viele Frauen fühlen sich dann überfordert, unausgeschlafen und unsicher, ob sie den Anforderungen als Mutter gewachsen sind. Ein völlig neuer Lebensabschnitt beginnt für die Erst-Wöchnerinnen, eine Neuordnung der Familie für die Mehrfachmütter. Bei diesen kommt dann noch die Eifersuchtsproblematik der größeren Geschwister dazu. Der Alltag ist so ungeordnet wie die Wochen nach dem Bezug eines Neubaues. Äußerlich ist die Frau so strahlend in ihrem Mutterglück wie das neue Haus, doch innerlich so klamm und verletzlich wie die neugemalten Wände. In der Beziehung zwischen Mann und Frau muß ein neues Miteinander gefunden werden. Die Partner wissen nicht, wann, wo und wie sie sich ihrer Frau nähern dürfen. »Ist sie schon wieder für die körperliche Liebe bereit, oder muß ich mich zurückhalten?« ist eine Standardfrage, die sich Männer stellen. Während Frauen darauf warten, in den Arm genommen zu werden, viel Anlehnung und Streicheleinheiten brauchen, bei gleichzeitiger Sorge, daß er gleich »alles« will. Dieses Alleswollen, die körperliche Liebe und Sexualität aber wird oft noch lange Zeit aus Sorge vor dem Unbekannten oder Angst vor Schmerzen verdrängt. Ein Mann hat diese Situation treffend beschrieben: ...

... »Wir mußten uns wieder neu suchen und entdecken lernen, wie in unseren ersten Zeiten des Kennenlernens. Nur daß wir damals Sorge hatten, von unseren Eltern überrascht zu werden, jetzt hat bei jedem ersten Anlauf unser Baby geschrien. Es war ganz schön aufregend in den ersten Wochen nach der Geburt. Entweder habe ich mich nicht getraut, oder meine Frau hatte dann Lust, wenn ich überarbeitet war, oder aber unser Sprößling machte Rabatz. Aber jetzt ist es schöner denn je. Unsere Liebe hat ganz neue Aspekte und ungekannte Erfüllung gefunden«.

Es ist mir sehr wichtig, einer Familie zu vermitteln, daß es wirklich mindestens acht Wochen dauert, bis eine Frau wieder belastbar ist. Meine alte Hebamme sagte einmal: »So lan-

DAS SPÄTWOCHENBETT

ge, wie das Kind zum Wachsen braucht, so lange braucht die Mutter, bis sie sich davon erholt. Bei uns hat man früher erzählt, daß es neun Monate dauert, bis die Gebärmutter, der Bauch und der Busen wieder die alte Form haben«. Damals konnte ich es nicht verstehen, zu schnellebig war mein eigenes Leben. Heute muß ich oft daran zurückdenken. Es wird wohl kaum möglich sein, daß die Umgebung einer Mutter diese allmähliche Wandlung versteht. Aber ich bin mir sicher: wenn Frauen selbst wieder zu ihrem Wochenbettsprozeß stehen, dann wird er wieder für alle begreifbar. Das Spätwochenbett wird mit nur halb so vielen seelischen Tiefen verbunden sein, wenn Sie sich selbst entsprechend Ruhe gönnen. Der tägliche Mittagsschlaf steht jeder jungen Mutter zu. Lernen Sie es, sich für eine halbe oder ganze Stunde zu entspannen, danach ist der Berg der Hausarbeit zwar noch gleich groß, aber Sie werden ihn viel schneller abbauen, wenn Sie frische Energie gesammelt haben. Ich weiß, ein Mittagsschlaf muß von vielen erlernt werden, aber glauben Sie mir, das geht schnell. Sie müssen ihn sich nur genehmigen, wobei eine allgemeine Mittagsruhe vielleicht auch für den Rest der Familie eine Wohltat ist.

Ihr Selbstwertgefühl wird steigen, wenn Sie sich einen freien Nachmittag gönnen und bei einem Bummel eine neue Bluse kaufen. Ich meine, daß die Kleidung im Spätwochenbett eine große Rolle spielt. Bei vielen Frauen dauert es lange Zeit, manchmal bis zu dreißig Wochen, bis die alten Hosen und Röcke wieder passen. Ein Tagesbeginn kann nach einer anstrengenden Nacht noch frustrierender werden, wenn der Blick in den Spiegel übernächtigte Augen, ungepflegte Haare und zu enge Jeans zeigt. Sie werden sich nach einem Friseurbesuch nicht nur optisch wieder viel besser gefallen; eine neue Hose hilft Ihnen, Ihren weichen, runden Bauch eher zu akzeptieren. Kinder lieben nicht nur den weichen Busen, sondern auch den weichen Bauch ihrer Mama. Wer sagt denn, daß eine Mutter rank und schlank sein soll, wie eine Bohnenstange? Ich höre und lese dies immer nur in der Werbung. Sehr viele Männer finden übrigens weiche Frauen ebenfalls sehr kuschelig. Also, stehen Sie zu Ihren mütterlichen Formen.

Der berühmte Hausfrauentratsch oder Babytreff sollte zum wichtigen Bestandteil Ihres Mutter- und Hausfrauenprogrammes werden. Im Berufsleben gibt es doch auch Arbeitsbesprechungen in jeder Abteilung. Erzählen Sie Ihrem Partner, wenn er nach Hause kommt nicht, was Sie alles nicht erledigt haben, sondern berichten Sie von Ihren vielfältigen Berufsaufgaben denen Sie als Mutter gerecht werden mußten: denen der Kinderschwester, der Kindergärtnerin, der Köchin, der Reinemachefrau, der Hausärztin, der Lehrerin und Psychologin. Denn all diese Berufe vereinen sich in einem Mutteralltag. Wundern Sie sich nicht, wenn Sie nicht sofort Verständnis finden, wenn Sie bei Ihrem Tagesrückblick oder im Gespräch mit anderen Menschen, sich selbst ein »nur daheim gesessen« als Antwort wert sind. Denken Sie wieder daran: Nur wer sich selbst liebt, wird von anderen geliebt. Sollten Sie sich in Ihrem Mutterdasein, das sicher stark geprägt ist von den weiblichen Hormonschwankungen, wieder einmal elend oder in einem psychischen Tief befinden, hilft Ihnen vielleicht der Satz von Mahatma Gandhi:

»Lebe so, als wenn du morgen sterben würdest, aber lerne so, als ob du ewig leben würdest.«

NATÜRLICHE ERSCHEINUNGEN IM SPÄTWOCHENBETT

EINE WIEDERAUFTRETENDE BLUTUNG

Immer wieder zeigt einer Frau ihr eigener Körper die »rote Karte«, gleichbedeutend mit einem Platzverweis. Die Gebärmutter sagt ihr deutlich, daß die inneren Wunden noch nicht gänzlich abgeheilt sind. Eine körperliche oder seelische Überbelastung führt dazu, daß die Schleimhäute der Gebärmutterinnenwand wieder abbrechen und in einer Blutung ausgeschwemmt werden.

Sie müssen also nicht in Panik ausbrechen, wenn es drei Wochen nach der Geburt kurzfristig zu einer hellroten periodenartigen Blutung kommt. Verhalten Sie sich wieder wie eine Wöchnerin und überlegen Sie, ob es nicht auch mit einem erneuten Milcheinschuß zusammenhängt.

Als natürliche Hilfsmittel kommen dieselben wie im Frühwochenbett in Frage, wobei bei einer anhaltenden Blutung der Arztbesuch allerdings unumgänglich wird.

DIE ERSTE MENSTRUATION

Sollte die Blutung allerdings sechs bis zwölf Wochen nach der Geburt auftreten, dann könnte es auch Ihre erste erneute Periodenblutung sein. Es kommt auch bei stillenden Müttern vor, daß schon so früh wieder ein regelmäßiger Zyklus einsetzt. Diese erste Blutung wird höchstwahrscheinlich sehr stark sein und oft auch mit erheblichen Kreuz- und Unterleibsschmerzen verbunden ist. Sagen Sie am besten alle Termine ab und melden sich in der Familie krank. Dann ist diese erste Menstruation nicht so schlimm. Die meisten Frauen sind zunächst enttäuscht, daß es nun vorbei ist mit der blutungsfreien Zeit. Gleichzeitig aber auch erfreut, denn vielleicht tritt mit diesem regelmäßgen Zyklus wieder eine Harmonisierung des Hormonhaushaltes ein. Es ist aber gut möglich, daß Sie als stillende Frau erst nach dem Abstillen Ihre erste Mens bekommen. Aber Vorsicht! Stillen ist kein absolut sicheres Verhütungsmittel. Solange Sie Ihr Baby im Vier-Stunden-Rhythmus anlegen, soll die Wirkung so sicher sein, wie bei einer Spirale. Aber bedenken Sie, daß es viele Spiralenschwangerschaften gibt!

KREUZSCHMERZEN

Sehr viele Frauen klagen über Schmerzen im Kreuzbeinbereich. Die Ursachen habe ich bereits erwähnt. Achten Sie also wieder besser auf Ihre Stillhaltung oder ändern Sie die Höhe des Wickeltisches. Ihr Baby ist im Tragetuch sicher besser aufgehoben als auf dem Arm, und Ihr Rücken wird dadurch entlastet. Auch wenn Sie Anfangsschwierigkeiten haben, seien Sie ausdauernd und üben Sie fleißig. Vielleicht kann Ihnen die Hebamme oder die Stillgruppenleiterin behilflich sein und einige praktische Tricks weitergeben.

Vielleicht kündigt sich aber auch ein Eisprung oder das Einsetzen der ersten Blutung mit Kreuzschmerzen an.

DAS SPÄTWOCHENBETT

ÄTHERISCHE ÖLE

Das *Kreuzbein-Ischiasöl* wird Ihnen wieder Erleichterung verschaffen, und Ihr Partner hat einen Grund, Sie zu massieren. Viele Frauen verwenden dieses wohlriechende Körperöl weiterhin.

SCHWEISSAUSBRÜCHE, HAARAUSFALL, KONZENTRATIONSSCHWÄCHE

»Sagen Sie mal, ist das noch normal? Mir fallen alle Haare aus! Wenn das so weitergeht habe ich bald eine Glatze.« Das ist eine der häufigsten Fragen der Frauen in der Rückbildungsgymnastik oder im monatlichen Babytreff. Meine Antwort lautet dann: »Die schwitzende, vergeßliche Wöchnerin muß nun auch noch Haare lassen. Dabei sind die Väter der Meinung, daß ihnen die Kinder die Haare vom Kopf fressen.«

Es ist wirklich so, daß sich junge Mütter ständig wie mit Wechseljahrsbeschwerden in Schweiß gebadet fühlen. Das liegt an unseren Hormonschwankungen und ist ein natürlicher Schutz unseres Körpers, damit häufigeres zu Hause bleiben sichergestellt wird. Am Ende des Spätwochenbettes wird diese Erscheinung bestimmt vorbei sein, und Sie werden sie höchstens noch ein oder zwei Tage vor der einsetzenden Periode wiedererleben.

Von Haarausfall im Spätwochenbett sind Frauen sehr unterschiedlich betroffen. Die einen werden überhaupt nichts bemerken, andere wiederum beobachten wirklich ängstlich die wachsenden »Geheimrätinnenecken«. Aber hat es nicht wirklich etwas Geheimnisvolles an sich, das Muttersein? Bald werden aus den Ecken wieder schöne, volle neue Haare sprießen. Es kommt übrigens sogar vor, daß Frauen eine Veränderung ihrer Haarstruktur beobachten. Dünnes Haar wird dick und voll, glattes Haar wird wellig und umgekehrt.

Im Spätwochenbett fehlt leider vielen Partnern das Verständnis dafür, daß ihre Frauen sehr vergeßlich sind. Denn nach so vielen Wochen Rücksichtnahme während der Schwangerschaft, dem Einfühlungsvermögen bei der Geburt und dem Einsatz im Frühwochenbett kann und will sich der Partner oft auf diese vergleichsweise harmlose Schwäche nicht mehr einstellen. Aber es ist wirklich so, Sie werden feststellen, daß Sie die simpelsten Sachen vergessen. Machen Sie sich darüber nicht unnötige Sorgen und schreiben Sie eben alles auf den Einkaufszettel, dann ersparen Sie sich endlose Diskussionen, weshalb wieder dies und jenes nicht im Haushalt vorhanden ist. Diese Vergeßlichkeit ist übrigens oft auch ein Zeichen von Anämie. Sollte die Vergeßlichkeit wirklich »senile« Ausmaße annehmen, wird es sinnvoll sein mit einen Bluttest nachzuprüfen, ob eine Blutarmut besteht.

NATÜRLICHE MASSNAHMEN

Sehr häufig rufen Spätwöchnerinnen an, kommen in die Sprechstunde oder fragen bei der Rückbildung oder im Babytreff um Rat. Sie fühlen sich ausgelaugt, sind erschöpft und klagen über die voraus genannten Beschwerden. Oftmals haben sie den Blutverlust durch die Geburt noch immer nicht ausgeglichen und leiden so unter einem doppelten Säfteverlust. Dem der Milchproduktion, die zum Teil einen Liter pro Tag erreicht, und dem Blutverlust. Ich selbst kann mich nur zu gut an die Monate nach der Geburt eines Kindes erinnern. Das Glück und die Dankbarkeit für dieses gesunde, fröhliche Kind wurden oftmals von diesen Hormonschwankungen und dem Kräfteverlust geschmälert. Viele Frauen bestätigen, daß sie sich nur noch wie eine Hülle fühlen und daß sie durch das Kind im wahrsten Sinne des Wortes ausgesaugt wurden.

KRÄUTERHEILKUNDE
Eine der hilfreichsten Teemischungen wird für diese Zeit sein:
Frauenmantel, Johanniskraut, Melisse und *Schafgarbenkraut*. Damit können Sie den weiblichen Hormonhaushalt unterstützen und Ihre nervliche und seelische Belastbarkeit stabilisieren.

Ein stärkendes und die Milchproduktion förderndes Getränk ist übrigens der *Schlehensaft*. Es eignet sich von daher als gutes »Mitbringsel« für Wöchnerinnen.

ÄTHERISCHE ÖLE
Von den ätherischen Ölen wird die Mischung des Bauchmassageöles sicherlich immer noch die optimale Unterstützung sein. Vielleicht wird es sogar Ihr neues Körperöl. Insbesondere die *Schafgarbe* wird dazu beitragen, daß Sie nicht in echte Wochenbettdepressionen verfallen. Es scheint mir das passendste Öl für die Zeit nach einer Geburt zu sein und hilft Ihnen bestimmt Ihre innere Mitte wiederzufinden.

Für die Duftlampe eignen sich noch immer die Öle, die ich im Frühwochenbett erwähnt habe. Ein erheiternder, frischer Lieblingsduft könnte die *Pampelmuse* bzw. *Grapefruit* für Sie sein. Sie hilft Ihnen, im Alltag das Lachen und Schmunzeln wiederzufinden, ebenso wie das Muttersein neu zu entdecken und vielleicht sogar ein interessantes Abenteuer daraus werden zu lassen.

HOMÖOPATHISCHE ARZNEIEN
Vor Jahren war ich bei einer meiner eigenen Wochenbettsituationen verzweifelt auf der Suche nach einer passenden homöopathischen Arznei, die mir meine verbrauchte Energie zurückbringen, den Eisenwert ansteigen lassen und das Haarelassen beenden sollte. Meine homöopathische Ärztin verordnete mir ein Aufbaumittel, das mir gut half, aber meiner Meinung nach nicht ausgewogen genug war und zuviel Vitamin A und D enthielt. Ich setzte mich selbst hin und suchte nach dem passendsten homöopathischen Arzneimittel. Doch es gab so viele Arzneimittelbilder, in denen die Übereinstimmung mit der Situation einer ausgelaugten Wöchnerin zu finden war. Ich ging deshalb mit meinem Arzneien-Wunsch in die Apotheke, und gemeinsam mischten wir ein homöopathisches Komplexmittel, das seitdem unter dem Namen »*Aufbaumittel-Stadelmann*« ausgelaugten Schwangeren, Wöchnerinnen, stillenden Müttern und Menschen in der Rekonvaleszenz sehr geholfen hat. Es wird häufig sogar ärztlich verordnet. Alle klassischen Homöopathen mögen mir verzeihen. Aber der Erfolg dieses Pulvers spricht für sich. Letztendlich ist es auch diese spezifische weibliche Kraft, die mir hilft, meinen kräftezehrenden Beruf auszuüben (Rezeptur siehe Seite 366.) Sie können bei Bedarf einen Teelöffel lutschen oder zwei bis drei-

mal täglich einen Teelöffel pur auf der Zunge zergehen lassen. Ich verwende dieses Pulver übrigens auch bei Frauen, deren Energie während der Geburtswehen nachläßt, bzw. deren Eröffnungsphase sehr lange dauert und kräftezehrend ist. Das Pulver ersetzt mir in der Hausgeburtshilfe eine Infusion. Ebenso hilfreich ist es im Frühwochenbett bei niedrigem Eisenwert und Kreislaufproblemen. Auf Grund der Traubenzuckerbasis steht dem Körper das homöopathische Eisen sofort zur Verfügung. Die Wöchnerinnen berichten von einem raschen Anstieg der Blutwerte, nachdem sie schulmedizinische Präparate nicht einnehmen wollten. Kolleginnen haben berichtet, daß sie eine Messerspitze des Pulvers trinkschwachen, ikterischen Neugeborenen verordnen und damit eine Verlegung in die Kinderklinik verhindern konnten. Wenn Sie sich also so eine Dose Pulver zulegen, denken Sie in allen Lebenssituationen daran: Immer wenn Sie oder eines der Familienmitglieder aus seinem persönlichen letzten Energiereservoir schöpfen muß, es wird Ihnen helfen Ihren körpereigenen Selbsthilfemechanismus anzukurbeln.

DAS ABENTEUER DES MUTTERSEINS

Nachdem ich über so viele körperliche Beschwerden und seelische Tiefen einer Frau im Wochenbett berichtet habe, möchte ich zu guter letzt nicht versäumen und hervorheben, daß das Mutterwerden und -sein eine wunderschöne Zeit im Leben einer Frau ist. Ich bin mir sicher, daß die Natur dieses erhebende Gefühl des Mutterseins deshalb nur die Frauen spüren läßt, die es auch wirklich erleben können. Jeder neue Tag im gemeinsamen Leben mit Ihrem Kind wird eine Überraschung bieten. Genießen Sie jeden Tag neu, so als wenn dieses Glück ein großes Geschenk wäre. Es kann so schnell vorbei sein, denn niemand weiß, wie lange das Kind bei Ihnen bleiben darf. Manche Menschen leben nur kurze Zeit, niemand hat bei der Geburt einen Vertrag mit der Ewigkeit geschlossen. Bei all den Strapazen, Mühen und Schmerzen, sowohl körperlicher als auch seelischer Art, sowie den vielen schlaflosen Nächten, werden Sie mit dem Heranwachsen Ihrer Kinder spüren, was es bedeutet: Nicht allein zu sein. Aber denken Sie daran, Sie werden Ihr Kind nur ein Stück auf seinem Lebensweg begleiten. Irgendwann werden Sie es wieder loslassen müssen. Denn

»Im Loslassen wachsen die Flügel zur Freiheit.«

Versuchen Sie diesen Leitsatz zu Ihrem Lebensinhalt zu machen, vielleicht hilft er Ihnen auch, wenn die Kinder eines Tages erwachsen werden, aus dem Haus gehen und ihr eigenes Leben leben. So können Sie als Eltern auf ein sinnvolles, erfülltes Leben zurückblicken. Die Beobachtungen der ersten gezielten Handspiele, das erste Lachen in einer sonst sehr anstrengenden Nacht werden alle Mühe wieder aufwiegen. Die ersten Schritte Ihres Kindes und das erste »Mama« und »Papa«, die juchzenden Jubelschreie beim Nachhausekommen des Vaters lassen den Berufsalltag schnell vergessen.

Ein Leben ohne Kinder wäre leer und langweilig. Ich wünsche Ihnen Kraft und Ausdauer, damit Sie in vielen Stunden der Ruhe das Heranwachsen Ihres Kindes bewußt erleben können.

INFORMATION ZUR NATURHEILKUNDE

GRUNDLAGEN ZUR PFLANZENHEILKUNDE

GESCHICHTE DER KRÄUTERHEILKUNDE

Die Kräuterheilkunde ist so alt wie die Menschheit. Ihre Geschichte geht bis zu den ältesten Überlieferungen zurück. In der chinesischen Medizin ist bereits etwa um 3700 v. Chr. ein Verfasser einer pharmakologischen Pflanzenkunde bekannt. Bei den Indern ist die Pflanzenheilkunde in dem Buch der Ayur-veda niedergeschrieben. Durch alle geschichtlichen Epochen zieht sich der rote Faden der Kräuterheilkunde, von den Ägyptern, den Römern, den Juden, sowie den Germanen wurde uns Wissen überliefert. Eines der bekanntesten Werke aus der fränkischen Heilkunde ist das Werk der Äbtissin Hildegard von Bingen. Die Kunde der heiligen Hildegard erlebt derzeit eine neue Begeisterung.

In mittelalterlichen Klöstern wurde von Priestern und Mönchen in Kräuterbüchern die Heilwirkung von Pflanzen von Generation zu Generation überliefert.

Heute ist die Pflanzenheilkunde (Phytotherapie) eine anerkannte Wissenschaft.

Durch die Bestimmung der Pflanzeninhaltsstoffe und die Erforschung ihrer Wirkung findet diese große Heilkunde eine Erklärung. Vom Gesetzgeber wurde der Phytotherapie 1978 im zweiten Arzneimittelgesetz zusammen mit der Homöopathie die Stellung einer besonderen Therapierichtung eingeräumt.

MEINE ERLEBNISSE MIT DER KRÄUTERHEILKUNDE

Bereits als Kind konnte ich dank meiner Mutter Erfahrungen mit Kräutern sammeln. Es war für uns Kinder selbstverständlich, bei Prellungen mit Arnikaumschlägen behandelt zu werden, bei Grippe mit Holundersaft und bei Magen- und Darmbeschwerden mit Pfefferminz- und Kamillentee. Ein sehr nachhaltiges Erlebnis hatte ich in meiner Ausbildungszeit mit Augentrostumschlägen bei einer Augenbindehautentzündung. Im Beruf wurde es bald für mich selbstverständlich mit Heilkräutern zu arbeiten. Dabei war sicherlich die Wirkung des Tees zur Förderung der Muttermilchmenge am beeindruckendsten, wie ich es bei meinem ersten Sohn erleben konnte. Seit 1979 empfehle ich diese Teemischung und kann fast täglich Bestätigungen von Müttern sammeln.

HERSTELLUNG DER KRÄUTERHEILPFLANZEN

Die zum Kauf angebotenen Kräuter werden in speziellen Gärten und Kulturen angepflanzt, sorgfältig gepflegt und unter entsprechenden Bedingungen geerntet. Selbstverständlich können Sie Heilkräuter wie Melissenblätter oder Pfefferminze aus Ihrem Garten für die im Buch angegebenen Teemischungen verwenden. Achten Sie darauf, daß das Aroma frischer, frühmorgens geernteter Kräuter viel intensiver ist und sie sehr sparsam dosieren sollten.

Die Heilstoffe der Kräuter, die in Apotheken erhältlich sind, werden aus den Blättern, den Früchten und Samen, der Rinde oder den Wurzeln möglichst optimal ausgezogen. Diese Pflanzenteile werden in der Phytotherapie als Drogen bezeichnet und müssen hochwertig sein und zumindest den Anforderungen auf Identität, Reinheit und Wirkstoffgehalt der gültigen Arzneibücher entsprechen.

VERWENDUNG VON HEILKRÄUTERN

Heilpflanzen werden in der Medizin täglich und mit Erfolg eingesetzt: Als Tee, Tinktur, Extrakt oder auch in Salben. Ebenso können pflanzliche Wirkstoffe einzeln oder in Kombination als Arzneimittel vom Bundesgesundheitsamt zugelassen werden.

Als *Tee* werden die Pflanzen, bzw. deren Teile schonend getrocknet und zerkleinert. Sie sollten möglichst aus unbelastetem Anbau stammen.

Die *Tinktur* ist in der Regel ein alkoholischer Auszug im Verhältnis 1:5 bis 1:10. Der Alkoholgehalt und die Auszugsart werden jeweils so gewählt, daß ein möglichst optimaler Auszug entsteht, um somit ein möglichst breites Wirkungsspektrum zu erreichen.
Die Tinktur bietet gegenüber dem Tee einige Vorteile, denn es werden nicht nur wasserlösliche, sondern auch die fett- und alkohollöslichen Bestandteile gewonnnen.

Ein *Pflanzenextrakt* ist die eingedickte Tinktur von Pflanzenteilen.

WIRKUNG
VON KRÄUTERHEILPFLANZEN
Heilpflanzen können Krankheiten heilen, sie können vorbeugen und lindern. Eine Heilungsunterstützung wird dabei durch innerliche oder äußerliche Anwendung erreicht. Bei der Verwendung von Kompressen werden meistens Tinkturen verwendet und sollten – wie beim folgenden Teil der Aromatherapie beschrieben – immer nach der phytotherapeutischen Grundregel zur Anwendung kommen, wie z.B. heiße Auflagen zur Durchblutungsförderung, kalte Kompressen bei Entzündungen und heißen Wunden.
Ihr Einsatz ist dann sinnvoll, wenn die Möglichkeiten und Grenzen ihrer Anwendung genau beachtet werden.

HEILPFLANZEN IN DER
GEBURTSHILFE
Heilpflanzen sind in der Geburtshilfe eine traditionelle Therapieanwendung. Hebammen mußten schon immer von der Kräuterheilwirkung, leider gibt es wenige Überlieferungen. Wie ich in den einzelnen Kapiteln erwähnt habe, lassen sich Heilkräuter in allen Bereichen der Schwangerschaft, während der Geburt, im Wochenbett sowie der Stillzeit anwenden.
Die Erfahrungsberichte zeigen Ihnen deutlich, daß die Wirkung von Heilpflanzen bei Schwangeren, Gebärenden und Wöchnerinnen nicht unterschätzt werden darf. Was sich wohl am deutlichsten zeigt bei der Verbena, sowie den Gewürzen Zimt, Nelke und Ingwer. Diese können in der Schwangerschaft eine zu starke Kontraktion der Gebärmutter bewirken, bei der Geburt hingegen der Schwangeren eine medikamentöse Geburtseinleitung ersparen. Neuere Beobachtungen zeigen, daß Frauen auch mit dem Genuß von Mohn vorsichtig sein sollten, da dieser eventuell ein Auslösen von Blutungen hervorrufen kann.

DOSIERUNGEN
DER KRÄUTERTEEMISCHUNGEN
Sollten Sie im entsprechenden Kapitel keine Bemerkung gefunden haben, gilt für alle Teemischungen in diesem Buch:
eine Rezeptur aus gleichen Teilen der angegebenen Zutaten.

Als Teeaufguß in der Schwangerschaft und im Wochenbett:
einen gehäuften Teelöffel auf eine Tasse (125ml) Wasser.

Als Teeaufguß für die Neugeborenen:
einen gestrichenen Teelöffel auf eine Tasse Wasser.

ZUBEREITUNG:
Gießen Sie die getrockneten Kräuter mit kochendem Wasser auf, und lassen diese in einem großen Teenetz zehn Minuten ziehen.
Teemischungen in Filterbeuteln sind generell nicht empfehlenswert, da die Kräuter darin zu fein geschnitten sind und zudem die Verpackung viel zu aufwendig ist. Bedenken Sie bei allen Instant-Teesorten auch, daß sie ausgesprochen kohlehydratreich sind. Die Granulatfertigmischungen enthalten außerdem etwa nur 3% Drogenanteil. Häufiger wird in neuerer Zeit auch Milcheiweißkonzentrat als Konservierungsmittel verwendet, was für alle Allergiker ungünstig ist und für die Neugeborenen eine Zufuhr von Fremdeiweiß bedeuten würde. Diese Tees enthalten dann meist etwa 30% Pflanzenanteil. Bei beiden Fertigaufgußpräparaten besteht also der Rest aus Zucker.

Bei der Verwendung von Samen, wie Kümmel, Fenchel und Anis sollten Sie darauf achten, daß diese im Mörser frisch angestoßen werden müssen, damit das ätherische Öl seine Wirkung entfalten kann. Diese bleibt allerdings nur für etwa drei Wochen erhalten, sofern Sie die angestoßenen Samen in einer Dose aufbewahren. Dies dürfte erklären, daß z. B. der Fencheltee wirklich nur blähungswidrig ist, wenn er aus frischgestoßenen Samen und nicht im Filterbeutel zubereitet wurde.

TRINKMENGE
Sie sollten von den angebenen Teemischungen niemals die Tagestrinkmenge von einem Liter Tee überschreiten, um unerwünschte Nebenwirkungen zu vermeiden.
Trinken Sie den Tee immer lauwarm und schluckweise!

*HALTBARKEIT
DES KRÄUTERAUFGUSSES*
Sie sollten den Tee maximal 12 Stunden stehen lassen, da ab diesem Zeitpunkt die Gefahr der Verkeimung zu groß wird. Zudem erhält der Tee dann meist einen bitteren Geschmack.

*HALTBARKEIT
DER GETROCKNETEN KRÄUTER*
Getrocknete Kräuter sind ein halbes bis maximal einem Jahr haltbar. Später erhalten sie den sicher bekannten muffigen Geschmack.

ANWENDUNG VON TINKTUREN:
Bei der Verwendung von Pflanzentinkturen beachten Sie bitte generell die Anwendungshinweise der Beipackzettel. Tinkturen sollten niemals unverdünnt auf offene Wunden aufgetragen werden. Insbesondere Arnika-Tinktur niemals auf offene Wunden, sondern immer nur bei intakter Haut verwenden, also bei Blutergüssen. Unverdünnt kann allerhöchstens die Calendula-Tinktur zum Säubern des Nabelschnurrestes beim Neugeborenen unter größter Vorsicht verwendet werden.

ANWENDUNG VON SALBEN:
Bei allen Heilsalben, die hier im Buch erwähnt werden, reicht eine Verwendung zweimal täglich aus. Beachten Sie, daß die Salbe dünn aufgetragen wird und eine ausreichende Luftzirkulation möglich ist. Also niemals Auflagen aus Kunststoffmaterial benützen. Mein Leitsatz in der Naturheilkunde lautet:
Wenig hilft heilen – viel macht viel kaputt

*WECHSELWIRKUNGEN
MIT ANDEREN THERAPIEN*
Kräuteranwendungen lassen sich sehr gut ergänzen bei der homöopathischen und der Aromatherapie. Andere alternative Heilmethoden beeinträchtigen die Wirkung von Kräuterauszügen meines Wissens ebenfalls nicht.
Bei der Behandlung mit homöopathischen Arzneien, müssen Sie (wie häufig erwähnt) auf den Genuß von Pfefferminztee verzichten. Einige Therapeuten möchten, daß Sie auch Kamillentee nicht verwenden.

*KONTRAINDIKATIONEN
FÜR DIE SCHWANGERSCHAFT:*
Es gibt natürlich kontraindizierte Kräuter für schwangere Frauen, wie: Sennesblätter und Faulbaumrinde. Sie wirken über eine starke Darmreizung und können zu einer Störung des Elektrolythaushaltes führen.

ZU BEACHTEN BEI KAMILLE:
Immer wieder wird insbesondere bei Neugeborenen unwissenderweise ein Kamillenblütenaufguß zur Behandlung von Augenbindehautentzündungen verwendet.
Bitte verwenden Sie niemals Kamille im Bereich der Augen, sondern Augentrost!

GRUNDLAGEN ZUR HOMÖOPATHIE

GESCHICHTE DER HOMÖOPATHIE

Der Begründer der klassischen Homöopathie war Samuel Hahnemann. Er wurde 1755 in Meissen/Sachsen geboren und starb 1845 in Paris. Als Apotheker, Chemiker und Arzt galt er als ein führender Wissenschaftler seiner Zeit. Er veröffentlichte zahlreiche Arbeiten, sein vierbändiges Apothekerlexikon ist heute noch Grundlage des amtlichen Arzneibuches.
Samuel Hahnemann verfolgte dieselben Ziele wie wir Hebammen. Er war auf der Suche nach nebenwirkungsfreien und unschädlichen Medikamenten. Wir Hebammen suchen speziell nach solchen Arzneien, die Mutter und Kind keinen Schaden zufügen während Schwangerschaft, Geburtsverlauf und Stillzeit.
1790 übersetzte Hahnemann medizinische Fachliteratur des Pharmakologen William Cullens ins Deutsche. Unter anderem über die Wirkung der Chinarinde bei Malaria. Er zweifelte die Richtigkeit der Angaben an und führte einen Versuch an sich selbst durch. Hahnemann war gesund und nahm eine größere Menge pulverisierter Chinarinde ein. Daraufhin beobachtete er an sich Symptome, die dem Wechselfieber sehr ähnlich sind. Er machte dann im Laufe der folgenden Jahre immer wieder solche Selbstversuche, d.h., er prüfte andere Arzneistoffe am eigenen Körper und kam immer wieder zu demselben Prüfungsergebnis:
Beim Gesunden lösen Arzneistoffe Krankheiten aus.
Beim Kranken werden Krankheitssymptome geheilt.
Hahnemann veröffentlichte seine Ergebnisse im damals weltbekannten »Hufland Journal« unter dem Titel »Versuch über ein neues Prinzip zur Auffindung der Heilkräfte der Arzneisubstanz«. Das neue Prinzip ist die Arzneimittelprüfung am gesunden Menschen, wobei ihm die Ähnlichkeitsbeziehung zwischen den Arzneisymptomen und den Symptomen der Erkrankten auffiel. 1796 wird als das Geburtsjahr der Homöopathie bezeichnet.

MEIN BERUFLICHER WEG ZUR HOMÖOPATHIE

Wie ich in der Einleitung bereits erwähnte, hatte ich durch die Geburt meines zweiten Kindes das erste beeindruckende Erlebnis mit einem homöopathischen Arzneimittel. Es verhalf mir und meinem Kind zu einer problemlosen leichten Entbindung. Von 1981 an begann ich Literatur über Homöopathie zu lesen und versuchte die damals noch seltenen Gelegenheiten für Fortbildungen wahrzunehmen. Ab 1987 begann ich meine Weiterbildung in der Klassischen Homöopathie bei Dr. Friedrich Graf, andere Seminare bei Heilpraktikerinnen ergänzten mein Wissen.
Im Beruf, wie auch im Privatleben konnte ich sehr schnell viele gute homöopathische Erfolge erleben. Es ist für mich heute unvorstellbar, das Haus oder die Heimat ohne die Taschenapotheke zu verlassen.
Sehr erfreulich ist auch das Interesse der von uns »Erdenlicht-Hebammen« betreuten Eltern geworden, die ständig nach Hausapotheken-Seminaren fragen. Mit dieser von mir zusammengestellten Hausapotheke kann ich Eltern in die Vielfältigkeit der Homöopathie einweihen, und der homöopathisch begleitete Start ins Leben muß für das Kind bei »banalen Kinderkrankheiten« nicht enden. Mit diesen Seminaren möchten wir Eltern unterstützen und Mut machen, ihr Kind naturheilkundlich zu behandeln.
Niemals aber wird sich das Lesen und Lernen, ein Erfahrungsaustausch und der Besuch von weiteren Seminaren vermeiden lassen.
Ich gewinne immer mehr den Eindruck, daß die Homöopathie ein nie endendes Wissensgebiet auch für Hebammen werden wird. Im folgenden möchte ich Ihnen in Kürze die wichtigsten Grundregeln der Homöopathie vermitteln, was aber sicherlich nicht eine weiterführende Literatur ersetzt.

DIE ÄHNLICHKEITSREGEL UND DIE ARZNEIMITTELBILDER

Im Vergleich zur Allopathie (Schulmedizin), die erst seit Mitte dieses Jahrhunderts Gültigkeit besitzt, ist die Homöopathie eine altbewährte Medizin, die bereits ab 1796 auf der ganzen Erde Verbreitung gefunden hat, so in Afrika, Australien, Indien, China, Amerika, Skandinavien und Europa.
Der Leitsatz Samuel Hahnemanns ist weltberühmt:
Similia similibus curentur.
Ähnliches werde durch Ähnliches geheilt.

Mit einem Beispiel läßt sich dieses Prinzip leicht veranschaulichen:
Gesunde Menschen essen eine Tollkirsche und erleiden die bekannten Vergiftungserscheinungen, so wie kranke Menschen diese Symptome ohne deren Einnahme haben: hohes Fieber, hochroter Kopf, Delirium, Schweißausbrüche, Sonnenunverträglichkeit, haben Durst, ohne das Bedürfnis viel zu trinken ....
Diesen Kranken hilft Belladonna - die Tollkirsche.

Hahnemann experimentierte mit den Urtinkturen der Pflanzen und mußte erkennen, daß sie erhebliche Nebenwirkungen zeigten, im Extremfall sogar zum Tod führen können. Er fing an, die Tinkturen zu verdünnen und zu potenzieren, also die verdünnte Arznei zu verschütteln. Dabei stellte er fest:
Beim Gesunden traten die Krankheitssymptome nur noch in abgeschwächter Form auf.
Beim Kranken halfen sie die Krankheit zu überwinden.
Hahnemann hat dicke Bände geschrieben über diese *Arzneimittelbilder,* den Prüfungssymptomen an gesunden Menschen. Solche Bände der »Materia medica« sind von weiteren namhaften Homöopathen unserer Zeit herausgegeben worden wie von Kent, Vithoulkas, Voegeli, Mezger, Boericke und anderen. Noch immer führen gesunde Studenten Arzneimittelprüfungen durch und notieren ihre Erfahrungen. Die Homöopathie ist eine nie endende Beobachtungsheilkunde. Alle guten klassischen Homöopathen zeichnen sich dadurch aus, daß sie sagen: »Ich lerne nie aus.«

Die Arzneimittelbilder beinhalten sogenannte *Leitsymptome* und *Modalitäten* wie:
Verschlimmerung oder Besserung der Symptome.
Wirkung von Kälte und Wärme, Bewegung und Ruhe.
Veränderung mit der Tageszeit, Jahreszeit, Körperseite,
sowie durch Nahrungsaufnahme, Durst, Hautreaktionen und Schweißbildung.

In der Homöopathie werden also keine Diagnosen gestellt und behandelt, sondern der ganze Mensch wird in seiner Gesamtheit betrachtet.
Homöopathie ist eine Ganzheitstherapie, der Mensch wird von Kopf bis Fuß mit all seinen seelischen und körperlichen Beschwerden beobachtet. Das heißt für Hebammen und Eltern in der Geburtshilfe, die Schwangere, die Gebärende und das Kind zu beobachten und Symptome zu sammeln. Sie nicht von Geräten überwachen lassen, sondern sie begleiten und ernst nehmen in ihren eigentümlichsten und persönlichsten Erlebnissen. Nicht antworten: »Das kann nicht sein, daß Sie Wehen haben, der Wehenschreiber zeichnet noch nichts auf.« Sondern: Die überempfindliche Frau spürt anfallsweise Schmerzen im Rücken, die nach unten drängen. Wärme und ein heißes Bad bringen ihr Erleichterung. Ebenfalls soll beim Kind nicht die Anzeige von 39.2° Temperatur auf dem Fieberthermometer beurteilt werden, sondern die Symptome, die das Kind bietet: Es ist abends plötzlich ängstlich, nachdem es tagsüber im kalten Wind gespielt hat. Die Haut fühlt sich heiß und trocken an, es fröstelt und verlangt nach reichlich kalten Getränken. Das Beobachten der jeweiligen Symptome wird zu der passenden Arznei führen, damit die Gebärende mit ihren Wehenschmerzen zurecht kommt und das fiebernde Kind wieder ruhig wird und sich gesundschlafen kann.
Die Homöopathie sieht - wie all die anderen naturheilkundlich orientierten Ganzheitstherapien auch:

eine Krankheit als eine Schwächung der Lebenskräfte,
eine Heilung als eine Stärkung der Lebenskräfte.
Durch die Ähnlichkeitsregel bekommt die Arznei Zugang zu blockierten und geschwächten Ordnungskräften bzw. Abwehrmechanismen, und der Heilungsprozeß wird gefördert.
Homöopathie stellt eine aktive Hilfe zur Selbsthilfe dar.
Es findet keine Unterdrückung, keine Vertreibung von Symptomen und kein Gegensteuern der Krankheit statt.

ARZNEIWIRKUNG

Eine Arzneiwirkung tritt ein,
- die Schwangere empfindet noch Übelkeit, aber leidet nicht mehr darunter
- die Frau kann die Geburtsarbeit wieder leisten
- das fiebrige Kind wird ruhig, die Angst weicht
- bei Unruhe tritt Schlaf ein
- aus Angst wird Zuversicht
- die verstopfte Nase läuft

beim Einsetzen der Hering'schen Regel, die besagt: wenn der Krankheitsprozeß von oben nach unten und von innen nach außen verläuft, nimmt die Krankheit den richtigen Weg, und Heilung tritt ein. Das heißt, wenn nach Fieber ein Hautausschlag erfolgt, so ist dies ein gutes Zeichen. Er sollte dann nicht unterdrückt, sondern zugelassen werden. Die Haut ist die äußerste Schicht unseres Körpers und ein großes, wichtiges Ausscheidungsorgan. Wenn aber nach dem Hautausschlag ein Asthma-Anfall auftritt, nimmt die Krankheit den falschen Weg, das heißt der Zustand verschlimmert sich und muß schnellstens behandelt werden.

ARZNEIHERSTELLUNG, POTENZIERUNGSVERFAHREN

Die Arzneien werden hergestellt aus Pflanzen, Tieren, Mineralien, Metallen und Krankheitserregern.
Die Arzneipotenzierung wird heute noch nach einem von Hahnemann festgelegten Potenzierungsverfahren zubereitet. Es werden feste Substanzen zerkleinert und anschließend im Verhältnis 1:100 mit einem Verdünnungsstoff, wie Milchzucker oder Alkohol vermischt und potenziert, und zwar durch genau vorgeschriebene Verrreibung bei Milchzucker oder Schüttelschläge bei Alkohol. Auf diese Weise wird die C 1 Potenz hergestellt. Aus dieser wird ein Teil mit 99 Teilen Verdünnungssubstanz wiederum potenziert, somit entsteht die C 2 Potenz, daraus wird wieder ein Teil entnommen und wiederum mit 99 Teilen zur C 3 potenziert. Auf diesem Weg wird die Arznei hochpotenziert bis zur C 200 und so weiter.
In Deutschland wird sehr häufig mit sogenannten D-Potenzen gearbeitet. Es werden also zu dem einen Teil der Arzneisubstanz 9 Teile Verdünnungsstoff gegeben. Bei der ersten Potenzierung entsteht die D 1, dann mit weiteren neun Teilen Verschüttelung die D 2 usw.

ARZNEIFORMEN

Die Arzneien werden in verschiedenen Zubereitungen angeboten: flüssig, in Wasser-Alkoholmischungen -als Dilutionen (dil)-, in pulverförmiger Verreibung auf Milchzuckerbasis -den Triturationen (trit.)- oder in gepreßter Form -den Tabletten (tabl.)-. Eine der liebsten Arzneizubereitungen ist bei Hebammen die Form der Globuli oder Streukügelchen. Das sind mit flüssiger Arzneiform kontaktierte Rohrzuckerkügelchen. Viele Arzneien stehen auch in Ampullen zur Injektion zur Verfügung.

ARZNEIDOSIERUNG

Die Dosierung wird von den Therapeutinnen unterschiedlich gehandhabt, meistens werden die für Schwangere und Kinder am besten geeigneten Globuli als eine *Arzneigabe* verordnet. Einer Gabe entsprechen zwei bis fünf Kügelchen. Diese sollen auf der Zunge oder in den Wangentaschen zergehen. Alternativ werden fünf Tropfen oder eine Tablette gegeben.
Ebenso unterschiedlich ist die Potenzwahl. Es kann zwischen den Hoch- und Tiefpotenzen gewählt werden. Ihre Therapeutin wird die passende Arznei in der entsprechenden Potenz für Sie auswählen. Ich möchte noch einmal daraufhinweisen, daß Sie als Nicht-Fachfrau sich nicht irgendwelchen eigenen Experimen-

ten in der Schwangerschaft, bei der Geburt und im Wochenbett aussetzen sollten. Bitte wenden Sie sich an homöopathisch erfahrene Therapeutinnen. Allen Hebammen möchte ich noch einmal empfehlen, sich wirklich dem Studium der Arzneimittelbilder zu widmen und die Homöopathie nicht aus Büchern, sondern unbedingt in eigens dafür angebotenen Seminaren zu erlernen. Es ist für uns Hebammen nicht schwierig uns in diese Heilkunde einzuarbeiten, denn insbesondere in der Geburtssituation zeigen sich die Symptome sehr deutlich, und wir sind es gewohnt, bei der Gebärenden zu sitzen und sie zu beobachten. Machen Sie auch in der Potenzwahl Ihre eigenen Erfahrungen. Eine befreundete homöopathische Ärztin vergleicht die Potenzen gerne mit den PS-Zahlen der Autos. Entscheiden Sie selbst, ob Sie als Anfängerin mit einem Mofa (C/D 6-12 Potenzen), einem Mittelklassewagen (C 30) oder schon mit einem Sportflitzer (C 200) „losfahren" wollen. Die Düsenjets der C 1 000 und C 10 000 Potenzen sollten wirklich den fähigen und erfahrenen Homöopathen vorbehalten sein.

Für mich hat sich in der Geburtshilfe die C 30 Potenz bewährt. Aber auch niedere Potenzen verwende ich sehr häufig bei körperlichen Beschwerden, insbesondere in der Schwangerschaft und im Wochenbett. Denn mit einem Fahrrad oder einem Mofa kommen viele Menschen sehr zielstrebig und problemlos vorwärts. Zudem liegt nicht allen Frauen eine einzige Gabe einer Hochpotenz. Viele möchten lieber dreimal täglich fünf Globuli einnehmen. Dies hat mich auch die Homöopathie gelehrt: Die Frauen in ihren Wünschen und ihren persönlichen Bedürfnissen zu akzeptieren.

Beachten Sie bei der Wahl der Potenz:
je körperlicher die Beschwerden – desto niederer die Arzneipotenz,
je seelischer die Problematik – desto höher die Arzneipotenz.

Beachten Sie bei der Arzneigabe:
je akuter die Störung – desto höher die Potenz – desto häufiger die Arzneigabe.
Bei *Tiefpotenzen*, also bis zur C 30, bewährt sich ein einfaches Einnahmeschema:

So häufig die Zahl der Potenz sich in 24 Stunden einteilen läßt, so häufig nehmen Sie die Arznei ein. Also eine D/C 6 bis zu viermal am Tag. Eine D/C 12 zweimal am Tag. Bei Schwangeren und Säuglingen gehe ich immer mehr dazu über, eine Gabe weniger zu verordnen, denn auf Grund ihrer gesteigerten Sensibilität tritt eine rasche und gute Arzneiwirkung ein.

Bei *Hochpotenzen* müßte im Normfall eine einmalige Gabe ausreichend sein. Im Bedarfsfall lasse ich die Arznei noch einmal in einem Glas Wasser verkleppern und schluckweise trinken. In akuten Situationen kann dies wiederholt werden. Sollte keine Besserung eintreten, wird es notwendig sein, die Symptome und Modalitäten noch einmal genau zu überprüfen, ob nicht doch ein anderes Arzneimittel gegeben werden muß.

WIRKUNGSMECHANISMUS

Der Arzneiwirkungsmechanismus ist eigentlich bis heute ungeklärt, denn die Ursubstanzen der Arznei sind ab der D 23 mathematisch nicht mehr nachweisbar. Jedenfalls derzeit noch nicht, obwohl Wissenschaftler weltweit daran arbeiten. In den Hochpotenzen ist eine Arzneiinformation nur noch durch den Potenzierungsvorgang vorhanden. Ähnlich wie in der Küche das einzelne Gewürz in seiner Menge nicht nachweisbar, aber in seiner Wirkung auf unseren Organismus bekannt ist, so wirkt eben auch die Homöopathie.

Sie wird auch als Reiztherapie bezeichnet, weil sie den Selbsthilfemechanismus in Gang bringt, den ganzen Menschen harmonisiert und wieder in seine Mitte bringt.

HOMÖOPATHISCHE KOMPLEXMITTEL

Entgegen der erwähnten Simile-Regel, also das ähnlichste Arzneimittel, können auch verschiedene, sich ergänzende Arzneien gemeinsam verabreicht werden in einem sogenannten Komplexmittel. Prinzipiell lehne ich diese »Schrotflintenmethode« ab. Sollten Sie jedoch nicht ausreichende Kenntnisse in der klassischen Homöopathie besitzen, wird es sinnvoll sein ein Komplexmittel von bekannten Firmen, wie Weleda, Wala, Heel oder Cefak zu verwenden. Diese Mittel waren vor vielen Jahren mein Einstieg in die Homöopathie. Eine Ausnahme in meiner klassischen homöopathischen Betreuung stellt das von mir selbst zusammengestellte Aufbaupulver dar. Wie im Kapitel Spätwochenbett Seite 357 erwähnt verwende ich dieses Komplexmittel mit großem Erfolg. Es setzt sich aus folgenden Arzneiverreibungen zusammen: Calcium carbonicum D 3 4 g, Calcium phosphoricum D 3 6 g, China D 6 2 g, Ferrum metallicum D 6 10 g, Ferrum phosphoricum D 6 5 g, Magnesium carbonicum D 6 15 g, Silicea D 4 6 g, Stannum D 6 2 g, Zincum metallicum D 6 2 g verrieben in einer Mischung aus Traubenzucker und Milchzucker zu einer Gesamtmenge von 200 g.

WECHSELWIRKUNGEN

Aus dem Bereich der Phytopharmazie gibt es Pflanzenauszüge, ätherische Öle und andere Heilsubstanzen, die in sich eine sehr starke Wirkung besitzen und die Heilfunktion eines homöopathischen Arzneimittels beeinträchtigen können, deshalb sollte während der Einnahme einer solchen Arznei beachtet werden: Keine Pfefferminze verwenden, auch nicht in Zahncreme, Kaugummi oder ähnlichen Produkten.

Viele Homöopathen verweisen darauf, daß Kaffeegenuß die Wirkung der Arznei schmälert oder ihre Wirkung gar aufhebt. Ich bin der Meinung, daß es sicher gut ist, dabei eigene Erfahrungen zu sammeln. Es ist aber bestimmt sinnvoll, solche stark wirkenden Genußmittel erstmal wegzulassen. Sehr viele Therapeutinnen raten auch von der Einnahme wie Essig und Kamillentee ab.

Immer wieder ist zu hören, daß keinerlei ätherische Öle in Verbindung mit einer homöopathischen Behandlung zum Einsatz kommen sollen. Hier möchte ich energisch widersprechen. Wie Sie im Buch lesen können, verwende ich beides nebeneinander und kann von vielen guten Erfolgen berichten. Es müssen in Verbindung mit der Homöopathie allerdings einige bestimmte sehr stark wirkende Öle absolut vermieden werden, wie: Campher, japanische Minze und Eukalyptus.

ÄTHERISCHE ÖLE UND HOMÖOPATHISCHE ARZNEIEN

Alle anderen Essenzen aus der Aromatherapie können sehr gut neben der Homöopathie Verwendung finden. Ich konnte Aromatherapeuten kennenlernen, die unter Anwendung von ätherischen Ölen eine Verstärkung der homöopathischen Tiefpotenzen festgestellt haben. In meinem eigenen beruflichen und privaten Einsatzbereich der Homöopathie und Aromatherapie konnte ich feststellen, daß beide Heilmittel in Kombination ihre volle Wirkung erzielen. Bei Geburten fällt mir seit einigen Jahren auf, daß ich weniger homöopathische Arzneien einsetzen muß, seit ich regelmäßig mit Essenzen arbeite. Sie werden als Hebamme sicher Ihre eigenen Erfahrungen sammeln können. Denn so alt und bewährt die beiden Heilkunden der Homöopathie und der Aromatherapie auch sein mögen (speziell in der Geburtshilfe, die so alt ist wie unsere Menschheit), so wenig bekannt sind ihre Wirkungsweisen und Einsatzgebiete in der Frauenmedizin. Sehr wahrscheinlich wurde das Wissen darüber mit der Hexenverbrennung vernichtet, und wir Hebammen haben nun die große Aufgabe, dieses Wissen wieder zusammenzutragen.

Allen Kolleginnen möchte ich raten, sich ein Lederetui mit abgefüllten Arzneien in Glasröhrchen zu besorgen oder selbst abzufüllen. Übersichtlich in alphabetischer Reihenfolge geordnet sind die Arzneien bei einer Geburt und den Hausbesuchen dann jederzeit griffbereit. Außerdem sind sie geschützt vor zu starker Kälte- und Hitzeeinwirkung.

Alle interessierten Schwangeren und Wöchenrinnen werden entweder von ihrer Hebamme, ihrem homöopathischen Arzt oder ihrer Heilpraktikerin eine Arzneigabe erhalten oder müssen sich in der Apotheke die Arznei selbst kaufen. Vermeiden Sie bitte, Ihren homöopathisch nicht bewanderten Frauenarzt um ein Rezept zu bitten. Wenn er selbst nicht weiß, welchen Nutzen dieses Medikament hat, wird er es auch nicht verordnen. Sie müssen sich dann womöglich nur noch unsinnige Bemerkungen anhören und können eventuell selbst nicht mit ausreichenden Gegenargumenten antworten. Außerdem sind diese Arzneien bislang noch gut selbst finanzierbar. Sie sind in dunklen Gläsern und kühlen Orten nahezu unbeschränkt haltbar.

HOMÖOPATHIE IN DER GEBURTSHILFE

Die Homöopathie ist für mich eine sehr hilfreiche Heilmethode geworden, um den Schwangeren und Gebärenden zu helfen, den Frauen eine natürliche Geburt zu ermöglichen und den Kindern zu einem unbeschwerten, von nebenwirkungsreichen Medikamenten unbelasteten Weg ins Leben zu verhelfen. Es ist erfreulich, daß die Homöopathie seit einigen Jahren in immer mehr Kreißsälen Einzug hält.

Wenn Sie als schwangere Frau Wert darauf legen, bei der Geburt homöopathisch begleitet zu werden, können Sie vielleicht auch in Ihrer Umgebung eine Klinik finden, in der homöopathisch weitergebildete Hebammen arbeiten. Freiberufliche Kolleginnen, die in der Vor- und Nachsorge arbeiten, verfügen vielfach schon über ein großes Wissen. Einen großen Erfolg konnte das Bundesland Bayern bereits in der Ausbildung der Hebammen erzielen, denn diese Heilkunde wurde in den Ausbildungslehrplan aufgenommen. Aber auch in anderen Bundesländern wird an Hebammenausbildungsstätten die Homöopathie gelehrt. Somit werden die Chancen für eine homöopathische Geburtsbegleitung in Zukunft sicher steigen.

Die Homöopathie in der Geburtshilfe sollte aber nicht als die allein glückseligmachende Medizin gelten, sondern auch hier müßte ein Ganzheitsdenken einsetzen. Diese Heilkunde soll eine wirkungsvolle Begleitung für Mutter und Kind darstellen und zusammen mit anderen Methoden angewendet werden. Denn ein zu enges mütterliches Becken wird durch Globuli auch nicht erweitert werden. Sie sollen aber der Frau den Geburtsvorgang leistbar und somit den Einsatz von nebenwirkungsreichen Medikamenten vermeidbar machen.

Ein Miteinander von Homöopathie, Phytotherapie, Aromatherapie, Allopathie und individueller, ganzheitlich orientierter Schwangeren-, Geburts-, und Wochenbettbetreuung, also z. B. aufrechte Geburtshaltung und Zuwendung anstatt Apparatemedizin, all dieses könnte ganz bestimmt zu einer Senkung der Risikorate in der gesamten Geburtshilfe beitragen und der Gebärenden eine optimal auf sie abgestimmte Betreuung ihres ganz persönlichen Geburtserlebnisses ermöglichen. Die Frau wird eine Stärkung ihrer Lebenskraft erfahren, die schwere Prüfung des Mutterwerdens gut erleben können. Sie wird das Wochenbett und die Stillzeit als eine prägende, leistbare Erfahrung in ihrem Leben bezeichnen.

GRUNDLAGEN DER AROMATHERAPIE

GESCHICHTE DER AROMATHERAPIE

Die Aromatherapie ist eine sehr alte Heilkunde. Ihre Existenz geht bis in die Antike zurück. Vor 5000 Jahren wurden bereits Destilliergeräte in Mesopotamien benutzt. Von den Ägyptern ist bekannt, daß sie schon vor 4000 Jahren ätherische Öle zum Mumifizieren, zum Heilen und für die Kosmetik benutzten. Kleopatra wird nachgesagt, daß nicht ihre Schönheit, sondern ihr Duft so betörend gewesen sei. Aus der Christenlehre ist überliefert, daß Maria Magadalena Christus die Füße eingesalbt hat mit kostbaren ätherischen Ölen.
Der arabische Arzt Avicenna verfaßte im 11.Jahrhundert erste Schriften über die psychische Wirkung der Essenzen.
Im 12.Jahrhundert verbreitete sich die Heilkunde weit über ganz Europa und erlebte eine Hochkultur. Paracelsus schon förderte den Gebrauch und die Herstellung ätherischer Öle. Im zweiten Weltkrieg heilte Jean Valnet als Sanitäter mit ätherischen Ölen, und sein Buch, das er später als Arzt 1964 schrieb, war in Frankreich Grundlage für viele Ärzte.
Bis heute arbeiten Ärzte und Naturheilkundler in Frankreich mit reinen ätherischen Ölen. Die Aromatherapie ist dort eine anerkannte Heilkunde und wird von den Krankenkassen bezahlt. Über Frankreich gelangte die Aromatherapie nach England. Es gibt dort viele Schulen und Kliniken, in denen diese Heilkunde gelehrt wird. In Deutschland sorgen Ärzte und Heilpraktikerinnen seit vielen Jahren für die Verbreitung dieser Heilkunde.
Seit 1991 bemüht sich in Deutschland der Verein FORUM ESSENZIA um die gute Verbreitung und den Schutz der ätherischen Öle. Arbeitsgruppen bearbeiten alle Aspekte der Theorie und Praxis im Umgang mit ätherischen Ölen. Eines der Ziele ist der Aufbau einer Ausbildungsstätte.

MEIN BERUFLICHER WEG ALS HEBAMME ZU DEN ÄTHERISCHEN ÖLEN

Wie könnte es anders sein: Mein Beruf führte mich zusammen mit der Autorin Susanne Fischer-Rizzi und den ganz in meiner Nachbarschaft ansässigen Mitarbeiterinnen der Firma Primavera. Bei der Betreuung einer Schwangeren sowie der Hausgeburt in Rosenduft wurde meine Begeisterung für die duftenden Essenzen wieder entfacht. Ich aktivierte die verstaubte Duftlampe zu Hause und verwendete sie von da an in der Praxis.
Das Studium von Büchern und Gespräche mit Aromafreunden machten mich immer neugieriger, die Geburtsvorbereitungskurse in duftender Atmosphäre wurden ständig intensiver. Die Stunden waren erfüllt mit Atmosphäre, die Frauen konnten ihre Körpergefühle besser spüren und sich fallen lassen. Für mich als Leitende waren die Stunden angenehmer und halb so anstrengend geworden.
Bald schon machte ich mich daran, die Essenzen zu Heilzwecken einzusetzen. Allerdings bin ich schnell an meine Grenzen im Anwendungsbereich gestoßen. Es stellten sich Fragen ein über Qualität, Wirkungsweise, Herstellungsmöglichkeiten. Wie und wann sollte ich mit welchen Ölen die richtigen Rezepturen für die von mir betreuten Frauen herstellen? Welche Basisöle, welche Flaschen, woher beziehen? Wie kann und darf ich als Hebamme diese Heilrezepturen mischen?
Mein kritisches Denken allem Neuen und „Alternativen" gegenüber war wieder erwacht. Konnte ich als schulmedizinisch ausgebildete Hebamme einer Firma trauen, die ätherische Öle vertreibt? Woher sollte ich mir die Zeit nehmen, »dahinter« zu schauen, wie sollte ich entscheiden können, was ist rein und was ist verfälscht?
Wie schon so oft seit einigen Jahren führte mich mein Weg in »meine« Apotheke. Durch meinen beruflichen Einsatz war ein Vertrauens-

verhältnis entstanden, und ich hoffte auf Auskunft, fachliche Beratung und Unterstützung. Viele Stunden und Tage an Überzeugungsarbeit meinerseits, daß es sich lohnen würde mit der Aromatherapie zu arbeiten, Nachforschungen und Qualitätsüberprüfungen von Seiten des Apothekers folgten. Gemeinsam mischten wir über den Zeitraum von acht Monaten in schier endlosen Stunden ätherische Öle für Bäder, Salben und Massageöle für den geburtshilflichen Bereich. Ein Dankeschön an Susanne Fischer-Rizzi, die uns im Anfangsstadium beratend zur Seite stand.

Auf diese Weise konnte ich die hervorragende Wirkung der Essenzen sehr vielen Frauen zukommen lassen. Es war für die werdenden Mütter möglich geworden, mit diesen kostbaren Essenzen ihre Schwangerschaftsbeschwerden zu lindern, die Geburt mit einer wohltuenden Massage zu erleben und im Wochenbett eine schnelle Heilung der Geburtswunden zu erreichen. Ohne das Angebot dieser Rezepturen hätte nur ein geringer Teil der werdenden Eltern jemals von der Heilkraft der ätherischen Öle erfahren. Insbesondere in meinem Einsatzbereich ist immer wieder die kostbare Rose ein hilfreiches Öl. Ich bin mir sicher, daß diese Heilkunst für viele Eltern an den finanziellen Mitteln gescheitert wäre, hätte sich nicht dieser Apotheker bereit erklärt, Mischungen mit diesen kostbaren Ölen zu angemessenen Preisen in kleinen Mengen herzustellen.

Zwischenzeitlich hat sich diese gute Quelle bei Hunderten von Hebammen und interessierten Frauen herumgesprochen. Auf diese Weise ist es möglich geworden, den Schwangeren, Gebärenden und Neugeborenen mit reinen ätherischen Ölen und hochwertigen Basisölen hilfreich zur Seite zu stehen.

Für mich ist der Einsatz der Aromatherapie mittlerweile nicht mehr wegzudenken und stellt eine wohltuende, freudebringende, duftende Heilmöglichkeit dar. Sie ist eine hervorragende Ergänzung zur übrigen Naturheilkunde geworden.

Mein großer Dank gilt an dieser Stelle Herrn Apotheker Wolz, der durch seine Bereitschaft zur Zusammenarbeit und sein immenses pharmazeutisches Wissen Frauen das Gebären zu einem duftenden Erlebnis macht und uns Hebammen die fehlenden Kenntnisse vermittelt. Sehr häufig mußte ich zwischenzeitlich feststellen, daß es bei weitem nicht selbstverständlich ist, daß eine so hervorragende, ehrliche Zusammenarbeit zwischen Hebammen und Apothekern funktioniert.

Unser beider unermüdlicher Einsatz für die Verbreitung der ätherischen Öle findet in der Arbeit von FORUM ESSENZIA eine Fortsetzung. Wir hoffen auf diese Weise unsere Erfahrungen und unser Wissen im guten Sinne für die Aromen weiterzugeben.

Damit Sie einen Einblick in diese duftende Heilkunde erhalten, möchte ich in kurzer Form die wichtigsten Bereiche beschreiben und damit ein gewisses Grundwissen vermitteln. Es wird aber unungänglich sein, daß Sie sich tiefergehende und weiterführende Literatur besorgen oder an Seminaren teilnehmen.

ÄTHERISCHE ÖLE
— sind Duftstoffe, die in Form winziger Öltröpfchen in den verschiedenen Pflanzenteilen eingelagert sind, wie:
  in den Blüten von Rose, Jasmin, Kamille,
  in den Blättern von Melisse, Salbei,
  in den Wurzeln von Vetiver, Angelika,
  in den Samen von Anis, Kümmel, Fenchel,
  im Holz von Sandel-, Rosen-, Zedernholz,
  in der Rinde von Zimt,
  im Harz von Weihrauch, Myrrhe, Benzoe,
  in der Schale von allen Zitrusfrüchten.
— dienen der Pflanze zur Sicherung des Fortbestandes und zur Kontaktaufnahme mit der Umwelt. Die Tropfen enthalten alle charakteristischen Merkmale der Pflanze, sie sind die Quintessenz, die Seele der Pflanze.
— sind 100% rein und sollten nicht unverdünnt verwendet werden. Ausnahmen stellen Rose, Lavendel, Melisse, Minze und Tea-tree dar. Alle anderen Öle würden pur aufgetragen zu Verätzungen der Schleimhäute und Hautreizungen führen.
— sind keine fetten Öle, sondern leicht flüchtige Essenzen.
— bei richtiger Lagerung einige Jahre haltbar.

- mischen sich nicht mit Wasser, jedoch sehr gut in fetten Ölen, Alkohol, Seife, Sahne, Honig, Eigelb und Salz.
- sind alle antiseptisch (keimtötend), desinfizierend und zum Teil antiviral. Sie sind gefäß- und muskelwirksam, belebend, konzentrationsfördernd, beruhigend oder ausgleichend, wirken aphrodisierend und helfen bei Neubeginnsphasen. Sie regen die Lymphe an, regulieren unser Nervensystem, harmonisieren unseren Körperrhythmus und fördern das Verdauungssystem.

GEWINNUNG UND HERSTELLUNG VON ÄTHERISCHEN ÖLEN

Bereits um die Jahrtausendwende ist es Menschen gelungen, ätherische Öle aus Pflanzen zu gewinnen. Die Araber waren wohl die ersten, die ein Destillationsverfahren entwickelt haben. Heute ist es ein ausgeklügelter Prozeß, bei dem viele Methoden eingesetzt werden, wie:
- durch Wasserdampfdestillation, die häufigste und schonendste Methode
- durch Kohlendioxiddruckverfahren, das noch relativ teuer ist
- durch Enfleurage, ein Auszugsverfahren mit Fett, das sehr aufwendig ist
- durch Auspressen, was bei Fruchtschalen angewandt wird
- durch Alkoholauszugsverfahren, was den Ölen jedoch einen scharfen Geruch verleiht

Bei den folgenden Verfahren allerdings sind die gewonnenen Öle nicht als Heilmittel zu verwenden, da immer unerwünschte Begleitstoffe vorhanden sind und z.B. die Gefahr einer Allergie sehr groß ist:
- durch chemische Lösungsmittel wie Hexan, Butan oder Petroleum und
- anschließendes Abtrennen mit Rückstandskontrolle
- durch synthetische Herstellung, ein relativ einfaches Verfahren, das zwar geruchlich gute Resultate liefert, aber sonst nicht vergleichbar ist

Damit Sie eine Vorstellung haben, wie »reichhaltig« die Ausbeute bei der gebräuchlichen Wasserdampfdestillation ist, hier eine »kleine« Mengenangabe.

Um einen Liter ätherisches Öl zu gewinnnen, werden benötigt:
   160 kg Lavendelblüten
1000 kg Jasminblüten
1000 St. Zitronen
5000 kg Rosenblüten
7000 kg Melissenblätter

Für die Gewinnung von einem Tropfen Rosenöl werden 30 Rosenblüten der Damascener Rose, die unserer Heckenrose sehr ähnlich ist, benötigt.

QUALITÄT UND REINHEIT

Die Beispiele der aufwendigen Destillation und der erforderlichen Mengen, machen es deutlich, mit welchen kostbaren Essenzen der Erde wir in der Aromatherapie arbeiten. Damit wird aber auch verständlich wie »lohnenswert« es ist, mit billigen, wertlosen synthetischen (naturidentischen) Ölen auf dem Weltmarkt zu arbeiten und zu pantschen.

Heilkraft besitzen nur reine ätherischen Öle!
Bei ätherischen Ölen gilt der Grundsatz: Qualität und Reinheit haben ihren Preis!
Die qualitativ besten Öle sind sicherlich Essenzen, deren Gewinnung und Destillation aus Wildpflanzen erfolgt. Immer mehr Firmen gehen dazu über, möglichst Produkte aus kontrolliert biologischem Anbau (kbA) anzubieten. Als *Einkaufshilfe* können Ihnen folgende Kriterien auf dem Etikett helfen: Es sollte das Ursprungsland mit dem lateinischen Pflanzennamen, sowie der verwendete Pflanzenteil angegeben sein, das Herstellungsverfahren (Wasserdampfdestillation) notiert sein, sowie als 100% reines ätherisches Öl deklariert sein. Fragen Sie nach Qualitätszertifikaten und eigenen, möglichst gaschromatographischen Kontrollen. Schauen Sie sich die Regalinhalte genau an, es gibt nämlich kein reines pflanzliches ätherisches Öl von: Apfelblüten, Flieder, Veilchen, Maiglöckchen und Fresien. Dies sind keine natürlichen Öle sondern Kunstprodukte.

WIRKUNG DER ÄTHERISCHEN ÖLE

Die Wirkung der ätherischen Öle beim Menschen kann über verschiedene Wege erfolgen, über die Nase und die Haut, sowie über die innere Einnahme. Die Vielfalt der Wirkung läßt sich durch die zahlreichen Inhaltsstoffe der einzelnen Öle erklären. Die Wirkungsweise ist zum einen eine dosisabhängige, zum anderen eine dosisunabhängige Reiz-Reaktions Wirkung.

DER WIRKUNGSMECHANISMUS
Er findet statt über den *Geruchsinn*, die Nase, das empfindlichste Sinnesorgan des Menschen. Sein Funktionsmechanismus wurde bereits mehrfach wissenschaftlich untersucht und bestätigt. Er hilft uns bei allen erdenklichen Wahrnehmungen und Entscheidungen wie:
    genießbar – ungenießbar
    angenehm – unangenehm
    gefährlich – ungefährlich
    sympathisch – unsympathisch
Jeder Mensch hat seinen eigenen unverwechselbaren Geruch, der durch Alter, Gesundheitszustand, Gemütsverfassung, Hormonsituation und Ernährung variiert.
Die Wirkung eines Küchenduftes, wie auch der Duft des Waldes oder einer blühenden Wiese, ist Ihnen sicherlich bekannt. Es tritt Speichelfluß, bzw. Wohlbefinden und Erholung ein. Beginnen Sie erneut Ihren Geruchsinn zu schulen. Beim Neugeborenen stellt er eine der aktivsten Sinneswahrnehmungen dar. Das Baby riecht die Mutter und erkennt sie unter vielen anderen Frauen sofort.
Dieses Riechen wird uns durch viele Millionen Riechsinnesnervenzellen ermöglicht, die in ihren Rezeptoren die Duftmoleküle aufnehmen. Im Stammhirn, dem bekanntlich ältesten Hirnteil sitzt das limbische System, das als Steuerungszentrale für sämtliche Emotionen gilt, wie: Kreativität, Erinnerungsvermögen, Sympathie, Sexualität sowie alle vegetativen Funktionen wie Kreislauf, Verdauung, Atmung und Hormonausschüttung.
Durch den Einsatz von ätherischen Ölen werden also indirekt Neurochemikalien in unserem Körper freigesetzt wie: Endorphine, Encephaline, Adrenalin und Noradrenalin. Dies bedeutet also, daß unser Riechsystem ohne Zensur des Großhirns funktioniert.
Über die *Haut* gelangen die Essenzen, bedingt durch das kleine Molekulargewicht, ins Bindegewebe, die Lymphe, die Muskulatur und den Blutkreislauf. Bereits innerhalb von etwa 15 Minuten werden sie im Blut nachweisbar sein. Durch Anwendung von Kompressen wird dieser Vorgang beeinflußt: bei heißen Auflagen beschleunigt und bei kalten Wickeln verlangsamt.
Über das *Einatmen* oder Inhalieren mittels einer Duftlampe, eines Taschentuches, Kleidungsstückes oder durch den Inhalator gelangen die Essenzen in die Bronchien, die Alveolen der Lunge, die Blutkapillaren und somit in die einzelnen Organe. Die Ausscheidung der Öle erfolgt entweder über die Haut, die Lunge, den Dickdarm oder die Niere.
Über die *innere Einnahme*, die selten und nur auf spezifische Anordnung eines erfahrenen Therapeuten erfolgen soll. Eine unsachgemäße Einnahme kann zu Schleimhautreizungen und Organstörungen führen.
Bitte bewahren Sie deshalb alle ätherischen Öle so auf, daß Ihre Kinder auf keinen Fall Zugriff haben!
Seien Sie äußerst sparsam im Umgang mit diesen kostbaren Essenzen, dann werden sie noch vielen Generationen auf dieser Erde zu heilenden und freudespendenden Zwecken zur Verfügung stehen.
Wieder gilt mein Grundsatz in der Naturheilkunde:
»Wenig hilft heilen, viel zerstört uns«

ANWENDUNGSBEREICHE
DER ÄTHERISCHEN ÖLE
Die Anwendungsmöglichkeiten bestehen bei allen Menschen, ob jung oder alt. Aus Erfahrung, verwende ich für Schwangere ein Drittel, für Kinder nur die Hälfte der ätherischen Ölmenge. Bei älteren Menschen ist es ratsam, die Menge zu erhöhen.
Ähnlich wie in der Homöopathie gilt für den Umgang mit ätherischen Ölen ebenfalls, daß Sie beachten sollten, ob Sie körperliche Beschwerden oder seelische Zustände behandeln wollen.
Geringe Mengen für den seelischen, erhöhte Tropfenzahl bei körperlichen Beschwerden.
Egal ob in der Duftlampe, bei Kompressen, Bädern, Massageölen oder Salben.

AROMATHERAPIE

*DIE ANWENDUNG
ÜBER DIE DUFTLAMPE:*
Füllen Sie das Gefäß der Lampe mit Wasser und erhitzen Sie es mit einer Kerze oder elektrisch. Das Wasser darf nur dampfen, niemals aber kochen! Anfangs wird es ratsam sein, nur ein einzelnes Öl zu verwenden, und nach einigen Erfahrungen können Sie sich an eigene Duftkompositionen trauen. Verwenden Sie:
- 1-15 Tropfen ätherisches Öl je nach Raumgröße
- 1-5 Tropfen für den geistig-seelischen Bereich
- 5-15 Tropfen bei körperlichen Beschwerden für folgende Anwendungsbereiche:
- Wohnbereich: ihr Lieblingsduft
- Arbeitszimmer: Rosmarin, Eisenkraut, Lemongrass, Zitrone
- Schlafzimmer: sinnlich: Jasmin, Rose, Ylang-Ylang, ausgleichend: Lavendel, Melisse, Neroli, Zeder
- Kinderzimmer: Orange, Mandarine, Zimt, Vanille
- Krankenzimmer: Zitrone, Lavendel, Rosenholz
- Raumdesinfektion: Lavendel, Zitrone, Thymian, Angelika
- Vertreiben von Insekten: Eukalyptus, Geranie, Nelke, Zeder, Lemongrass
- Meditationen: Weihrauch, Myrrhe, Muskatellersalbei
- Grippe, Erkältung Husten: Angelika, Lavendel, Myrte, Salbei, Eukalyptus (Vorsicht, nicht verwenden bei Homöopathie und Kleinkindern), Ysop, Zirbelkiefer, Zypresse

DIE ANWENDUNG IN BÄDERN

Eine altbewährte, beliebte und wohltuende Methode für den Einsatz von ätherischen Ölen sind Voll- oder Teilbäder. Sie können diese Therapie natürlich in allen Lebensbereichen anwenden: Für schöne Stunden, während der Wehenzeit, für das Babybad, zur Entspannung oder als Heilbad bei Wunden und Hautekzemen sowie einer Erkältung.
Als Grundlage und Emulgator benötigen Sie entweder Honig, Sahne, Neutral-Seife, Salz oder Kleie: Verwenden Sie:
für ein Vollbad 8-15 Tropfen ätherisches Öl,
für ein Babybad 1-3 Tropfen ätherisches Öl.

Bei Wundheilungsbädern, die sinnvollerweise als Teilbad angesetzt werden, verwenden Sie als Emulgator Totes-Meer-Salz:
auf einen Liter Wasser 5-8 Tropfen ätherisches Öl,
für Babys 3-5 Tropfen ätherisches Öl.
Noch eine Bemerkung zur Verwendung von Totes-Meer-Salz (TMS): Dieses Salz bietet sich hervorragend für alle Heilzwecke an, da es eine immunstärkende Wirkung besitzt, heilungsfördernd ist und sehr bewährt bei allen Hautproblemen und Allergien. Davon betroffene Menschen wissen, daß ihre Haut beim Urlaubsaufenthalt am Meer, oder gar einer Kur am Schwarzen Meer schnell abheilt und daß der Juckreiz bei den Neurodermitikern um ein Vielfaches absinkt.
In der Geburtshilfe ist für mich TMS nicht mehr wegzudenken. Durch die bekannte Tragfähigkeit von Salzwasser und den hohen Energieeinsatz den wir z.B. beim Schwimmen im Süßwasser dagegen benötigen. Deshalb leuchtet es bestimmt ein, daß ein Salzbad während der Eröffnungswehen für die Frau viel angenehmer ist. Ich kann beobachten, daß Schwangere wirklich im Wasser zu schweben scheinen, sie können lange Zeit ohne Kreislaufprobleme und aufgeschwemmter Haut in der Badewanne ihre Geburtswehen verarbeiten. Für Wassergeburten ist die Zugabe von Salz sogar unerläßlich.
Ich gebe für ein wehenbegleitendes Bad einen Eßlöffel des Wehenmassageöles auf 250g Salz und füge noch einen Tropfen Rose hinzu.
Für ein entspannendes oder klärendes Bad zu Beginn der Wehenzeit empfehle ich 10 Tropfen Lavendel und /oder Kamille röm. und Mandarine zu mischen.
Für ein wehenförderndes Bad kann als Zusatz geeignet sein: Rosmarin (Blutdruck beachten!) oder Eisenkraut, Nelke, Ingwer, Zimt oder einfach zwei Eßlöffel des Uterustonikums.
Geben Sie die emulgierten ätherischen Öle erst in die Wanne, wenn das Wasser eingelaufen ist.

DIE ANWENDUNG VON MASSAGE- UND KÖRPERÖLEN

Eine besonders angenehme und sanfte Art, dem Körper ätherische Öle zuzuführen, ist eine Massage. Dies ist eine der ältesten Heilmethoden, wobei die Hände der Therapeutin äußerst empfindsame Rezeptoren darstellen, die den Körper berühren und erforschen. Um die optimale Wirkung zu erzielen, müssen die Hände offen, verständnisvoll und mitfühlend sein. Bei der Massage sind die Hände Kanäle heilender Energie. Die Heilung und Hilfestellung findet auf körperlicher, emotionaler und psychischer Ebene statt. Die Wirkung erfolgt lokal, über die Haut und über Energiebahnen.
In Bereich der Geburtshilfe ist die Massage DIE Anwendungsmethode der Essenzen. Während der Eröffnungsphase wissen Hebammen am besten, wie hilfreich der Gebärenden eine Rückenmassage ist. Allerdings erleben wir oft auch die Ablehnung dieser helfenden Hand, weil sie zu wenig einfühlsam ist. Mit einem Massageöl kann die begleitende Hand eine optimale Verbindung mit der Gebärenden eingehen, es wird ein Ineinandergleiten ermöglicht. Ohne Öl jedoch empfinden die Frauen diese Hände oft als Reibepunkte und lehnen sie ab. Im Wochenbett schafft ein Öl eine Möglichkeit der Festigung, hilft die innere Mitte wiederzufinden und läßt die Milch fließen. Für das Baby gibt es nichts Schöneres als eine Babymassage mit Rose und Mandelöl.
Ätherische Öle in Massageölen werden im Körper innerhalb von 10 Minuten wirksam. Um eine erfolgreiche Massage zu erreichen, sollten nur fette Öle aus erster Kaltpressung verwendet werden, möglichst aus kbA Qualität. Sie sollten dabei beachten, daß fette Öle nur eine Haltbarkeit zwischen sechs und zehn Monaten besitzen (Ausnahme Jojobaöl). Durch einen kühlen Aufbewahrungsort und den Zusatz von ätherischen Ölen erhöht sich allerdings die Haltbarkeit. Eine Ausnahme stellt das Jojoba-Öl dar: da es flüssiges Wachs aus der Jojobanuß ist, wird es niemals ranzig.
Zur Verwendung von Massageölen habe ich die besten Erfahrungen gemacht mit folgenden Ölen:

- Süßes Mandelöl: das klassische Massageöl für jeden Hauttyp
- Haselnußöl: für trockene und strapazierte Haut. eignet sich als Basis für Sonnenschutzöle.
- Jojobaöl: flüssiges Wachs aus der Nuß des Jojobabaumes, es wird niemals ranzig.
- Olivenöl: ist ein relativ fettes Öl mit starkem Eigengeruch.
- Johanniskrautöl: Olivenöl mit Johannisblüten, bei Wunden und Verbrennungen
- Weizenkeimöl: hat einen starken Eigengeruch, Vitamin E-haltig.
- Aloe-Vera-Öl: wird verwendet bei Sonnenbrand
- Nachtkerzenöl: hat einen hohen Gehalt an Gammalinolensäure (GAL).

Bei allen Mischungen verwende ich auf
100 ml Basisöl
15-30 Tropfen ätherisches Öl.
Bei körperlichen Beschwerden ca. 30 Tropfen ätherisches Öl.
Für sinnliche Bereiche max. 15 Tropfen ätherisches Öl.

PARAFFINÖL-VASELINE

Es ist mir ganz wichtig, Sie auf die minderwertige Qualität dieses Öles aufmerksam zu machen. Wir können bei diesen Billigölen, die aus Petroleum hergestellt werden, von toten Ölen sprechen. Der Körper kann Paraffinöle, wie sie massenweise in der Babyindustrie angeboten werden, über die Haut fast nicht aufnehmen, schon gar nicht verwerten, sie werden nur im Körper abgelagert. Vaseline, die »Trockensubstanz« dieses Erdölproduktes, verschließt die Hautporen und stellt allerhöchstens einen Wasserschutz dar oder im Winter einen Gefrierschutz.

SALBEN MIT FETTEN UND ÄTHERISCHEN ÖLEN

Im Gegensatz zu Ölen und Bädern haben Salben den Vorteil, daß sie länger auf der Haut haften und eine verstärkte lokale Wirkung erzielen. Selbstverständlich muß bei Salben auf höchste Qualität zurückgegriffen werden, insbesondere wenn sie auf offene Wunden aufgetragen werden.

WECHSELWIRKUNGEN BEI HOMÖOPATHISCHER BEHANDLUNG

Wenn Sie in homöopathischer Behandlung sind, sollten Sie folgende ätherische Öle nicht verwenden, damit die Wirkung des homöopathischen Arzneimittels nicht aufgehoben wird: Minze, Eukalyptus, Kampfer.

KONTRAINDIKATIONEN FÜR ÄTHERISCHE ÖLE IN DER SCHWANGERSCHAFT
In der Schwangerschaft sollten Sie folgende Öle nicht verwenden, bzw. nur unter strenger Indikationssstellung der Hebamme oder einer erfahrenen Therapeutin einsetzen:
Eisenkraut, Kampfer, Nelke, Ingwer, Zimt: wehenauslösend
Rosmarin, Ysop: blutdrucksteigernd
Thymian, Majoran: blutdrucksenkend

UNGEEIGNETE ÄTHERISCHE ÖLE FÜR KINDER BIS ZUM ERSTEN LEBENSJAHR:
Minze, Eukalyptus, Kampfer

UNGEEIGNETE ÄTHERISCHE ÖLE FÜR KINDER BIS ZUM VIERTEN LEBENSJAHR:
Kampfer
Bitte achten Sie bei allen Grippe- und Husteneinreibemitteln darauf, daß diese frei von Kampfer und Minze (Menthol) sind.

UNGEEIGNETE ÄTHERISCHE ÖLE FÜR ALLERGIKER UND BEI SONNENEINSTRAHLUNG:
Die im folgenden genannten Öle erhöhen die Lichtempfindlichkeit der Haut und werden deshalb als photosensibilisierend bezeichnet. Bei Allergikern können sie zu Hautreizungen führen. Machen Sie den Hauttest, bevor Sie eines der Öle auf Ihre Haut auftragen: Geben Sie einen Tropfen des Öles in die Ellenbeuge und lassen es zehn bis fünfzehn Minuten einwirken. Sollten Bläschen oder Hautrötungen auftreten, müssen Sie dieses Öl meiden.

Bergamotte, Angelika, Lemongrass, Orange, Schafgarbe, Zitrone
Für das Johanniskrautöl gilt oben erwähntes ebenso.

UNGEEIGNETE ÄTHERISCHE ÖLE FÜR EPILEPTIKER:
Rosmarin, Ysop, Kampfer, Thymian, Salbei

NOCH EIN WORT ZU MEINEN MISCHUNGEN

Die Duftnote einzelner Mischungen wird immer abhängig sein von der Qualität der Öle, den jeweiligen Herstellerfirmen und sie wird sich von Jahr zu Jahr mit der neuen Ernte wieder verändern.
Deshalb mache ich bewußt keine detaillierten Mengenangaben, da ich schon allzu oft von sogenannten Mißerfolgen oder gar von Hautreizungen erfahren habe, wenn die Mischungen in anderen Apotheken oder mit Essenzen von anderen Firmen hergestellt wurden. Seien Sie kritisch mit Mischungen aus Apotheken, denn dort darf im rechtlichen Schutze des Deutschen Arzneibuches mit Ölen gearbeitet werden, die nicht ein Optimun an Qualität sondern ein Mindestmaß erfüllen müssen. Legen Sie Wert auf 100% reine Öle und vergewissern Sie sich von deren Qualität. Die ständigen GC-Kontrollen zeigen, daß sich eine kritische Haltung bewährt.
Versuchen Sie sich Ihre ganz persönlichen Mischungen herzustellen.
Meine in der Apotheke erhältlichen Mischungen variiere ich aus den oben erwähnten, sich verändernden Eigenschaften der Öle. Außerdem sind alle Mischungen aus meinem Erfahrungsbereich heraus entstanden, der sich ständig erweitert. Über Ihre Erfahrungs-, Beobachtungs- und Informationsberichte freue ich mich heute schon und bedanke mich herzlich. Weitere Erfahrungen zu den Mischungen und einigen Einzelölen aus dem geburtshilflichen und häuslichem Bereich können Sie in meinem nächsten Buch lesen.

SICHERHEIT FÜR MUTTER UND KIND

INFORMATIONEN ÜBER DIE ARBEIT DER HEBAMME

SCHWANGERSCHAFT:
Während Ihrer Schwangerschaft ist die Hebamme eine wichtige Kontaktperson mit folgenden Aufgaben:

Persönliche Beratung, bei einem Hausbesuch, in der Praxis oder per Telefon über:
– gesunde Lebensweise
– notwendige ärztliche Untersuchungen
– Sexualität und Partnerschaft
– Vorbereitungen für Ihr Kind
– das Wochenbett und andere Themen.

BETREUUNG BEI SCHWANGER-SCHAFTSBESCHWERDEN
Untersuchungen: Blutdruckmessung, Urinuntersuchung, Feststellung der Lage und Größe des Kindes. Kontrolle der kindlichen Herztöne sind die wichtigsten.

Geburtsvorbereitung: 14 x 1 Stunde können Sie in Frauengruppen, Partnerkursen oder auf ärztliche Anordnung an Einzelstunden teilnehmen. Die Vorbereitungskurse haben folgenden Inhalt:
– Aufklärung über den Schwangerschaftsverlauf, über die Entwicklung Ihres Kindes und mit welchen Veränderungen Sie rechnen müssen
– Erklärung zur Geburt, zum Wochenbett und zu den notwendigen Untersuchungen
– Entspannungsübungen
– Atemübungen
– Kennenlernen und Bewußtmachen des eigenen Körpers

GEBURT
Es ist die Aufgabe der Hebamme, jede normale Geburt in eigener Verantwortung zu leiten als

– Hausgeburt: Geburt und Wochenbett zu Hause
– ambulante Geburt: Geburt in der Klinik, Wochenbett zu Hause
– Klinikgeburt: Geburt und das frühe Wochenbett im Krankenhaus

Die Hebamme begleitet Sie bei der Geburt, untersucht, beobachtet und dokumentiert, wie es Ihnen und Ihrem Kind während der Geburt geht. Bei Abweichungen vom normalen Verlauf zieht sie die Fachärztin oder den Facharzt hinzu.
Ihre persönlichen Wünsche werden soweit wie möglich erfüllt. Die Hebamme wird Sie mit ihrem Fachwissen bei der Geburtsarbeit begleiten und unterstützen.
In diese Arbeit wird auch Ihr Partner (oder Ihre Begleitperson) mit einbezogen und angeleitet.

Weitere Aufgaben der Hebamme sind:
– Überwachung der Nachgeburtsperiode und der Rückbildungsvorgänge
– Erstversorgung des Kindes
– Praktisches Anleitung beim ersten Stillen
– Versorgung der Mutter

WOCHENBETT
In den ersten Tagen nach einer Geburt hat jede Mutter einen Anspruch auf tägliche Hebammenhilfe. Die Hebamme ist auf Grund ihrer Fachkenntnisse berechtigt, diese Hilfe zu leisten. Auch nach der regulären Klinikentlassung am sechsten Tag erlischt dieser Anspruch nicht.
Auch in diesem Fall besteht weiterhin Anspruch bis zum zehnten Tag nach der Geburt im Hause der Wöchnerin. Er kann sich bis zum Ende des Wochenbettes (achte Woche) verlängern, wenn Probleme auftreten. Wenn Sie es also möchten, betreut Sie eine Hebamme zu Hause.

Die Aufgabe ist dabei die Untersuchung des Kindes:
- Beobachtung der kindlichen Entwicklung
- Hilfe und Beratung bei der Abheilung der Nabelwunde, bei Blähungen und bei Anpassungsstörungen.

UNTERSUCHUNG DER MUTTER:
- Beobachtung des Wochenbettverlaufes
- Hilfe bei Verhärtungen der Brust, Wundsein oder Entzündung der Brustwarzen, Stau des Wochenflusses, Verdauungsschwierigkeiten und anderen Problemen

Anleiten beim Stillen (oder beim Umgang mit Flaschennahrung),
Anleitung und Beratung bei der Pflege des Kindes,
Ernährungsberatung der Mutter und des Kindes.

BERATUNG DER ELTERN
Bei der Familienplanung und in Fragen, die sich aus dem Zusammenleben mit dem Kind ergeben. Selbstverständlich ist Ihr Partner bei der Anleitung und Beratung mit eingeladen.

Nicht vergessen!
Wenn Sie sich für Hebammenhilfe interessieren, sollten Sie sich schon frühzeitig in der Schwangerschaft bei einer Hebamme melden.

Was Eltern wissen sollten:
- Die Hebamme ist eine Fachkraft.
- Die Hebamme arbeitet nach den Richtlinien des Hebammen-Gesetzes (HebG vom 4.Juni 1985).
- Hebammenhilfe wird von den Krankenkassen getragen.

Ihre Hebamme finden Sie über folgende Kontaktadressen:
- Hebammenlandesverbände,
- Gesundheitsämter,
- Familienbildungsstätten,
- oder fragen Sie Ihre Ärztin bzw. Ihren Arzt.

Die Geschäftsstelle des Bundes Deutscher Hebammen wird Ihnen die Adresse der einzelnen Landesverbände gerne mitteilen.
Die Anschrift des BDH lautet:
Bund Deutscher Hebammen e.V.
Postfach 1724
76006 Karlsruhe
Tel. 0721 / 26497/98
Fax 0721 / 29158

Der Bund freiberuflicher Hebammen Deutschlands e.V., der sich für die Freiberuflichkeit und Selbständigkeit der Hebammen einsetzt, wird Ihnen über die Geschäftsstelle ebenfalls Kontaktadressen zukommen lassen.
Die Anschrift des BFHD lautet:
Bund freiberuflicher Hebammen Deutschlands e. V.
Am alten Nordkanal 9
47148 Viersen
Tel. 02162 / 352149

DANKSAGUNG

Allen meinen »Geburts«-Helfern bei der Entstehung dieses Buches möchte ich an dieser Stelle danken. Voran allen Kindern, die im Moment ihrer Geburt meine Hände spürten. Durch ihr Dasein durfte ich Erfahrung und Wissen sammeln. Allen Eltern möchte ich herzlich danken, die es mir erlaubt haben, sie bei der Geburt ihrer Kinder zu begleiten. Die Mütter möchte ich an dieser Stelle wissen lassen, daß ich nicht nur mit »geweht« und mit »gefühlt« habe, sondern sehr viel Kraft in all diesen Stunden erfahren habe. Die Mächte und Kräfte, die von einer Gebärenden ausgehen, haben mir selbst das Durchhaltevermögen für dieses Buch gegeben. Ich fühlte mich in den neun Monaten Schwangerschaft und den Wochen der Geburt dieses Buches, sowie den anschließenden Wochen mit den Nachwehen der ersten Korrektur sehr verbunden mit den von mir betreuten Frauen. Die Entstehung und Fertigstellung des Manuskriptes hat nämlich tatsächlich neun Monate und sechs Wochen gedauert.

Das geplante Abgeben an die Lekorin und den Verlag war wie das sich Verlassen auf die Hebamme und das Herauskommen aus dem Wochenbett. Doch auch ich mußte eine Wochenbettdepression mit meinem Buch erleben und erkennen, daß ich das »Kind« selbst großziehen muß. Verschiedenen namhaften Verlagen war das Buch zu umfangreich und zu wenig verbraucherfreundlich. Ich wurde vertröstet auf das Jahr 1995/96. Dies alles dauerte mir zu lange, bzw. entsprach nicht meinen Vorstellungen. Unter Mithilfe meiner Freunde fand ich einen Lektor und eine Buchgestalterin. Einem Selbstverlag stand nun nichts mehr im Weg. Nun wird das Buch genau ein Jahr nach seiner Geburt veröffentlicht werden. Herzlichen Dank für Deine Lektorarbeit und nächtlichen Stunden, die Du, lieber Klaus, meinem Buch gewidmet hast. Dir, liebe Julia, vielen Dank für Deinen unermüdlichen Einsatz bei der Herstellung des Buches. Torill, daß wir uns begegnet sind, darüber freue ich mich ganz besonders. Ich bin sehr glücklich, daß Deine norwegische Ader in meinem Buch verewigt ist. Bestimmt hat Dein kleines Geheimnis mitgeholfen bei diesen Kunstwerken.

Allen denen, die mich in der Zeit des Wachsens dieses Buches entbehren mußten, vor allem meiner Familie, den schwangeren Frauen, die enttäuscht waren, mich nicht wie erwartet oder gewohnt im »Erdenlicht« anzutreffen, gilt mein besonderer Dank für ihr Verständnis.

Eine enorm wichtige Unterstützung waren mir meine Kolleginnen, die mit viel Ausdauer diese Geburt erduldet und stillschweigend meine Arbeit mit übernommen haben. Danke, liebe Brigitte und liebe Elisa, ihr wart unentbehrliche Geburtshelferinnen.

Zu einer Freundin und Stütze ist mir Gisela geworden, die unermüdlich und mit wachem Verstand bis zum Schluß meine vielen Schreib-, Tipp- und Sprachfehler korrigiert hat im Manuskript. Die Notizen von Vera waren mir eine hilfreiche Stütze bei der ersten Probelesung.

Wie seit Jahren hat sich die Zusammenarbeit mit Dir, Dietmar, auch in der Entstehung des Buches als eine angenehme, erfreuliche und unersetzliche Hilfe herausgestellt. Ich bin Dir zu Dank verpflichtet, daß Du in gleichbleibender Geduld meine Fragen mit Deinem immensen Wissen beantwortet hast. Durch Deine Apotheke und Deine freundlichen Helferinnen konnten schon viele Tausend Frauen und Babys von der angenehmen Heilkraft der Aromen erfahren.

Nicht vergessen möchte ich Dr. Friedrich Graf, der mir mit seinen Bestätigungen und Seminaren nicht nur Wissen in der Homöopathie, sondern Mut zum Durchhalten in der Hausgeburtshilfe gegeben hat. (»Vielleicht kannst Du Dich eines Tages ebenfalls mit den Essenzen anfreunden, Friedrich. Der weiblichen Seite zu Deiner männlichen Homöopathie.«)

Danke all den Frauen, die mich ermuntert haben, dieses Buch zu schreiben.

Meiner lieben Kollegin Frauke ein herzliches Danke für die kritische Korrektur zur 2. Auflage, die trotz Aufregung reibungslos verlief.

Danke Joachim für Deine Mitarbeit.

Ermengerst 1995

LITERATUR

GEBURTSHILFE:
Aas, Prof. Dr. Kiell: Das allergische Kind. Thieme, Stuttgart 1981
Adam, Michael / Deimler, Renate / Korbei, Volker: Kinderkriegen. Kiepenheuer und Witsch, Köln 1991
Balaskas Janet: Aktive Geburt. Kösel, München 1993
Balaskas, Janet: Natürliche Schwangerschaft. Mosaik, München 1990
Berg, Dietrich: Schwangerschaftsberatung und Perinatalogie. Thieme, Stuttgart 1972
Body-Shop-Team: Mamatoto. Verlagsgesellschaft, Köln 1992
Bücker, Prof. Dr. Joseph: Anatomie und Physiologie. Thieme, Stuttgart 1974
Davis, Elizabeth: Hebammenhandbuch. Kösel, München 1992
Fedor-Freybergh, Dr.Peter G.: Pränatale und perinatale Psychologie und Medizin. Saphir, Älvsjö
Glöckler, Michaela / Göbel, Wolfgang: Kindersprechstunde. Urachhaus, Stuttgart 1992
Goeschen, Klaus: Kardiotokographie - Praxis. Thieme, Stuttgart 1980
Grospietsch, Gerhard: Erkrankungen in der Schwangerschaft. Wissenschaftliche Verlagsgesellschaft, Stuttgart 1990
Hamm, Hans: Allgemeinmedizin, Thieme, Stuttgart 1979
Hertl, Michael: Kinderheilkunde u. Kinderkrankenpflege für Schwestern. Thieme, Stuttgart 1979
Kitzinger, Sheila: Geburt ist Frauensache. Kösel, München 1993
Kitzinger, Sheila: Natürliche Geburt. Kösel, München 1991
Kitzinger, Sheila: Schwangerschaft und Geburt. Kösel, München 1982
Kleinebrecht, Prof. Dr. Jürgen / Fränz, Dr. Jürgen / Windorfer Prof. Dr. A.: Arzneimittel in der Schwangerschaft u.Stillzeit. Wissenschaftliche Verlagsgemeinschaft, Stuttgart 1986
Leboyer, Frédérik: Die Kunst zu Atmen. Kösel, München 1983
Leboyer, Frédérik: Fest der Geburt. Kösel, München 1985
Leboyer, Frédérik: Geburt ohne Gewalt. Kösel, München 1991
Leboyer, Frédérik: Sanfte Hände. Kösel, München 1983
Lippens, Frauke: Geburtsvorbereitung. Staude, Hannover 1992
Lothrop, Hanni: Das Stillbuch. Kösel, München 1993
Lothrop, Hanni: Gute Hoffnung - Jähes Ende. Kösel, München 1992
Martius, Gerhard: Geburtshilfliche Operationen. Thieme, Stuttgart 1971
Martius, Gerhard: Hebammenlehrbuch. Thieme, Stuttgart 1990
Martius, Gerhard: Lehrbuch der Geburtshilfe. Thieme, Stuttgart 1974
Odent, Michael: Die sanfte Geburt. Kösel, München 1979
Odent, Michael: Erfahrungen mit der sanften Geburt. Kösel, München 1986
Ploil, Oja: Frauen brauchen Hebammen. Aleanor, Nürnberg 1991
Pschyrembel Klinisches Wörterbuch 256. Aufl. de Gruyter, Berlin 1990
Pschyrembel, Willibald / Dudenhausen, Joachim W: Praktische Geburtshilfe. de Gruyter, Berlin 1991
Schindele, Eva: Gläserne Gebärmutter. Fischer, Frankfurt 1990
Schneider, Dr. Ernst: Nutze die Heilkraft unserer Nahrung. Saatkorn, Hamburg 1978
Sichtermann, Barbara: Leben mit einem Ungeborenen. Fischer, Frankfurt 1991
Thews, Gerhard / Mutschler, Ernst / Vaupel, Peter: Anatomie, Physiologie, Pathophysiologie des Menschen. Wissenschaftliche Verlagsgemeinschaft, Stuttgart 1991
Weilandt, Sabine: Klapperstorch und Kullerbauch. Delvin, München 1991
Zglinicki, Friedrich von: Geburt. Westermann, Braunschweig 1983
Zur Linden, Dr. Wilhelm: Geburt und Kindheit. Vittorio Klostermann, Frankfurt 1986

LITERATUR

KRÄUTERHEILKUNDE
Fischer, Susanne: Blätter von Bäumen. Hugendubel, München 1991
Fischer, Susanne: Medizin der Erde. Hugendubel, München 1991
Heinz, Ulrich Jürgen: Das Handbuch der modernen Pflanzenheilkunde. Bauer, Freiburg 1984
Madaus, Gerhard: Lehrbuch der biologischen Heilmittel Band 1 - 11. Mediamed, Ravensburg 1990
Nissim, Rina: Naturheilkunde in der Gynäkologie. Orlanda, Berlin 1991
Pahlow, Mannfried: Das große Buch der Heilpflanzen. Gräfe und Unzer, München 1993
Scott, Susan / Julian: Naturmedizin für Frauen. Mosaik, München 1992
Tode, Alfred / Laux, Hans E.: Heilpflanzen. Thomae, Frankfurt 1990
Weed, Susanne: Naturheilkunde für schwangere Frauen und Säuglinge. Orlanda, Berlin 1989
Weiss, Dr. Rudolf Fritz: Lehrbuch der Phytotherapie, Hippokrates, Stuttgart 1985
Willfort, Richard: Gesundheit durch Heilkräuter. Tranner, Linz 1959

HOMÖOPATHIE
Allen, Dr. Henry C.: Nosoden. Barthel & Barthel, Berg 1987
Berndt, Dietrich: Gelebte Homöopathie. Barthel & Barthel, Berg 1987
Boericke, William: Homöopathische Mittel und ihre Wirkungen. Grundlagen und Praxis, Leer 1986
Charette, Gilbert: Homöopathische Arzneimittellehre. Hippokrates, Stuttgart 1985
Coulter, Catherine: Portraits homöopathischer Arzneimittel. Haug, Heidelberg 1988
Eichelberger, Otto: Kent Praktikum. Haug, Heidelberg 1984
Friedrich, Edeltraud/Peter: Charaktere homöopathischer Arzneimittel. Traupe, Höhenkirchen
Graf, Dr. Friedrich: Homöopathie für Hebammen und Geburtshelfer Teil 1 mit 6. Staude, Hannover 1990
Graf, Dr. Friedrich: Ganzheitliches Wohlbefinden. Homöop. f. Frauen. Herder, Freiburg 1994
Hahnemann, Samuel: Organon der Heilkunst. Haug, Heidelberg 1986
Imhäuser, Hedwig: Homöopathie in der Kinderheilkunde. Haug, Heidelberg 1987
Kent, James T.: Arzneimittelbilder. Haug, Heidelberg 1990
Kent, James T.: Repertorium I, II, III. Haug, Heidelberg 1989
Köhler, Gerhard: Lehrbuch der Homöopathie, Band 1 u. 2. Hippokrates, Stuttgart 1988
Schlüren, Erwin: Homöopathische Frauenheilkunde und Geburtshilfe. Haug, Heidelberg 1987
Stellmann, Dr. Herrmann M.: Kinderkrankheiten natürlich behandeln. Gräfe und Unzer, München 1987
Stumpf, Werner: Homöopathie. Gräfe und Unzer, München 1992
Vermeulen, Frans: Kindertypen in der Homöopathie. Sonntag, Regensburg 1988
Vithoulkas, George: Die wissenschaftliche Homöopathie. Burgdorf, Göttingen 1986
Wiesenauer, Markus: Gynäkologisch-geburtshilfliche Praxis. Hippokrates, Stuttgart 1987
Yingling, W. A.: Handbuch der Geburtshilfe. O - Verlag, Berg 1985

AROMATHERAPIE
Carle, Reinhold: Ätherische Öle. Wissenschaftliche Verlagsgemeinschaft, Stuttgart 1993
Drury, Susan: Die Geheimnisse des Teebaums. Windpferd, Aitrang 1992
Fischer-Rizzi, Susanne: Duft und Psyche. Joy, Sulzberg 1991
Fischer-Rizzi, Susanne: Himmlische Düfte. Hugendubel, München 1991
Fischer-Rizzi, Susanne: Poesie der Düfte. Joy, Isny 1989
Gildemeister, E / Hoffmann F.: Die ätherischen Öle. Berlin 1966
Gümbel, Dr. Dietrich: Gesunde Haut mit Heilkräuter-Essenzen. Haug, Heidelberg 1984
Gümbel, Dr. Dietrich: Wie neugeboren durch Heilkräuteressenzen. Gräfe und Unzer, München 1990
Jackson's, Judith: Aromatherapie. Kabel 1989
Kraus, Michael: Ätherische Öle für Körper, Geist und Seele. Simon & Wahl, Pfalzpaint 1991

LITERATUR

Kübler, Sabine: Blatt für Blatt die Rose. Rosenmuseum Steinfurth, Bad Nauheim 1992
Lavabre, Marcel: Mit Düften heilen. Bauer, Freiburg 1992
Mohr, Gerd / Volker Sommer: Die Rose. Diederichs, München 1988
Phénoël D, Dr. und Franchome P: L'aromathérapie exactement. Edition collaboration et rédaction R. Jollois, Limoges 1990
Price, Shirley: Praktische Aromatherapie. Urania, Neuhausen 1988
Stead, Christine: Aromatherapie. Econ, Düsseldorf 1989
Strassmann, René A.: Duftheilkunde. AT, Aarau / Schweiz 1991
Tisserand, Maggie: Die Geheimnisse wohlriechender Essenzen. Edition Schangrila, Haldenwang 1987
Tisserand, Robert B.: Aroma-Therapie. Bauer, Freiburg 1989
Valnet, Jean: Aromatherapie. Heyne, München 1992
Wabner, Prof. Dietrich: FORUM Die Rose. München 1992
Werner, Monika: Ätherische Öle. Gräfe und Unzer, München 1993
Wollner, Fred: Duftführer. Wollner, Oy-Mittelberg 1992
Wollner, Fred: Parfümführer. Wollner, Kempten 1994
Worwood, Valerie: The fragrant Pharmacy. Baton Books, London 1990

NÜTZLICHE ADRESSEN:

Arbeitsgemeinschaft Gestose Frauen e.V.
Hier erhalten Sie Informationsmaterial und Auskunft, wenn Sie an einer Gestose erkrankt sind.
Vogt von Belle Straße 3
47661 Issum
Telefon 02835/2628

Regenbogen – Glücklose Schwangerschaft, Kontaktkreis für Eltern, die ein Kind vor, während oder nach der Geburt verloren haben
Barbara Künzer-Riebel,
Rosenstr. 9,
73550 Waldstetten,
Tel. 07171/41713

FORUM ESSENZIA e. V.
Gemeinnütziger Verein für Förderung, Schutz und Verbreitung der Aromatherapie und Aromapflege,
Panoramastr. 17
87477 Sulzberg
Tel. 08376/8591
Zeitschrift F·O·R·U·M
Offizielles Mitteilungsorgan des Vereins Forum Essenzia e.V., ISSN 0943 - 5662
Redaktion München
Mäuselweg 29
81375 München.
Erscheint zweimal jährlich mit Aktuellem zur Aromatherapie und Aromapflege. Zu beziehen direkt über Forum Essenzia e.V. oder in Naturkost-/Naturkosmetikgeschäften und Apotheken. Für Mitglieder kostenlos.

BEZUGSNACHWEIS

für ätherische Öle, Ölmischungen, Informationsmaterial über:

PRIMAVERA Life
Am Fichtenholz 5
87477 Sulzberg

La Florina
Lanzenheinerstr. 5
36369 Lautertal

La Balance
Bachstraße 3
88299 Leutkirch

Heuschrecke
Krefelder Str. 18
50670 Köln

Amyris
Weinstr. 22
74343 Sachsenheim

Tautropfen
Poststraße 10
83132 Pittenhart

Die im Buch wiederholt genannte Apotheke stellt die erwähnten Mischungen und von mir anerkannter Qualität nach gaschromatographischer Prüfung auf Wunsch zusammen. Eine Bestelliste mit den erwähnten Mischungen, die von mir ständig überprüft und ergänzt werden, wird Ihnen gerne zugesandt.

Bahnhof Apotheke
Apotheker Dietmar Wolz
Bahnhofstr. 12
87435 Kempten
Tel. 0831/52266-11
Fax. 0831/52266-26

REGISTER

A
Abführmittel 220
Abstillen 350
Acidum muriaticum 38
Aconitum 193, 235, 290, 344
Agnus castus 328
Aletris 35
Allergie 131, 268
Ambulante Geburt 97, 115
Amniocentese 24
Amnioskopie 135
Anämie 54
Anamnese 20
Anis 227, 281, 300, 327, 329
Angst 59, 174, 193
Apis 40, 72, 77
Arbeitsplatz 47
Argentum nitricum 285, 292
Arnica 36, 38, 193, 202, 225, 230, 252, 286, 295, 336
Arsenicum album 16
Atmung 31
Atonie 194
Ätzstift 284
Aufbaumittel 357
Augenentzündung 292
Augentrost 292
Aurum 77
Ausscheidungsprozeß 126, 266, 289
Austreibungsphase 129, 168, 183, 191, 198

B
Babyfell 268
Baden 278
Badezusatz 274
Bakterienausscheidung 38
Baldrian 59, 67
Bärentraubenblätter 39
Basilikum 69
Bauchmassageöl 159
Bauchnabelempfindlichkeit 50
Bauchumfang 50
Bäuerchen 319
Beckenboden 34, 184, 191, 219
Beckenendlage 81
Begleitperson 190
Beinwellsalbe Spezial 245

Belladonna 77, 193, 203, 230, 235, 301, 344
Bellis perennis 232
Berberis 40
Bergamotteöl 16, 40
Bilirubin 287
Bindegewebe 26
Birkenblätter 39, 72
Blähungen 296
Blasensprengung 140
Blasensprung 115, 166, 193
Blutarmut 54, 356
Blutdruck 76, 199
Blut-Klumpen 176
Blutkoagel 215
Blutung 124, 175, 202, 213, 229, 355
Blutuntersuchung 136
Blutverlust 201, 214, 225
Boldoblätter 289
Borax 303
Brennesselblätter 33
Brust, knotig 323
Brustdrüsenschwellung 280
Brustentzündung 339
Brustpflege 331
Brustschilder 53, 335
Brustspannen 18
Brustveränderung 51, 309
Brustvorbereitung 51
Brustwarzen, blutig 335
Brustwarzenempfindlichkeit 18
Brustwarzenstimulation 51, 143, 202
Byronia 323, 328, 344
Bryophyllum 67

C
Calendula 237, 243, 292, 295, 336
Calcium carbonicum 286, 328
Campfer 69
Candidaerreger 122
Cantharis 40, 194, 202
Castor-equi 336
Caulophyllum 67, 131, 133, 145, 193, 228
Causticum 336
Chamomilla 194, 228, 301, 344

Cheldonium 290
China 203, 230, 290
Cimicifuga 145, 194
Clematis 35
Clementine 226
Cocculus 16
Coffea 194
Collinsonia 38
Colocynthis 301
CTG 64, 135
Cuprum aceticum 58
Cuprum metallicum 228, 301

D
Dammassage 127, 186, 270
Dammriß 239
Dammschnitt 127, 188, 240
Darmfunktion 61, 126, 187, 220
Daumenlutschen 264
Dehnungsstreifen 27
Dill 327
Dreimonatskoliken 296

E
Eichenrinde 38, 243
Eihautreste 218, 221
Eihäute 170, 200
Einfrieren von Muttermilch 338
Einlauf 143, 234
Einschlafschwierigkeiten 282
Eisenkraut 145, 199, 203
Eisenmangel 54
Eklampsie 72
Emesis 16
Engelwurzbalsam 304
Episiotomie 127
Equisetum 40
Erbrechen 14, 177
Erkältungsöl 304
Ernährung 33, 298, 333
Eröffnungsphase 168, 178, 189
Erste Menstruation 355
Euphrasia 292

F
Fastenkur 143
Fenchelöl 35, 227, 281, 282, 300, 329

Fencheltee 327
Ferrum metallicum 56, 203, 230
Ferrum phosphoricum 56
Fette Öle 28
Fieber 234, 259, 340
Flachwarzen 52, 335
Fontanelle 261
Forceps 158
Frauenmantel 33, 225, 230, 357
Fruchtwasser 140, 166
Fruchtwasserabgang 140, 169
Fruchtwasserpunktion 24
Fruchtwasseruntersuchung 24, 135
Frühgeburt 66

G
Gebärmutterentzündung 234
Gebärmutterknickung 19, 234
Geburtseinleitung 139, 142
Geburtsgeschehen 150, 180
Geburtsgeschwulst 252
Geburtshaus 44
Geburtsmechanismus 179, 183
Geburtsöl 112
Geburtsschmerz 186
Geburtsstillstand 182
Geburtstermin 22, 141
Geburtsvorbereitung 29, 48, 125
Geburtswehen 65, 120, 140, 180
Geburtszimmer 156, 182
Gelüste 17
Gelsemium 344
Geranie 35, 59, 243, 351
Geruchsempfindlichkeit 16, 18
Geschlechtsteile 269, 280
Geschlechtsverkehr 144
Gestose 72
Gewichtsabnahme 15
Gewichtskontrollen 40, 273, 325
Goldrute 39
Graphites 303

H
Haarausfall 354
Hamamelis 36, 38, 203, 230, 237
Hämatokrit 54
Hämatom 242
Hametum 38
Hämoglobinwert 54
Hämorrhoiden 38, 61

Harnwegsbeschwerden 38
Hauhechel 39
Hausgeburt 20, 43, 93, 115, 116, 152, 168, 170, 190
Haushaltshilfe 102
Hautausschlag 126, 224
Hautnabel 286
Hautpflege 262, 274
Helonias 35
Herztonkontrolle 23, 64
Heublumendampfsitzbäder 131, 184
Himbeerblättertee 33, 112, 126, 225
Hirtentäschel 231
Hohlwarzen 52, 335
Hopfen 59, 67
Hypertonie 76
Hypotonie 78
Hypericum 295

I
Ikterometer 291
Ikterus 286
Indische Brücke 83
Ingwer 69, 145
Intensivüberwachung 136
Intimhygiene 171, 215
Ipecacuanha 16, 203

J
Jasmin 19, 196
Johanniskraut 33, 67, 357
Juckreiz 224

K
Kaiserschnitt 81, 158
Kalium carbonicum 67, 145, 194, 228, 235
Kamille, römisch 27, 35, 58, 198, 243, 281, 303
Kamillenblüten 39
Kardamom 69
Karottensamen 281, 330
Kartoffeldiät 75
Käseschmiere 135
Kinderzimmereinrichtung 91
Kindsbewegungen 24, 49
Kindspech 255
Klinikaufenthalt 70, 256
Klinikentlassung 99, 114, 280
Klinikkoffer 111
Knoblauchkur 123
Kochsalzlösung 304

Kolostrum 320
Kontraktionen 66
Konzeptionstermin 22, 141
Koriander 281, 300, 329
Körperpflege 26
Krampfadern 36
Krampfaderöl 36, 237
Kräuter vermeiden 68
Kreislauf 199, 214
Kreuzbeinschmerzen 19, 118, 159, 234
Kreuzbein-Ischiasöl 19
Kreuzbeinwehen 190
Kreuzblume 324
Kreuzkümmel 281, 300, 329

L
Labienriß 239
Lac caninum 328, 351
Lac defloratum 328
Lachesis 36, 237, 344
Lavendelöl 19, 27, 35, 40, 50, 51, 58, 67, 77, 84, 111, 123, 171, 198, 243, 281, 282, 303, 330, 336, 346
Lebertee 289
Leinsamen 126
Lemongrassöl 36
Linea Fusca 26, 50
Lochialstau 230
Lochien 219
Lorbeer 300
Löwenzahn 39, 289
Lycopodium 36, 38, 237, 290, 301, 304

M
Magnesium 56
Magnesium carbonicum 16, 301
Magnesium phosphoricum 57, 58, 301
Magnesiummangel 18
Majoran 58, 59, 67, 227, 228, 327
Mandarine 16, 35, 59, 282
Mariendistel 289
Mastitis 339, 342
Medorrhinum 304
Mehrlinge 346
Mekonium 256
Melissenblätter 33, 59, 67, 77, 231, 327, 357
Mercuris solubilis 57, 304
Mineralöle 28

Mistelkraut 77
Mittelstrahlurin 39
Milchbildungsöl 113, 328
Milchbildungstee 113, 327
Milcheinschuß 309, 319, 321
Milchkugeln 334
Milchmangel 323
Milchpumpe 337
Milchstau 339, 342
Milchüberschuß 322
Millefolium 203, 230
Minprostin 140
Minze 69, 351
Mongolismus 24
Moxabustion 84
Müdigkeit 55
Muriaticum 38
Muskatellersalbei 127, 129, 197
Muskelauflockerung 19
Mutterbandschmerzen 35
Mutterbänder 35
Mutterkuchen 46
Muttermilchanwendungen 246
Muttermilchstuhl 274
Muttermund 63
Mutterpaß 19, 112
Myrtenöl 35, 38

N
Nabelbruch 286
Nabelgranulom 284
Nabelinfektion 284
Nabelpflege 115, 206, 282
Nabelschmerzen
Nabelschnurpulsation 251
Nabelschnurvorfall 172
Nachgeburtsphase 200
Nachwehen 202, 214
Narkose 153
Nasenabsauger
Nasentropfen
Natrium carbonicum 304
Natrium muriaticum 72, 235
Natrium phosphoricum 57
Natrium sulfuricum 290
Naturtextilien 268, 332
Nelke 69, 144, 145
Neroli 16, 19, 27, 35, 51, 199
Neugeborenenakne 267
Neugeborenengelbsucht 286
Neugeborenenstation 256
Nux vomica 16, 38, 145, 194, 235
Nystatinpräparat 303

O
OBT 136
Ödeme 71
Oreganum 69
Operative Geburten 153, 158
Orangenöl 282
Oxytozin 136
Oxytozinbelastungstest 136

P
Pampelmuse 16, 357
Partner 87, 104, 142, 188, 246, 308
Partnervorbereitung 30
Peridural-Anästhesie 152
Pfefferminze 16, 230
Phosphor 16, 56, 203, 230
Phototherapie 288
Phytolacca 323, 336, 345, 351
Pilzinfektion 108, 122, 332
Pilztinktur 123, 303
Plazenta 201
Plazentaablösung 176, 200, 213
Plazentaablösungsstörung 194
Plumbum 77
Portio 63
Preßwehen 183
Prostaglandine 144
Pulsatilla 16, 36, 40, 56, 67, 72, 77, 84, 105, 131, 132, 145, 194, 202, 232, 235, 237, 292, 332, 328, 351
Pyrogenium 344

Q
Qualitätsöle 130, 370
Quarkwickel 345

R
Ratanhiatinktur 336
Rauchen 18, 298
Raucherkinder 298
Rescue-Remedy 253
Retroflexio 234
Retterspitz 36
Rhagaden 335
Ringelblumensalbe 36, 245
Risikoschwangerschaft 70, 152
Rizinus-Cocktail 147
Rosengeranie 226
Rosenholzöl 28, 35, 51, 58, 67

Rosenöl 27, 40, 59, 84, 127, 129, 196, 243, 281, 303, 330
Rosenwasser 112, 308
Rosmarinöl 19, 42, 79, 199
Roßkastanienextrakt 36
Rückbildung 212, 214
Rückbildungsgymnastik 224
Rückbildungstee 231

S
Sabina 203, 230
Salbei 53, 336
Salzverbrauch 75
Sandelholz 59, 282
Saugbedürfnis 202, 263
Saugbewegungen 47
Saugglockenentbindungen 158
Saugglockenkinder 252
Säuglingspflege 92, 261
Secale 203, 228, 230, 328
Sectio 158
Seidenpüppchen 264
Seidenwindeleinlagen 294
Selbstuntersuchung 62
Senkungsbeschwerden 34
Senkwehen 118
Sepia 16, 36, 40, 58, 67, 84, 124, 145, 194, 202, 230, 232, 235, 290, 328, 336
Sexualität 42, 89
Silicea 286, 336, 344
Sinnesorgane 46
Sitzbad 113, 223, 243
Sodbrennen 56
Solidago 40, 72
Soor 122, 302
Spontangeburt 158
Spucken 272
Stauungscyanose 254
Steißlage 80
Stillbüstenhalter 113, 309, 327
Stilleinlagen 332
Stillhaltung 316
Stillhütchen 337
Stillprobleme 332
Stillzeiten 298
Stimmungsschwankungen 16, 105
Stoffwindeln 92, 115, 261, 285
Stuhlregulierung 127
Sulfur 292, 295, 304, 336
Sympytum 295
Syntocinon 202

REGISTER

Sch
Schadstoffbelastung 349
Schafgarbenkraut 33, 357
Schafgarbenöl 35, 38, 40, 84, 226, 230, 243
Schamlippenverletzungen 239
Scheidenmilieu 123
Schlafprobleme 58
Schlaf-Wachphasen 270, 276
Schleimabgang 175
Schleimpfropf 174
Schluckauf 47
Schlupfwarzen 52, 335
Schmerzmittel 152, 192
Schmieraugen 291
Schnuller 263
Schnupfen 304
Schöllkraut 289
Schreistunden 296
Schrunden 332, 335
Schwächezustände 55
Schwangerschafts-BH 52
Schwangerschaftsstreifenöl 27
Schwangerschaftstee 32, 38, 55
Schwangerschaftswehen 65
Schwarzkümmel 227, 327
Schweißausbrüche 356
Schwimmen 108

T
Tabacum 16
Tea-Tree 123, 171, 284, 303, 336
Terminüberschreitung 147
Thuja 69, 292
Thymian 59, 67
Tokolyse 66
Tokolytikum 67, 159, 228
Trainingswehen 69
Träume 59
Trombophlebitis 236
Tuberkulinum 84

U
Übelkeit 14, 177
Überwachungsmethoden 135
Übergangsmilch 312
Übergangsphase 181, 190, 198
Übergangsstuhl 269
Übertragungszeichen 134
Übungswehen 67
Ultraschall 19, 21, 135
Unterleibsschmerzen 135
Urinbefund 39, 71
Uterustonikum 198, 233

V
Vaginaltabletten 140
Vaginaluntersuchung 62, 135
Vakuumextraktion 158
Varizen 36
Vena-Cava-Syndrom 83
Venenentzündung 36, 236
Verbena 69, 144
Vernixflocken 135
Viburnum opulus 58, 67
Vier-Winde-Öl 281, 300
Vormilch 53, 320
Vorsorgeuntersuchungen 19, 62, 118, 278
Vorwehen 119, 120
Vulvaödem 242

W
Wacholderöl 19, 73, 227
Wadenkrämpfe 57, 58
Wärmebedürfnis 259, 268
Wassereinlagerungen 71
Wehen, anregend 126, 140, 143, 174, 199
Wehen, effektiv 165
Wehen, frühzeitig 65, 159
Wehen, kräftig 177, 180, 193
Wehen, leicht 163, 165
Wehen, regelmäßig 176
Wehen, vorzeitig 69
Wehenabstand 165

Wehenatmung 30, 66, 189
Wehenbeginn 165, 178
Wehenbelastungstest 136
wehenhemmende Medikamente 66
Wehenmassage 189
Wehenmassageöl 195
Wehenpause 180, 190
Wehenschreiber 64
Wehenschmerz 30, 140, 162
Wehenschwäche, primäre 139, 198
Wehentropf 139, 140
Weißdorn 77
Wickeltisch 91
Wochenbettbauchmassageöl 225
Wochenbettdepressionen 247
Wochenbettgymnastik 222
Wochenbettinfektion 219
Wochenfluß 219
Wochenflußstau 233
wunde Brustwarzen 332
Wundheilung(svorgang) 213, 225, 293

Y
Ylang-Ylang 77, 84, 197

Z
Zangengeburt 158
Zedernöl 27, 40, 59, 84
Zeugungstermin 22
Zincum 36
Zinnkraut 72
Zitronenöl 16, 351
Zuckerausscheidung 71
Zwillinge 158, 347
Zypressenöl 38, 227, 351
Zahnungsöl 305
Ziegelmehlurin 267
Zimt 69, 144, 145
Zinksalben 295
Zufüttern 347
Zungenbelag 303